内科常见病
鉴别诊断与治疗

NEIKE CHANGJIANBING

JIANBIE ZHENDUAN YU ZHILIAO

主编 孟 亮 王 菁 李永梅 张振英

王晓宁 谭元杰 李春花

黑龙江科学技术出版社

图书在版编目(CIP)数据

内科常见病鉴别诊断与治疗 / 孟亮等主编. -- 哈尔滨：黑龙江科学技术出版社，2021.8
ISBN 978-7-5719-1104-1

Ⅰ. ①内… Ⅱ. ①孟… Ⅲ. ①内科－常见病－诊疗
Ⅳ. ①R5

中国版本图书馆CIP数据核字（2021）第179412号

内科常见病鉴别诊断与治疗
NEIKE CHANGJIANBING JIANBIE ZHENDUAN YU ZHILIAO

主　　编	孟　亮　王　菁　李永梅　张振英　王晓宁　谭元杰　李春花	
责任编辑	项力福	
封面设计	宗　宁	
出　　版	黑龙江科学技术出版社	
	地址：哈尔滨市南岗区公安街70-2号　邮编：150007	
	电话：（0451）53642106　传真：（0451）53642143	
	网址：www.lkcbs.cn	
发　　行	全国新华书店	
印　　刷	山东麦德森文化传媒有限公司	
开　　本	787 mm×1092 mm　1/16	
印　　张	21.5	
字　　数	550千字	
版　　次	2021年8月第1版	
印　　次	2021年8月第1次印刷	
书　　号	ISBN 978-7-5719-1104-1	
定　　价	188.00元	

编委会

◎ **主　编**

孟　亮　王　菁　李永梅　张振英

王晓宁　谭元杰　李春花

◎ **副主编**

张　杰　胡国星　庄　艳　谢　赛

赵　加　于向慧

◎ **编　委**（按姓氏笔画排序）

于向慧（河北省中医院）

王　菁（青岛市市立医院）

王晓宁（庆云县人民医院）

庄　艳（枣庄市山亭区桑村镇中心卫生院）

李永梅（阳光融和医院）

李春花（济宁兖州区人民医院）

张　杰（菏泽开发区中心医院）

张振英（首都医科大学附属北京康复医院）

孟　亮（山东省邹平市妇幼保健院）

赵　加（保定市第一中医院）

胡国星（山东省莘县第三人民医院）

谢　赛（湖北省孝感市中心医院）

谭元杰（威海市中医院）

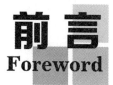

前言
Foreword

　　内科学是临床医学中一门涉及面极广、整体性极强的学科，它不仅是临床医学各科的基础，且与其他医学学科存在着密切的联系。近年来，随着医学科技的发展，伴随而来的是更多科学、先进的诊断治疗设备与方法的出现，我们将其逐步应用于临床，以便更好地服务于患者，帮助患者更好地摆脱疾病的困扰。为了更好地治疗内科疾病，缓解医患关系，减轻患者的经济负担，提高患者的生活质量，本书参考和引用了近年来国际上诸多循证医学的结果，力求准确把握医学发展的脉搏，做到推陈出新，尽可能展示内科诊疗学的最新进展，同时结合国内临床实际情况，编写了《内科常见病鉴别诊断与治疗》一书，以期为广大临床内科临床医务人员提供借鉴与帮助。

　　本书首先叙述了内科常见病的症状与体征；然后重点详细叙述了心内科、呼吸内科、神经内科等内科常见疾病的病因、临床表现、诊断与鉴别诊断、治疗等；最后对肾内科常见病的护理也做了简要介绍。本书在理论性、实用性、可读性方面具有明显的特色，可以为读者提供了较为全面的信息，希望本书的出版能为临床内科医务人员的工作带来实质性的便利。

　　本书在编写过程中，编者付出了巨大努力，但由于编写经验不足，加之时间仓促，疏漏或不足之处希望各位读者不吝批评指正，以期再版时予以改进、提高，使之逐步完善。

《内科常见病鉴别诊断与治疗》编委会

2021 年 7 月

目录
Contents

第一章

内科常见病的症状与体征

第一节 头 痛

狭义的头痛只是指颅顶部疼痛而言,广义的头痛可包括面、咽、颈部疼痛。对头痛的处理首先应找到产生头痛的原因。急性剧烈头痛与既往头痛无关,以暴发起病或不断加重为特征者,提示有严重疾病存在,可带来不良后果。慢性或复发性头痛,久治不愈者,多半属血管性或精神性头痛。临床上绝大部分患者是慢性或复发性头痛。

一、病因

(一)全身性疾病伴发的头痛

(1)高血压:头痛位于枕部或全头,跳痛性质,晨醒最重为高血压性头痛的特征,舒张压在17.33 kPa(130 mmHg)以上者较常见。

(2)肾上腺皮质功能亢进、原发性醛固酮增多症、嗜铬细胞瘤等,常引起持续性或发作性剧烈头痛,头痛与伴随儿茶酚胺释放时阵发性血压升高有关。

(3)颞动脉炎:50岁以上,女性居多,头痛剧烈,常突然发作,并呈持续跳动性,一般限于一侧颞部,常伴有皮肤感觉过敏;受累的颞动脉发硬增粗,如管壁病变严重,颞动脉搏动消失,常有触痛,头颅其他血管也可发生类似病变。其可怕的并发症是单眼或双眼失明。本病不少患者伴有原因不明的"风湿性肌肉-关节痛",可有夜汗、发热、血沉加速、白细胞计数增多。

(4)甲状腺功能减退或亢进症。

(5)低血糖:当发生低血糖时通常有不同程度的头痛,尤其是儿童。

(6)慢性充血性心力衰竭、肺气肿。

(7)贫血和红细胞增多症。

(8)心脏瓣膜病变:如二尖瓣脱垂。

(9)传染性单核细胞增多症、亚急性细菌性心内膜炎、艾滋病所致的中枢神经系统感染或继发的机会性感染。

(10)头痛型癫痫:脑电图有癫痫样放电,抗癫痫治疗有效,多见于儿童发作性剧烈头痛。

(11)绝经期头痛:头痛是妇女绝经期常见的症状,常伴有情绪不稳、心悸、失眠、周身不适等症状。

(12)变态反应性疾病引起的头痛常从额部开始,呈弥漫性,双侧或一侧,每次发作都是接触变应原后而发生,伴有过敏症状。头痛持续几小时甚至几天。

(13)急慢性中毒后头痛。①慢性铅、汞、苯中毒:其特点类似功能性头痛,多伴有头晕、眩晕、乏力、食欲减退、情绪不稳以及有自主神经功能紊乱。慢性铅中毒可出现牙龈边缘之蓝色铅线,慢性汞中毒可伴口腔炎,牙龈边缘出现棕色汞线。慢性苯中毒伴有白细胞减少,血小板和红细胞计数也相继减少。②一氧化碳中毒。③有机磷农药中毒。④酒精中毒:宿醉头痛是在大量饮酒后隔天早晨出现的持续性头痛,由于血管扩张所致。⑤颠茄碱类中毒:由于阿托品、东莨菪碱过量引起头痛。

(14)脑寄生虫病引起的头痛:如脑囊虫病通常是全头胀痛、跳痛,可伴恶心、呕吐,但无明显定位意义。脑室系统囊虫病头痛的显著特征为由于头位改变突然出现剧烈头痛发作,呈强迫头位伴眩晕及喷射性呕吐,称为Bruns征。流行病学史可以协助诊断。

(二)五官疾病伴发的头痛

1.眼

(1)眼疲劳:如斜视、屈光不正尤其是未纠正的老视等。

(2)青光眼:眼深部疼痛,放射至前额。急性青光眼可有眼部剧烈疼痛,瞳孔常不对称,病侧角膜周围充血。

(3)视神经炎:除视物模糊外并有眼内、眼后或眼周疼痛,眼过分活动时产生疼痛,眼球有压痛。

2.耳、鼻、喉

(1)鼻源性头痛:系指鼻腔、鼻窦病变引起的头痛,多为前额深部头痛,呈钝痛和隐痛,无搏动性,上午痛较重,下午痛减轻,一般都有鼻病症状,如鼻塞、流脓涕等。

(2)鼻咽癌:除头痛外常有耳鼻症状如鼻衄、耳鸣、听力减退、鼻塞、脑神经损害(第Ⅴ、Ⅵ、Ⅸ、Ⅻ较常见)及颈淋巴结转移等。

3.齿

(1)龋病或牙根炎感染可引起第2、3支三叉神经痛。

(2)Costen综合征:即颞颌关节功能紊乱,患侧耳前疼痛,放射至颞、面或颈部,伴耳阻塞感。

(三)头面部神经痛

1.三叉神经痛

疼痛不超出三叉神经分布范围,常位于口-耳区(自下磨牙向后扩展至耳深部)或鼻-眶区(自鼻孔向上放射至眼眶内或外),疼痛剧烈,来去急骤,约数秒钟即过。可伴面肌抽搐,流涎流泪,结膜充血,发作常越来越频繁,间歇期正常。咀嚼、刷牙、说话、风吹颜面均可触发。须区别系原发性或症状性三叉神经痛,后者检查时往往有神经损害体征,如颜面感觉障碍、角膜反射消失、颞肌咬肌萎缩等。病因有脑桥小脑角病变、鼻咽癌侵蚀颅底等。

2.眶上神经痛

位于一侧眼眶上部,眶上切迹处有持续性疼痛并有压痛,局部皮肤有感觉过敏或减退,常见于感冒后。

3.舌咽神经痛

累及舌咽神经和迷走神经的耳、咽支的感觉分布区域,疼痛剧烈并呈阵发性,但也可呈持续性,疼痛限于咽喉,或波及耳、腭甚至颈部,吞咽、伸舌均可促发。

4.枕神经痛

病变侵犯上颈神经感觉根或枕大神经或耳后神经,疼痛自枕部放射至头顶,也可放射至肩或同侧颞、额、眶后区域,疼痛剧烈,活动、咳嗽、打喷嚏使疼痛加重,常为持续性痛,但可有阵发性痛,常有头皮感觉过敏,梳头时觉两侧头皮感觉不一样。病因不一,可见于受凉、感染、外伤、上颈椎类风湿病、寰枢椎畸形、小脑扁桃体下疝畸形(Arnold-Chiari 畸形)、小脑或脊髓上部肿瘤。

5.其他

托洛萨-亨特(Tolosa-Hunt)综合征,带状疱疹性眼炎等。

(四)颈椎病伤引起的头痛

1.颈椎关节强硬及椎间盘疾病

头痛位于枕部或下枕部,多钝痛,单侧或双侧,严重时波及前额、眼或颞部,甚至同侧上臂,起初间歇发作,后呈持续性,多发生在早晨,颈转动以及咳嗽和用力时头痛加重。除由于颈神经根病变或脊髓受压引起者外神经体征少见,头和颈可呈异常姿势,颈活动受限,几乎总有枕下部压痛和肌痉挛,头顶加压可再现头痛。

2.类风湿关节炎和关节强直性脊椎炎

枕骨下深部的间歇或持续疼痛,头前屈时呈锐痛和刀割样痛,头后仰或固定于两手间可暂时缓解,疼痛可放射至颜面部或眼。

3.枕颈部病变

寰枢椎脱位、寰枢关节脱位、寰椎枕化及颅底压迹均可产生枕骨下疼痛,屈颈或向前弯腰促发疼痛,平卧时减轻。小脑扁桃体疝、枕大孔脑膜瘤、上颈部神经纤维瘤、室管膜瘤、转移性瘤可牵拉神经根而产生枕骨下疼痛,向额部放射。头颅和脊柱本身病变诸如骨髓瘤、转移瘤、骨髓炎、脊椎结核、Paget 病(变形性骨炎)引起骨膜痛,并产生反射性肌痉挛。

4.颈部外伤后

头痛剧烈,有时枕部一侧较重,持续性,颈活动时加重,运动受限,颈肌痉挛。

(五)颅内疾病所致头痛

1.脑膜刺激性头痛

自发性蛛网膜下腔出血,起病突然,多为全头痛,扩展至头、颈后部,呈"裂开样"痛,常有颈项强直。脑炎、脑膜炎时也为全面性头痛,伴有发热及颈项强直,脑脊液检查有助诊断。

2.牵引性头痛

由于脑膜与血管或脑神经的移位或过牵引产生,见于颅内占位病变、颅内高压症和颅内低压症。各种颅内占位病变如硬膜下血肿、脑瘤、脑脓肿等均可产生头痛。脑瘤头痛,起初常是阵发性,早晨最剧,其后变为持续性,可并发呕吐。阻塞性脑积水引起颅内压增高,头痛为主要症状,用力、咳嗽、排便时头痛加重,常并发喷射性呕吐、脉缓、血压高、呼吸不规则、意识模糊、癫痫、视盘水肿等。颅内低压症见于腰穿后、颅脑损伤、脱水等,头痛于腰穿后 48 小时内出现,于卧位坐起或站立后发生头痛,伴恶心、呕吐,平卧后头痛缓解,腰穿压力在 70 mmH$_2$O 以下,严重时无脑脊液流出,可伴有颈部僵直感。良性高颅压性头痛具有颅压增高的症状,急性或发作性全头痛,有呕吐、眼底视盘水肿,腰穿压力增高,头颅 CT 或 MRI 无异常。

(六)偏头痛

偏头痛可有遗传因素,以反复发作性头痛为特征,头痛程度、频度及持续时间可有很大差别,多为单侧,常有厌食、恶心和呕吐,有些病例伴有情绪障碍。

1.有先兆的偏头痛

占 10%～20%,青春期发病,有家族史,劳累、情绪因素、月经期等易发。发作前常有先兆,如闪光、暗点、偏盲以及面、舌、肢体麻木等。继之以一侧或双侧头部剧烈搏动性跳痛或胀痛,多伴有恶心、呕吐、面色苍白、畏光或畏声。持续 2～72 小时恢复。间歇期自数天至十余年不等。

2.没有先兆的偏头痛

最常见,无先兆或有不清楚的先兆,见于发作前数小时或数日,包括精神障碍、胃肠道症状和体液平衡变化,面色苍白、头晕、出汗、兴奋、局部或全身水肿则与典型偏头痛相同,头痛可双侧,持续时间较长,自十多小时至数日不等,随年龄增长头痛强度变轻。

3.眼肌瘫痪型偏头痛

少见,头痛伴有动眼神经麻痹,常在持续性头痛 3～5 天后,头痛强度减轻时麻痹变得明显,睑下垂最常见。若发作频繁动眼神经偶可永久损害。颅内动脉瘤可引起单侧头痛和动眼神经麻痹。

4.基底偏头痛

少见,见于年轻妇女和女孩,与月经周期明显有关。先兆症状包括失明、意识障碍和各种脑干症状如眩晕、共济失调、构音障碍和感觉异常,历时 20～40 分钟,继之剧烈搏动性枕部头痛和呕吐。

5.偏瘫型偏头痛

以出现偏瘫为特征,头痛消失后神经体性征可保留一段时期。

（七）丛集性头痛

为与偏头痛密切相关的单侧型头痛,男性多于女性,常在 30～60 岁起病,其特点是一连串紧密发作后间歇数月甚至数年。发作突然,强烈头痛位于面上部、眶周和前额,常在夜间发作,密集的短阵头痛每次15～90 分钟;有明显的并发症状,包括球结膜充血、流泪、鼻充血,约 20% 的患者同侧有 Horner 综合征(瞳孔缩小,但对光及调节反射正常,轻度上睑下垂,眼球内陷,患侧头面颈部无汗,颜面潮红,温度增高,系交感神经损害所致),发作通常持续 3～16 周。

（八）紧张型头痛

紧张型头痛包括发作性及慢性肌肉收缩性头痛或非肌肉收缩性痛(焦虑、抑郁)。患者叙述含糊的弥漫性钝痛和重压感、箍紧感,几乎总是双侧性。偏头痛的特征样单侧搏动性疼痛少见,无明显恶心、呕吐等伴随症状。慢性头痛可以持续数十年,导致焦虑、抑郁状态、失眠、噩梦、厌食、疲乏、便秘、体重减轻等。镇痛剂短时有效,但长期服用反而可能造成药物依赖性头痛,生物反馈是较好的治疗方法。

（九）脑外伤后头痛

脑外伤后头痛指外伤恢复期后的慢性头痛,主要起源于颅外因素,如头皮局部瘢痕。可表现肌肉收缩性痛、偏头痛、功能性头痛。有时并发转头时眩晕、恶心、过敏和失眠。

二、诊断

（一）问诊

不少头痛病例的诊断(如偏头痛、精神性头痛等)主要是以病史为依据,特别要注意下列各点。

1.头痛的特点

(1)起病方式及病程:急、慢、长、短,发作性、持续性或在持续性基础上有发作性加重,注意发作时间长短及次数,以及头痛发作前后情况。

(2)头痛的性质及程度:压榨样痛、胀痛、钝痛、跳痛、闪电样痛、爆裂样痛、针刺样痛,加重或减轻因素,与体位的关系。

(3)头痛的部位:局部、弥散、固定、多变。

2.伴随症状

有无先兆(眼前闪光、黑朦、口唇麻木及偏身麻木、无力),恶心、呕吐、头晕、眩晕、出汗、排便,五官症状(眼痛、视力减退、畏光、流泪、流涕、鼻塞、鼻出血、耳鸣、耳聋),神经症状(抽搐、瘫痪、感觉障碍),精神症状(失眠、多梦、记忆力减退、注意力不集中、淡漠、忧郁等),以及发热等。

3.常见病因

有无外伤、感染、中毒或精神因素、肿瘤病史。

(二)系统和重点检查

(1)体温、脉搏、呼吸、血压的测量。

(2)眼、耳、鼻、咽、齿、下颌关节有无病变,特别注意有无鼻咽癌迹象。

(3)头、颈部检查:注意有无强迫头位,颈椎活动幅度如何。观察体位改变(直立、平卧、转头)对头痛的影响。头颈部有无损伤、肿块、压痛、肌肉紧张、淋巴结肿大,有无血管怒张、发硬、杂音、搏动消失等。有无脑膜刺激征。

(4)神经检查:注意瞳孔大小、视力、视野,视盘有无水肿,头面部及肢体有无瘫痪和感觉障碍。

(三)分析方法

根据病史和体检发现,对照前述病因分类中各种头痛的临床特点,进行细致考虑。一般而论,首先考虑是官能性还是器质性头痛。若属后者,分析是全身性疾病,还是颅内占位性病变或非占位性病变引起的头痛,或颅外涉及眼、耳、鼻、喉、齿部疾病和头面部神经痛性头痛。对一时诊断不清者,应严密观察,定期复查,切忌"头痛医头",以免误诊。

(四)选择辅助检查

根据前述设想,推断头痛患者可能的病因,依照拟诊,选作针对性的辅助检查,如怀疑蛛网膜下腔出血,可检查脑脊液;怀疑脑瘤,可做头颅 CT 或 MRI 检查;怀疑颅内感染,可行脑电图检查。

(赵　加)

第二节　眩　晕

眩晕实际上是一种运动幻觉(幻动),发作时患者感到外界旋转而自身不动,或感环境静止而自身旋转,或两者并存,除旋转外有时则为身体来回摆动、上升下降、地面高低不平、走路晃动。多为阵发性,短暂,但也有持续数周数月。除轻症外,通常均伴程度不等的恶心、呕吐、面色苍白、出汗、眼震、步态不稳,甚至不能坐立,严重时患者卧床不动,头稍转动症状加重。

一、病因

(一)外源性前庭障碍

前庭神经系统(自内耳至脑干前庭神经核、小脑、大脑额叶)以外的病变或环境影响所致。

1.全身性疾病

心脏病如充血性心力衰竭、心肌梗死、心律不齐、主动脉瓣狭窄、病态窦房结综合征等,高血压和低血压尤其是直立性低血压、颈动脉窦综合征,血管病如脉管炎、主动脉弓综合征,代谢病如糖尿病、低血糖,内分泌病如甲状腺及甲状旁腺功能不足,肾上腺皮质功能低下、月经、妊娠、绝经期或更年期等,以及贫血、真性红细胞增多症等。

2.药物中毒

耳毒性抗生素如链霉素、卡那霉素、庆大霉素等,其他如酒精、一氧化碳、铅、奎宁、水杨酸钠、苯妥英钠、卡马西平、镇静药、三环类抗抑郁药等。

3.病灶感染

鼻窦炎、慢性咽炎、龋齿、耳带状疱疹等。

4.晕动病

晕船、晕车、晕飞机。

5.精神病

焦虑症、癔症、精神分裂症。

(二)周围性前庭障碍

即前庭周围性、迷路性或耳源性眩晕,引起眩晕的直接病因在周围性前庭神经系统本身(半规管、椭圆囊、圆囊、前庭神经节、前庭神经)。

1.梅尼埃病

梅尼埃病或称膜迷路积水,主要有三大症状:眩晕、耳鸣、耳聋。多起病于中年,男女发生率相等,影响内耳耳蜗及前庭系统,多为单侧,10%～20%为双侧。起病突然,先有耳鸣、耳聋,随后出现眩晕,持续数分钟至数小时,伴恶心、呕吐等,发作后疲劳、无力、嗜睡;眩晕消失后,耳鸣亦消失,听力恢复。急性期过后,一切如常,或有数小时、数天的平衡失调,间歇期长短不一。起初耳鸣、耳聋可完全消失,但反复发作后,耳鸣持续,听力亦不再恢复,无其他神经症状。间歇期体检,只有听力与前庭功能障碍,眼震为急性发作期的唯一体征,发作过后眼震消失。

2.前庭神经元炎

起病于呼吸道或胃肠道病毒感染之后,为突然发作的视物旋转,严重眩晕伴恶心、呕吐及共济失调,但无耳鸣或耳聋。患者保持绝对静卧,头部活动后眩晕加重,持续数日至数周,消退很慢,急性期有眼震,慢相向病灶侧,一侧或双侧前庭功能减退,见于青年,有时呈流行性。

3.位置性眩晕

其特点是患者转头至某一位置时出现眩晕,20～30秒后消失,伴恶心、呕吐、苍白,几乎都与位置有关,绝对不会自发,不管头和身体活动的快慢,仰卧时转头或站立时头后仰均能引起发作,听力及前庭功能正常,其症状与伴发的眼震可在位置试验时重现。

大多数位置性眩晕的病变在末梢器官,如圆囊自发变性、迷路震荡、中耳炎、镫骨手术后、前庭动脉闭塞等(位置试验时有一过性眼球震颤,易疲劳,而眩晕较重),故称良性阵发性位置性眩晕。部分位置性眩晕病变在中枢,如听神经、小脑、第四脑室及颞叶肿瘤、多发性硬化、后颅凹蛛网膜炎、脑脊液压力增高等。当头保持某一特定的位置时,眼震持续,但眩晕不明显。

4.迷路炎

迷路炎为中耳炎的并发症,按病情轻重可分为迷路周围炎、浆液性迷路炎和化脓性迷路炎,均有不同程度的眩晕。

5.流行性眩晕

在一段时期内,眩晕患者明显增加。其特点为起病突然,眩晕甚为严重,无耳蜗症状,痊愈后很少再发,以往无类似发作史。可能与病毒感染影响迷路之前庭部位有关。

(三)中枢性前庭障碍

即前庭中枢性眩晕,任何病变累及前庭径路与小脑和大脑颞叶皮质联接的结构都可有眩晕表现。

1.颅内肿瘤

肿瘤直接破坏前庭结构,或当颅内压增高时干扰前庭神经元的血液供应均可产生眩晕。成人以胶质瘤、脑膜瘤和转移性肿瘤居多,这些肿瘤除有中枢性位置性眼震外可无其他体征。儿童应考虑髓母细胞瘤。第四脑室囊肿可产生阵发性眩晕伴恶心和呕吐,称布伦斯(Bruns)征(改变头位时突然出现眩晕、头痛、呕吐,甚至意识丧失,颈肌紧张收缩呈强迫头位)。

听神经瘤最先出现耳鸣,听力减弱,常缓慢进行。眩晕不严重,多为平衡失调而非旋转感,无眼震,前庭功能减退或消失。当肿瘤自内听道扩展至脑桥小脑角时出现角膜反射消失,同侧颜面麻木;当前庭神经核受压时出现眼震;压迫小脑时可有同侧肢体共济失调;压迫舌咽、迷走神经时则有声嘶、吞咽困难、同侧软腭瘫痪,视盘水肿,面瘫常为晚期症状。

2.脑血管病

(1)小脑后下动脉闭塞:引起延髓背外侧部梗死,可出现眩晕、恶心、呕吐及眼震;病侧舌咽、迷走神经麻痹,表现饮水呛咳、吞咽困难、声音嘶哑、软腭麻痹及咽反射消失,病侧小脑性共济失调及霍纳(Horner)征,病侧面部和对侧之躯肢痛觉减退或消失(交叉性感觉障碍),称瓦伦-贝格(Wallen-berg)综合征,此征常见于椎动脉血栓形成。

(2)迷路卒中:内听动脉分为耳蜗支和前庭支,前庭支受累产生眩晕、恶心、呕吐、虚脱,若耳蜗支同时受累则有耳鸣、耳聋,如为耳蜗支单独梗死则出现突发性耳聋。

(3)椎-基底动脉缺血综合征:典型症状为发作性眩晕和复视,常伴眼震,有时恶心、呕吐,眩晕发作可能是半规管或脑干前庭神经核供血不全影响所致。常见轻偏瘫、偏瘫伴脑神经麻痹,临床表现视脑干损害的不同平面而定,多为一侧下运动神经元型脑神经瘫痪,对侧轻偏瘫,为脑干病变的特征。可有"猝倒发作",突然丧失全身肌张力而倒地,意识清楚,由于下部脑干或上部脊髓发作性缺血影响皮质脊髓束或网状结构功能所致。可有枕部搏动性痛,在发作时或梗死进展期还可见到下列症状:①同向偏盲(枕叶缺血或梗死)。②幻听、幻视(与颞叶病变有关)。③意识障碍,无动性缄默或昏迷。④轻偏瘫,伴颅神经障碍,辨距不良,共济失调,言语、吞咽困难(继发于脑干损害)。⑤ 位置性眼震。⑥核间性眼肌瘫痪。⑦感觉障碍。眩晕作为首发症状时可不伴神经症状。若一次发作无神经症状,反复发作也无小脑、脑干体征时,那么缺血性椎-基底动脉病的诊断就不能成立。

(4)锁骨下动脉盗血综合征:系指无名动脉或锁骨下动脉近端部分闭塞发生患侧椎动脉压力下降,血液反流以致产生椎-基底动脉供血不足症状。以眩晕和视力障碍最常见,其次为晕厥。患侧桡动脉搏动减弱,收缩压较对侧相差 2.67 kPa(20 mmHg)以上。锁骨下可听到血管杂音。

（5）小脑、脑干梗死或出血

3.颞叶癫痫

眩晕较常见，前庭中枢在颞叶，该处刺激时产生眩晕先兆，或为唯一的发作形式，发作时严重旋转感，恶心、呕吐时间短暂。听觉中枢亦在颞叶，故同时可有幻听，也有其他幻觉，如幻嗅等。除先兆外常有其他发作症状，如失神、凝视、梦样状态，并有咀嚼、吮唇等自动症及行为异常。此外，有似曾相识，不真实感，视物变大，恐惧、愤怒、忧愁等精神症状。约2/3患者有大发作。病因以继发于产伤、外伤、炎症、缺血最常见，其他如肿瘤、血管畸形、变性等。

4.头部外伤

颅底骨折，尤其颞骨横贯骨折，病情严重，昏迷醒后发现眩晕。多数外伤后眩晕并无颅底骨折，具体损害部位不明。无论有无骨折，临床多为头痛，头晕，平衡失调，转头时更明显。若有迷路或第八脑神经损害，则有自发性眩晕。若脑干损伤，瞳孔不等大，形状改变，光反应消失，复视，眼震，症状持续数周、数月甚至数年。有的颅脑伤患者，出现持久的头晕、头痛、神经过敏、性格改变等，则与躯体及精神因素有关，称脑外伤后综合征。

5.多发性硬化

眩晕作为最初出现的症状占25%，而在所有病例的病程中可占75%。耳鸣、耳聋少见。眼震呈水平或垂直型。核间性眼肌麻痹（眼球做水平运动时不能内收而外展正常），其他为肢体无力，感觉障碍，深反射亢进，有锥体束征及小脑损害体征等。以多灶性，反复发作，病情波动为特征，85%的患者脑脊液中IgG指数升高，头颅CT或MRI有助于诊断。

6.颈性眩晕

眩晕伴颈枕痛，此外最显著的症状是颈项强直，有压痛，大多由颈椎关节强硬症骨刺压迫通过横突孔的椎动脉所致。

7.眼性眩晕

眼肌瘫痪复视时可产生轻度眩晕；屈光不正，先天性视力障碍，青光眼，视网膜色素变性等也可产生眩晕。

8.其他

延髓空洞症、遗传性共济失调等。

二、诊断

（一）明确是否为眩晕

病史应着重询问：发作时情况，有无自身或外界旋转感，发作与头位及运动的关系，起病缓急，程度轻重，持久或短暂等。鼓励患者详细描述，避免笼统地用头晕二字概括病情。伴随症状，有无恶心、呕吐、苍白、出汗，有无耳鸣、耳聋、面部和肢体麻木无力、头痛、发热，过去病史中应特别注意耳流脓、颅脑伤、高血压、动脉硬化、应用特殊药物等。根据病史，首先明确是否眩晕，还是头重足轻、头晕眼花等一般性头晕。重度贫血、肺气肿咳嗽、久病后或者老年人突然由卧位或蹲位立起以及神经症患者常诉头晕，正常人过分劳累也头晕，凡此等等，都不是真正眩晕，应加以区别。

（二）区别周围性或中枢性眩晕

1.周围性（迷路性）眩晕

其特点是明确的发作性旋转感，伴恶心、呕吐、面色苍白、出汗、血压下降，并有眼震、共济失调等,眩晕与伴发症状的严重性成正比。前庭神经核发出的纤维与迷走神经运动背核等有广泛联系,因此病变时可引起反射性内脏功能紊乱。多突然开始,症状严重,数分钟到数小时症状消失,很少超过数天或数周(因中枢神经有代偿作用),发作时出现眼震,水平型或细微旋转型,眼球转向无病变的一侧时眼震加重。严重发作时患者卧床,头不敢转动,常保持固定姿势。因病变同时侵犯耳蜗,故伴发耳鸣和耳聋。本型眩晕见于梅尼埃病、迷路炎、内耳外伤等。

2.中枢性(脑性)眩晕

无严重旋转感,多为持续不平衡感,如步态不稳。不伴恶心、呕吐及其他自主神经症状,可有自发性眼震,若有位置性眼震则方向多变且不固定,眼震的方向及特征多无助于区别中枢或周围性眩晕,但垂直型眼震提示脑干病变,眼震持续时间较长。此外,常有其他脑神经损害症状及长束征。耳鸣、耳聋少见,听力多正常,冷热水反应(变温)试验亦多正常。眩晕持续时间长,数周、数月、甚至数年。见于椎-基底动脉缺血、脑干或后颅凹肿瘤、脑外伤、癫痫等。

(三)检查

全面体检,着重前庭功能及听力检查,诸如错定物位试验、Romberg 征、变温试验等,测两臂及立、卧位血压,尤其查有无位置性眼震(患者仰卧,头悬垂于检查台沿之外 30°,头摆向左侧或右侧,每改变位置时维持 60 秒)。正常时无眼震。周围性病变时产生的眩晕感与患者主诉相同,眼震不超过 15 秒;中枢性位置性眼震无潜伏期。

此外,应有针对性地选择各项辅助检查,如听神经瘤患者腰椎穿刺约 2/3 病例脑脊液蛋白增高。可摄 Towne 位、Stenver 位 X 线片、头颅 CT 或 MRI 等。怀疑"颈性眩晕"时可摄颈椎 X 线片。癫痫患者可做脑电图检查。经颅超声多普勒(TCD)可了解颅内血管病变及血液循环情况。眼震电图、脑干诱发电位检查有助于前庭系统眩晕的定位诊断。

(赵 加)

第三节 发 热

一、概述

正常人体的体温在体温调节中枢的控制下,人体的产热和散热处于动态平衡之中,维持人体的体温在相对恒定的范围之内,腋窝下所测的体温为 36～37 ℃;口腔中舌下所测的体温为 36.3～37.2 ℃;肛门内所测的体温为 36.5～37.7 ℃。在生理状态下,不同的个体、不同的时间和不同的环境,人体体温会有所不同。①不同个体间的体温有差异:儿童由于代谢率较高,体温可比成年人高;老年人代谢率低,体温比成年人低。②同一个体体温在不同时间有差异:正常情况下,人体体温在早晨较低,下午较高;妇女体温在排卵期和妊娠期较高,月经期较低。③不同环境下的体温亦有差异:运动、进餐、情绪激动和高温环境下工作时体温较高,低温环境下工作时体温较低。在病理状态下,人体产热增多,散热减少,体温超过正常时,就称为发热。发热持续时间在 2 周以内为急性发热,超过 2 周为慢性发热。

(一)病因

引起发热的病因很多,按有无病原体侵入,人体分为感染性发热和非感染性发热两大类。

1.感染性发热

各种病原体侵入人体后引起的发热称为感染性发热。引起感染性发热的病原体有细菌、病毒、支原体、立克次体、真菌、螺旋体及寄生虫。病原体侵入机体后可引起相应的疾病,不论急性还是慢性、局限性还是全身性均可引起发热。病原体及其代谢产物或炎性渗出物等外源性致热原,在体内作用致热原细胞如中性粒细胞、单核细胞及巨噬细胞等,使其产生并释放白细胞介素-1、干扰素、肿瘤坏死因子和炎症蛋白-1等而引起发热。感染性发热占发热病因的50%～60%。

2.非感染性发热

由病原体以外的其他病因引起的发热称为非感染性发热。

(1)吸收热:由于组织坏死,组织蛋白分解和坏死组织吸收引起的发热称为吸收热。①物理和机械因素损伤:大面积烧伤、内脏出血、创伤、大手术后,骨折和热射病等。②血液系统疾病:白血病、恶性淋巴瘤、恶性组织细胞病、骨髓增生异常综合征、多发性骨髓瘤、急性溶血和血型不合输血等。③肿瘤性疾病:各种恶性肿瘤。④血栓栓塞性疾病:静脉血栓形成,如静脉、股静脉和髂静脉血栓形成。动脉血栓形成,如心肌梗死、脑动脉栓塞、肠系膜动脉栓塞和四肢动脉栓塞等。微循环血栓形成,如溶血性尿毒综合征和血栓性血小板减少性紫癜。

(2)变态反应性发热:变态反应产生时形成外源性致热原抗原抗体复合物,激活了致热原细胞,使其产生并释放白细胞介素-1、干扰素、肿瘤坏死因子和炎症蛋白-1等引起的发热。如风湿热、药物热、血清病和结缔组织病等。

(3)中枢性发热:有些致热因素不通过内源性致热原而直接损害体温调节中枢,使体温调定点上移后发出调节冲动,造成产热大于散热,体温升高,称为中枢性发热。中枢性发热的常见原因:①物理因素,如中暑等。②化学因素,如重度安眠药中毒等。③机械因素,如颅内出血和颅内肿瘤细胞浸润等。④功能性因素,如自主神经功能紊乱和感染后低热。

(4)其他:如甲状腺功能亢进症,脱水等。

发热都是由于致热因素的作用使人体产生的热量超过散发的热量,引起体温升高超过正常范围。

(二)发生机制

1.外源性致热原的摄入

各种致病的微生物或它们的毒素、抗原抗体复合物、淋巴因子、某些致炎物质(如尿酸盐结晶和硅酸盐结晶)、某些类固醇、肽聚糖和多核苷酸等外源性致热原,多数是大分子物质,侵入人体后不能通过血-脑屏障作用于体温调节中枢,但可通过激活血液中的致热原细胞产生白细胞介素-1等。白细胞介素-1等的产生:在各种外源性致热原侵入人体后,能激活血液中的中性粒细胞、单核-巨噬细胞和嗜酸性粒细胞等,产生白细胞介素-1,干扰素、肿瘤坏死因子和炎症蛋白-1。其中研究最多的是白细胞介素-1。

2.白细胞介素-1的作用部位

(1)脑组织:白细胞介素-1可能通过下丘脑终板血管器(此处血管为有孔毛细血管)的毛细血管进入脑组织。

(2)POAH神经元:白细胞介素-1亦有可能通过下丘脑终板血管器毛细血管到达血管外间隙(即血-脑屏障外侧)的POAH神经元。

3.发热的产生

白细胞介素-1作用于POAH神经元或在脑组织内再通过中枢介质引起体温调定点上移,

体温调节中枢再对体温重新调节,发出调节命令,一方面可能通过垂体内分泌系统使代谢增加和(或)通过运动神经系统使骨骼肌阵缩(即寒战),引起产热增加;另一方面通过交感神经系统使皮肤血管和立毛肌收缩,排汗停止,散热减少。这几方面作用使人体产生的热量超过散发的热量,体温升高,引起发热,一直达到体温调定点的新的平衡点。

二、发热诊断

(一)发热程度诊断

(1)低热:人体体温超过正常,但低于 38 ℃。

(2)中度热:人体体温为 38.1～39 ℃。

(3)高热:人体体温为 39.1～41 ℃。

(4)过高:人体体温超过 41 ℃。

(二)发热分期诊断

1.体温上升期

此期为白细胞介素-1 作用于 POAH 神经元或在脑组织内再通过中枢介质引起体温调定点上移,体温调节中枢对体温重新调节,发出调节命令,可通过代谢增加,骨骼肌阵缩(寒战),使产热增加;皮肤血管和立毛肌收缩,使散热减少。因此产热超过散热使体温升高。体温升高的方式有骤升和缓升 2 种。

(1)骤升型:人体体温在数小时内达到高热或以上,常伴有寒战。

(2)缓升型:人体体温逐渐上升在几天内达高峰。

2.高热期

此期为人体的体温达到高峰后的时期,体温调定点已达到新的平衡。

3.体温下降期

此期由于病因已被清除,体温调定点逐渐降到正常,散热超过产热,体温逐渐恢复正常。与体温升高的方式相对应的有两种体温降低的方式。

(1)骤降型:人体体温在数小时内降到正常,常伴有大汗。

(2)缓降型:人体体温在几天内逐渐下降到正常。体温骤升和骤降的发热常见疟疾、大叶性肺炎、急性肾盂肾炎和输液反应。体温缓升缓降的发热常见于伤寒和结核。

(三)发热分类诊断

1.急性发热

发热的时间在 2 周以内为急性发热。

2.慢性发热

发热的时间超过 2 周为慢性发热。

(四)发热热型诊断

把不同时间测得的体温数值分别记录在体温单上,将不同时间测得的体温数值按顺序连接起来,形成体温曲线,这些曲线的形态称热型。

1.稽留热

人体体温维持在高热和以上水平达几天或几周。常见大叶性肺炎和伤寒高热期。

2.弛张热

人体体温在一天内都在正常水平以上,但波动范围在 2 ℃以上。常见化脓性感染,风湿热,败血症等。

3.间歇热

人体体温骤升到高峰后维持几小时,再迅速降到正常,无热的间歇时间持续一到数天,反复出现。常见于疟疾和急性肾盂肾炎等。

4.波状热

人体体温缓升到高热后持续几天后,再缓降到正常,持续几天后再缓升到高热,反复多次。常见于布鲁杆菌病。

5.回归热

人体的体温骤升到高热后持续几天再骤降到正常,持续几天骤升到高热,反复数次。常见恶性淋巴瘤和部分恶性组织细胞病等。

6.不规则热

人体体温可高可低,无规律性。常见于结核病,风湿热等。

三、发热诊断方法

(一)详细询问病史

1.现病史

(1)起病情况和患病时间:发热的急骤和缓慢,发热持续时间。急性发热常见细菌、病毒、肺炎支原体、立克次体、真菌、螺旋体及寄生虫感染。其他有结缔组织病、急性白血病、药物热等。长期发热的原因,除中枢性原因外,还可包括以下四大类:①感染是长期发热最常见的原因,常见于伤寒、副伤寒、亚急性感染性心内膜炎、败血症、结核病、阿米巴肝病、黑热病、急性血吸虫病等。在各种感染中,结核病是主要原因之一,特别是某些肺外结核,如深部淋巴结结核、肝结核。②造血系统新陈代谢率较高,有病理改变时易引起发热,如非白血性白血病、深部恶性淋巴瘤、恶性组织细胞病等。③结缔组织疾病如播散性红斑狼疮、结节性多动脉炎、风湿热等疾病,可成为长期发热的疾病。④恶性肿瘤增长迅速,当肿瘤组织崩溃或附加感染时则可引起长期发热,如肝癌、结肠癌等早期常易漏诊。

(2)病因和诱因:常见的有流行性感冒、其他病毒性上呼吸道感染、急性病毒性肝炎、流行性乙型脑炎、脊髓灰质炎、传染性单核细胞增多症、流行性出血热、森林脑炎、传染性淋巴细胞增多症、麻疹、风疹、流行性腮腺炎、水痘、肺炎支原体肺炎、肾盂肾炎、胸膜炎、心包炎、腹膜炎、血栓性静脉炎、丹毒、伤寒、副伤寒、亚急性感染性心内膜炎、败血症、结核病、阿米巴肝病、黑热病、急性血吸虫病、钩端螺旋体病、疟疾、阿米巴肝病、急性血吸虫病、丝虫病、旋毛虫病、风湿热。药物热、血清病、系统性红斑狼疮、皮肌炎、结节性多动脉炎、急性胰腺炎、急性溶血、急性心肌梗死、脏器梗死或血栓形成、体腔积血或血肿形成、大面积烧伤、白血病、恶性淋巴瘤、癌、肉瘤、恶性组织细胞病、痛风发作、甲状腺危象、重度脱水、热射病、脑出血、白塞病、高温下工作等。

(3)伴随症状:有寒战、结膜充血、口唇疱疹、肝脾大、淋巴结肿大、出血、关节肿痛、皮疹和昏迷等。发热的伴随症状越多,越有利于诊断或鉴别诊断,所以应尽量询问和采集发热的全部伴随症状。寒战常见于大叶性肺炎、败血症、急性胆囊炎、急性肾盂肾炎、流行性脑脊髓膜炎、疟疾、钩端螺旋体病、药物热、急性溶血或输血反应等。结膜充血多见于麻疹、咽结膜热、流行性出血热、斑疹伤寒、钩端螺旋体病等。口唇单纯疱疹多出现于急性发热性疾病,如大叶性肺炎、流行性脑脊髓膜炎、间日疟、流行性感冒等。淋巴结肿大见于传染性单核细胞增多症、风疹、淋巴结结核、局灶性化脓性感染、丝虫病、白血病、淋巴瘤、转移癌等。

肝脾大常见于传染性单核细胞增多症、病毒性肝炎、肝及胆管感染、布鲁杆菌病、疟疾、结缔组织病、白血病、淋巴瘤及黑热病、急性血吸虫病等。出血可见于重症感染及某些急性传染病，如流行性出血热、病毒性肝炎、斑疹伤寒、败血症等。也可见于某些血液病，如急性白血病、重型再生障碍性贫血、恶性组织细胞病等。关节肿痛常见于败血症、猩红热、布鲁杆菌病、风湿热、结缔组织病、痛风等。皮疹常见于麻疹、猩红热、风疹、水痘、斑疹伤寒、风湿热、结缔组织病、药物热等。昏迷发生在发热之后者常见于流行性乙型脑炎、斑疹伤寒、流行性脑脊髓膜炎、中毒性菌痢、中暑等；昏迷发生在发热前者见于脑出血、巴比妥类中毒等。

2.既往史和个人史

如过去曾患的疾病、有无外伤、做过何种手术、预防接种史和过敏史等。个人经历：如居住地、职业、旅游史和接触感染史等。职业：如工种、劳动环境等。发病地区及季节，对传染病与寄生虫病特别重要。某些寄生虫病如血吸虫病、黑热病、丝虫病等有严格的地区性。斑疹伤寒、回归热、白喉、流行性脑脊髓膜炎等流行于冬春季节；伤寒、乙型脑炎、脊髓灰质炎则流行于夏秋；钩端螺旋体病的流行常见于夏收与秋收季节。麻疹、猩红热、伤寒等急性传染病病愈后常有较牢固的免疫力，第二次发病的可能性甚少。中毒型菌痢、食物中毒的患者发病前多有进食不洁饮食史；疟疾、病毒性肝炎可通过输血传染。阿米巴肝病可有慢性痢疾病史。

（二）仔细全面体检

（1）记录体温曲线：每天记录4次体温以此判断热型。

（2）细致、精确、规范、全面和有重点的体格检查。

（三）实验室检查

1.常规检查

常规检查包括三大常规（即血常规、尿常规和大便常规）、血沉和肺部X线片。

2.细菌学检查

可根据病情取血、骨髓、尿、胆汁、大便和脓液进行培养。

（四）针对性特殊检查

1.骨髓穿刺和骨髓活检

对血液系统的肿瘤和骨髓转移癌有诊断意义。

2.免疫学检查

免疫球蛋白电泳、类风湿因子、抗核抗体、抗双链DNA抗体等。

3.影像学检查

如超声、电子计算机X线体层扫描（CT）和磁共振成像（MRI）下摄像仪检查。

4.淋巴结活检

对淋巴组织增生性疾病的确诊有诊断价值。

5.诊断性探查术

对经过以上检查仍不能诊断的腹腔内肿块可慎重采用。

四、鉴别诊断

（一）急性发热

急性发热指发热在2周以内者。病因主要是感染，其局部定位症状常出现在发热之后。准

13

确的实验室检查和针对性的特殊检查对鉴别诊断有很大的价值。如果发热缺乏定位,白细胞计数不高或减低难以确定诊断的大多为病毒感染。

(二)慢性发热

1.长期发热

长期发热指中高度发热超过2周以上者。常见的病因有4类:即感染、结缔组织疾病、肿瘤和恶性血液病。其中以感染多见。

(1)感染:常见的原因有伤寒、副伤寒、结核、败血症、肝脓肿、慢性胆囊炎、感染性心内膜炎、急性血吸虫病、传染性单核细胞增多症、黑热病等。

感染所致发热的特点:①常伴畏寒和寒战;②白细胞数>10×10^9/L、中性粒细胞>80%、杆状核粒细胞>5%,常为非结核感染;③病原学和血清学检查可获得阳性结果;④抗生素治疗有效。

(2)结缔组织疾病:常见的原因有系统性红斑狼疮、风湿热、皮肌炎、贝赫切特综合征、结节性多动脉炎等。

结缔组织疾病所致发热的特点:①多发于生育期妇女;②多器官受累、表现多样;③血清中有高滴度的自身抗体;④抗生素治疗无效且易过敏;⑤水杨酸或肾上腺皮质激素治疗有效。

(3)肿瘤:常见各种恶性肿瘤和转移性肿瘤。肿瘤所致发热的特点:无寒战、抗生素治疗无效、伴进行性消瘦和贫血。

(4)恶性血液病:常见于恶性淋巴瘤和恶性组织细胞病。恶性血液病所致发热的特点:常伴肝脾大、全血细胞计数减少和进行性衰竭,抗生素治疗无效。

2.慢性低热

慢性低热指低度发热超过3周以上者,常见的病因有器质性和功能性低热。

(1)器质性低热:①感染常见的病因有结核、慢性泌尿系感染、牙周脓肿、鼻旁窦炎、前列腺炎和盆腔炎等。注意进行有关的实验室检查和针对性的特殊检查对鉴别诊断有很大的价值。②非感染性发热常见的病因有结缔组织疾病和甲亢,凭借自身抗体和血清游离甲状腺素(FT_4)和游离三碘甲状腺原氨酸(FT_3)的检查有助于诊断。

(2)功能性低热:①感染后低热,急性传染病等引起的高热治愈后,由于体温调节中枢的功能未恢复正常,低热可持续数周,反复的体检和实验室检查未见异常。②自主神经功能紊乱多见于年轻女性,一天内体温波动不超过0.5℃,体力活动后体温不升反降,常伴颜面潮红、心悸、手颤、失眠等。并排除其他原因引起的低热后才能诊断。

(孟 亮)

第四节 心 悸

一、概述

心悸是人们主观感觉心跳或心慌,患者主诉心脏像擂鼓样,心脏停搏,心慌不稳等,常伴心前区不适,是由于心率过快或过缓、心律不齐、心肌收缩力增加或神经敏感性增高等因素引起。一般健康人仅在剧烈运动、神经过度紧张或高度兴奋时才会有心悸的感觉,神经官能症或处于焦虑状态的患者即使没有心律失常或器质性心脏病,也常以心悸为主诉而就诊,而某些器质性心脏病患者出现频发性期前收缩,甚至心房颤动而并不感觉心悸。

二、诊断

(一)临床表现

由于心律失常引起的心悸,在检查患者的当时心律失常不一定存在,因此务必让患者详细陈述发病的缓急、病程的长短;发生心悸当时的主观症状,如有无心脏活动过强、过快、过慢、不规则的感觉;持续性或阵发性;是否伴有意识改变;周围循环状态如四肢发冷、面色苍白以及发作持续时间等;有无多食、怕热、易出汗、消瘦等;心悸发作的诱因与体位、体力活动、精神状态以及麻黄碱、胰岛素等药物的关系。体检重点检查有无心脏疾病的体征,如心脏杂音、心脏扩大及心律改变,有无血压增高、脉压增宽、动脉枪击音、水冲脉等高动力循环的表现,注意甲状腺是否肿大、有无突眼、震颤及杂音以及有无贫血的体征。

(二)辅助检查

为明确有无心律失常存在及其性质应做心电图检查,如常规心电图未发现异常,可根据患者情况予以适当运动如仰卧起坐、蹲踞活动或 24 小时动态心电图检查,怀疑冠心病、心肌炎者给予运动负荷试验,阳性检出率较高,如高度怀疑恶性室性心律失常者,应做连续心电图监测。如怀疑甲状腺功能亢进症、低血糖或嗜铬细胞瘤时可进行相关的实验室检查。

三、鉴别诊断

心悸的鉴别需明确其为心脏原发性节律紊乱引起还是继发循环系统以外的疾病所致,进一步需确定其为功能性还是器质性疾病导致的心悸。

(一)心律失常

1.期前收缩

期前收缩为心悸最常见的病因。不少正常人可因期前收缩的发生而以心悸就诊,心突然"悬空""下沉"或"停顿"感是期前收缩的特征。此种感觉不但与代偿间歇的长短有关,且往往与期前收缩后的心搏出量有关。心脏病患者发生期前收缩的机会更多,心肌梗死患者如期前收缩发生在前一心搏的 T 波上,特别容易引起室性心动过速或心室颤动,应及时处理。听诊可发现心跳不规则,第一心音增强,第二心音减弱或消失,以后有一较长的代偿间歇,桡动脉搏动减弱,甚或消失,形成脉搏短细。

2.阵发性心动过速

阵发性心动过速是一种阵发性规则而快速的异位心律,具有突发突止的特点,发作时间长短不一,心率160～220 次/分,大多数阵发性室上性心动过速是由折返机制引起,多无器质性心脏病,心动过速发作可由情绪激动、突然用力、疲劳或饱餐所致,亦可无明显诱因出现心悸、心前区不适、精神不安等,严重者可出现血压下降、头晕、乏力甚至心绞痛。室性心动过速最常发生于冠心病,尤其是发生过心肌梗死有室壁瘤的患者及心功能较差者;也可见于其他心脏病甚至无心脏病的患者。阵发性室上性心动过速和室性心动过速心电图不难鉴别,但宽 QRS 波室上性心动过速有时与室速难以区分,必要时可做心脏电生理检查。

3.心房颤动

心房颤动亦为常见心悸原因之一,特别是初发又未经治疗而心率快速者。多发生在器质性心脏病基础上。由于心房活动不协调,失去有效收缩力,加以快而不规则心室节律使心室舒张期缩短,心室充盈不足,因而心排血量不足,常可诱发心力衰竭。体征主要是心律完全不规则,输出量甚少的心搏可引起脉搏短细,心率越快,脉搏短细越显著。心电图检查示窦性 P 波消失,出现细小而形态不一的心房颤动波,心室率绝对不齐则可明确诊断。

(二)心外因素性心悸

1.贫血

常见病因和诱因有钩虫病、溃疡病、痔、月经过多、产后出血、外伤出血等。心悸因心率代偿性增快所致,头晕、眼花、乏力、皮肤黏膜苍白,为贫血疾病的共性,贫血纠正,心悸好转。各种贫血有其特有的临床表现:可有皮肤黏膜出血,上腹部压痛,消瘦,产后出血等。血常规、血小板计数、网织红细胞计数、血细胞比容、外周血及骨髓涂片、粪检寄生虫卵等可资鉴别。

2.甲状腺功能亢进症

以 20~40 岁女性多见。甲状腺激素分泌过多,兴奋和刺激心脏,心悸因代谢亢进心率增快引起,稍活动,心悸明显加剧,伴手震颤、怕热、多汗、失眠、易激动、食欲亢进、消瘦;甲状腺弥漫性肿大;有细震颤和血管杂音;眼球突出,持续性心动过速。实验室检查甲状腺摄碘率升高,甲状腺抑制试验阴性,血总 T_3、T_4 升高,基础代谢率升高等。

3.休克

由于全身组织灌注不足,微循环血流减少,致使心率增快,出现心悸。典型临床症状为皮肤苍白,四肢皮肤湿冷,意识模糊,脉快而弱,血压明显下降,脉压小,尿量减少,二氧化碳结合力和血 pH 有不同程度的降低,收缩压下降至 10.67 kPa(80 mmHg)以下,脉压<2.67 kPa(20 mmHg),原有高血压者收缩压较原有水平下降30%以上。

4.高原病

多见于初入高原者,由于在海拔 3 000 m 以上,大气压和氧分压降低,引起人体缺氧,心率代偿性增快而出现心悸,伴头痛、头晕、眩晕、恶心、呕吐、失眠、疲倦、气喘、胸闷、胸痛、咳嗽、咯血色泡沫痰、呼吸困难等,严重者可出现高原性肺脑水肿。X 线检查:肺动脉段隆凸,右心室肥大,心电图见右心室肥厚及肺性P 波等;血液检查:红细胞数增多,如红细胞数>$6.5×10^{12}$/L,血红蛋白>18.5 g/L 等。

5.发热性疾病

由病毒、细菌、支原体、立克次体、寄生虫等感染引起。心悸常与发热有明显关系,热退,则心悸缓解。根据原发病不同,有其不同临床体征,血、尿、粪常规检查及 X 线,超声检查等可明确诊断。药物作用所致的心悸:肾上腺素、阿托品、甲状腺素等药物使用后心率加快,出现心悸。停药后心悸逐渐消失。临床表现除原有疾病的症状外,尚有心前区不适、面色潮红、烦躁不安、心动过速等,详细询问用药史及停药后症状消失可资鉴别。

(三)妊娠期心动过速

由于胎儿生长需要,血流量增加,流速加快,心率加快而致心悸。多见于妊娠后期,有妊娠期的变化:如子宫增大、乳房增大、呼吸困难等症状,下肢水肿、心动过速、腹部随妊娠月龄的增加而膨大,可伴有高血压,尿妊娠试验、黄体酮试验、超声检查等鉴别不难。

(四)更年期综合征

主要与卵巢功能衰退,性激素分泌失调有关。多发生于45~55 岁,激素分泌紊乱、自主神经功能异常而引起心悸。主要特征为月经紊乱,全身不适,面部皮肤阵阵发红,忽冷,忽热,出汗,情绪易激动,失眠、耳鸣、腰背酸痛,性功能减退等。血、尿中的雌激素及催乳素减少。尿促卵泡素(FSH)与黄体生成激素(LH)增高为诊断依据。

（五）心脏神经官能症

主要由于中枢神经功能失调,影响自主神经功能,造成心脏血管功能异常。患者群多为青壮年(20～40岁)女性,心悸与精神状态、失眠有明显关系,主诉较多。如:呼吸困难、心前区疼痛、易激动、易疲劳、失眠、多梦、头晕、头痛、记忆力差、注意力涣散、多汗、手足冷、腹胀、尿频等。X线检查、心电图、超声心动图等检查正常。

（于向慧）

第五节　胸　　痛

胸痛是由多种疾病引起的一种常见症状,胸痛的程度与病情的轻重可无平行关系。因其可能表示患者存在严重的,有时甚至是威胁生命的疾病,故临床医师应重视这一主诉。评价胸痛的首要任务是区别呼吸系统疾病所致的胸痛还是其他系统疾病,尤其是心血管疾病所致的胸痛。疼痛的性质和发生的环境有助于区分心绞痛或心肌梗死的疼痛,体格检查、X线检查和心电图检查通常可用于鉴别诊断。胸膜疼痛的典型表现是深呼吸或咳嗽使之加重,固定胸壁可使之被控制。如果产生胸腔积液,由于发炎的胸膜被隔开可使疼痛消失。胸膜摩擦音常伴随着胸膜疼痛,但也可单独发生。源于胸壁的疼痛也可因深呼吸或咳嗽而加重,但通常能由局部触痛来鉴别。胸膜疼痛也可存在一些触痛(如肺炎链球菌肺炎伴胸膜疼痛),但通常轻微,定位不明确,并且只有深压才能引出。带状疱疹在出疹以前,可出现难以诊断的胸痛。

一、原因

（一）胸壁疾病
皮肤或皮下组织的化脓性感染、带状疱疹、肌炎、肋间神经炎和外伤等。

（二）胸腔脏器疾病
1.呼吸系统疾病
胸膜炎、胸膜肿瘤、肺梗死、自发性气胸、肺癌、肺炎、肺脓肿等。
2.循环系统疾病
心绞痛、急性心肌梗死、心肌病、心包炎、夹层主动脉瘤、心脏神经官能症等。
3.纵隔及食管疾病
纵隔炎、纵隔肿瘤、纵隔气肿、食管炎、食管肿瘤等。

（三）横膈及腹腔脏器疾病
膈胸膜炎、膈下脓肿、肝胆疾病、脾周围炎、脾梗死、急性胰腺炎等。

二、诊断

各种疾病所致的胸痛在疼痛部位、性质及持续时间等方面可有一定特点,有助于鉴别诊断。

（一）疼痛的部位

胸壁疾病的疼痛常固定于局部且有明显压痛；带状疱疹的疼痛沿神经走向分布；肋间神经疼痛限于该神经的支配区；心绞痛、心肌梗死时疼痛位于胸骨后和心前区且可放射至左肩和左臂内侧；食管、纵隔疾病常在胸骨后疼痛，还可向肩部或肩胛间区放射；膈下脓肿、膈胸膜炎时患侧下胸部疼痛，也可向同侧肩部及颈部放射；胸膜炎所致胸痛常在患侧胸廓运动度较大的侧胸壁下部位。

（二）疼痛的性质

肋间神经痛呈阵发性刀割样、触电样灼痛；神经根痛为刺痛；肌源性疼痛呈酸胀痛；骨源性疼痛呈锥刺痛；心绞痛呈压榨样痛；自发性气胸与急性干性胸膜炎多呈撕裂样痛或尖锐刺痛；食管炎多有灼热感或灼痛；肺癌则可有隐闷痛。

（三）疼痛的时间

肌源性疼痛常在肌肉收缩时加剧；食管疾患的疼痛常在吞咽动作时发生；胸膜炎的疼痛常在深吸气或咳嗽时加剧；心绞痛多在劳动或情绪激动时发生，持续数分钟，休息或含服硝酸甘油片后1～2分钟迅速缓解；心肌梗死的胸痛可持续数小时至数日，休息及含服硝酸甘油片无效；骨源性疼痛或肿瘤所致的疼痛则为持续性的。

（四）伴随症状

胸痛伴高热者考虑肺炎；伴咳脓痰者考虑肺脓肿；胸痛突然发生伴呼吸困难者应想到自发性气胸；纵隔和食管疾病胸骨后疼痛常伴咽下困难；带状疱疹在病变的神经支配区先有皮肤过敏，后出现成簇小丘疹和疱疹。

（五）年龄

青壮年胸痛者多注意肌源性胸痛、肋软骨炎、胸膜炎、肺炎、肺结核；中老年胸痛多考虑心血管疾病、肿瘤侵犯。

（李永梅）

第六节　呼吸困难

正常人平静呼吸时，其呼吸运动无须费力，也不易察觉。呼吸困难尚无公认的明确定义，通常是指伴随呼吸运动所出现的主观不适感，如感到空气不足、呼吸费劲等。体格检查时可见患者用力呼吸，辅助呼吸肌参加呼吸运动，如张口抬肩，并可出现呼吸频率、深度和节律的改变。严重呼吸困难时，可出现鼻翼煽动、发绀，患者被迫采取端坐位。许多疾病可引起呼吸困难，如呼吸系统疾病、心血管疾病、神经肌肉疾病、肾脏疾病、内分泌疾病（包括妊娠）、血液系统疾病、类风湿疾病以及精神情绪改变等。正常人运动量大时也会出现呼吸困难。

一、临床类型

（一）肺源性呼吸困难

肺源性呼吸困难的两个主要原因是肺或胸壁顺应性降低引起的限制性缺陷和气流阻力增加引起的阻塞性缺陷。限制性呼吸困难的患者（如肺纤维化或胸廓变形）在休息时可无呼吸困难，但当活动使肺通气接近其最大受限的呼吸能力时，就有明显的呼吸困难。阻塞性呼吸困难的患者（如阻塞性肺气肿或哮喘），即使在休息时，也可因努力增加通气而致呼吸困难，且呼吸费力而缓慢，尤其是在呼气时。尽管详细询问呼吸困难感觉的特性和类型有助于鉴别限制性和阻塞性呼吸困难，然而这些肺功能缺陷常是混合的，呼吸困难可显示出混合和过渡的特征。体格检查和肺功能测定可补充得之于病史的详细信息。体格检查有助于显示某些限制性呼吸困难的原因（如胸腔积液、气胸），肺气肿和哮喘的体征有助于确定其基础的阻塞性肺病的性质和严重程度。肺功能检查可提供限制性或气流阻塞存在的数据，可与正常值或同一患者不同时期的数据做比较。

（二）心源性呼吸困难

在心力衰竭早期，心排血量不能满足活动期间的代谢增加，因而组织和大脑酸中毒使呼吸运动大大增强，患者过度通气。各种反射因素，包括肺内牵张感受器，也可促成过度通气，患者气短，常伴有乏力、窒息感或胸骨压迫感。其特征是"劳力性呼吸困难"，即在体力运动时发生或加重，休息或安静状态时缓解或减轻。

在心力衰竭后期，肺充血水肿，僵硬的肺脏通气量降低，通气用力增加。反射因素，特别是肺泡-毛细血管间隔内毛细血管旁感受器，有助于肺通气的过度增加。心力衰竭时，循环缓慢是主要原因，呼吸中枢酸中毒和低氧起重要作用。端坐呼吸是在患者卧位时发生的呼吸不舒畅，迫使患者取坐位。其原因是卧位时回流入左心的静脉血增加，而衰竭的左心不能承受这种增加的前负荷，其次是卧位时呼吸用力增加。端坐呼吸有时发生于其他心血管疾病，如心包积液。急性左心功能不全，患者常表现为阵发性呼吸困难。其特点是多在夜间熟睡时，因呼吸困难而突然憋醒，胸部有压迫感，被迫坐起，用力呼吸。轻者短时间后症状消失，称为夜间阵发性呼吸困难。病情严重者，除端坐呼吸外，尚可有冷汗、发绀、咳嗽、咳粉红色泡沫样痰，心率加快，两肺出现哮鸣音、湿啰音，称为心源性哮喘。

（三）中毒性呼吸困难

糖尿病酸中毒产生一种特殊的深大呼吸类型，然而，由于呼吸能力储存完好，故患者很少主诉呼吸困难。尿毒症患者由于酸中毒、心力衰竭、肺水肿和贫血联合作用造成严重气喘，患者可主诉呼吸困难。急性感染时呼吸加快，是由于体温增高及血中毒性代谢产物刺激呼吸中枢引起的。吗啡、巴比妥类药物急性中毒时，呼吸中枢受抑制，使呼吸缓慢，严重时出现潮式呼吸或间停呼吸。

（四）血源性呼吸困难

由于红细胞携氧量减少，血含氧量减低，引起呼吸加快，常伴有心率加快。发生于大出血时的急性呼吸困难是一个需立即输血的严重指征。呼吸困难也可发生于慢性贫血，除非极度贫血，否则呼吸困难仅发生于活动期间。

（五）中枢性呼吸困难

颅脑疾病或损伤时，呼吸中枢受到压迫或供血减少，功能降低，可出现呼吸频率和节律的改变。如病损位于间脑及中脑上部时出现潮式呼吸；中脑下部与脑桥上部受累时出现深快均匀的中枢型呼吸；脑桥下部与延髓上部病损时出现间停呼吸；累及延髓时出现缓慢不规则的延髓型呼吸，这是中枢呼吸功能不全的晚期表现；叹气样呼吸或抽泣样呼吸常为呼吸停止的先兆。

（六）精神性呼吸困难

癔症时，其呼吸困难主要特征为呼吸浅表频速，患者常因过度通气而发生胸痛、呼吸性碱中毒。易出现手足搐搦症。

二、诊断

根据呼吸困难多种多样的临床表现可引导出对某些疾病的诊断思维。

(一)呼吸频率

每分钟呼吸超过 24 次称为呼吸频率加快,见于呼吸系统疾病、心血管疾病、贫血、发热等。每分钟呼吸少于 10 次称为呼吸频率减慢,是呼吸中枢受抑制的表现,见于麻醉安眠药物中毒、颅内压增高、尿毒症、肝性脑病等。

(二)呼吸深度

呼吸加深见于糖尿病及尿毒症酸中毒;呼吸变浅见于肺气肿、呼吸肌麻痹及镇静剂过量。

(三)呼吸节律

潮式呼吸和间停呼吸见于中枢神经系统疾病和脑部血液循环障碍如颅内压增高、脑炎、脑膜炎、颅脑损伤、尿毒症、糖尿病昏迷、心力衰竭、高山病等。

(四)年龄性别

儿童呼吸困难应多注意呼吸道异物、先天性疾病、急性感染等;青壮年则应想到胸膜疾病、风湿性心脏病、结核;老年人应多考虑冠心病、肺气肿、肿瘤等。癔症性呼吸困难较多见于年轻女性。

(五)呼吸时限

吸气性呼吸困难多见于上呼吸道不完全阻塞如异物、喉水肿、喉癌等,也见于肺顺应性降低的疾病如肺间质纤维化、广泛炎症、肺水肿等。呼气性呼吸困难多见于下呼吸道不完全阻塞,如慢性支气管炎、支气管哮喘、肺气肿等。大量胸腔积液、大量气胸、呼吸肌麻痹、胸廓限制性疾病则呼气、吸气均感困难。

(六)起病缓急

呼吸困难缓起者包括心肺慢性疾病,如肺结核、尘肺、肺气肿、肺肿瘤、肺纤维化、冠心病、先心病等。呼吸困难发生较急者有肺水肿、肺不张、呼吸系统急性感染、迅速增长的大量胸腔积液等。突然发生严重呼吸困难者有呼吸道异物、张力性气胸、大块肺梗死、成人呼吸窘迫综合征等。

(七)患者姿势

端坐呼吸见于充血性心力衰竭患者;一侧大量胸腔积液患者常喜卧向患侧;重度肺气肿患者常静坐而缓缓吹气;心肌梗死患者常叩胸作痛苦貌。

(八)劳力活动

劳力性呼吸困难是左心衰竭的早期症状,肺尘埃沉着症、肺气肿、肺间质纤维化、先天性心脏病往往也以劳力性呼吸困难为早期表现。

(九)职业环境

接触各类粉尘的职业是诊断尘肺的基础;饲鸽者、种蘑菇者发生呼吸困难时应考虑外源性过敏性肺泡炎。

(十)伴随症状

伴咳嗽、发热者考虑支气管-肺部感染;伴神经系统症状者注意脑及脑膜疾病或转移性肿瘤;伴何纳综合征者考虑肺尖瘤;伴上腔静脉综合征者考虑纵隔肿块;触及颈部皮下气肿时立即想到纵隔气肿。

(李永梅)

第七节　共济失调

共济失调是指主动肌、协同肌与拮抗肌在随意运动时收缩不协调、不平衡,引起动作笨拙、不正确、不平稳、不灵活,但无瘫痪。根据受损结构与临床表现,一般分深感觉障碍性共济失调、前庭迷路性共济失调、小脑性共济失调和大脑性共济失调。

一、病因

(一)深感觉传导径路损害

1.脊髓痨

神经梅毒的一种。病变主要在脊髓后索及后根。

2.多发性神经炎

病毒感染(如急性和慢性感染性多发性神经根神经炎)、细菌感染(如白喉)、中毒(如酒精、铅、汞、砷等)、代谢紊乱(如糖尿病)都可引起所谓"假性脊髓痨性共济失调"。病变主要在后根和周围神经,脊髓后索及延髓楔核、薄核也可受累。

3.脊髓肿瘤

后索受到肿瘤或血管瘤直接压迫引起后索缺血时均可发生。

4.癌性神经病

肿瘤可引起脊髓后索脱髓鞘,出现类似脊髓痨的共济失调症状。

5.变性

营养不良、贫血、胃癌、酒精中毒、多发性硬化都可引起脊髓后索及侧索联合变性,产生共济失调。

6.脑血管病

侵犯内囊后肢、丘脑、顶叶的深感觉传导径路时,都可能出现共济失调。

7.遗传性疾病

少年脊髓型共济失调症(Friedreich 共济失调)、腓骨肌萎缩症(Charcot-Marie 病)、肥大性间质性神经炎(Dejerine-Sottas 病)和 Roussy-Levy 综合征都可伴有深感觉障碍性共济失调。

8.脊髓外伤

后索离断或半切损伤(Brown-Sequard 综合征)时均可引起共济失调。

(二)前庭神经传导径路及内耳前庭器官损伤

常见于急性迷路炎、内耳出血、梅尼埃病、前庭神经元炎、颈源性短暂缺血发作、脑干肿瘤、听神经瘤、药物(如链霉素、新霉素、卡那霉素、庆大霉素、蟾酥、避孕药物等)中毒或过敏、早期妊娠反应、晕车、晕船、晕机等病伤或中毒。

(三)小脑或其传出、传入径路损害

1.肿瘤

髓母细胞瘤、室管膜瘤、星形细胞瘤、转移瘤、结核瘤和脓肿都常侵犯小脑,引起共济失调。

2.血管病

椎-基底动脉的小脑各分支缺血时都可引起,以椎动脉缺血与小脑后下动脉血栓形成(延髓外侧综合征)最常见。

3.遗传性共济失调

遗传性共济失调是一组以脊髓小脑束慢性变性为主,以小脑性共济失调为特征的遗传性疾病,包括 Marie 型共济失调、Sanger-Brown 型共济失调、Louis-Bar 综合征等。

4.变性

变性包括原发性实质性小脑变性、橄榄桥小脑变性、橄榄桥小脑萎缩症、晚发小脑皮质萎缩症 4 种病,合称为进行性小脑变性。

5.先天畸形

延髓空洞症、颅底凹入症、Arnold-Chiari 畸形等,都可累及小脑或其出入径路。

6.感染

菌痢、斑疹伤寒、水痘、麻疹等传染病的重症患者可引起小脑共济失调。

7.中毒

多见于酒精、苯妥英钠中毒。

8.脱髓鞘疾病

多发性硬化最常见。

9.物理因素

中暑高热昏迷清醒后有时可见。

10.内分泌紊乱及代谢病

少数黏液性水肿及低血糖患者可以见到。

11.其他罕见疾病

Refsum 病、Marinesco-Sjogren-Garland 综合征、Leyden 型急性共济失调等也可有小脑共济失调。

12.癌性神经病

癌症偶可并发非转移性亚急性小脑变性。

(四)大脑损害

1.肿瘤

多见于额叶、颞叶及胼胝体肿瘤。

2.血管病

少数脑卒中及蛛网膜下腔出血后的正常颅压脑积水患者可有共济失调。

3.感染

急性病毒性脑炎、麻痹性痴呆等脑部急慢性感染都可有共济失调症状。

二、诊断

(一)是否为共济失调

尽管共济失调的概念很明确,但不典型的病例,仍有可能错诊。最易混淆的是以运动失常为主的官能性疾病及其他有运动系统损害的器质性疾病。

1.癔症

可有类似共济失调的运动症状;大多伴有其他癔症表现,而无任何器质性神经系统疾病的体征。患肢(或患部)常伴有感觉缺失,因而只在闭眼时出现共济失调。有时呈现戏剧性变化,即忽而正常,忽而复发,转变往往与接受暗示有关。注意发现其矛盾(与产生共济失调的机制不符)和多变(时好时坏,变幻莫测),不难识别。

2.不随意运动

锥体外系病变引起的舞蹈或手足徐动症可能被误认为是共济失调,区别点是:①不随意运动多在无指令时自发地出现;②随意运动过程中若不遭遇不随意运动,则运动可得到正常的贯彻;③可伴有姿势性震颤,见于静止状态,或在已完成随意运动后出现,而不像共济失调是在接近目的(例如指鼻试验时在将要到达鼻尖前)时出现明显的意向性震颤,一旦达到目的,震颤即消失。

3.肌张力增高

锥体系或锥体外系疾病伴有肌张力增高时,妨碍运动进行,也可与共济失调相混淆。鉴别要点在于共济失调无瘫痪、锥体束征或不随意运动,也无肌张力增高;有的在静息状态下检查可发现肌张力减低。

4.肌阵挛

当其与小脑共济失调并存时(如 Ramsay-Hunt 综合征,又称肌阵挛性小脑协调障碍)可能先出现肌阵挛,以后再出现共济失调,两者伴随时应按基本症状的特点仔细鉴别;需要可借助脑电图、肌电图和诱发电位鉴别。

5.眼肌麻痹

因复视而错认物象使随意运动产生明显偏斜时,可与共济失调混淆,称为"假性共济失调"。患者闭目指鼻,能准确完成,即可分清。

(二)共济失调的定位诊断

1.深感觉障碍性共济失调

患者深感觉缺失,不能意识到肢体所处位置与运动方向,因而无法正确完成随意运动;常借视觉来纠正运动的正确性。临床特点是站立不稳、闭目难立、着地过重、跟膝胫试验阳性等。

2.前庭迷路性共济失调

患者平衡失调,难以维持正常体位,立时两足分开,头颈、身体倾斜,行走容易倾倒;伴有眩晕和眼球震颤。也常借助视觉维持平衡,但无深感觉障碍。

3.小脑性共济失调

患者无感觉缺失及前庭功能障碍,Romberg 征阴性。运动障碍广泛庞杂,特点是坐立不稳、步态蹒跚、辨距不良、协调不能、意向性震颤、快复及轮替运动困难、口吃、书写过大、肌张力低及反跳现象等。

4.大脑性共济失调

顶叶病变引起者实质上属于感觉性共济失调,额叶、颞叶病变引起的则和大脑-脑桥-小脑传导束受损有关,其表现类似小脑性共济失调,但兼有大脑的症候,如精神症状、欣快、淡漠、肌张力增高、腱反射亢进、病理反射等。一侧大脑半球病变,共济失调表现在病变的对侧。

(三)共济失调的病因诊断

根据病史和体征所的印象,选择必要的辅助检查,以查明病因。

(1)疑为感染、脱髓鞘疾病、出血或脊髓压迫症者,需查脑脊液常规和生化;必要时可查华氏和康氏反应、胶金试验、免疫球蛋白和寡克隆区带。

（2）疑为颅内占位、正常颅压脑积水和脑萎缩者须摄头颅平片和头颅 CT 或 MRI 扫描；脑血管病变可作颈动脉或椎动脉 DSA 造影。

（3）疑为转移瘤、癌性小脑变性或非转移性神经病者，需摄胸片，腹部 B 超，作前列腺按摩，查免疫功能，帮助发现原发病灶，了解机体免疫状态。

（4）疑为中毒者需查肝肾功能及致病毒物、药物的血清浓度；疑为内分泌代谢紊乱者，可查血糖尿糖、糖耐量试验、血 T_3 和 T_4、血 FT_3 和 FT_4、血 TSH；疑为染色体畸变或恶性肿瘤者可作染色体核型及 G 带分析。

（李春花）

第二章

心内科常见病的诊疗

第一节　原发性高血压

高血压是一种以体循环动脉压升高为主要表现的临床综合征,是最常见的心血管疾病。可分为原发性及继发性两大类。在绝大多数患者中,高血压的病因不明,称之为原发性高血压,占总高血压患者的 95％以上;在不足 5％的患者中,血压升高是某些疾病的一种临床表现,本身有明确而独立的病因,称之为继发性高血压。

我国高血压的发病率较高,1991 年全国高血压的抽样普查显示,血压＞18.7/12.0 kPa(140/90 mmHg)的人占 13.49％,美国＞18.7/12.0 kPa(140/90 mmHg)的人占 24％。在我国高血压的致死率和致残率也较高。

我国高血压的知晓率、治疗率和控制率均较低。据 2000 年的资料,我国高血压的知晓率为26.3％;治疗率为 21.2％,控制率为 2.8％。

一、病因和发病机制

原发性高血压的病因尚未完全阐明,目前认为是在一定的遗传背景下由于多种后天环境因素作用使正常血压调节机制失代偿所致。

(一)遗传和基因因素

高血压有明显的遗传倾向,据估计人群中 20％～40％的血压变异是由遗传决定的。流行病学研究提示高血压发病有明显的家族聚集性。双亲无高血压、一方有高血压或双亲均有高血压,其子女高血压发生率分别为 3％、28％和 46％。单卵双生的同胞血压一致性较双卵双生同胞更为明显。

(二)环境因素

高血压可能是遗传易感性和环境因素相互影响的结果。体重超重、膳食中高盐和中度以上饮酒是国际上已确定且亦为我国的流行病学研究证实的与高血压发病密切相关的危险因素。

国人平均体重指数(BMI)中年男性和女性分别为 21～24.5 和 21～25,近 10 年国人的 BMI均值及超重率有增加的趋势。BMI 与血压呈显著相关,前瞻性研究表明,基线 BMI 每增加1 kg/m²,高血压的发生危险5 年内增加 9％。每日饮酒量与血压呈线性相关。

膳食中钠盐摄入量与人群血压水平和高血压患病率呈显著相关性。每天为满足人体生理平衡仅需摄入 0.5 g 氯化钠。国人食盐量每天北方为 12～18 g,南方为 7～8 g,高于西方国家。每人每天食盐平均摄入量增加 2 g,收缩压和舒张压分别增高 0.27 kPa(2 mmHg)和 0.16 kPa(1.2 mmHg)。我国膳食钙摄入量低于中位数人群中,膳食钠/钾比值亦与血压呈显著相关。

(三)交感神经活性亢进

交感神经活性亢进是高血压发病机制中的重要环节。动物实验表明,条件反射可形成狗的神经精神源性高血压。长期处于应激状态如从事驾驶员、飞行员、外科医师、会计师、电脑等职业者高血压的患病率明显增加。原发性高血压患者中约 40% 循环中儿茶酚胺水平升高。长期的精神紧张、焦虑、压抑等所致的反复应激状态及对应激的反应性增强,使大脑皮质下神经中枢功能紊乱,交感神经和副交感神经之间的平衡失调,交感神经兴奋性增加,其末梢释放儿茶酚胺增多。

(四)肾素-血管紧张素-醛固酮系统(RAAS)

体内存在两种 RAAS,即循环 RAAS 和局部 RAAS。血管紧张素Ⅱ(AngⅡ)是循环 RAAS 的最重要成分,通过强有力的直接收缩小动脉或通过刺激肾上腺皮质球状带分泌醛固酮而扩大血容量,或通过促进肾上腺髓质和交感神经末梢释放儿茶酚胺,均可显著升高血压。此外,体内其他激素如糖皮质激素、生长激素、雌激素等升高血压的途径亦主要经 RAAS 而产生。近年来发现,很多组织,例如血管壁、心脏、中枢神经、肾脏肾上腺中均有 RAAS 各成分的 mRNA 表达,并有 AngⅡ受体和盐皮质激素受体存在。

引起 RAS 激活的主要因素:肾灌注减低,肾小管内液钠浓度减少,血容量降低,低钾血症,利尿剂及精神紧张,寒冷,直立运动等。

目前认为,醛固酮在 RAAS 中占有不可缺少的重要地位。它具有依赖于 AngⅡ的一面,又有不完全依赖于 AngⅡ的独立作用,特别是在心肌和血管重塑方面。它除了受 AngⅡ的调节外,还受低钾、ACTH 等的调节。

(五)血管重塑

血管重塑既是高血压所致的病理改变,也是高血压维持的结构基础。血管壁具有感受和整合急、慢性刺激并做出反应的能力,其结构处于持续的变化状态。高血压伴发的阻力血管重塑包括营养性重塑和肥厚性重塑两类。血压因素、血管活性物质和生长因子及遗传因素共同参与了高血压血管重塑的过程。

(六)内皮细胞功能受损

血管管腔的表面均覆盖着内皮组织,其细胞总数几乎和肝脏相当,可看做人体内最大的脏器之一。内皮细胞不仅是一种屏障结构,而且具有调节血管舒缩功能、血流稳定性和血管重塑的重要作用。血压升高使血管壁剪切力和应力增加,去甲肾上腺素等血管活性物质增多,可明显损害内皮及其功能。内皮功能障碍可能是高血压导致靶器官损害及其并发症的重要原因。

(七)胰岛素抵抗

高血压患者中约有半数存在胰岛素抵抗现象。胰岛素抵抗指的是机体组织对胰岛素作用敏感性和(或)反应性降低的一种病理生理反应,还使血管对体内升压物质反应增强,血中儿茶酚胺水平增加。高胰岛素血症可影响跨膜阳离子转运,使细胞内钙升高,加强缩血管作用。此外,还可影响糖、脂代谢及脂质代谢。上述这些改变均能促使血压升高,诱发动脉粥样硬化病变。

二、病理解剖

高血压的主要病理改变是动脉的病变和左心室的肥厚。随着病程的进展,心、脑、肾等重要脏器均可累及,其结构和功能因此发生不同程度的改变。

(一)心脏

高血压引起的心脏改变主要包括左心室肥厚和冠状动脉粥样硬化。血压升高和其他代谢内分泌因素引起心肌细胞体积增大和间质增生,使左心室体积和重量增加,从而导致左心室肥厚。血压升高和冠状动脉粥样硬化有密切的关系。冠状动脉粥样硬化病变的特点为动脉壁上出现纤维素性和纤维脂肪性斑块,并有血栓附着。随斑块的扩大和管腔狭窄的加重,可产生心肌缺血;斑块的破裂、出血及继发性血栓形成等可堵塞管腔造成心肌梗死。

(二)脑

脑小动脉尤其颅底动脉环是高血压动脉粥样硬化的好发部位,可造成脑卒中,颈动脉的粥样硬化可导致同样的后果。近半数高血压患者脑内小动脉有许多微小动脉瘤,这是导致脑出血的重要原因。

(三)肾

高血压持续 5～10 年,即可引起肾脏小动脉硬化(弓状动脉硬化及小叶间动脉内膜增厚,入球小动脉玻璃样变),管壁增厚,管腔变窄,进而继发肾实质缺血性损害(肾小球缺血性皱缩、硬化,肾小管萎缩,肾间质炎性细胞浸润及纤维化),造成良性小动脉性肾硬化症。良性小动脉性肾硬化症发生后,由于部分肾单位被破坏,残存肾单位为代偿排泄废物,肾小球即会出现高压、高灌注及高滤过("三高"),而此"三高"又有两面性,若持续存在又会促使残存肾小球本身硬化,加速肾损害的进展,最终引起肾衰竭。

三、临床特点

(一)血压变化

高血压初期血压呈波动性,血压可暂时性升高,但仍可自行下降和恢复正常。血压升高与情绪激动、精神紧张、焦虑及体力活动有关,休息或去除诱因血压便下降。随病情迁延,尤其是在并发靶器官损害或有并发症之后,血压逐渐呈稳定和持久升高,此时血压仍可波动,但多数时间血压处于正常水平以上,情绪和精神变化可使血压进一步升高,休息或去除诱因并不能使之满意下降和恢复正常。

(二)症状

大多数患者起病隐袭,症状阙如或不明显,仅在体检或因其他疾病就医时才被发现。有的患者可出现头痛、心悸、后颈部或颞部搏动感,还有表现为神经官能症状如失眠、健忘或记忆力减退、注意力不集中、耳鸣、情绪易波动或发怒及神经质等。病程后期心脑肾等靶器官受损或有并发症时,可出现相应的症状。

(三)并发症的表现

左心室肥厚的可靠体征为抬举性心尖冲动,表现为心尖冲动明显增强,搏动范围扩大及心尖冲动左移,提示左心室增大。主动脉瓣区第二心音可增加,带有金属音调。合并冠心病时可发生心绞痛,心肌梗死甚至猝死。晚期可发生心力衰竭。

脑血管并发症是我国高血压最为常见的并发症,年发病率为(120～180)/10 万,是急性心肌梗死的 4～6 倍。早期可有一过性脑缺血发作(TIA),还可发生脑血栓形成、脑栓塞(包括腔隙性脑梗死)、高血压脑病及颅内出血等。长期持久血压升高可引起良性小动脉性肾硬化症,从而导致肾实质的损害,可出现蛋白尿、肾功能损害,严重者可出现肾衰竭。

眼底血管被累及可出现视力进行性减退,严重高血压可促使形成主动脉夹层并破裂,常可致命。

四、实验室和特殊检查

(一)血压的测量

测量血压是诊断高血压和评估其严重程度的主要依据。目前评价血压水平的方法有以下3 种。

1.诊所偶测血压

诊所偶测血压(简称偶测血压)系由医护人员在标准条件下按统一的规范进行测量,是目前诊断高血压和分级的标准方法。应相隔 2 分钟重复测量,以 2 次读数平均值为准,如 2 次测量的收缩压或舒张压读数相差超过 0.67 kPa(5 mmHg),应再次测量,并取 3 次读数的平均值。

2.自测血压

采用无创半自动或全自动电子血压计在家中或其他环境中患者给自己或家属给患者测量血压,称为自测血压,它是偶测血压的重要补充,在诊断单纯性诊所高血压,评价降压治疗的效果,改善治疗的依从性等方面均极其有益。

3.动态血压监测

一般监测的时间为 24 小时,测压时间间隔白天为 30 分钟,夜间为 60 分钟。动态血压监测提供 24 小时,白天和夜间各时间段血压的平均值和离散度,可较为客观和敏感地反映患者的实际血压水平,且可了解血压的变异性和昼夜变化的节律性,估计靶器官损害与预后,比偶测血压更为准确。

动态血压监测的参考标准正常值为:24 小时低于 17.33/10.67 kPa(130/80 mmHg),白天低于 18.00/11.33 kPa(135/85 mmHg),夜间低于 16.67/10.00 kPa(125/75 mmHg)。夜间血压均值一般较白天均值低 10%～20%。正常血压波动曲线形状如长柄勺,夜间 2～3 时处于低谷,凌晨迅速上升,上午 6～8 时和下午 4～6 时出现两个高峰,尔后缓慢下降。早期高血压患者的动态血压曲线波动幅度较大,晚期患者波动幅度较小。

(二)尿液检查

肉眼观察尿的透明度、颜色,有无血尿;测比重、pH、蛋白和糖含量,并做镜检。尿比重降低(<1.010)提示肾小管浓缩功能障碍。正常尿液 pH 在 5.0～7.0。某些肾脏疾病如慢性肾炎并发的高血压可在血糖正常的情况下出现糖尿,系由于近端肾小管重吸收障碍引起。尿微量蛋白可采用放免法或酶联免疫法测定,其升高程度,与高血压病程及合并的肾功能损害有密切关系。尿转铁蛋白排泄率更为敏感。

(三)血液生化检查

测定血钾、尿素氮、肌酐、尿酸、空腹血糖、血脂,还可检测一些选择性项目如血浆肾素活性(PRA)、醛固酮。

(四)胸部 X 线片

早期高血压患者可无特殊异常,后期患者可见主动脉弓迂曲延长、左心室增大。胸部 X 线片对主动脉夹层、胸主动脉及腹主动脉缩窄有一定的帮助,但进一步确诊还需做相关检查。

（五）心电图检查

体表心电图对诊断高血压患者是否合并左心室肥厚、左心房负荷过重和心律失常有一定帮助。心电图诊断左心室肥厚的敏感性不如超声心动图,但对评估预后有帮助。

（六）超声心动图（UCG）检查

UCG 能可靠地诊断左心室肥厚,其敏感性较心电图高 7～10 倍。左心室重量指数（LVMI）是一项反映左心肥厚及其程度的较为准确的指标,与病理解剖的符合率和相关性较高。UCG 还可评价高血压患者的心脏功能,包括收缩功能、舒张功能。如疑有颈动脉、外周动脉和主动脉病变,应做血管超声检查;疑有肾脏疾病的患者,应做肾脏 B 超。

（七）眼底检查

可发现眼底的血管病变和视网膜病变。血管病变包括变细、扭曲、反光增强、交叉压迫及动静脉比例降低。视网膜病变包括出血、渗出、视盘水肿等。高血压眼底改变可分为 4 级。

Ⅰ级:视网膜小动脉出现轻度狭窄、硬化、痉挛和变细。

Ⅱ级:小动脉呈中度硬化和狭窄,出现动脉交叉压迫症,视网膜静脉阻塞。

Ⅲ级:动脉中度以上狭窄伴局部收缩,视网膜有棉絮状渗出、出血和水肿。

Ⅳ级:视神经乳盘水肿并有Ⅲ级眼底的各种表现。

高血压眼底改变与病情的严重程度和预后相关。Ⅲ和Ⅳ级眼底,是急进型和恶性高血压诊断的重要依据。

五、诊断和鉴别诊断

高血压患者应进行全面的临床评估。评估的方法是详细询问病史、做体格检查和实验室检查,必要时还要进行一些特殊的器械检查。

（一）诊断标准和分类

如表 2-1 所示,根据 1999 年世界卫生组织高血压专家委员会（WHO/ISH）确定的标准和中国高血压防治指南（1999 年 10 月）的规定,18 岁以上成年人高血压定义:在未服抗高血压药物的情况下收缩压≥18.67 kPa（140 mmHg）和（或）舒张压≥12.00 kPa（90 mmHg）。患者既往有高血压史,目前正服用抗高血压药物,血压虽已低于 18.67/12.00 kPa（140/90 mmHg）,也应诊断为高血压;患者收缩压与舒张压属于不同的级别时,应按两者中较高的级别分类。

（二）高血压的危险分层

高血压是脑卒中和冠心病的独立危险因素。高血压患者的预后和治疗决策不仅要考虑血压水平,还要考虑到心血管疾病的危险因素、靶器官损害和相关的临床状况,并可根据某几项因素合并存在时对心血管事件绝对危险的影响,做出危险分层的评估,即将心血管事件的绝对危险性分为4类:低危、中危、高危和极高危。在随后的 10 年中发生一种主要心血管事件的危险性低危组、中危组、高危组和极高危组分别为低于 15%、15%～20%、20%～30%和高于 30%（表 2-2）。

高血压危险分层的主要根据是弗明翰研究中心的平均年龄 60 岁（45～80 岁）患者随访10 年心血管疾病死亡、非致死性脑卒中和心肌梗死的资料。但西方国家高血压人群中并发的脑卒中发病率相对较低,而心力衰竭或肾脏疾病较常见,故这一危险性分层仅供我们参考（表 2-3）。

表 2-1　WHO 血压水平的定义和分类(1999 年)

类别	收缩压(mmHg)	舒张压(mmHg)
理想血压	<120	<80
正常血压	<120	<85
正常高值	130～139	85～89
1 级高血压(轻度)	140～159	90～99
亚组:临界高血压	140～149	90～94
2 级高血压(中度)	160～179	100～109
3 级高血压(重度)	≥180	≥110
单纯收缩期高血压	≥140	<90
亚组:临界收缩期高血压	140～149	<90

注:1 mmHg＝0.133 kPa

表 2-2　影响预后的因素

心血管疾病的危险因素	靶器官损害	合并的临床情况
用于危险性分层的危险因素:	1.左心室肥厚(心电图、超声心动图或 X 线)	脑血管疾病:
1.收缩压和舒张压的水平(1～3 级)	2.蛋白尿和(或)血浆肌酐水平升高 106～177 μmol/L(1.2～2.0 mg/dL)	1.缺血性脑卒中
2.男性>55 岁		2.脑出血
3.女性>65 岁	3.超声或 X 线证实有动脉粥样硬化斑块(颈、髂、股或主动脉)	3.短暂性脑缺血发作(TIA)
4.吸烟		心脏疾病:
5.胆固醇>5.72 mmol/L(2.2 mg/dL)	4.视网膜普遍或灶性动脉狭窄	1.心肌梗死
6.糖尿病		2.心绞痛
7.早发心血管病家族史(发病年龄<55 岁,女<65 岁)		3.冠状动脉血运重建
		4.充血性心力衰竭
加重预后的其他因素:		肾脏疾病:
1.高密度脂蛋白胆固醇降低		1.糖尿病肾病
2.低密度脂蛋白胆固醇升高		2.肾衰竭(血肌酐水平>177 μmol/L或 2.0 mg/dL)
3.糖尿病伴微量白蛋白尿		血管疾病:
4.葡萄糖耐量减低		1.夹层动脉瘤
5.肥胖		2.症状性动脉疾病
6.以静息为主的生活方式		重度高血压性视网膜病变
7.血浆纤维蛋白原增高		1.出血或渗出
		2.视盘水肿

表 2-3　高血压的危险分层

危险因素和病史	血压(kPa)		
	1 级	2 级	3 级
Ⅰ 无其他危险因素	低危	中危	高危
Ⅱ 1～2 危险因素	中危	中危	极高危
Ⅲ ≥3 个危险因素或靶器官损害或糖尿病	高危	高危	极高危
Ⅳ 并存的临床情况	极高危	极高危	极高危

（三）鉴别诊断

在确诊高血压之前应排除各种类型的继发性高血压,因为有些继发性高血压的病因可消除,其原发疾病治愈后,血压即可恢复正常。常见的继发性高血压有下列几种类型。

1.肾实质性疾病

慢性肾小球肾炎、慢性肾盂肾炎、多囊肾和糖尿病肾病等均可引起高血压。这些疾病早期均有明显的肾脏病变的临床表现,在病程的中后期出现高血压,至终末期肾病阶段高血压几乎都和肾功能不全相伴发。因此,根据病史、尿常规和尿沉渣细胞计数不难与原发性高血压的肾脏损害相鉴别。肾穿刺病理检查有助于诊断慢性肾小球肾炎;多次尿细菌培养和静脉肾盂造影对诊断慢性肾盂肾炎有价值。糖尿病肾病者均有多年糖尿病史。

2.肾血管性高血压

单侧或双侧肾动脉主干或分支病变可导致高血压。肾动脉病变可为先天性或后天性。先天性肾动脉狭窄主要为肾动脉肌纤维发育不良所致;后天性狭窄由大动脉炎、肾动脉粥样硬化、动脉内膜纤维组织增生等病变所致,此外,肾动脉周围粘连或肾蒂扭曲也可导致肾动脉狭窄。此病在成人高血压中不足1%,但在骤发的重度高血压和临床上有可疑诊断线索的患者中则有较高的发病率。如有骤发的高血压并迅速进展至急进性高血压、中青年尤其是30岁以下的高血压且无其他原因、腹部或肋脊角闻及血管杂音,提示肾血管性高血压的可能。可疑病例可做肾动脉多普勒超声、口服卡托普利激发后做同位素肾图和肾素测定、肾动脉造影,数字减影血管造影术(DSA),有助于做出诊断。

3.嗜铬细胞瘤

嗜铬细胞瘤90%位于肾上腺髓质,右侧多于左侧。交感神经节和体内其他部位的嗜铬组织也可发生此病。肿瘤释放出大量儿茶酚胺,引起血压升高和代谢紊乱。高血压可为持续性,亦可呈阵发性。阵发性高血压发作的持续时间从十多分钟至数天,间歇期亦长短不等。发作频繁者一天可数次。发作时除血压骤然升高外,还有头痛、心悸、恶心、多汗、四肢冰冷和麻木感、视力减退、上腹或胸骨后疼痛等。典型的发作可由于情绪改变如兴奋、恐惧、发怒而诱发。年轻人难以控制的高血压,应注意与此病相鉴别。此病如表现为持续性高血压则难与原发性高血压相鉴别。血和尿儿茶酚胺及其代谢产物香草基杏仁酸(VMA)的测定、酚妥拉明试验、胰高血糖素激发试验、可乐定抑制试验、甲氧氯普胺(灭吐灵)试验有助于做出诊断。超声、放射性核素及电子计算机 X 线体层显像(CT)、磁共振显像可显示肿瘤的部位。

4.原发性醛固酮增多症

病因为肾上腺肿瘤或增生所致的醛固酮分泌过多,典型的症状和体征见以下 3 个方面。

(1)轻至中度高血压。

(2)多尿尤其夜尿增多、口渴、尿比重下降、碱性尿和蛋白尿。

(3)发作性肌无力或瘫痪、肌痛、抽搐或手足麻木感等。

凡高血压者合并上述 3 项临床表现,并有低钾血症、高血钠性碱中毒而无其他原因可解释的,应考虑此病之可能。实验室检查可发现血和尿醛固酮升高,血浆肾素降低、尿醛固酮排泄增多等。

5.皮质醇增多症

皮质醇增多症系肾上腺皮质肿瘤或增生分泌糖皮质激素过多所致。除高血压外,有向心性肥胖、满月脸、水牛背、皮肤紫纹、毛发增多、血糖增高等特征,诊断一般并不困难。24 小时尿中17-羟及 17-酮类固醇增多,地塞米松抑制试验及肾上腺皮质激素兴奋试验阳性有助于诊断。颅内蝶鞍 X 线检查、肾上腺 CT 扫描及放射性碘化胆固醇肾上腺扫描可用于病变定位。

6.主动脉缩窄

多数为先天性血管畸形,少数为多发性大动脉炎所引起。特点为上肢血压增高而下肢血压不高或降低,呈上肢血压高于下肢血压的反常现象。肩胛间区、胸骨旁、腋部可有侧支循环动脉的搏动和杂音或腹部听诊有血管杂音。胸部 X 线片可显示肋骨受侧支动脉侵蚀引起的切迹。主动脉造影可确定诊断。

六、治疗

(一)高血压患者的评估和监测程序

如图 2-1 所示,确诊高血压的患者应根据其危险因素、靶器官损害及相关的临床情况做出危险分层。高危和极高危患者应立即开始用药物治疗。中危和低危患者则先监测血压和其他危险因素,而后再根据血压状况决定是否开始药物治疗。

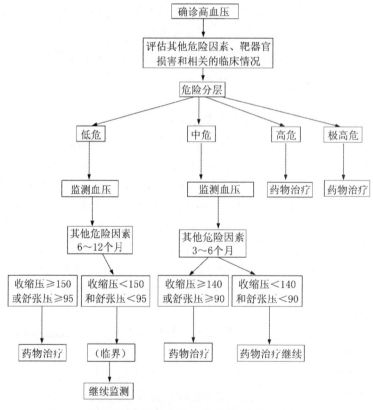

图 2-1 高血压患者评估和处理程序(血压单位为 mmHg)

(二)降压的目标

根据新指南的精神,中青年高血压患者血压应降至 17.33/11.33 kPa(130/85 mmHg)以下。HOT 研究表明,舒张压达到较低目标血压组的糖尿病患者,其心血管病危险明显降低,故伴糖尿病者应把血压降至 17.33/10.67 kPa(130/80 mmHg)以下;高血压合并肾功能不全、尿蛋白超过1 g/24 h,至少应将血压降至 17.33/10.67 kPa(130/80 mmHg),甚至 16.67/10.00 kPa(125/75 mmHg)以下;老年高血压患者的血压应控制在 18.67/12.00 kPa(140/90 mmHg)以下,且尤应重视降低收缩压。

(三)非药物治疗

高血压应采取综合措施治疗,任何治疗方案都应以非药物疗法为基础。积极有效的非药物治疗可通过多种途径干扰高血压的发病机制,起到一定的降压作用,并有助于减少靶器官损害的发生。非药物治疗的具体内容包括以下几项。

1.戒烟

吸烟所致的加压效应使高血压并发症如脑卒中、心肌梗死和猝死的危险性显著增加,并降低或抵消降压治疗的疗效,加重脂质代谢紊乱,降低胰岛素敏感性,减弱内皮细胞依赖性血管扩张效应和增加左心室肥厚的倾向。戒烟对心血管的良好益处,任何年龄组在戒烟1年后即可显示出来。

2.戒酒或限制饮酒

戒酒和减少饮酒可使血压显著降低。

3.减轻和控制体重

体重减轻10%,收缩压可降低 0.88 kPa(6.6 mmHg)。超重10%以上的高血压患者体重减少5 kg,血压便明显降低,且有助于改善伴发的危险因素如糖尿病、高脂血症、胰岛素抵抗和左心室肥厚。新指南中建议体重指数(kg/m^2)应控制在 24 以下。

4.合理膳食

按 WHO 的建议,钠摄入每天应少于 2.4 g(相当于氯化钠 6 g)。通过食用含钾丰富的水果(如香蕉、橘子)和蔬菜(如油菜、苋菜、香菇、大枣等),增加钾的摄入。要减少膳食中的脂肪,适量补充优质蛋白质。

5.增加体力活动

根据新指南提供的参考标准,常用运动强度指标可用运动时的最大心率达到180 次/分钟或170 次/分钟减去平时心率,如要求精确则采用最大心率的 60%～85%作为运动适宜心率。运动频度一般要求每周 3～5 次,每次持续 20～60 分钟即可。中老年高血压患者可选择步行、慢跑、上楼梯、骑自行车等。

6.减轻精神压力,保持心理平衡

长期精神压力和情绪忧郁既是导致高血压,又是降压治疗效果欠佳的重要原因。应对患者作耐心的劝导和心理疏导,鼓励其参加体育/文化和社交活动,鼓励高血压患者保持宽松、平和、乐观的健康心态。

(四)初始降压治疗药物的选择

高血压的治疗应采取个体化的原则。应根据高血压危险因素、靶器官损害及合并疾病等情况选择初始降压药物。

(五)高血压的药物治疗

1.药物治疗原则

(1)采用最小的有效剂量以获得可能的疗效而使不良反应减至最小。

(2)为了有效防止靶器官损害,要求一天 24 小时内稳定降压,并能防止从夜间较低血压到清晨血压突然升高而导致猝死、脑卒中和心脏病发作。要达到此目的,最好使用每日一次给药而有持续降压作用的药物。

（3）单一药物疗效不佳时不宜过多增加单种药物的剂量,而应及早采用两种或两种以上药物联合治疗,这样有助于提高降压效果而不增加不良反应。

（4）判断某一种或几种降压药物是否有效及是否需要更改治疗方案时,应充分考虑该药物达到最大疗效所需的时间。在药物发挥最大效果前过于频繁地改变治疗方案是不合理的。

（5）高血压是一种终身性疾病,一旦确诊后应坚持终身治疗。

2.降压药物的选择

目前临床常用的降压药物有许多种类。无论选用何种药物,其治疗目的均是将血压控制在理想范围,预防或减轻靶器官损害。"新指南"强调,降压药物的选用应根据治疗对象的个体情况、药物的作用、代谢、不良反应和药物的相互作用确定。

3.临床常用的降压药物

临床常用的药物主要有六大类:利尿剂、α受体阻滞剂、钙通道阻滞剂、血管紧张素转换酶抑制剂（ACEI）、β受体阻滞剂及血管紧张素Ⅱ受体拮抗剂。降压药物的疗效和不良反应情况个体间差异很大,临床应用时要充分注意。具体选用哪一种或几种药物就参照前述的用药原则全面考虑。

（1）利尿剂:此类药物可减少细胞外液容量、降低心排血量,并通过利钠作用降低血压。降压作用较弱,起作用较缓慢,但与其他降压药物联合应用时常有相加或协同作用,常可作为高血压的基础治疗。螺内酯不仅可以降压,而且能抑制心肌及血管的纤维化。

种类和应用方法:有噻嗪类、保钾利尿剂和袢利尿剂3类。降压治疗中比较常用的利尿剂有下列几种:氢氯噻嗪12.5～25 mg,每日1次;阿米洛利5～10 mg,每日1次;吲达帕胺1.25～2.5 mg,每日1次;氯噻酮12.5～25 mg,每日1次;螺内酯20 mg,每日1次;氨苯蝶啶25～50 mg,每日1次。在少数情况下用呋塞米（速尿）20～40 mg,每日2次。

主要适应证:利尿剂可作为无并发症高血压患者的首选药物,主要适用于轻中度高血压,尤其是老年高血压包括老年单纯性收缩期高血压、肥胖及并发心力衰竭患者。袢利尿剂作用迅速,肾功能不全时应用较多。

注意事项:利尿剂应用可降低血钾,尤以噻嗪类和呋塞米为明显,长期应用者应适量补钾（每日1～3 g）,并鼓励多吃水果和富含钾的绿色蔬菜。此外,噻嗪类药物可干扰糖、脂和尿酸代谢,故应慎用于糖尿病和血脂代谢失调者,禁用于痛风患者。保钾利尿剂因可升高血钾,应尽量避免与ACEI合用,禁用于肾功能不全者。利尿剂的不良反应与剂量密切相关,故宜采用小剂量。

（2）β受体阻滞剂:通过减慢心率、减低心肌收缩力、降低心排血量、减低血浆肾素活性等多种机制发挥降压作用。其降压作用较弱,起效时间较长（1～2周）。

主要适应证:主要适用于轻中度高血压,尤其是在静息时心率较快（>80次/分钟）的中青年患者,也适用于高肾素活性的高血压、伴心绞痛或心肌梗死后及伴室上性快速心律失常者。

种类和应用方法:常用于降压治疗的β受体阻滞剂有以下3种。美托洛尔25～50 mg,每日1～2次;阿替洛尔25 mg,每日1～2次;比索洛尔2.5～10 mg,每日1次。选择性α₁和非选择性β受体阻滞剂有以下2种。拉贝洛尔每次0.1 g,每日3～4次,以后按需增至0.6～0.8 g,重症高血压可达每日1.2～2.4 g;卡维地洛6.25～12.5 mg,每日2次。拉贝洛尔和美托洛尔均有静脉制剂,可用于重症高血压或高血压危象而需要较迅速降压治疗的患者。

注意事项:常见的不良反应有疲乏和肢体冷感,可出现躁动不安、胃肠功能不良等。还可能影响糖代谢、脂代谢，因此伴有心脏传导阻滞、哮喘、慢性阻塞性肺部疾病及周围血管疾病患者应列为禁忌；因此类药可掩盖低血糖反应，因此应慎用于胰岛素依赖性糖尿病患者。长期应用者突然停药可发生反跳现象，即原有的症状加重、恶化或出现新的表现，较常见有血压反跳性升高，伴头痛、焦虑、震颤、出汗等，称之为撤药综合征。

（3）钙通道阻滞剂（CCB）：主要通过阻滞细胞质膜的钙离子通道、松弛周围动脉血管的平滑肌，使外周血管阻力下降而发挥降压作用。

主要适应证：可用于各种程度的高血压，尤其是老年高血压、伴冠心病心绞痛、周围血管病、糖尿病或糖耐量异常妊娠期高血压及合并有肾脏损害的患者。

种类和应用方法：应优先考虑使用长效制剂如非洛地平缓释片 2.5～5 mg，每日 1 次；硝苯地平控释片 30 mg，每日 1 次；氨氯地平 5 mg，每日 1 次；拉西地平 4 mg，每日 1～2 次；维拉帕米缓释片 120～240 mg，每日 1 次；地尔硫䓬缓释片 90～180 mg，每日 1 次。由于有诱发猝死之嫌，速效二氢吡啶类钙拮抗剂的临床使用正在逐渐减少，而提倡应用长效制剂。其价格一般较低廉，在经济条件落后的农村及边远地区速效制剂仍不失为一种可供选择的抗高血压药物，可使用硝苯地平或尼群地平普通片剂 10 mg，每日 2～3 次。

注意事项：主要不良反应为血管扩张所致的头痛、颜面潮红和踝部水肿，发生率在 10% 以下，需要停药的只占极少数。踝部水肿系由于毛细血管前血管扩张而非水、钠潴留所致。硝苯地平的不良反应较明显且可引起反射性心率加快，但若从小剂量开始逐渐加大剂量，可明显减轻或减少这些不良反应。非二氢吡啶类对传导功能及心肌收缩力有负性影响，因此禁用于心脏传导阻滞和心力衰竭时。

（4）血管紧张素转换酶抑制剂（ACEI）：通过抑制血管紧张素转换酶使血管紧张素Ⅱ生成减少，并抑制缓激肽，使缓激肽降解。这类药物可抑制循环和组织的 RAAS，减少神经末梢释放去甲肾上腺素和血管内皮形成内皮素；还可作用于缓激肽系统，抑制缓激肽降解，增加缓激肽和扩张血管的前列腺素的形成。这些作用不仅能有效降低血压，而且具有靶器官保护的功能。

ACEI 对糖代谢和脂代谢无影响，血浆尿酸可能降低。即使合用利尿剂亦可维持血钾稳定，因 ACEI 可防止利尿剂所致的继发性高醛固酮血症。此外，ACEI 在产生降压作用时不会引起反射性心动过速。

种类和应用方法：常用的 ACEI 有以下几种。卡托普利 25～50 mg，每日 2～3 次；依那普利 5～10 mg，每日 1～2 次；贝那普利 5～20 mg，雷米普利 2.5～5 mg，培哚普利 4～8 mg，西那普利 2.5～10 mg，福辛普利 10～20 mg，均每日 1 次。

主要适应证：ACEI 可用来治疗轻中度或严重高血压，尤其适用于伴左心室肥厚、左心室功能不全或心力衰竭、糖尿病并有微量蛋白尿、肾脏损害（血肌酐 <265 μmol/L）并有蛋白尿等患者。本药还可安全地使用于伴有慢性阻塞性肺部疾病或哮喘、周围血管疾病或雷诺现象、抑郁症及胰岛素依赖性糖尿病患者。

注意事项：最常见不良反应为持续性干咳，发生率为 3%～22%。多见于用药早期（数天至几周），亦可出现于治疗的后期，其机制可能由于 ACEI 抑制了激肽酶Ⅱ，使缓激肽的作用增强和前列腺素形成。症状不重应坚持服药，半数可在 2～3 月内咳嗽消失。改用其他 ACEI，咳嗽可能不出现。福辛普利和西拉普利引起干咳少见。其他可能发生不良反应有低血压、高钾血症、血管神经性水肿（偶尔可致喉痉挛、喉或声带水肿）、皮疹及味觉障碍。

双侧肾动脉狭窄或单侧肾动脉严重狭窄、合并高血钾血症或严重肾衰竭等患者 ACEI 应列为禁忌。因有致畸危险也不能用于合并妊娠的妇女。

(5)血管紧张素Ⅱ受体拮抗剂(ARB):这类药物可选择性阻断AngⅡ的Ⅰ型受体而起作用,具有 ACEI 相似的血流动力学效应。从理论上讲,其比 ACEI 存在如下优点:①作用不受 ACE 基因多态性的影响。②还能抑制非 ACE 催化产生的 AngⅡ的致病作用。③促进 AngⅡ与血管紧张素Ⅱ型受体(AT_2)结合发挥"有益"效应。这 3 项优点结合起来将可能使 ARB 的降血压及对靶器官保护作用更有效,但需要大规模的临床试验进一步证实,目前尚无循证医学的证据表明 ARB 的疗效优于或等同于 ACEI。

种类和应用方法:目前在国内上市的 ARB 有 3 类。第一、二、三代分别为氯沙坦、缬沙坦、依贝沙坦。氯沙坦 50～100 mg,每日 1 次,氯沙坦和小剂量氢氯噻嗪(25 mg/d)合用,可明显增强降压效应;缬沙坦 80～160 mg,每日 1 次;依贝沙坦 150 mg,每日 1 次;替米沙坦 80 mg,每日 1 次;坎地沙坦 1 mg,每日 1 次。

主要适应证:适用对象与 ACEI 相同。目前主要用于 ACEI 治疗后发生干咳等不良反应且不能耐受的患者。氯沙坦有降低血尿酸作用,尤其适用于伴高尿酸血症或痛风的高血压患者。

注意事项:此类药物的不良反应轻微而短暂,因不良反应需中止治疗者极少。不良反应为头晕、与剂量有关的直立性低血压、皮疹、血管神经性水肿、腹泻、肝功能异常、肌痛和偏头痛等。禁用对象与 ACEI 相同。

(6)α_1 受体阻滞剂:这类药可选择性阻滞血管平滑肌突触后膜 α_1-受体,使小动脉和静脉扩张,外周阻力降低。长期应用对糖代谢并无不良影响,且可改善脂代谢,升高 HDL-C 水平,还能减轻前列腺增生患者的排尿困难,缓解症状。降压作用较可靠,但是否与利尿剂、受体阻滞剂一样具有降低病死率的效益,尚不清楚。

种类和应用方法:常用制剂有哌唑嗪 1 mg,每日 1 次;多沙唑嗪 1～6 mg,每日 1 次;特拉唑嗪 1～8 mg,每日 1 次;苯哌地尔 25～50 mg,每日 2 次。

适应证:目前一般用于轻中度高血压,尤其适用于伴高脂血症或前列腺肥大患者。

注意事项:主要不良反应为"首剂现象",多见于首次给药后 30～90 分钟,表现为严重的直立性低血压、眩晕、晕厥、心悸等,系由于内脏交感神经的收缩血管作用被阻滞后,静脉舒张使回心血量减少。首剂现象以哌唑嗪较多见,特拉唑嗪较少见。合用 β 受体阻滞剂、低钠饮食或曾用过利尿剂者较易发生。防治方法是首剂量减半,临睡前服用,服用后平卧或半卧休息 60～90 分钟,并在给药前至少一天停用利尿剂。其他不良反应有头痛、嗜睡、口干、心悸、鼻塞、乏力、性功能障碍等,常可在连续用药过程中自行减轻或缓解。有研究表明哌唑嗪能增加高血压患者的病死率,因此现在临床上已很少应用。

(六)降压药物的联合应用

降压药物的联合应用已公认为是较好和合理的治疗方案。

1.联合用药的意义

研究表明,单药治疗使高血压患者血压达标(<140/90 mmHg 或 18.67/12.00 kPa)比率仅为 40%～50%,而两种药物的合用可使 70%～80%的患者血压达标。HOT 试验结果表明,达到预定血压目标水平的患者中,采用单一药物、两药合用或三药合用的患者分别占 30%～40%、40%～50%和少于 10%,处于联合用药状态约占 68%。

联合用药可减少单一药物剂量,提高患者的耐受性和依从性。单药治疗如效果欠佳,只能加大剂量,这就增加不良反应发生的危险性,且有的药物随剂量增加,不良反应增大的危险性超过了降压作用增加的效益,亦即药物的危险/效益比转向不利的一面。联合用药可避免此种两难局面。

联合用药还可使不同的药物互相取长补短,有可能减轻或抵消某些不良反应。任何药物在长期治疗中均难以完全避免其不良反应,如β受体阻滞剂的减慢心率作用,CCB可引起踝部水肿和心率加快。这些不良反应如能选择适当的合并用药就有可能被矫正或消除。

2.利尿剂为基础的两种药物联合应用

大型临床试验表明,噻嗪类利尿剂可与其他降压药有效地合用,故在需要合并用药时利尿剂可作为基础药物。常采用下列合用方法。

(1)利尿剂+ACEI或血管紧张素Ⅱ受体拮抗剂:利尿剂的不良反应是激活肾素-血管紧张素醛固酮(RAAS),造成一系列不利于降低血压的负面作用。然而,这反而增强了ACEI或血管紧张素Ⅱ受体拮抗剂对RAAS的阻断作用,亦即这两种药物通过利尿剂对RAAS的激活,可产生更强有力的降压效果。此外,ACEI和血管紧张素Ⅱ受体拮抗剂由于可使血钾水平稍上升,从而能防止利尿剂长期应用所致的电解质紊乱,尤其是低血钾等不良反应。

(2)利尿剂+β受体阻滞剂或α₁受体阻滞剂:β受体阻滞剂可抵消利尿剂所致的交感神经兴奋和心率增快作用,而噻嗪类利尿剂又可消除β受体阻滞剂或α_1受体阻滞剂的促肾滞钠作用。此外,在对血管的舒缩作用上噻嗪类利尿剂可加强α_1受体阻滞剂的扩血管效应,而抵消β受体阻滞剂的缩血管作用。

3.CCB为基础的两药合用

我国临床上初治药物中仍以CCB最为常用。国人对此类药一般均有良好反应,CCB为基础的联合用药在我国有广泛的基础。

(1)CCB+ACEI:前者具有直接扩张动脉的作用,后者通过阻断RAAS和降低交感活性,既扩张动脉,又扩张静脉,故两药在扩张血管上有协同降压作用。二氢吡啶类CCB产生的踝部水肿可被ACEI消除。两药在心肾和血管保护上,在抗增生和减少蛋白尿上亦均有协同作用。此外,ACEI可阻断CCB所致反射性交感神经张力增加和心率加快的不良反应。

(2)二氢吡啶类CCB+β受体阻滞剂:前者具有的扩张血管和轻度增加心排血量的作用,正好抵消β受体阻滞剂的缩血管及降低心排血量作用。两药对心率的相反作用可使患者心率不受影响。

4.其他的联合应用方法

如两药合用仍不能奏效,可考虑采用3种药物合用,例如噻嗪类利尿剂加ACEI加水溶性β受体阻滞剂(阿替洛尔),或噻嗪类利尿剂加ACEI加CCB,及利尿剂加β受体阻滞剂加其他血管扩张剂(肼屈嗪)。

七、高血压危象

(一)定义和分类

已经有许多不同的名词被用于血压重度急性升高的情况。但多数研究者将高血压急症定义为收缩压或舒张压急剧增高(如舒张压增高到120～130 mmHg或16.00～17.33 kPa以上),同时伴有中枢神经系统、心脏或肾脏等靶器官损伤。高血压急症较少见,此类患者需要在严密监测下通过静脉给药的方法使血压立即降低。与高血压急症不同,如果患者的血压重度增高,但无急性靶器官损害的证据,则定义为高血压次急症。对此类患者,需在24～48小时使血压逐渐下降。

两者统称为高血压危象(表 2-4)。

表 2-4　高血压危象的分类

高血压急症	高血压次急症
高血压脑病	进急性恶性高血压
颅内出血	循环中儿茶酚胺水平过高
动脉硬化栓塞性脑梗死	降压药物的撤药综合征
急性肺水肿	服用拟交感神经药物
急性冠脉综合征	食物或药物与单胺氧化酶抑制剂相互作用
急性主动脉夹层	围术期高血压
急性肾衰竭	
肾上腺素能危象	
子痫	

(二)临床表现

高血压危象的症状和体征的轻重往往因人而异。一般症状可有出汗、潮红、苍白、眩晕、濒死感、耳鸣、鼻出血;心脏症状可有心悸、心律失常、胸痛、呼吸困难、肺水肿;脑部症状可有头痛、头晕、恶心、眩目、局部症状、痛性痉挛、昏迷等;肾脏症状有少尿、血尿、蛋白尿、电解质紊乱、氮质血症、尿毒症;眼部症状有闪光、点状视觉、视力模糊、视觉缺陷、复视、失明。

(三)高血压危象的治疗

1.治疗的一般原则

对高血压急症患者,需在 ICU 中严密监测(必要时进行动脉内血压监测),通过静脉给药迅速控制血压(但并非降至正常水平)。对高血压次急症患者,应在 24～48 小时逐渐降低血压(通常给予口服降压药)。

静脉用药控制血压的即刻目标是在 30～60 分钟将舒张压降低 10%～15%,或降到 14.67 kPa(110 mmHg)左右。对急性主动脉夹层患者,应 15～30 分钟达到这一目标。以后用口服降压药维持。

2.高血压急症的治疗

导致高血压急症的疾病基础很多。目前有多种静脉用药可作降压之用(表 2-5)。

表 2-5　高血压急症静脉用药的选择

	药物选择
急性肺水肿	硝普钠或乌拉地尔,与硝酸甘油和一种袢利尿剂合用
急性心肌缺血	柳氨苄心定或美托洛尔,与硝酸甘油合用。如血压控制不满意,可加用尼卡地平或非诺多泮(fenoldopam)
脑卒中	柳氨苄心定、尼卡地平或 fenoldopam
急性主动脉夹层	柳氨苄心定或硝普钠加美托洛尔
子痫	肼屈嗪,亦可选用柳氨苄心定或尼卡地平
急性肾衰竭/微血管性贫血	fenoldopam 或尼卡地平
儿茶酚胺危象	尼卡地平、维拉帕米或 fenoldopam

(1)高血压脑病:高血压脑病的首选治疗包括静脉注射硝普钠、柳氨苄心定、乌拉地尔或尼卡地平。

(2)脑血管意外:对任何种类的急性脑卒中患者给予紧急降压治疗所能得到的益处目前还都是推测性的,还缺少充分的临床和实验研究证据。①颅内出血:血压＜24.00/14.00 kPa(180/105 mmHg)无须降压。血压＞30.67/16.00 kPa(230/120 mmHg)可静脉给予柳胺苄心定、拉贝洛尔、硝普钠、乌拉地尔。血压在 24.00～30.67/20.00～16.00 kPa(180～230/150～120 mmHg)之间可静脉给药,也可口服给药。②急性缺血性脑卒中(中风):参照颅内出血的治疗方案。

(3)急性主动脉夹层:一旦确定为主动脉夹层的诊断,即应力图在15～30分钟使血压降至最低可以耐受的水平(即保持足够的器官灌注)。最初的治疗应包括联合使用静脉硝普钠和一种静脉给予的β受体阻滞剂,其中美托洛尔最为常用。尼卡地平或 fenoldopam 也可使用。柳氨苄心定兼有α和β受体阻滞作用,可作为硝普钠和β受体阻滞剂联合方案的替代。另外,地尔硫䓬静脉滴注也可用于主动脉夹层。

(4)急性左心室衰竭和肺水肿:严重高血压可诱发急性左心室衰竭。在这种情况下,可给予扩血管药如硝普钠直接减轻心脏后负荷。也可选用硝酸甘油。

(5)冠心病和急性心肌梗死:静脉给予硝酸甘油是这种高血压危象时的首选药物。次选药为柳氨苄心定,静脉给予。如血压控制不满意,可加用尼卡地平或 fenoldopam。

(6)围术期高血压:降压药物的选用应根据患者的背景情况,在密切观察下可选用乌拉地尔、柳氨苄心定、硝普钠和硝酸甘油等。

(7)子痫:近年来,在舒张压超过 15.33 kPa(115 mmHg)或发生子痫时,传统上采用肼屈嗪(肼苯哒嗪)静脉注射,此药能有效降低血压而不减少胎盘血流。现今在有重症监护的条件下,静脉给予柳氨苄心定和尼卡地平被认为更安全有效。如惊厥出现或迫近,可注射硫酸镁。

3.高血压次急症的治疗

对高血压次急症患者,过快降压会影响心脏和脑的血流供应(尤其是老年人),引起严重的不良反应。如果血压暂时升高的原因是容易识别的,如疼痛或急性焦虑,则合适的治疗是止痛药或抗焦虑药。如果血压增高的原因不明,可给予各种口服降压药(表2-6)。降压治疗的目的是使增高的血压在 24～48 小时内逐渐降低,这种治疗方法需要在发病后头几天对患者进行密切的随访。

表 2-6 治疗高血压次急症常用的口服药

药名	作用机制	剂量(mg)	说明
卡托普利	ACE 抑制剂	25～50	口服或舌下给药。最大作用见于给药后30～90分钟。在体液容量不足者,易有血压过度下降。肾动脉狭窄患者禁用
硝酸甘油	血管扩张剂	1.25～2.5	舌下给药,最大作用见于15～30分钟。推荐用于冠心病患者
尼卡地平	钙拮抗剂	30	口服或舌下给药。仅有少量心率增快。比硝苯地平起效慢而降压时间更长。可致低血压的潮红
柳氨苄心定	α和β受体阻滞剂	200～1 200	口服给药。禁用于慢性阻塞性肺病、充血性心力衰竭恶化、心动过缓的患者。可引起低血压、眩晕、头痛、呕吐、潮红

续表

药名	作用机制	剂量(mg)	说明
可乐定	α-激动剂	0.1,每20分钟1次	口服后30分钟至2小时起效,最大作用见于1～4小时,作用维持6～8小时。不良反应为嗜睡、眩晕、口干和停药后血压反跳
呋塞米(速尿)	祥利尿剂	40～80	口服给药。可继其他抗高血压措施之后给药

在目前缺少任何对各种高血压药物长期疗效进行比较的资料的情况下,药物品种的选择应根据其作用机制、疗效和安全性资料确定。

硝苯地平和卡托普利加快心率,可乐定和柳氨苄心定则减慢心率。这对于冠心病患者特别重要。其他应注意的问题包括:柳氨苄心定慎用于支气管痉挛和心动过缓及二度以上房室传导阻滞患者;卡托普利不可用于双侧肾动脉狭窄患者。在血容量不足的患者,抗高血压药的使用均应小心。

(张振英)

第二节　继发性高血压

继发性高血压也称症状性高血压,是指由一定的基础疾病引起的高血压,占所有高血压患者的1%～5%。由于继发性高血压的出现与某些确定的疾病和原因有关,一旦这些原发疾病(如原发性醛固酮增多症、嗜铬细胞瘤、肾动脉狭窄等)治愈后,高血压即可消失。所以临床上,对一个高血压患者(尤其是初发病例),应给予全面详细评估,以发现有可能的继发性高血压的病因,以利于进一步治疗。

一、继发性高血压的基础疾病

(一)肾性高血压

(1)肾实质性:急、慢性肾小球肾炎,多囊肾,糖尿病肾病,肾积水。

(2)肾血管性:肾动脉狭窄、肾内血管炎。

(3)肾素分泌性肿瘤。

(4)原发性钠潴留(Liddles综合征)。

(二)内分泌性高血压

(1)肢端肥大症。

(2)甲状腺功能亢进症。

(3)甲状腺功能减退症。

(4)甲状旁腺功能亢进症。

(5)肾上腺皮质:库欣综合征、原发性醛固酮增多症、嗜铬细胞瘤。

(6)女性长期口服避孕药。

(7)绝经期综合征等。

（三）血管病变

主动脉缩窄、多发性大动脉炎。

（四）颅脑病变

脑肿瘤、颅内压增高、脑外伤、脑干感染等。

（五）药物

如糖皮质激素、拟交感神经药、甘草等。

（六）其他

高原病、红细胞增多症、高血钙等。

二、常见的继发性高血压几种类型的特点

（一）肾实质性疾病所致的高血压

1.急性肾小球肾炎

（1）多见于青少年。

（2）起病急。

（3）有链球菌感染史。

（4）发热、血尿，水肿等表现。

2.慢性肾小球肾炎

应注意与高血压引起的肾脏损害相鉴别。

（1）反复水肿史。

（2）贫血明显。

（3）血浆蛋白低。

（4）蛋白尿出现早而血压升高相对轻。

（5）眼底病变不明显。

3.糖尿病肾病

无论是胰岛素依赖型糖尿病（1型）或非胰岛素依赖型糖尿病（2型），均可发生肾损害而有高血压，肾小球硬化、肾小球毛细血管基膜增厚为主要的病理改变，早期肾功能正常，仅有微量蛋白尿，血压也可能正常；病情发展，出现明显蛋白尿及肾功能不全时血压升高。

对于肾实质病变引起的高血压，可以应用 ACEI 治疗，对肾脏有保护作用，除降低血压外，还可减少蛋白尿，延缓肾功能恶化。

（二）嗜铬细胞瘤

肾上腺髓质或交感神经节等嗜铬细胞肿瘤，间歇或持续分泌过多的肾上腺素和去甲肾上腺素，出现阵发性或持续性血压升高。其临床特点包括以下几个方面。

（1）有剧烈头痛，心动过速、出汗、面色苍白、血糖增高、代谢亢进等特征。

（2）对一般降压药物无效。

（3）血压增高期测定血或尿中儿茶酚胺及其代谢产物香草基杏仁酸（VMA），显著增高。

（4）超声、放射性核素、CT、磁共振显像可显示肿瘤的部位。

（5）大多数肿瘤为良性，可作手术切除。

（三）原发性醛固酮增多症

此病系肾上腺皮质增生或肿瘤分泌过多醛固酮所致。其特征包括以下几点。

（1）长期高血压伴顽固的低血钾。

（2）肌无力、周期性瘫痪、烦渴、多尿等。

（3）血压多为轻、中度增高。

（4）实验室检查：有低血钾、高血钠、代谢性碱中毒、血浆肾素活性降低、尿醛固酮排泄增多。

（5）螺内酯（安体舒通）试验（+）具有诊断价值。

（6）超声、放射性核素、CT可做定位诊断。

（7）大多数原发性醛固酮增多症是由单一肾上腺皮质腺瘤所致，手术切除是最好的治疗方法。

（8）螺内酯是醛固酮拮抗剂，可使血压降低，血钾升高，症状减轻。

（四）皮质醇增多症（库欣综合征）

由于肾上腺皮质肿瘤或增生，导致皮质醇分泌过多。其临床特点表现为以下几点。

（1）水、钠潴留，高血压。

（2）向心性肥胖、满月脸，多毛、皮肤纹、血糖升高。

（3）24小时尿中17-羟类固醇或17-酮类固醇增多。

（4）肾上腺皮质激素兴奋者试验阳性。

（5）地塞米松抑制试验阳性。

（6）颅内蝶鞍X线检查、肾上腺CT扫描及放射性碘化胆固醇肾上腺扫描可用于病变定位。

（五）肾动脉狭窄

（1）可为单侧或双侧。

（2）青少年患者的病变性质多为先天性或炎症性，老年患者多为动脉粥样硬化性。

（3）高血压进展迅速或高血压突然加重，呈恶性高血压表现。

（4）舒张压中、重度升高。

（5）四肢血压多不对称，差别大，有时呈无脉症。

（6）体检时可在上腹部或背部肋脊角处闻及血管杂音。

（7）眼底呈缺血性进行性改变。

（8）对各类降压药物疗效较差。

（9）大剂量断层静脉肾盂造影，放射性核素肾图有助诊断。

（10）肾动脉造影可明确诊断。

（11）药物治疗可选用ACEI或钙拮抗剂，但双侧肾动脉狭窄者不宜应用，以避免可能使肾小球滤过率进一步降低，肾功能恶化。

（12）经皮肾动脉成形术（PTRA）手术简便，疗效好，为首选治疗。

（13）必要时，可行血流重建术、肾移植术、肾切除术。

（六）主动脉缩窄

为先天性血管畸形，少数为多发性大动脉炎引起。其临床特点表现为以下几点。

（1）上肢血压增高而下肢血压不高或降低，呈上肢血压高于下肢的反常现象。

（2）肩胛间区、胸骨旁、腋部可有侧支循环动脉的搏动和杂音或腹部听诊有血管杂音。

（3）胸部X线片可显示肋骨受侧支动脉侵蚀引起的切迹。

（4）主动脉造影可确定诊断。

（张振英）

第三节 心 包 缩 窄

缩窄性心包炎是多种心包疾病的最终结果,表现为心包纤维化、钙化、粘连和增厚,导致各房室充盈障碍,类似于右心衰竭的临床表现,其实质是心包缩窄。

由于心包缩窄,心脏舒张期充盈受限,舒张终末期压力升高,容量减少,尽管收缩功能正常,但每搏量降低,心排血量减少,然而,由于代偿性心率增快,心排血量降低不明显,因此,与心力衰竭比较右房压升高明显,而心排血量降低较少,右房压可高达 $0.98 \sim 1.96$ mmHg($10 \sim 20$ cmH$_2$O)。由于右房压力升高,体循环淤血,静脉压升高。

在欧美和日本,心包缩窄的主要病因为特发性心包炎,在南非和一些热带国家,结核性仍是最常见的病因,我国结核性缩窄性心包炎,约占缩窄性心包炎病因的40%。心包缩窄的其他病因主要包括心脏手术后、接受血液透析的慢性肾衰竭、结缔组织病和肿瘤浸润。化脓性心包炎引流不畅可发展为缩窄性心包炎,亦可是真菌感染和寄生虫感染的并发症。偶可见于心肌梗死、心包切开术后综合征及石棉沉着病引起的心包炎后。

一、心包缩窄的病理生理

增厚致密的心包较坚硬并固缩压迫心脏,限止了两侧心脏于舒张期充分扩张,使舒张期回心血量减少,心搏量因之而下降。心搏量减少必然造成输血量减少,故血压一般偏低,机体为了维持一定的输血量,必须增加心室率而达代偿目的。心排血量减少也导致肾血流量不足,使肾脏水、钠潴留增多,循环血容量增加。另一方面静脉血液回流障碍,因此出现静脉压力升高,其升高的程度常较心力衰竭时更为明显,故临床上出现颈静脉怒张、肝大、腹水、胸腔积液、下肢水肿等体征。因左心室受缩窄心包的影响可出现肺循环瘀血,临床上有呼吸困难等症状。

心包缩窄时,血流动力学改变主要来自大静脉和心房受压抑或来自心室受缩窄的结果,在过去曾有不同意见,目前认为是心室受压的结果,实验动物心脏全部受缩窄后,仅解除心房的瘢痕组织,血流动力学并无改善,而将心室部分瘢痕解除后,则有明显改善;另外右心室受压后即可产生体循环静脉高压的表现。因此临床上行心包剥脱术时,应剥除心室部位的增厚心包。

二、心包缩窄的临床特征

心包缩窄形成的时间长短不一,通常将急性心包炎发生后1年内演变为心包缩窄者称急性缩窄,1年以上者称为慢性缩窄。演变过程有3种形式:①持续型,急性心包炎经治疗后在数日内其全身反应和症状,如发热胸痛等可逐渐缓解,甚至完全消失,但肝大、颈静脉怒张等静脉瘀血体征不减反而加重,故在这类患者中很难确定急性期和缩窄期的界限,这与渗液在吸收的同时,心包增厚和缩窄形成几乎同时存在有关,因此难以区分两期的界限。②间歇型,心包炎急性期的症状和体征可在一定时间完全消退,患者以为病变痊愈,但数月后重新出现心包缩窄的症状和体征,这与心包的反应较慢,在较长时间内形成缩窄有关。③缓起型,这类患者急性心包炎的临床表现较轻甚至无病史,但有渐进性疲乏无力、腹胀、下肢水肿等症状,在1~2年内出现心包缩窄。

（一）症状

心包缩窄的主要症状为腹胀、下肢水肿，这与静脉压增高有关，虽有呼吸困难或端坐呼吸，其并非由于心功能不全所致，而是由于腹水或胸腔积液压迫所致。此外患者常诉疲乏、食欲缺乏、上腹部胀痛等。

（二）体征

(1)血压低，脉搏快，1/3出现奇脉，30％并心房颤动。

(2)静脉压明显升高，即使利尿后静脉压仍保持较高水平。颈静脉怒张，吸气时更明显（Kussmaul征），扩张的颈静脉舒张早期突然塌陷（Freidreich征）。Kussmaul征和Freidreich征均属非特异性体征，心脏压塞和任何原因的严重右心衰竭，皆可见到。

(3)心脏视诊见收缩期心尖回缩，舒张早期心尖冲动。触诊有舒张期搏动撞击感。叩诊心浊音界正常或稍扩大。胸骨左缘3、4肋间听到心包叩击音，无杂音。

(4)其他体征，如黄疸、肺底湿啰音、肝大、腹水比下肢水肿更明显，与肝硬化相似。

（三）辅助检查

1.颈静脉搏动图检查

见X（心房主动扩张）和Y（右房血向右室排空，相当于右室突发而短促的充盈期）波槽明显加深，以Y降支变化最明显。

2.心电图检查

胸导联QRS波呈低电压，P波双峰，T波浅倒，如倒置较深表示心包受累严重，缩窄累及右室流出道致使右室肥厚，心房颤动通常见于重症者。广泛心包钙化可见宽Q波。

3.胸部X线检查

心影正常或稍扩大，心脏边缘不规则、僵硬。透视下见心脏搏动减弱或消失。上腔静脉充血使上纵隔影增宽，心房扩大，心包钙化者占40％，在心脏侧位观察房室沟、右心前缘和纵隔有钙化阴影，但心包钙化不一定有缩窄。肺无明显充血，如有充血征示左心受累。50％患者见胸腔积液。

4.超声心动图检查

M型和二维超声心动图表现均属非特异性变化。M型超声心动图表现为左室壁舒张中晚期回声运动平坦；二尖瓣舒张早期快速开放（DE速加快）；舒张期关闭斜率（EF斜率）加快；室间隔在心房充盈期过度向前运动，肺动脉瓣过早开放。

二维超声心动图表现心室腔受限变小，心房正常或稍大，心包膜回声增强，下腔静脉扩张，心脏外形固定，房室瓣活动度大，当快速到缓慢充盈过渡期，见到心室充盈突然停止。吸气时回心血量增加，因右室舒张受限使房、室间隔被推向左侧。

5.CT或MRI检查

心包膜增厚比超声心动图更清晰，厚度可达5 mm，右室畸形。左室后壁纤维化增厚，上下腔静脉和肝静脉也见特征性改变。

6.心导管检查

通过左、右心导管同时记录到上腔静脉压、右房平均压、肺毛细血管楔压、肺动脉舒张压，左、右室压力升高，升高水平大致相等。左、右室升高，升高水平大致相等。左、右室升高的舒张压相差不超过0.66～0.79 kPa(5～6 mmHg)。右房压力曲线a、v波振幅增高，x、y波加深形成"M"型"W"型。右室压力曲线，舒张早期迅速下陷接近基线，随后上升维持高平原波呈"平方根"样符号,高平原波时压力常超过右室收缩压的 25%,约等于右房平均压。肺动脉收缩压<6.66 kPa(50 mmHg)。

三、心包缩窄的诊断与鉴别诊断

（一）心包缩窄的诊断依据

心包疾病病史,结合颈静脉怒张、肝大、腹水,但心界不大、心音遥远伴有心包叩击音,可初步建立心包缩窄的诊断。再经胸部 X 线检查发现心包钙化,心电图表现为低电压和 T 波改变则可确定诊断。对不典型病例行心导管检查,可获得心腔内压力曲线以协助诊断。

（二）心包缩窄的鉴别诊断

1.肝硬化门静脉高压伴腹水

患者虽有肝大、腹水和水肿,与缩窄性心包炎表现相似,但无颈静脉怒张和周围静脉压升高现象,无奇脉,心尖冲动正常;食管钡餐透视显示食管静脉曲张;肝功能损害及低蛋白血症。

2.肺心病

右心衰竭时颈静脉怒张、肝大、腹水、水肿,与缩窄性心包炎鉴别。肺心病有慢性呼吸道疾病史;休息状态下仍有呼吸困难;两肺湿啰音;吸气时颈静脉下陷,Kussmaul 征阴性;血气分析低氧血症及代偿或非代偿性呼吸性酸中毒;心电图右室肥厚;胸部 X 线片见肺纹理粗乱或肺淤血,右下肺动脉段增宽,心影往往扩大等,可与缩窄性心包炎鉴别。

3.心脏瓣膜疾病

局限性心包缩窄由于缩窄部位局限于房室沟和大血管出入口可产生与瓣膜病及腔静脉阻塞病相似的体征。如缩窄局限于左房室沟,形成外压性房室口通道狭窄,体征及血流动力学变化酷似二尖瓣狭窄。风湿性心脏病二尖瓣狭窄可有风湿热史而无心包炎病史。心脏杂音存在时间较久。超声心动图示二尖瓣增厚或城墙样改变,瓣膜活动受限与左室后壁呈同向运动。胸部 X 线检查,心脏搏动正常无心包钙化。心导管检查,缩窄性心包炎有特征性的压力曲线,再结合心血管造影有助于与先天性或后天获得性瓣膜病鉴别。

4.心力衰竭

患者往往有心脏瓣膜病或其他类型心脏病,虽有颈静脉怒张和静脉压升高,但 Kussmaul 征阴性;心脏扩大或伴有心脏瓣膜病变的杂音;且下肢水肿较腹水明显均可帮助鉴别。

5.限制型心肌病

原发性或继发性限制型心肌病由于心内膜和心肌受浸润或纤维瘢痕化,心肌顺应性丧失引起心室舒张期充盈受限。血流动力学和临床表现与缩窄性心包炎相似,鉴别诊断极为困难。因两者治疗方法,预后截然不同,故鉴别诊断很重要,确实难以鉴别时可采用开胸探查明确诊断。

四、心包缩窄的治疗

心包剥离术是治疗缩窄性心包炎的有效方法,术后存活者 90% 症状明显改善,恢复劳动力。故目前主张早期手术,即在临床上心包感染基本上已控制时就可施行手术,过迟手术患者心肌常有萎缩及纤维变性,手术虽成功但因心肌病变致术后情况改善不多,甚至因变性的心肌不能适应进入心脏血流的增多而发生心力衰竭,此外过迟手术也因一般情况不佳会增加患者手术的危险性。内科疗法主要是减轻患者症状及手术前准备。患者术前数周应休息,进低盐饮食,有贫血或低蛋白血症者可小量输血或给予清蛋白。腹水较多者可适量放水和给予利尿剂,除非有快速心房颤动一般不给予洋地黄制剂。术前1～2天开始用青霉素,结核病例术前数天就应开始用抗结核药。

五、缩窄性心包炎

(一)渗出缩窄性心包炎

渗出缩窄性心包炎是指既有心包腔积液产生心脏压塞,又有心包膜增厚粘连引起心包缩窄的两者临床特征。本病进展缓慢,病程持续1年左右,可发展为缩窄性心包炎。

1.病因

结核感染、肿瘤、放射性损伤及非特异性心包炎。

2.临床表现

胸痛,劳力性呼吸困难,颈静脉及中心静脉压升高,常出现奇脉,心包叩击音少见。胸部X线示心脏增大,无心包钙化影。CT检查心包壁层增厚,心包积液。心包穿刺抽液前心房压力曲线以 x 支下降明显,抽液后转为 y 降支下降更显著。右室压力曲线抽液前后均呈现"平方根"征。抽液后心包腔内压虽下降,而中心静脉压仍保持较高的水平。

3.治疗

除继续治疗原发病外,激素和心包穿刺抽液治疗可暂时缓解症状。有时心包切除术是最有效的治疗方法。

(二)隐匿性缩窄性心包炎

此病少见。患者可有急性心包炎病史。常诉胸痛,劳累后呼吸困难,体查无缩窄性心包炎体征。超声心动图检查也无心包积液和缩窄的征象。右心导管,心房心室压力曲线正常。若为明确诊断和行心包切开术前,可采用较少用的增加血容量方法,诱发血流动力学改变。在10分钟内静脉滴注大约1 L 盐水,此时右房压力曲线显出缩窄性心包炎的"M"型或"W"型特征,而左、右心室舒张压相等。

(三)慢性钙化缩窄性心包炎

目前慢性钙化缩窄性心包炎较罕见,属缩窄性心包炎晚期的一种特殊类型。临床特点:严重恶病质;巩膜、皮肤黄疸、蜘蛛痣、肝掌;静脉压极度升高;心律不齐,心房颤动;肝大,腹水,甚至出现意识障碍;射血分数极低,心包切除手术治疗危险性大,即使手术治疗,术后心功能也得不到改善。

(四)心包切开术后及心外科手术后缩窄性心包炎

心包切开术后缩窄性心包炎发生率在0.2%以下。心脏手术时心包膜损害、出血、手术操作的刺激、局部低温等因素,导致心包无菌性炎症。约25%患者术后经超声心动图检查可发现心包积液,但经数周可逐渐吸收。部分大量血性心包积液者,虽经心包穿刺抽引治疗,由于血性渗液的组织机化,很快出现缩窄性心包炎临床表现。如心脏手术后数月内出现似右心衰竭表现,静脉压升高、肝大、腹水,应注意心包切开术后缩窄性心包炎。一旦明确诊断,需进行心包切除术治疗。

心外科手术后缩窄性心包炎是心脏外科手术的一种并发症,从心脏手术到确诊的时间通常为1年,但其范围由少于1个月至15年以上。5 207例成年患者外科手术后0.2%(11例)并发缩窄性心包炎,行心导管检查,平均术后82天并发。心脏移植的患者中,超过12%者可能发生延迟性心包积液和缩窄,易与慢性排异反应而发生的心肌病相混淆。

1.病因

聚乙烯酮碘冲洗心脏被假定为对某些患者的诱发因素,许多报告并未提到这一因素,似乎心包腔出血和浆膜损伤是主要因素。一组报告暂时性心包切开术后综合征是手术后缩窄性心包炎的病因,约占60%。现已有证据证明,手术后缩窄性心包炎,可能包括旁路血管移植术和移植血管早期闭塞,及切开心包时损害移植血管。发生缩窄性心包炎,还可能与隐藏的心包积血和心外膜安装AICD后数月,电极异物刺激心包的反应或电极局部感染的因素有关。

2.临床表现

外科术后缩窄性心包炎的重要临床特征,包括呼吸困难、胸痛、颈静脉扩张、足部水肿,X线胸片心脏扩大、超声心动图证明心包增厚并心包大量积液。另MRI和CT检查可证实一些患者心包增厚。

3.治疗

若怀疑某些患者患有此综合征,在其心包探查术之前应用心导管术以确诊缩窄性心包炎。这些患者大多数是心包出血引起的纤维化,常伴有心脏后壁血肿,约85%在施行广泛心包切除术后可以好转。这类患者心包切除的死亡率高,为5%～14%。

(张振英)

第四节 肺动脉高压

肺动脉高压(pulmonary hypertention,PH)是不同病因导致的,以肺动脉压力和肺血管阻力升高为特点的一组临床病理生理综合征,肺动脉高压可导致右心室负荷增加,最终右心衰竭。临床常见、多发且致残、致死率均很高。目前肺动脉高压的诊断标准采用美国国立卫生研究院规定的血流动力学标准,即右心导管测得的肺动脉平均压力在静息脉高压状态下≥3.33 kPa(25 mmHg),运动状态下≥4.00 kPa(30 mmHg)(高原地区除外)。

依据肺动脉高压的病理生理、临床表现及治疗策略的不同将肺动脉高压进行分类。最新的肺动脉高压的分类是2003年在意大利威尼斯举行的第三届世界肺动脉高压大会上制定的(表2-7)。

表 2-7 肺动脉高压分类(2003年,威尼斯)

1.动脉型肺动脉高压(pulmonary arterial hypertention,PAH)

(1)特发性肺动脉高压

(2)家族性肺动脉高压

(3)相关因素所致的肺动脉高压

结缔组织疾病

先天性体-肺分流

门静脉高压

HIV感染

药物/毒素

其他:甲状腺疾病,戈谢病,糖原蓄积症,遗传性出血性毛细血管扩张症,血红蛋白病,脾切除术,骨髓增生异常

(4)肺静脉或毛细血管病变:肺静脉闭塞病,肺毛细血管瘤

(5)新生儿持续性肺动脉高压

2.左心疾病相关性肺动脉高压

(1)主要累及左心房或左心室性的心脏疾病

(2)二尖瓣或主动脉瓣瓣膜疾病

3.呼吸系统疾病和(或)低氧血症均相关性肺动脉高压

(1)慢性阻塞性肺疾病

(2)间质性肺疾病

(3)睡眠呼吸障碍

(4)肺泡低通气综合征

(5)慢性高原病

(6)肺发育异常

4.慢性血栓和(或)栓塞性肺动脉高压

(1)肺动脉近端血栓栓塞

(2)肺动脉远端血栓栓塞

(3)非血栓性肺阻塞(肿瘤,寄生虫,异物)

5.混合性肺动脉高压

(1)结节病

(2)肺朗汉斯细胞增生症

(3)淋巴管肌瘤病

(4)肺血管受压(淋巴结肿大,肿瘤,纤维素性纵隔炎)

一、特发性肺动脉高压

(一)定义

特发性肺动脉高压(idiopathic pulmonary arterial hypertension,IPAH)是指原因不明的肺血管阻力增加引起持续性肺动脉压力升高,肺动脉平均压力在静息状态下>3.33 kPa(25 mmHg),在运动状态下>4.00 kPa(30 mmHg),肺毛细血管嵌压<2.00 kPa(15 mmHg),心排血量正常或降低,排除所有引起肺动脉高压的已知病因和相关因素所致。特发性肺动脉高压这个名词在2003年威尼斯第三届肺动脉高压会议上第一次提出。在此之前,特发性肺动脉高压曾与家族性肺动脉高压统称为原发性肺动脉高压(primary pulmonary hypertension,PPH)。

(二)流行病学

目前国外的统计数据表明 PPH 的发病率为(15~35)/100 万。90%以上的患者为 IPAH。IPAH 患者一般在出现症状后 2~3 年死亡。老人及幼儿皆可发病,但是多见于中青年人,平均患病年龄为36 岁,女性多发,女男发病比例为(2~3):1。易感因素包括药物因素、病毒感染和其他因素及遗传因素。

(三)病理与病理生理学

1.病理

主要累及肺动脉和右心,表现为右心室肥大,右心房扩张。肺动脉主干扩张,周围肺小动脉

稀疏。特征性的改变为肺小动脉内皮细胞、平滑肌细胞增生肥大，血管内膜纤维化增大，中膜肥厚，管腔狭窄、闭塞、扭曲变形，呈丛样改变。

2.病理生理

其机制尚未完全清楚，目前认为与肺动脉内皮细胞功能失调（肺血管收缩和舒张功能异常、内皮细胞依赖性凝血和纤溶系统功能异常）、血管壁平滑肌细胞钾离子通道缺陷、肺动脉重构等多种因素引起血管收缩、血管重构和原位血栓形成有关。

（四）临床表现

1.症状

患者早期无明显症状。最常见的症状为劳力性呼吸困难，其他常见症状包括胸痛、咯血、晕厥、下肢水肿。约 10％患者（几乎均为女性）呈现雷诺现象，提示预后较差。也可有声嘶。

2.体征

主要是肺动脉高压和右心功能不全的表现，具体表现取决于病情的严重程度。

（1）肺动脉高压的表现：最常见的是肺动脉瓣区第二心音亢进及时限不等的分裂，可闻及 Graham-Steell 杂音。

（2）右心室肥大和右心功能不全的表现：右心室肥大严重者在胸骨左缘可触及搏动。右心衰竭时可见颈静脉怒张、三尖瓣反流杂音、右心第四心音、肝大搏动、心包积液（32％的患者可发生）、腹水、双下肢水肿等体征。

（3）其他体征：①20％的患者可出现发绀。②低血压、脉压变小及肢体末端皮温降低。

（五）辅助检查

确诊特发性肺动脉高压必须要排除各种原因引起的已知病因和相关因素所致肺动脉高压。

实验室检查需进行自身抗体的检查、肝功能与肝炎病毒标志物、HIV 抗体、甲状腺功能检查、血气分析、凝血酶原时间与活动度及心电图、胸部 X 线、超声心动图、肺功能测定、肺通气灌注扫描、肺部 CT、肺动脉造影术、多导睡眠监测以除外继发性因素引起。右心导管术是唯一准确测定肺血管血流动力学状态的方法，同时进行急性血管扩张试验能够估测肺血管反应性及药物的长期疗效。另外还有胸腔镜肺活检及基因诊断等方法。

（六）诊断及鉴别诊断

不仅要确定 IPAH 诊断、明确严重程度和预后，还应对 IPAH 进行功能分级和运动耐力判断，对血管扩张药的急性反应情况等进行评价，以指导治疗。

1.诊断

由于 IPAH 患者早期无特异的临床症状，诊断有时颇为困难。早期肺动脉压轻度升高时多无自觉症状，随病情进展出现运动后呼吸困难、疲乏、胸痛、昏厥、咯血、水肿等症状。本病体征主要是由于肺动脉高压，右心房、右心室肥大进而右心衰竭引起。常见体征是颈静脉搏动，肺动脉瓣听诊区第二心音亢进、分裂，三尖瓣区反流性杂音，右心第四心音，肝大、腹水等。依靠右心导管及心血管造影检查确诊 IPAH。IPAH 诊断标准为肺动脉平均压在静息状态下≥3.33 kPa（25 mmHg），在活动状态下≥4.00 kPa（30 mmHg），而肺毛细血管压或左心房压力<2.00 kPa（15 mmHg），心排血量正常或降低，并排除已知所有引起肺动脉压力升高的疾病。IPAH 确诊依靠右心导管及心血管造影检查。心导管检查不仅可以明确诊断，而且对估计预后有很大帮助。特发性肺动脉高压是一个排除性的诊断，要想确诊，必须将可能引起肺动脉高压的病因一一排除（图 2-2）。具体可参考肺动脉高压的鉴别诊断。

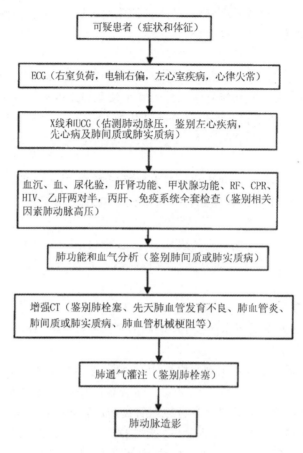

图 2-2　肺动脉高压诊断流程

2.鉴别诊断

IPAH 是一个排除性的诊断,鉴别诊断很重要。主要是应与其他已知病因和相关因素所致肺动脉高压相鉴别。正确诊断 IPAH 必须首先熟悉可引起肺动脉高压的各种疾病的临床特点,掌握构成已知病因和相关因素所致肺动脉高压的疾病谱,熟悉肺动脉高压的病理生理,然后从病史采集、体格检查方面细致捕捉诊断线索,再合理安排实验室检查,一一排除。通过 X 线、心电图、超声心动图、肺功能测定及放射性核素肺通气/灌注扫描,排除肺实质性疾病、肺静脉高压性疾病、先天性心脏病及肺栓塞。血清学检查可明确有无胶原血管性疾病及 HIV 感染。

3.病情评估

(1)肺动脉高压分级:见表 2-8。

表 2-8　WHO 对肺动脉高压患者的心功能分级

分级	描述
Ⅰ	日常体力活动不受限,一般体力活动不引起呼吸困难、乏力、胸痛或晕厥
Ⅱ	日常体力活动轻度受限,休息时无不适,但一般体力活动会引起呼吸困难、乏力、胸痛或晕厥
Ⅲ	日常体力活动明显受限,休息时无不适,但轻微体力活动就可引起呼吸困难、乏力、胸痛和晕厥
Ⅳ	不能进行体力活动,休息时就有呼吸困难、乏力,有右心衰竭表现

（2）运动耐量评价：6分钟步行试验简单易行，可用于肺动脉高压患者活动能力和预后的评价。

（3）急性血管扩张试验：检测患者对血管扩张药的急性反应情况。用于指导治疗，对IPAH患者进行血管扩张试验的首要目标是筛选可能对口服钙通道阻滞药治疗有效的患者。血管扩张试验阳性标准：应用血管扩张药物后肺动脉平均压下降≥1.33 kPa（10 mmHg），且肺动脉平均压绝对值≤5.33 kPa（40 mmHg），心排血量不变或升高。

（七）治疗

治疗原则：由于IPAH是一种进展性疾病，目前还没有根治方法。治疗主要应针对血管收缩、血管重构、血栓形成及心功能不全等方面进行，旨在降低肺血管阻力和压力，改善心功能，增加心排血量，提高生活质量，改善症状及预后。

1.一般治疗

（1）健康教育：包括加强IPAH的宣传教育及生活指导以增强患者战胜疾病的信心，平衡膳食，合理运动等。

（2）吸氧：氧疗可用于预防和治疗低氧血症，IPAH患者的动脉血氧饱和度宜长期维持在90％以上。但氧疗的长期效应尚需进一步研究评估。

（3）抗凝：口服抗凝药可提高IPAH患者的生存率。IPAH患者应用华法林治疗时，INR目标值为2.0～3.0。但是咯血或其他有出血倾向的患者应避免使用抗凝药。

2.针对肺动脉高压发病机制的药物治疗

确诊为IPAH后应对其进行功能分级和急性血管反应试验，根据功能分级和急性血管反应性试验制定肺动脉高压的阶梯治疗方案。急性血管反应试验阳性且心功能Ⅰ～Ⅱ级的患者可给予口服钙通道阻滞药治疗。急性血管反应试验阴性且心功能Ⅱ级的患者可给予磷酸二酯酶-5抑制药治疗；急性血管反应试验阴性且心功能Ⅲ级的患者给予磷酸二酯酶-5抑制药、内皮素受体拮抗药或前列环素及其类似物；心功能Ⅳ级的患者应用前列环素及其类似物、磷酸二酯酶-5抑制药或内皮素受体拮抗药，必要时予以联合治疗。如病情没有改善或恶化，考虑行外科手术治疗。

（1）钙通道阻滞药：钙通道阻滞药（CCBs）可用于治疗急性血管反应试验阳性且心功能Ⅰ～Ⅱ级的IPAH患者。CCBs使肺动脉压下降，心排血量增加，肺血管阻力降低。心排血指数＞2.1 L/（min·m²）和（或）混合静脉血氧饱和度＞63％、右心房压力低于1.33 kPa（10 mmHg），而且对急性扩血管药物试验呈明显的阳性反应的患者，在密切监控下可开始用CCBs治疗，并应逐渐增加剂量至最大可耐受量且无不良反应表现。对于不满足上述标准的患者，不推荐使用CCBs。最常用的CCBs包括地尔硫䓬、氨氯地平和长效硝苯地平。应避免选择有明显负性肌力作用的药物（如维拉帕米）。国内以应用地尔硫䓬和氨氯地平经验较多。应用CCBs需十分谨慎，从小剂量开始，逐渐摸索患者的耐受剂量，且要注意药物不良反应，主要不良反应包括低血压、急性肺水肿以及负性肌力作用。

（2）前列环素及其类似物：前列环素是很强的肺血管舒张药和血小板凝集抑制药，还具有细胞保护和抗增生的特性。在改善肺血管重塑方面，具有减轻内皮细胞损伤和减少血栓形成等作用。目前临床应用的前列环素制剂包括吸入制剂依洛前列环素、静脉用的依前列醇、皮下注射制剂曲前列环素、口服制剂贝前列环素。

依洛前列环素：依洛前列环素是一种更加稳定的前列环素类似物，可通过吸入方式给药。通过吸入方式给药不仅可充分扩张通气良好的肺血管,更好地改善通气/血流比值,而且可减少或避免全身不良反应,并发症也更少。治疗方法是每次雾化吸入 $10\sim20~\mu g$,每日吸入 $6\sim9$ 次。主要不良反应是少数患者有呼吸道局部刺激症状等。已有大样本、随机双盲、安慰剂对照、对中心临床研究证实了依洛前列环素治疗心功能Ⅲ~Ⅳ级肺动脉高压患者的安全性和有效性。该药于 2006 年 4 月在我国上市。

其他前列环素类似物:①依前列醇。1995 年美国 FDA 已同意将该药物用于治疗 IPAH 的患者[纽约心脏协会(NYHA)心功能分级为Ⅲ和Ⅳ级],是 FDA 批准第一种用于治疗 IPAH 的前列环素药物。依前列醇半衰期短,只有 $1\sim2$ 分钟,故需连续静脉输入。主要不良反应有头痛、潮热、恶心、腹泻。其他的慢性不良反应包括血栓栓塞、体重减轻、肢体疼痛、胃痛和水肿,但大多数症状较轻,可以耐受。依前列醇必须通过输液泵持续静脉输注需要长期置入静脉导管,临床应用有很大不便,并增加了感染机会,在治疗过程中短暂的中断也会导致肺动脉压的反弹,且往往是致命的。②曲前列环素。皮下注射制剂,其半衰期比前列环素长,为 $2\sim4$ 小时。常见的不良反应是用药局部疼痛。美国 FDA 已批准将曲前列环素用于治疗按 NYHA 心功能分级为Ⅱ~Ⅳ级的肺动脉高压患者。③贝前列环素。口服制剂,贝前列环素在日本已用于治疗 IPAH。口服贝前列环素将可能成为临床表现更轻的肺动脉高压患者的一种治疗选择。

以上其他前列环素类似物尚未在我国上市。

(3)内皮素受体拮抗药:内皮素-1 是强烈的血管收缩药和血管平滑肌细胞增生的刺激药,参与了肺动脉高压的形成。在肺动脉高压患者的血浆和肺组织中 ET-1 表达水平和浓度都升高。波生坦是非选择性的 ET-A 和 ET-B 受体拮抗药,已有临床试验证实该药能改善 NYHA 心功能分级为Ⅲ和Ⅳ级的 IPAH 患者的运动能力和血流动力学指标。治疗方法是起始剂量每次 62.5 mg,每日 2 次,治疗 4 周,第 5 周加量至 125 mg,每日 2 次。用药过程应严密监测患者的肝肾功能及其他不良反应。2006 年 10 月在我国上市。选择性内皮素受体拮抗药包括西他生坦和安贝生坦,目前在国内尚未上市。

(4)磷酸二酯酶-5 抑制药:磷酸二酯酶-5 抑制药(phospho diest erase inhibitors,PDEI)可抑制肺血管磷酸二酯酶-5 对环磷酸鸟苷(cyclic guanosine monophos phate,cGMP)的降解,提高 cGMP 浓度,通过一氧化氮通路舒张肺动脉血管,降低肺动脉压力,改善重构。在国外包括美国 FDA 批准上市治疗肺动脉高压的磷酸二酯酶-5 抑制药有西地那非。西地那非的推荐用量为每次 $20\sim25$ mg,每日 3 次,饭前$30\sim60$ 分钟空腹服用。主要不良反应为头痛、面部潮红、消化不良、鼻塞、视觉异常等。

(5)一氧化氮:一氧化氮(nitric oxide,NO)由血管内皮细胞Ⅲ型一氧化氮合酶(nitric oxide synthase,NOS)分解精氨酸而生成,有舒张血管、抑制血管平滑肌增生和血小板黏附的重要生理作用。吸入一氧化氮已用于诊断性的急性肺血管扩张试验,也已用于治疗围术期的肺动脉高压,该方法治疗肺动脉高压选择性高,起效快,但应用于临床时最大缺点是不仅需要一个持续吸入的监测装置,而且吸入的一氧化氮氧化成二氧化氮还有潜在毒性。已发现通过外源给予 L-精氨酸可促进内源性一氧化氮的生成,目前国外已出现 L-精氨酸的片剂和针剂,临床试验研究尚在进行中。

3.心功能不全的治疗

IPAH 可引起右心室功能不全。然而,标准的治疗充血性心力衰竭的方法对严重肺动脉高压或右心室功能不全的患者却作用有限。

利尿药是治疗合并右心衰竭[如有外周水肿和(或)腹水]IPAH 的适应证。一般认为应用利尿药使血容量维持在接近正常水平,谨慎限制水钠摄入对 IPAH 患者的长期治疗十分重要。但利尿药应慎重使用,以避免出现电解质平衡紊乱、心律失常、血容量不足。

洋地黄治疗能使 IPAH 患者循环中的去甲肾上腺素迅速减少,心排血量增加,但长期治疗的效果尚不肯定,可用于治疗难治性右心衰竭,右心功能障碍伴发房性心律失常或者右心功能障碍并发左心室功能衰竭的患者。应用过程中需密切监测患者的血药浓度,尤其对肾功能受损的患者更应警惕。

血管紧张素转化酶抑制药和血管紧张素受体拮抗药只推荐用于右心衰竭引起左心衰竭的患者,在多数肺动脉高压右心衰竭者不适用。

有研究表明,重症肺动脉高压患者改善心功能和微循环的血管活性药物首选多巴胺。

4.介入治疗

经皮球囊房间隔造口术(balloon atrial septostomy,BAS)是一种侵袭性的手术,是通过建立心房内缺损使产生心内从右到左的分流,达到减轻症状的目的。目前认为只适用于那些在接受最佳血管扩张药物治疗方案前提下仍出现发作性晕厥和(或)有严重心力衰竭的患者。可作为肺移植治疗前的一种过渡治疗。

5.外科手术治疗

治疗肺动脉高压的新药开发及其令人乐观的初步临床结果,使得肺移植和心肺联合移植术仅在严重 IPAH 且内科治疗无效的患者中继续应用。

(八)预后

IPAH 进展迅速,若未及时诊断、积极干预,预后险恶。IPAH 是一种进行性血管病,晚期 IPAH 患者出现进行性右心功能障碍,血流动力学指标出现心排血量下降、右心房压力上升以及右心室舒张末压力升高表现,最终导致心力衰竭和死亡。随着科学技术的发展,IPAH 患者的预后有望得到改善。

二、其他类型肺动脉高压

(一)家族性肺动脉高压

家族中有两个或两个以上成员患肺动脉高压,并除外其他引起肺动脉高压的原因时可诊断为家族性肺动脉高压(familial pulmonary arterial hypertension,FPAH)。据统计,PPH 中有6%～10%是家族性的。目前认为多数患者与由骨形成蛋白Ⅱ型受体(BMPR-Ⅱ)基因突变有关,以常染色体显性遗传,具有外显率不完全、女性发病率高和发病年龄变异的特点,大多数基因携带者并不发病。对怀疑有 FPAH 患者,应进行基因突变的遗传学筛查。治疗方法同 IPAH。

(二)结缔组织病相关性肺动脉高压

结缔组织病是引起肺动脉高压的常见原因之一。肺动脉高压可以继发于任何一种结缔组织病,总体发生率约 2%,但是不同结缔组织病合并肺动脉高压的发生率不同,以硬皮病、混合性结缔组织病、系统性红斑狼疮多见。结缔组织病相关性肺动脉高压的发病机制尚不十分清楚,可能与肺的雷诺现象(肺血管痉挛)、自身免疫因素、肺间质病变和血栓栓塞或原位血栓有关。患者有一些特殊表现,如雷诺现象和自身抗体阳性。结缔组织病合并肺动脉高压对患者基础疾病的预后有较大影响,常常提示预后差。应定期对结缔组织病患者进行心脏超声检查。肺 CT 检查有助于明确有无肺栓塞或肺间质病变的存在。要积极治疗原发病,根据病情使用皮质激素和免疫抑制药治疗结缔组织病。前列环素类、西地那非、波生坦等药物对肺动脉高压的治疗均有一定效果。长期预后不如 IPAH 患者。由于此类患者常合并多系统病变,并使用过免疫抑制药治疗,肺移植治疗要慎重。

(三)先天性体-肺循环分流疾病相关性肺动脉高压

当心脏和血管在胚胎发育时出现先天畸形和缺损,会发生体-肺循环分流,由于肺循环血容量增加、低氧血症、肺静脉回流受阻、肺血管收缩等因素导致肺动脉高压。疾病早中期以动力性因素为主,肺动脉高压可逆,晚期发展到肺血管结构重塑,肺动脉高压难以逆转。

各种不同体-肺循环分流先心病的临床表现不同,相应肺动脉高压出现的时间、轻重程度和进展速度也不同。根据病史、临床表现、心电图、胸部 X 线和心脏超声检查,大部分患者可明确诊断,少数复杂的先心病患者需要做 CT、磁共振。心导管检查和心血管造影是评价体肺分流性肺动脉高压和血流动力学改变最准确的方法,并且也是原发疾病手术适应证选择的重要依据。早期治疗原发疾病先心病,避免肺动脉高压的发生是预防的关键。各种体-肺循环分流合并肺动脉高压的先心病患者,需要尽早外科手术和(或)介入治疗以防止出现肺血管结构重塑。正确地评估患者的临床情况是决定治疗选择和预后的关键,一旦出现艾森曼格综合征就不能做原发先心病的矫正手术。此外,新型肺血管扩张药物前列环素类似物、磷酸二酯酶-5 抑制药、波生坦、一氧化氮对治疗先天性体—肺循环分流疾病相关性肺动脉高压有一定效果。此类患者的预后较 IPAH 好。

(四)门脉高压相关性肺动脉高压

慢性肝病和肝硬化门脉高压患者中肺动脉高压的发生率为 $3\% \sim 5\%$。其发生机制可能是由于门脉分流使肺循环血流增加和未经肝脏代谢的血管活性物质直接进入肺循环引起血管增生、血管收缩、原位血栓形成,从而引起肺动脉高压。超声心动图是筛查的首选无创检查,但仅肺动脉平均压力增加而肺血管阻力正常,不能诊断门脉高压相关性肺动脉高压(portopulmonary hypertension,POPH),右心导管检查是确诊的"金标准"。对于 POPH 患者行急性血管扩张试验推荐使用依洛前列环素或依前列醇。钙通道阻滞药可以使门脉高压恶化。由于 POPH 患者有出血倾向,抗凝药使用应权衡利弊。降低 POPH 肺动脉压力药物主要为前列环素类、西地那非,在肝损患者中应注意波生坦的肝毒性。POPH 预后较差。肝移植对 POPH 预后尚有争议。

(五)HIV 感染相关性肺动脉高压

HIV 感染是肺动脉高压的明确致病因素,肺动脉高压在 HIV 感染患者中的年发病率约 0.1%,至少较普通人群高 500 倍。其发生机制可能是 HIV 通过反转录病毒导致炎症因子和生长因子释放,诱导细胞增生和内皮细胞损伤,引起肺动脉高压。HIV 感染相关性肺动脉高压(pulmonary arterial hypertension related to HIV infection,PAHRH)的病理改变和临床表现与 IPAH 相似。PAHRH 的治疗包括抗反转录病毒治疗和对肺动脉高压的治疗。PAHRH 的预后比 IPAH 还差,HIV 感染者一旦出现肺动脉高压,肺动脉高压就成为其主要死亡原因。

(六)食欲抑制药物相关性肺动脉高压

食欲抑制药物中阿米雷司、芬氟拉明、右芬氟拉明可以明确导致肺动脉高压,苯丙胺类药物可能会导致肺动脉高压,且停药后假少逆转。食欲抑制药物引起肺动脉高压的机制可能与 5-羟色胺通道的影响有关,血游离增高的 5-羟色胺使肺血管收缩和肺血管平滑肌细胞增生。食欲抑制药物相关性肺动脉高压在病理和临床与 IPAH 相似。

（七）甲状腺疾病相关性肺动脉高压

国外文献报道，IPAH 患者中各类甲状腺疾病的发病率高达 49％，其中合并甲状腺功能减退症的发病率为 10％～24％，因此应对所有 IPAH 患者进行甲状腺功能指标的筛查。发病机制可能与自身免疫反应和高循环血流动力学状态导致肺血管内皮损伤及功能紊乱等因素有关。对此类患者不仅应针对甲状腺功能紊乱进行治疗，同时也应针对肺动脉高压进行治疗。

（八）肺静脉闭塞病和肺毛细血管瘤样增生症

这两种疾病是罕见的以肺动脉高压为表现的疾病，临床表现与 IPAH 相似。肺静脉闭塞病（pulmonary veno-occlusive disease，PVOD）主要影响肺毛细血管后静脉，病理表现为肺静脉内膜增厚、纤维化，严重的肺淤血和间质性纤维化形成的小病灶是其特征性改变。PVOD 的胸部 CT 扫描显示肺部出现磨玻璃样变，伴或不伴边界不清的结节影，叶间胸膜增厚，纵隔肺门淋巴结肿大，这些征象对于 IPAH 鉴别有特征意义。肺毛细血管瘤样增生症（pulmonary capillary hemangioma，PCH）病理表现为大量灶状增生的薄壁毛细血管浸润肺泡组织，累及胸膜、支气管和血管壁，有特征的 X 线表现是弥漫分布的网状结节影。这两种疾病的确诊很困难，需要开胸肺活检。它们的治疗与 IPAH 不同，使用扩张肺动脉的药物会加重肺动脉高压，甚至导致严重的肺水肿和死亡。这两种疾病的预后差，肺移植是唯一有效的治疗方法。

（九）左心疾病相关性肺动脉高压

各种左心疾病，如冠心病、心肌病、瓣膜病、缩窄性心包炎等会引起肺静脉压力增加，进而使肺动脉压力增高，又称肺静脉高压。肺静脉高压对呼吸功能的影响较明显，使肺的通气、换气、弥散功能下降。临床表现不仅有劳力性呼吸困难，而且有端坐呼吸和夜间阵发性呼吸困难。胸部 X 线检查显示左心衰竭征象。超声心动图检查对原发疾病有确诊价值。治疗主要针对原发疾病，瓣膜病、心包疾病患者适时手术治疗。内科药物治疗减低心脏负荷、改善心功能。

（十）呼吸疾病和（或）缺氧相关的肺动脉高压

患有各种慢性肺疾病的患者由于长期缺氧肺血管收缩、肺血管内皮功能失衡、肺血管结构破坏（管壁增厚）、血管内微小血栓形成以及患者的遗传因素使之易发，这些最终造成各种慢性肺疾病的患者发生肺动脉高压。慢性肺部疾病引起的肺动脉高压有一些与其他类型肺动脉高压不同的特点：肺动脉高压的程度较轻，多为轻至中度增高，间质性肺病可为中度至重度增高；肺动脉高压的发展通常缓慢；在一些特殊情况下，如活动、肺部感染加重，肺动脉压力会突然增加；基础肺疾病好转后，肺动脉高压也会明显缓解。临床表现既有基础肺疾病又有肺动脉高压的症状和体征，肺部听诊有助于判断肺疾病的严重程度。肺功能检查和血气分析提示呼吸功能障碍和呼吸衰竭的类型和程度。肺动脉高压影响慢性肺疾病患者的预后。积极治疗基础肺疾病能够使肺动脉高压明显缓解，长程氧疗对降低肺动脉压力有益并能提高患者的生存率。新型肺血管扩张药对此类患者肺动脉高压的治疗价值有限。晚期患者可考虑肺移植。

（十一）慢性血栓栓塞性肺动脉高压

肺动脉及其分支的血栓不能溶解或反复发生血栓栓塞，血栓机化，肺动脉内膜慢性增厚，肺动脉血流受阻；未栓塞的肺血管在长期高血流量的切应力等流体力学因素的作用下，血管内皮损伤，肺血管重构；上述两方面的因素使肺血管阻力增加，导致肺动脉高压。由于非特异的症状和缺乏静脉血栓栓塞症的病史，其发生率和患病率尚无准确的数据。以往的尸检报道表明慢性血栓栓塞性肺动脉高压（chronic thromboembolism pulmonary hypertension，CTEPH）的总发生率为 1％～3％，其中急性肺栓塞幸存者的发生率为 0.1％～0.5％。临床表现缺乏特异性，易漏诊和误诊。渐进性劳力性呼吸困难是最常见症状。心电图、胸部 X 线、血气分析、超声心动图是初筛检查,核素肺通气灌注显像、CT 肺动脉造影、右心导管和肺动脉造影可进一步明确诊断。核素肺通气灌注显像诊断亚段及以下的 CTEPH 有独到价值,但也可能低估血栓栓塞程度。多排螺旋 CT 与常规肺动脉造影相比,有较高的敏感性和特异性,但可能低估亚段及以下的 CTEPH。需要同时做下肢血管超声、下肢核素静脉显像确定有无下肢深静脉血栓形成。CTEPH 患者病死率很高,自然预后差,肺动脉平均压力>5.33 kPa(40 mmHg),病死率为 70%;肺动脉平均压力>6.67 kPa(50 mmHg),病死率为 90%。传统的内科治疗手段,如利尿、强心和抗凝治疗以及新型扩张肺动脉的药物对 CTEPH 有一定效果。肺动脉血管内球囊扩张及支架置入术对部分 CTEPH 患者也有一定效果。肺动脉血栓内膜剥脱术是治疗 CTEPH 的重要而有效方法,术后大多数患者肺动脉压力和肺血管阻力持续下降,心排血量和右心功能提高。手术死亡率为 5%~24%。对于不能做肺动脉血栓内膜剥脱术的患者,可考虑肺移植。

(李永梅)

第五节　急性病毒性心肌炎

急性病毒性心肌炎是指嗜心性病毒感染引起的,以心肌非特异性间质性炎症为主,伴有心肌细胞变性、溶解或坏死病变的心肌炎。病变可累及心脏传导和起搏系统,亦可累及心包膜。临床上以肠道病毒(如柯萨奇病毒 B 组 2、4 两型最多见,其次为 5、3、1 型及 A 组的 1、4、9、16、23 型,艾柯病毒和脊髓灰质炎病毒等)和流感病毒较为常见。此外,麻疹、腮腺炎、乙型脑炎、肝炎和巨细胞病毒等也可引起心肌炎。

一、发病机制

病毒如何引起心肌损伤的机制迄今尚未阐明,可能途径包括以下 2 条。

(一)病毒直接侵犯心肌

病毒感染后可引起病毒血症,经血流直接侵犯心肌,导致心肌纤维溶解、坏死、水肿及炎性细胞浸润。有人认为,急性暴发性病毒性心肌炎和病毒感染后 1~4 周内猝死者,病毒直接侵犯心肌可能是主要的发病机制。

(二)免疫变态反应

对于大多数病毒性心肌炎,尤其是慢性心肌炎,目前认为主要是通过免疫变态反应而致病。参与免疫反应可能是病毒本身,也可能是病毒-心肌抗体复合物。既有体液免疫参与,又有细胞免疫参与。此外,患者免疫功能低下在发病中也起重要作用。

二、诊断

(一)临床表现特点

(1)起病前 1~3 周内常有上呼吸道或消化道感染史。

(2)心脏受累表现:心悸、气促、心前区疼痛等。体检:轻者心界不扩大,重者心浊音界扩大,心率增快且与体温升高不相称,可出现舒张期奔马律,心律失常以频发期前收缩多见,亦可表现为房室传导阻滞,以至出现心动过缓、心尖区第一心音低钝。可闻及收缩期吹风样杂音。重症患者可短期内出现心力衰竭或心源性休克,少数因严重心律失常而猝死。

(3)老幼均可发病,但以儿童和年轻人较易发病。

(二)实验室检查及其他辅助检查特点

(1)心电图常有各种心律失常表现,以心室性期前收缩最常见,其次为房室传导阻滞、束支及室内阻滞、心动过速等。心肌损害可表现为 ST 段降低、T 波低平或倒置、Q-T 间期延长等。暴发性病毒性心肌炎可有异常 Q 波、阵发性室性心动过速、高度房室传导阻滞,甚至心室颤动等。心电图改变对心肌炎的诊断并无特异性。

(2)血清酶学检查可有 CK 及其同工酶(CK-MB)、AST 或 LDH 及其同工酶(LDH1)增高。

(3)X 线、超声心动图检查示心脏轻至中度增大,搏动减弱,有时可伴有心包积液,此时称心肌心包炎。

(4)血白细胞可轻至中度增多,血沉加速。

(5)从咽拭、尿、粪、血液及心包穿刺液中分离出病毒,且在恢复期血清中同型病毒抗体滴度较初期或急性期(第一份)血清升高或下降 4 倍以上,可认为是新近有病毒感染。

诊断病毒性心肌炎必须排除可能引起心肌损害的其他疾病,常见的如风湿性心肌炎、中毒性心肌炎、结缔组织和代谢性疾病所致心肌损害,以及原发性心肌病等。

三、治疗

目前,对急性病毒性心肌炎尚缺乏特异性治疗方法,但多数患者经过一段时间休息及对症治疗后能自行痊愈,少数可演变为慢性心肌炎或遗留不同程度心律失常表现,个别暴发型重症病例可导致死亡。本病主要治疗措施如下。

(一)充分休息,防止过劳

本病一旦确诊,应卧床休息,进食易消化和富含维生素、蛋白质的食物。充分休息在急性期应列为主要治疗措施之一。早期不重视卧床休息,可能会导致心脏进行性增大和带来较多的后遗症,一般需休息3个月左右。心脏已经扩大或曾出现过心功能不全者应延长至半年,直至心脏不再缩小、心功能不全症状消失后,在密切观察下逐渐增加活动量,恢复期仍应适当限制活动3~6个月。

(二)酌情应用改善心肌细胞营养与代谢的药物

辅酶 A 50~100 U 或肌苷 200~400 mg,每日 1~2 次,肌内注射或静脉注射;细胞色素 C 15~30 mg,每日1~2次,静脉注射,该药应先皮试,无过敏者才能注射。ATP 或三磷酸胞苷(CTP)20~40 mg,每日 1~2 次,肌内注射,前者尚有口服或静脉制剂,剂量相同。辅酶 Q_{10},每日 30~60 mg,口服;或 10 mg,每日 2 次,肌内注射及静脉注射。FDP 5~10 g,每日 1~2 次,静脉滴注,对重症病毒性心肌炎可能有效。一般情况下,上述药物视病情可适当搭配或联合应用 2 或 3 种即可,10~14 天为 1 个疗程。此外,极化液疗法:氯化钾 1~1.5 g,普通胰岛素 8~12 U,加入 10%葡萄糖液 500 mL 内,每日 1 次,静脉滴注,尤适用于频发室性期前收缩者。在极化液基础上再加入 25%硫酸镁 5~10 mL,对快速型心律失常疗效更佳,7~14 天为 1 个疗程。大剂量维生素 C,每日5~10 g静脉滴注,以及丹参酮注射液40~80 mg,分 2 次加入 50%葡萄糖液 20 mL 内静脉注射或稀释后静脉滴注,连用 2 周,也有一定疗效。

（三）肾上腺皮质激素

激素有抑制炎性反应、降低血管通透性、减轻组织水肿及抗过敏作用，但可抑制免疫反应和干扰素的合成、促进病毒繁殖和炎症扩散、加重心肌损害，因此应用激素有利有弊。为此，多数学者主张病毒性心肌炎急性期，尤其是最初 2 周内，病情并非危重者不用激素。但短期内心脏急剧增大、高热不退、急性心力衰竭、严重心律失常、休克、全身中毒症状严重合并多脏器损害或高度房室传导阻滞者，可试用地塞米松，每日 10～30 mg，分次静脉注射，或用氢化可的松，每日 200～300 mg，静脉滴注，连用 3～7 天，待病情改善后改口服，并迅速减量至停，一般疗程不宜超过2 周。若用药 1 周仍无效，则停用。激素对重症病毒性心肌炎有效，其可能原因与抑制了心肌炎症、水肿，消除过度、强烈的免疫反应和减轻毒素作用有关。

（四）抗生素

急性病毒性心肌炎可使用广谱抗生素，如氨苄西林、头孢菌素等，以防止继发性细菌感染，因后者常是诱发病毒感染的条件，特别是流感、柯萨奇及腮腺炎病毒感染，且可加重病毒性心肌炎的病情。

（五）抗病毒药物

疗效不肯定，因为病毒性心肌炎主要是免疫反应的结果。即使是由于病毒直接侵犯所致，但抗病毒药物能否进入心肌细胞内杀灭病毒也尚有疑问。流感病毒所致心肌炎可试用吗啉胍（ABOB）100～200 mg，每日 3 次；金刚烷胺 100 mg，每日 2 次。疱疹病毒性心肌炎可试用阿糖胞苷和利巴韦林（三氮唑核苷），前者剂量为每日 50～100 mg，静脉滴注，连用 1 周；后者为 100 mg，每日 3 次，视病情连用数日至 1 周，必要时亦可静脉滴注，剂量为每日 300 mg。此外，中草药如板蓝根、连翘、大青叶、黄连、黄芩、虎杖等也具抗病毒作用。

（六）免疫调节剂

（1）人白细胞干扰素 1.5 万～2.5 万 U，每日 1 次，肌内注射，7～10 天为 1 个疗程，间隔 2～3 天，视病情可再用 1～2 个疗程。

（2）应用基因工程制成的干扰素 100 万 U，每日 1 次，肌内注射，2 周为 1 个疗程。

（3）聚肌胞每日 1～2 mg，每 2～3 天 1 次，肌内注射，2～3 个月为 1 个疗程。

（4）简化胸腺素 10 mg，每日肌内注射 1 次，共 3 个月，以后改为 10 mg，隔日肌内注射 1 次，共半年。

（5）免疫核糖核酸（IRNA）3 mg，每 2 周 1 次，皮下注射或肌内注射，共 3 个月，以后每月肌内注射 3 mg，连续 6～12 个月。

（6）转移因子（TF）1 mg，加注射水 2 mL，每周 1～2 次，于上臂内侧或两侧腋部皮下或臀部肌内注射。

（7）黄芪有抗病毒及调节免疫功能，对干扰素系统有激活作用，在淋巴细胞中可诱生 γ 干扰素，还能改善内皮细胞生长及正性肌力作用，可口服、肌内注射或静脉内给药。用量为黄芪口服液（每支含生黄芪 15 g）1 支，每日 2 次，口服；或黄芪注射液（每支含生黄芪 4 g/2 mL）2 支，每日 1～2 次，肌内注射；或在 5% 葡萄糖液 500 mL 内加黄芪注射液 4～5 支，每日 1 次，3 周为 1 个疗程。

（七）纠正心律失常

基本上按一般心律失常治疗。对于室性期前收缩、快速型心房颤动可用胺碘酮 0.2 g，每日 3 次，1～2 周后或有效后改为每日 0.1～0.2 g 维持。阵发性室性心动过速、心室扑动或颤动，应尽早采用直流电电击复律,亦可迅速静脉注射利多卡因 50～100 mg,必要时隔 5～10 分钟后再注,有效后静脉滴注维持 24～72 小时。心动过缓可用阿托品治疗,也可加用激素。对于莫氏 Ⅱ 型和三度房室传导阻滞,尤其有脑供血不足表现或有阿-斯综合征发作者,应及时安置入工心脏起搏器。

（八）心力衰竭和休克的防治

重症急性病毒性心肌炎可并发心力衰竭或休克。有心力衰竭者应给予低盐饮食、供氧,视病情缓急可选用口服或静脉注射洋地黄类制剂,但剂量应控制在常规负荷量的 1/2～2/3,必要时可并用利尿剂、血管扩张剂和非洋地黄类正性肌力药物,同时注意水、电解质平衡。

（李永梅）

第六节 急性左心衰竭

急性左心衰竭(以下简称 AHF)是临床医师面临的最常见的心脏急症之一。许多国家随着人口老龄化及急性心肌梗死患者存活率的升高,慢性心力衰竭患者的数量快速增长,同时也增加了心功能失代偿的患者数量。AHF 60%～70% 是由冠心病所致,尤其是老年人。在年轻患者,AHF 的原因更多见于扩张型心肌病、心律失常、先天性或瓣膜性心脏病、心肌炎等。

AHF 患者预后不良。急性心肌梗死伴有严重心力衰竭患者的病死率非常高,12 个月的病死率为 30%。据报道:急性肺水肿院内病死率为 12%,1 年病死率为 40%。

2008 年,欧洲心脏病学会更新了急性和慢性心力衰竭指南。2010 年,中华医学会心血管病分会发布了我国急性心力衰竭诊断和治疗指南。

一、急性心力衰竭的临床表现

AHF 是指由于心脏功能异常而出现的急性临床发作。无论既往有无心脏病病史,均可发生。心功能异常可以是收缩功能异常,亦可为舒张功能异常,还可以是心律失常或心脏前负荷和后负荷失调。它通常是致命的,需要紧急治疗。

急性心力衰竭可以在既往没有心功能异常者中首次发病,也可以是患者慢性心力衰竭(CHF)的急性失代偿。以下为急性心力衰竭的患者的临床表现。

（一）基础心血管疾病的病史和表现

大多数患者有各种心脏病的病史,存在引起急性心力衰竭的各种病因。老年人中的主要病因为冠心病、高血压和老年性退行性心瓣膜病,而在年轻人中多由风湿性心瓣膜病、扩张型心肌病、急性重症心肌炎等所致。

（二）诱发因素

常见的诱因有:①慢性心力衰竭药物治疗缺乏依从性。②心脏容量超负荷。③严重感染,尤其肺炎和败血症。④严重颅脑损害或剧烈的精神心理紧张与波动。⑤大手术后。⑥肾功能减退。⑦急性心律失常如室性心动过速(室速)、心室颤动(室颤)、心房颤动(房颤)或心房扑动(房扑)伴快速心室率、室上性心动过速及严重的心动过缓等。⑧支气管哮喘发作。⑨肺栓塞。⑩高心排血量综合征,如甲状腺功能亢进危象、严重贫血等。⑪应用负性肌力药物如维拉帕米、地尔硫草、β受体阻滞剂等。⑫应用非甾体消炎药。⑬心肌缺血。⑭老年急性舒张功能减退。⑮吸毒。⑯酗酒。⑰嗜铬细胞瘤。以上这些诱因可使心功能原来尚可代偿的患者骤发心力衰竭,或者使已有心力衰竭的患者病情加重。

（三）早期表现

原来心功能正常的患者出现急性失代偿的心力衰竭(首发或慢性心力衰竭急性失代偿)伴有急性心力衰竭的症状和体征,出现原因不明的疲乏或运动耐力明显降低及心率增加 15～20 次/分钟,可能是左心功能降低的最早期征兆。继续发展可出现劳力性呼吸困难、夜间阵发性呼吸困难、睡觉需用枕头抬高头部等,检查可发现左心室增大、闻及舒张早期或中期奔马律、肺动脉第二心音亢进、两肺尤其肺底部有细湿啰音,还可有干性啰音和哮鸣音,提示已有左心功能障碍。

（四）急性肺水肿

起病急骤,病情可迅速发展至危重状态。突发的严重呼吸困难、端坐呼吸、喘息不止、烦躁不安并有恐惧感,呼吸频率可达 30～50 次/分钟;频繁咳嗽并咯出大量粉红色泡沫样血痰;听诊心率快,心尖部常可闻及奔马律;双肺满布湿啰音和哮鸣音。

（五）心源性休克

(1)患者持续低血压,收缩压降至 12.00 kPa(90 mmHg)以下,或原有高血压的患者收缩压降幅≥8.00 kPa(60 mmHg),且持续 30 分钟以上。

(2)患者组织低灌注状态,可有:①皮肤湿冷、苍白和发绀,出现紫色条纹;②心动过速>110 次/分钟;③尿量显著减少(<20 mL/h),甚至无尿;④意识障碍,常有烦躁不安、激动焦虑、恐惧和濒死感;收缩压低于 9.33 kPa(70 mmHg),可出现抑制症状如神志恍惚、表情淡漠、反应迟钝,逐渐发展至意识模糊甚至昏迷。

(3)血流动力学障碍:肺毛细血管楔压(PCWP)≥2.40 kPa(18 mmHg),心排血指数(CI)≤36.7 mL/(s・m²)[≤2.2 L/(min・m²)]。

(4)低氧血症和代谢性酸中毒。

二、急性左心衰竭严重程度分级

主要分级有 Killip 法(表 2-9)、Forrester 法(表 2-10)和临床程度分级(表 2-11)3 种。Killip 法主要用于急性心肌梗死患者,分级依据临床表现和胸部 X 线检查的结果。

Forrester 分级依据临床表现和血流动力学指标,可用于急性心肌梗死后 AHF,最适用于首次发作的急性心力衰竭。临床程度的分类法适用于心肌病患者,主要依据临床发现,最适用于慢性失代偿性心力衰竭。

表 2-9　急性心肌梗死的 Killip 法分级

分级	症状与体征
Ⅰ	无心力衰竭
Ⅱ	有心力衰竭,两肺中下部有湿啰音,占肺野下 1/2,可闻及奔马律。X 线胸片有肺淤血
Ⅲ	严重心力衰竭,有肺水肿,细湿啰音遍布两肺(超过肺野下 1/2)
Ⅳ	心源性休克、低血压[收缩压<12.00 kPa(90 mmHg)]、发绀、出汗、少尿

注:1 mmHg=0.133 kPa

表 2-10　急性左心衰竭的 Forrester 法分级

分级	PCWP(mmHg)	CI[mL/(s·m²)]	组织灌注状态
Ⅰ	≤18	>36.7	无肺淤血,无组织灌注不良
Ⅱ	>18	>36.7	有肺淤血
Ⅲ	<18	≤36.7	无肺淤血,有组织灌注不良
Ⅳ	>18	≤36.7	有肺淤血,有组织灌注不良

注:PCWP,肺毛细血管楔压;CI,心排血指数,其法定单位[mL/(s·m²)]与旧制单位[L/(min·m²)]的换算因数为16.67。1 mmHg=0.133 kPa

表 2-11　急性左心衰竭的临床程度分级

分级	皮肤	肺部啰音
Ⅰ	干、暖	无
Ⅱ	湿、暖	有
Ⅲ	干、冷	无/有
Ⅳ	湿、冷	有

三、急性心力衰竭的诊断

AHF 的诊断主要依据症状和临床表现,同时辅以相应的实验室检查,例如 ECG、胸片、生化标志物、多普勒超声心动图等,诊断的流程见下图 2-3。

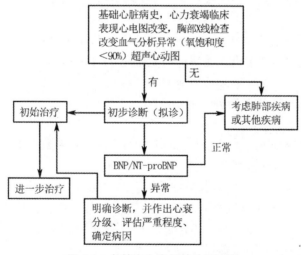

图 2-3　急性左心衰竭的诊断流程

急性心力衰竭患者发作时,需要系统地评估外周循环、静脉充盈、肢端体温。

在患者心力衰竭失代偿时,右心室充盈压通常可通过中心静脉压评估。AHF 时中心静脉压升高应谨慎分析,因为在静脉顺应性下降合并右室顺应性下降时,即便右室充盈压很低也会出现中心静脉压的升高。

左室充盈压可通过对患者肺部听诊来评估,肺部存在湿啰音常提示左室充盈压升高。进一步的确诊、严重程度的分级及随后可能出现的肺淤血、胸腔积液应进行胸片检查。左室充盈压的临床评估常被迅速变化的临床征象所误导。应进行心脏的触诊和听诊,了解有无室性和房性奔马律(第三心音,第四心音)。

四、实验室检查及辅助检查

(一)心电图(ECG)检查

急性心力衰竭时 ECG 多有异常改变。ECG 可以辨别节律,可以帮助确定 AHF 的病因及了解患者心室的负荷情况。这在急性冠脉综合征中尤为重要。ECG 还可了解患者左右心室/心房的劳损情况、有无心包炎及既往存在的病变如左右心室的肥大情况。心律失常时应分析 12 导联心电图,同时应进行连续的 ECG 监测。

(二)胸片及影像学检查

对于所有 AHF 的患者,胸片和其他影像学检查宜尽早完成,以便及时评估已经存在的肺部和心脏病变(心脏的大小及形状)及肺淤血的程度。它不但可以用于明确诊断,还可用于了解随后的治疗效果。胸片还可用作左心衰竭的鉴别诊断,除外肺部炎症或感染性疾病。胸部 CT 或放射性核素扫描可用于判断肺部疾病和诊断大的肺栓塞。CT、经食管超声心动图可用于诊断主动脉夹层。

(三)实验室检查

AHF 时应进行一些实验室检查。动脉血气分析可以评估氧合情况(氧分压 PaO_2)、通气情况(二氧化碳分压 $PaCO_2$)、酸碱平衡(pH)和碱缺失,严重 AHF 患者应进行此项检查。脉搏血氧测定及潮气末 CO_2 测定等无创性检测方法可以替代动脉血气分析,但不适用于低心排血量及血管收缩性休克状态。静脉血氧饱和度(如颈静脉内)的测定对于评价全身的氧供需平衡很有价值。

血浆脑钠尿肽(B 型钠尿肽,BNP)是在心室室壁张力增加和容量负荷过重时由心室释放的,现在已用于急诊室呼吸困难的患者作为排除或确立心力衰竭诊断的指标。BNP 对于排除心力衰竭有着很高的阴性预测价值。如果心力衰竭的诊断已经明确,升高的血浆 BNP 和 N 末端脑钠尿肽前体(NT-proBNP)可以预测患者预后情况。

(四)超声心动图检查

超声心动图对于评价基础心脏病变及与 AHF 相关的心脏结构和功能改变是极其重要的,同时对急性冠脉综合征也有重要的评估值。

多普勒超声心动图应用于评估左右心室的局部或全心功能改变、瓣膜结构和功能、心包病变、急性心肌梗死的机械性并发症和比较少见的占位性病变。通过多普勒超声心动图测定主动脉或肺动脉的血流时速曲线可以估测心排血量。多普勒超声心动图还可估计肺动脉压力(三尖瓣反流射速),同时可监测左室前负荷。

(五)其他检查

在涉及与冠状动脉相关的病变,如不稳定型心绞痛或心肌梗死时,血管造影是非常重要的,现已明确血运重建能够改善患者预后。

五、急性心力衰竭患者的监护

急性心力衰竭患者应在进入急诊室后就应尽快地开始监护,同时给予相应的诊断性检查以明确基础病因。

（一）无创性监护

在所有的危重患者，必须监测的项目有血压、体温、心率、呼吸、心电图。有些实验室检查应重复做，例如电解质、肌酐、血糖及有关感染和代谢障碍的指标。必须纠正低钾或高钾血症。如果患者情况恶化，这些指标的监测频率也应增加。

1.心电监测

患者在急性失代偿阶段 ECG 的监测是必需的（监测心律失常和 ST 段变化），尤其是心肌缺血或心律失常是导致急性心力衰竭的主要原因时。

2.血压监测

患者开始治疗时维持正常的血压很重要，其后也应定时测量（例如每 5 分钟测量 1 次），直到血管活性药、利尿药、正性肌力药剂量稳定时。在并无强烈的血管收缩和不伴有极快心率时，无创性自动袖带血压测量是可靠的。

3.血氧饱和度监测

脉搏血氧计是测量动脉氧与血红蛋白结合饱和度的无创性装置（SaO_2）。通常从联合血氧计测得的 SaO_2 的误差在 2% 之内，除非患者处于心源性休克状态。

4.心排血量和前负荷

患者心排血量和前负荷代测量，可应用多普勒超声的方法监测。

（二）有创性监测

1.动脉置管

置入动脉导管的指征是因血流动力学不稳定需要连续监测动脉血压或需进行多次动脉血气分析。

2.中心静脉置管

中心静脉置管联通了中心静脉循环，所以可用于输注液体和药物，也可监测中心静脉压（CVP）及静脉氧饱和度（SvO_2）（上腔静脉或右心房处），后者用以评估氧的运输情况。

在分析患者右房压力时应谨慎，避免过分注重右房压力，因为右房压力几乎与左房压力无关，因此也与 AHF 时的左室充盈压无关。CVP 也会受到重度三尖瓣关闭不全及呼气末正压通气（PEEP）的影响。

3.肺动脉导管

肺动脉导管（PAC）是一种漂浮导管，用于测量上腔静脉（SVC）、右房、右室、肺动脉压力、肺毛细血管楔压及心排血量。现代导管能够半连续性地测量心排血量及混合静脉血氧饱和度、右室舒张末容积和射血分数。

虽然置入肺动脉导管用于急性左心衰竭的诊断通常不是必需的，但对于伴发有复杂心肺疾病的患者，它可以用来鉴别是心源性机制还是非心源性机制。对于二尖瓣狭窄、主动脉关闭不全、高气道压或左室僵硬（如左室肥厚、糖尿病、纤维化、使用正性肌力药、肥胖、缺血）的患者，肺毛细血管楔压并不能真实反映左室舒张末压。

建议 PAC 用于对传统治疗未产生预期疗效的血流动力学不稳定的患者，以及合并淤血和低灌注的患者。在这些情况下，置入肺动脉导管以保证左室最恰当的液体负荷量，并指导血管活性药物和正性肌力药物的使用。

六、急性心力衰竭的治疗

（一）临床评估

对患者均应根据上述各种检查方法及病情变化作出临床评估，包括：①基础心血管疾病；②急性心力衰竭发生的诱因；③病情的严重程度和分级，并估计预后；④治疗的效果。此种评估应多次和动态进行，以调整治疗方案。

（二）治疗目标

（1）控制基础病因和矫治引起心力衰竭的诱因：应用静脉和（或）口服降压药物以控制高血压；选择有效抗生素控制感染；积极治疗各种影响血流动力学的快速性或缓慢性心律失常；应用硝酸酯类药物改善心肌缺血。糖尿病伴血糖升高者应有效控制血糖水平，同时，要防止出现低血糖。对血红蛋白低于 60 g/L 的严重贫血者，可输注浓缩红细胞悬液或全血。

（2）缓解各种严重症状：①低氧血症和呼吸困难采用不同方式的吸氧，包括鼻导管吸氧、面罩吸氧及无创或气管插管的呼吸机辅助通气治疗。②胸痛和焦虑应用吗啡。③呼吸道痉挛应用支气管解痉药物。④利尿药有助于减轻肺淤血和肺水肿，亦可缓解呼吸困难。

（3）稳定血流动力学状态，维持收缩压≥12.00 kPa（90 mmHg），纠正和防止低血压可应用各种正性肌力药物。血压过高者的降压治疗可选择血管扩张药物。

（4）纠正水、电解质紊乱和维持酸碱平衡。

（5）保护重要脏器如肺、肾、肝和大脑，防止功能损害。

（6）降低死亡危险，改善近期和远期预后。

（三）急性左心衰竭的处理流程

急性左心衰竭确诊后，即按图 2-4 的流程处理。初始治疗后症状未获明显改善或病情严重者应行进一步治疗。

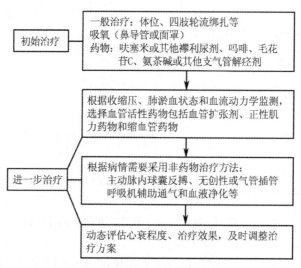

图 2-4　急性左心衰竭的处理流程

1.急性左心衰竭的一般处理

（1）体位：静息时明显呼吸困难者应半卧位或端坐位，双腿下垂以减少回心血量，降低心脏前负荷。

(2)四肢交换加压:患者四肢轮流绑扎止血带或血压计袖带,通常同一时间只绑扎三肢,每隔15～20分钟轮流放松一肢。血压计袖带的充气压力应较舒张压低1.33 kPa(10 mmHg),使动脉血流仍可顺利通过,而静脉血回流受阻。此法可降低前负荷,减轻患者肺淤血和肺水肿。

(3)吸氧:适用于低氧血症和呼吸困难明显(尤其指端血氧饱和度<90%)的患者。应尽早采用,使患者SaO_2≥95%(伴COPD者SaO_2>90%)。可采用不同的方式:①鼻导管吸氧,低氧流量(1～2 L/min)开始,如仅为低氧血症,动脉血气分析未见二氧化碳潴留,可采用高流量给氧6～8 L/min。乙醇吸氧可使肺泡内的泡沫表面张力降低而破裂,改善肺泡的通气。方法是在氧气通过的湿化瓶中加50%～70%乙醇或有机硅消泡剂,用于肺水肿患者。②面罩吸氧适用于伴呼吸性碱中毒患者。必要时还可采用无创性或气管插管呼吸机辅助通气治疗。

(4)做好患者救治的准备工作:至少开放2条静脉通道,并保持通畅。必要时可采用深静脉穿刺置管,以随时满足用药的需要。血管活性药物一般应用微量泵泵入,以维持稳定的速度和正确的剂量。固定和维护好漂浮导管、深静脉置管、心电监护的电极和导联线、鼻导管或面罩、导尿管及指端无创血氧仪测定电极等。保持室内适宜的温度、湿度,灯光柔和,环境幽静。

(5)患者饮食:进易消化食物,避免一次大量进食,在总量控制下,可少量多餐(6～8次/天)。应用袢利尿药情况下不要过分限制钠盐摄入量,以避免低钠血症,导致低血压。利尿药应用时间较长的患者要补充多种维生素和微量元素。

(6)患者出入量管理:肺淤血、体循环淤血及水肿明显者应严格限制饮水量和静脉输液速度,对无明显低血容量因素(大出血、严重脱水、大汗淋漓等)者的每天摄入液体量一般宜在1 500 mL以内,不要超过2 000 mL。保持每天水出入量负平衡约500 mL/d,严重肺水肿者的水负平衡为1 000～2 000 mL/d,甚至可达3 000～5 000 mL/d,以减少水、钠潴留和缓解症状。3～5天后,如淤血、水肿明显消退,应减少水负平衡量,逐渐过渡到出入水量大体平衡。在水负平衡下应注意防止发生低血容量、低血钾和低血钠等。

2.药物治疗

(1)AHF时吗啡及其类似物的使用:吗啡一般用于严重AHF患者的早期阶段,特别是患者不安和呼吸困难时。吗啡能够使静脉扩张,也能使动脉轻度扩张,并降低心率。应密切观察疗效和呼吸抑制的不良反应。伴明显和持续低血压、休克、意识障碍、COPD等患者禁忌使用。老年患者慎用或减量。也可应用哌替啶50～100 mg肌内注射。

(2)AHF患者治疗中血管扩张药的使用:对大多数AHF患者,血管扩张药常作为一线药,它可以用来开放外周循环,降低前及或后负荷。

酸酯类药物:急性心力衰竭时此类药在不减少每搏心排血量和不增加心肌氧耗情况下能减轻肺淤血,特别适用于急性冠状动脉综合征伴心力衰竭的患者。临床研究已证实,硝酸酯类静脉制剂与呋塞米合用治疗急性心力衰竭有效;应用大剂量硝酸酯类药物联合小剂量呋塞米的疗效优于单纯大剂量的利尿药。静脉应用硝酸酯类药物应十分小心滴注剂量,经常测量血压,防止血压过度下降。硝酸甘油静脉滴注起始剂量5～10 μg/min,每5～10分钟递增5～10 μg/min,最大剂量100～200 μg/min;亦可每10～15分钟喷雾1次(400 μg),或舌下含服每次0.3～0.6 mg。硝酸异山梨酯静脉滴注剂量5～10 mg/h,亦可舌下含服每次2.5 mg。

硝普钠(SNP):适用于严重心力衰竭患者。临床应用宜从小剂量10 μg/min开始,可酌情逐渐增加剂量至50～250 μg/min。由于其强效降压作用,应用过程中要密切监测血压,根据血压调整合适的维持剂量。长期使用时其代谢产物(硫代氰化物和氰化物)会产生毒性反应,特别是严重肝肾衰竭的患者应避免使用。减量时,硝普钠应该缓慢减量,并加用口服血管扩张药,以避免反跳。AHF 时硝普钠的使用尚缺乏对照试验,而且在 AMI 时使用,病死率增高。在急性冠脉综合征所致的心力衰竭患者,因为 SNP 可引起冠脉窃血,故在此类患者中硝酸酯类的使用优于硝普钠。

奈西立肽:这是一类新的血管扩张药肽类,近期被用以治疗 AHF 患者。它是人脑钠尿肽(BNP)的重组体,是一种内源性激素物质。它能够扩张静脉、动脉、冠状动脉,由此降低前负荷和后负荷,在无直接正性肌力的情况下增加心排血量。慢性心力衰竭患者输注奈西立肽对血流动力学产生有益的作用,可以增加钠排泄,抑制肾素-血管紧张素-醛固酮和交感神经系统。它和静脉使用硝酸甘油相比,能更有效地促进血流动力学改善,并且不良反应更少。该药临床试验的结果尚不一致。根据近期的两项研究(VMAC 和 PROACTION)表明,该药的应用可以带来临床和血流动力学的改善,推荐应用于急性失代偿性心力衰竭。国内一项Ⅱ期临床研究提示,该药较硝酸甘油静脉制剂能够更显著降低 PCWP,缓解患者的呼吸困难。应用方法:先给予负荷剂量 1.500 $\mu g/kg$,静脉缓慢推注,继以 0.007 5～0.015 0 $\mu g/(kg \cdot min)$静脉滴注;也可不用负荷剂量而直接静脉滴注。疗程一般 3 天,不建议连续用药超过 7 天。

乌拉地尔:该药具有外周和中枢双重扩血管作用,可有效降低血管阻力,降低后负荷,增加心排血量,但不影响心率,从而减少心肌耗氧量。适用于高血压心脏病、缺血性心肌病(包括急性心肌梗死)和扩张型心肌病引起的急性左心衰竭患者;可用于 CO 降低、PCWP≥2.40 kPa(18 mmHg)的患者。通常静脉滴注 100～400 $\mu g/min$,可逐渐增加剂量,并根据血压和临床状况予以调整。伴严重高血压者可缓慢静脉注射12.5～25.0 mg。

应用血管扩张药的注意事项:下列情况下患者禁用血管扩张药物:①收缩压＜12.00 kPa(90 mmHg),或持续低血压并伴症状尤其有肾功能不全的患者,以避免重要脏器灌注减少;②严重阻塞性心瓣膜疾病患者,例如主动脉瓣狭窄、二尖瓣狭窄患者,有可能出现显著的低血压,应慎用;③梗阻性肥厚型心肌病。

(3)急性心力衰竭时血管紧张素转化酶抑制剂(ACEI)的使用:ACEI 在急性心力衰竭中的应用仍存在诸多争议。急性心力衰竭的急性期、病情尚未稳定的患者不宜应用。急性心肌梗死后的急性心力衰竭可以试用,但须避免静脉应用,口服起始剂量宜小。在急性期病情稳定 48 小时后逐渐加量,疗程至少 6 周,不能耐受 ACEI 者可以应用 ARB 治疗。

在心排血量处于边缘状况时,ACE 抑制剂应谨慎使用,因为它可以明显降低肾小球滤过率。当联合使用非甾体消炎药,及出现双侧肾动脉狭窄时,不能耐受 ACE 抑制剂的风险增加。

(4)利尿药。

适应证:AHF 和失代偿心力衰竭的急性发作,伴有液体潴留的情况是应用利尿药的指征。利尿药缓解症状的益处及其在临床上被广泛认可,无需再进行大规模的随机临床试验来评估。

作用效应:静脉使用袢利尿药也有扩张血管效应,在使用早期(5～30 分钟)它降低肺阻抗的同时也降低右房压和肺毛细血管楔压。如果快速静脉注射大剂量(＞1 mg/kg)时,就有反射性血管收缩的可能。它与慢性心力衰竭时使用利尿药不同,在严重失代偿性心力衰竭使用利尿药能使容量负荷恢复正常,可以在短期内减少神经内分泌系统的激活。特别是在急性冠脉综合征的患者,应使用低剂量的利尿药,最好已给予扩血管治疗。

实际应用:静脉使用袢利尿药(呋塞米、托拉塞米),它有强效快速的利尿效果,对 AHF 患者优先考虑使用。在入院以前就可安全使用,应根据利尿效果和淤血症状的缓解情况来选择剂量。

开始使用负荷剂量,然后继续静脉滴注呋塞米或托拉塞米,静脉滴注比一次性静脉注射更有效。噻嗪类和螺内酯可以联合祥利尿药使用,低剂量联合使用比高剂量使用一种药更有效,而且继发反应也更少。将祥利尿药和多巴酚丁胺、多巴胺或硝酸盐联合使用也是一种治疗方法,它比仅仅增加利尿药更有效,不良反应也更少。

不良反应、药物的相互作用:虽然利尿药可安全地用于大多数患者,但它的不良反应也很常见,甚至可威胁生命。它们包括:神经内分泌系统的激活,特别是肾素-血管紧张素-醛固酮系统和交感神经系统的激活;低血钾、低血镁和低氯性碱中毒可能导致严重的心律失常;可以产生肾毒性及加剧肾衰竭。过度利尿可过分降低静脉压、肺毛细血管楔压及舒张期灌注,由此导致每搏输出量和心排血量下降,特别见于严重心力衰竭和以舒张功能不全为主的心力衰竭或缺血所致的右室功能障碍。

(5)β 受体阻滞剂。

适应证和基本原理:目前尚无应用 β 受体阻滞剂治疗 AHF 患者,改善其症状的研究。相反,AHF 患者时是禁止使用 β 受体阻滞剂的。急性心肌梗死后早期肺部啰音超过基底部的患者,及低血压患者均被排除在应用 β 受体阻滞剂的临床试验之外。急性心肌梗死患者没有明显心力衰竭或低血压,使用 β 受体阻滞剂能限制心肌梗死范围,减少致命性心律失常,并缓解疼痛。

当患者出现缺血性胸痛对阿片制剂无效、反复发生缺血、高血压、心动过速或心律失常时,可考虑静脉使用 β 受体阻滞剂。在 Gothenburg 美托洛尔研究中发现,急性心肌梗死发作早期应静脉使用美托洛尔或安慰剂,接着口服治疗 3 个月。美托洛尔的研究发现使心力衰竭的患者明显减少。如果患者有肺底部啰音的肺淤血征象,联合使用呋塞米,美托洛尔治疗可产生更好的疗效,降低病死率和并发症。

实际应用:当患者伴有明显急性心力衰竭,肺部啰音超过基底部时,应慎用 β 受体阻滞剂。对出现进行性心肌缺血和心动过速的患者,可以考虑静脉使用美托洛尔。

但是,对急性心肌梗死伴发急性心力衰竭的患者,其病情稳定后,应早期使用 β 受体阻滞剂。对于慢性心力衰竭患者,在急性发作稳定后(通常 4 天后),应早期使用 β 受体阻滞剂。

在大规模临床试验中,比索洛尔、卡维地洛或美托洛尔的初始剂量很小,然后逐渐缓慢增加到目标剂量。应个体化增加剂量。β 受体阻滞剂可能过度降低患者血压,减慢心率。一般原则是,在服用 β 受体阻滞剂的患者由于心力衰竭加重而住院,除非必须用正性肌力药物维持,否则应继续服用 β 受体阻滞剂。但如果疑为 β 受体阻滞剂剂量过大(如有心动过缓和低血压)时,可减量继续用药。

(6)正性肌力药:此类药物适用于低心排血量综合征患者,如伴症状性低血压或 CO 降低伴有循环淤血的患者,可缓解组织低灌注所致的症状,保证重要脏器的血液供应。血压较低和对血管扩张药物及利尿药不耐受或反应不佳的患者尤其有效。使用正性肌力药有潜在的危害性,因为它能增加耗氧量、增加钙负荷,所以应谨慎使用。

对于失代偿的慢性心力衰竭患者,其症状、临床过程和预后很大程度上取决于血流动力学。所以,改善血流动力学参数成为治疗的目的。在这种情况下,正性肌力药可能对患者有效,甚至挽救生命。但它改善血流动力学参数的益处,部分被它增加心律失常的危险抵消了。而且在某些病例,由于过度增加能量消耗引起心肌缺血和心力衰竭的慢性进展。但正性肌力药使用时的利弊比率,不同的药结果并不相同。对于那些兴奋 $β_1$ 受体的药物,可以增加心肌细胞胞内钙的浓度,可能有更高的危险性。有关正性肌力药用于急性心力衰竭治疗的对照试验研究较少,特别对预后的远期效应的评估更少。

洋地黄类:此类药物能轻度增加 CO 和降低左心室充盈压;对急性左心衰竭患者的治疗有一定帮助。一般应用毛花苷 C 0.2~0.4 mg,缓慢静脉注射,2~4 小时后,可以再用 0.2 mg,伴快速心室率的房颤患者可酌情适当增加剂量。

多巴胺:小剂量<2 μg/(kg·min)的多巴胺仅作用于外周多巴胺受体,直接或间接降低外周阻力。在此剂量下,对于肾脏低灌注和肾衰竭的患者,它能增加肾血流量、肾小球滤过率、利尿和增加钠的排泄,并增强对利尿药的反应。>2 μg/(kg·min)的多巴胺直接或间接刺激 β 受体,增加心肌的收缩力和心排血量。当剂量>5 μg/(kg·min)时,它作用于 α 受体,增加外周血管阻力。此时,虽然它对低血压患者很有效,但它对 AHF 患者可能有害,因为它增加了左室后负荷,增加了肺动脉压和肺阻力。

多巴胺可以作为正性肌力药[>2 μg/(kg·min)]用于 AHF 伴有低血压的患者。当静脉滴注低剂量≤2 μg/(kg·min)时,它可以使失代偿性心力衰竭伴有低血压和尿量减少的患者增加肾血流量,增加尿量。但如果无反应,则应停止使用。

多巴酚丁胺:多巴酚丁胺的主要作用在于,通过刺激 β₁ 受体和 β₂ 受体产生剂量依赖性的正性变时、正性变力作用,并反射性地降低交感张力和血管阻力,其最终结果依个体而不同。小剂量时,多巴酚丁胺能产生轻度的血管扩张反应,通过降低后负荷而增加射血量。大剂量时,它可以引起血管收缩。心率通常呈剂量依赖性增加,但增加的程度弱于其他儿茶酚胺类药物。但在房颤的患者,心率可能增加到难以预料的水平,因为它可以加速房室传导。全身收缩压通常轻度增加,但也可能不变或降低。心力衰竭患者静脉滴注多巴酚丁胺后,观察到尿量增多,这可能是它提高心排血量而增加肾血流量的结果。

多巴酚丁胺用于患者外周低灌注(低血压,肾功能下降)伴或不伴有淤血或肺水肿、使用最佳剂量的利尿药和扩血管剂无效时。

多巴酚丁胺常用来增加患者心排血量。它的起始静脉滴注速度为 2~3 μg/(kg·min),可以逐渐增加到 20 μg/(kg·min)。无须负荷量。静脉滴注速度根据症状、尿量反应或血流动力学监测结果来调整。它的血流动力学作用和剂量成正比,在静脉滴注停止后,它的清除也很快。

在接受 β 受体阻滞剂治疗的患者,需要增加多巴酚丁胺的剂量,才能恢复它的正性肌力作用。

单从血流动力学看,多巴酚丁胺的正性肌力作用增加了磷酸二酯酶抑制剂(PDEI)作用。PDEI 和多巴酚丁胺的联合使用能产生比单一用药更强的正性肌力作用。

长时间地持续静脉滴注多巴酚丁胺(24~48 小时以上)会出现耐药,部分血流动力学效应消失。长时间应用应逐渐减量。

静脉滴注多巴酚丁胺常伴有心律失常发生率的增加,可来源于心室和心房。这种影响呈剂量依赖性,可能比使用 PDEI 时更明显。在使用利尿药时应及时补钾。心动过速时使用多巴酚丁胺要慎重,多巴酚丁胺静脉滴注可以促发冠心病患者的胸痛。现在还没有关于 AHF 患者使用多巴酚丁胺的对照试验,一些试验显示它的增加不利心血管事件。

磷酸二酯酶抑制剂:米力农和依诺昔酮是两种临床上使用的Ⅲ型磷酸二酶抑制剂(PDEI)。在 AHF 患者使用时,它们能产生明显的正性肌力、松弛性及外周扩血管效应,由此增加心排血量和搏出量,同时伴随有肺动脉压、肺毛细血管楔压的下降,全身和肺血管阻力下降。它在血流动力学方面,介于纯粹的扩血管剂(如硝普钠)和正性肌力药(如多巴酚丁胺)之间。因为它们的作用部位远离β受体,所以在使用β受体阻滞剂的同时,PDEI仍能够保留其效应。

Ⅲ型PDEI用于低灌注伴或不伴有淤血患者,其使用最佳剂量的利尿药和扩血管剂无效时应用。

当患者在使用β受体阻滞剂时,和(或)对多巴酚丁胺没有足够的反应时,Ⅲ型PDEIs可能优于多巴酚丁胺。

由于其过度的外周扩血管效应可引起的低血压,静脉推注较静脉滴注时更常见。有关PDEI治疗对AHF患者的远期疗效目前数据尚不充分,但人们已提高了对其安全性的重视,特别是对缺血性心脏病心力衰竭患者。

左西孟旦:这是一种钙增敏剂,通过结合于心肌细胞上的肌钙蛋白C促进心肌收缩,还通过介导ATP敏感的钾离子通道而发挥血管舒张作用和轻度抑制磷酸二酯酶的效应。其正性肌力作用独立于β肾上腺素能刺激,可用于正接受β受体阻滞剂治疗的患者。左西孟旦的乙酰化代谢产物,仍然具有药理活性,半衰期约80小时,停药后作用可持续48小时。

临床研究表明,急性心力衰竭患者应用本药静脉滴注可明显增加CO和每搏输出量,降低PCWP、全身血管阻力和肺血管阻力;冠心病患者不会增加病死率。用法:首剂 $12\sim24~\mu g/kg$ 静脉注射(大于10分钟),继以 $0.1~\mu g/(kg \cdot min)$ 静脉滴注,可酌情减半或加倍。对于收缩压 $<13.33~kPa(100~mmHg)$ 的患者,不需要负荷剂量,可直接用维持剂量,以防止发生低血压。

在比较左西孟旦和多巴酚丁胺的随机对照试验中,已显示左西孟旦能改善患者呼吸困难和疲劳等症状,并产生很好的结果。不同于多巴酚丁胺的是,当联合使用β受体阻滞剂时,左西孟旦的血流动力学效应不会减弱,甚至会更强。

在大剂量使用左西孟旦静脉滴注时,患者可能会出现心动过速、低血压,对收缩压低于 $11.33~kPa$($85~mmHg$)的患者不推荐使用。在与其他安慰剂或多巴酚丁胺比较的对照试验中显示,左西孟旦并没有增加患者恶性心律失常的发生率。

3.非药物治疗

(1)IABP:临床研究表明,这是一种有效改善患者心肌灌注同时又降低心肌耗氧量和增加CO的治疗手段。

IABP的适应证:①急性心肌梗死或严重心肌缺血并发心源性休克,且不能由药物治疗纠正;②伴血流动力学障碍的严重冠心病(如急性心肌梗死伴机械并发症);③心肌缺血伴顽固性肺水肿。

IABP的禁忌证:①存在严重的外周血管疾病;②主动脉瘤;③主动脉瓣关闭不全;④活动性出血或其他抗凝禁忌证;⑤严重血小板缺乏。

(2)机械通气。急性心力衰竭者行机械通气的指征:①出现心跳呼吸骤停而进行心肺复苏时;②合并Ⅰ型或Ⅱ型呼吸衰竭。机械通气的方式有以下两种。

无创呼吸机辅助通气:这是一种无需气管插管、经口/鼻面罩给患者供氧、由患者自主呼吸触发的机械通气治疗。分为持续气道正压通气(CPAP)和双相间歇气道正压通气(BiPAP)两种模式。

作用机制:通过气道正压通气可改善患者的通气状况,减轻肺水肿,纠正缺氧和二氧化碳潴留,从而缓解Ⅰ型或Ⅱ型呼吸衰竭。

适用对象:Ⅰ型或Ⅱ型呼吸衰竭患者经常规吸氧和药物治疗仍不能纠正时应及早应用。主要用于呼吸频率≤25次/分钟、能配合呼吸机通气的早期呼吸衰竭患者。在下列情况下患者应用受限:不能耐受和合作的患者、有严重认知障碍和焦虑的患者、呼吸急促(频率>25 次/分钟)、呼吸微弱和呼吸道分泌物多的患者。

气道插管和人工机械通气:应用指征为心肺复苏时、严重呼吸衰竭经常规治疗不能改善者,尤其是出现明显的呼吸性和代谢性酸中毒并影响到意识状态的患者。

(3)血液净化治疗。

机制:此法不仅可维持患者水、电解质和酸碱平衡,稳定内环境,还可清除尿毒症毒素(肌酐、尿素、尿酸等)、细胞因子、炎症介质及心脏抑制因子等。治疗中的物质交换可通过血液滤过(超滤)、血液透析、连续血液净化和血液灌流等来完成。

适应证:本法对急性心力衰竭有益,但并非常规应用的手段。患者出现下列情况之一时可以考虑采用:①高容量负荷如肺水肿或严重的外周组织水肿,且对祥利尿药和噻嗪类利尿药抵抗;②低钠血症(血钠<110 mmol/L)且有相应的临床症状,如神志障碍、肌张力减退、腱反射减弱或消失、呕吐及肺水肿等,在上述两种情况应用单纯血液滤过即可;③肾功能进行性减退,血肌酐>500 μmol/L或符合急性血液透析指征的其他情况。

患者不良反应和处理:建立患者体外循环的血液净化均存在与体外循环相关的不良反应,如生物不相容、出血、凝血、血管通路相关并发症、感染、机器相关并发症等。应避免出现新的内环境紊乱,连续血液净化治疗时应注意热量及蛋白的丢失。

(4)心室机械辅助装置:患者经常规药物治疗急性心力衰竭无明显改善时,有条件的可应用此种技术。此类装置有体外膜式氧合(ECMO)、心室辅助泵(如可置入式电动左心辅助泵、全人工心脏)。根据急性心力衰竭的不同类型,可选择应用心室辅助装置,在积极纠治基础心脏病的前提下,短期辅助心脏功能,可作为心脏移植或心肺移植的过渡。ECMO 可以部分或全部代替心肺功能。临床研究表明,短期循环呼吸支持(如应用 ECMO)可以明显改善预后。

(李永梅)

第七节　急性右心衰竭

急性右心衰竭又称急性右心功能不全,它是由于某些原因使患者的心脏在短时间内发生急性功能障碍,同时其代偿功能不能满足实际需要而导致的以急性右心排血量减低和体循环淤血为主要表现的临床综合征。该病很少单独出现,多见于急性大面积肺栓塞、急性右心室 MI 等,或继发于急性左心衰竭及慢性右心功能不全者由于各种诱因病情加重所致。因临床较为多见,若处理不及时也可威胁患者生命,故需引起临床医师特别是心血管病专科医师的足够重视。

一、病因

(一)急性肺栓塞

在急性右心功能不全的病因中,急性肺栓塞占有十分重要的地位。患者由于下肢静脉曲张、长时间卧床、机体高凝状态及手术、创伤、肿瘤甚至矛盾性栓塞等原因,使右心或周围静脉系统内栓子(矛盾性栓塞除外)脱落,回心后突然阻塞主肺动脉或左右肺动脉主干,造成肺循环阻力急剧升高,心排血量显著降低,引起右心室迅速扩张,一般认为栓塞造成肺血流减少>50%时临床上即可发生急性右心衰竭。

（二）急性右心室 MI

在急性心肌梗死累及右室时，可造成右心排血量下降，右室充盈压升高，容量负荷增大。上述变化发生迅速，右心室尚无代偿能力，易出现急性右心衰竭。

（三）特发性肺动脉高压

特发性肺动脉高压的基本病变是致丛性肺动脉病，即由动脉中层肥厚、细胞性内膜增生、向心性板层性内膜纤维化、扩张性病变、类纤维素坏死和丛样病变形成等构成的疾病，迄今为止，其病因不明。该病存在广泛的肺肌型动脉和细动脉管腔狭窄和阻塞，导致肺循环阻力明显增加，可超过正常的 12～18 倍，由于右心室后负荷增加，右室肥厚和扩张，当心室代偿功能低下时，右心室舒张末期压和右房压明显升高，心排血量逐渐下降，病情加重时即可出现急性右心功能不全。

（四）慢性肺源性心脏病急性加重

慢性阻塞性肺疾病（COPD）由于低氧性肺血管收缩、继发性红细胞增多、肺血管慢性炎症重构及血管床的破坏等原因可造成肺动脉高压，加重右室后负荷，造成右室肥大及扩张，形成肺源性心脏病。当存在感染、右心室容量负荷过重等诱因时，即可出现急性右心功能不全。

（五）瓣膜性心脏病

肺动脉瓣狭窄等造成患者右心室流出道受阻的疾病可增加右心室收缩阻力；三尖瓣大量反流增加右心室前负荷并造成体循环淤血；二尖瓣或主动脉病变使肺静脉压增高，间接增加肺血管阻力，加重右心后负荷。上述原因均可导致患者右心功能不全，严重时出现急性右心衰竭。

（六）继发于左心系统疾病

如冠心病急性心肌梗死、扩张型心肌病、急性心肌炎等这些疾病由于左心室收缩功能障碍，造成不同程度的肺淤血，使患者肺静脉压升高，晚期可引起不同程度的肺动脉高压，形成急性右心功能不全。

（七）心脏移植术后急性右心衰竭

急性右心衰竭是当前困扰心脏移植手术的一大难题。据报道，移植术前肺动脉高压是移植的高危因素，因此术前需常规经 Swan-Ganz 导管测定血流动力学参数。肺血管阻力 4 wu（32×10^3 Pa·s/L），肺血管阻力指数 6 wu/m²［48×10^3 Pa·s/(L·m²)］，肺动脉峰压值＞8.00 kPa（60 mmHg）（1 mmHg＝0.1333 kPa）或跨肺压力差 2.00 kPa（15 mmHg）均是肯定的高危人群，而有不可逆肺血管阻力升高者其术后病死率较可逆者高 4 倍。术前正常的肺血管阻力并不绝对预示患者术后不发生右心衰竭。因为离体心脏的损伤，体外循环对心肌、肺血管的影响等，也可引起植入心脏不适应绝对或相对的肺动脉高压、肺血管高阻力而发生右心衰竭。右心衰竭所致心腔扩大，心肌缺血，肺循环血量减少及向左偏移的室间隔等又能干扰左心回血，从而诱发全心衰竭。

二、病理生理

正常肺循环包括右心室、肺动脉、毛细血管及肺静脉，其主要功能是进行气体交换，血流动力学有以下 4 个特点：第一，压力低，肺动脉压力约为正常主动脉压力的 1/10～1/7；第二，阻力小，正常人肺血管阻力为体循环阻力的 1/10～1/5；第三，流速快，肺脏接受心脏搏出的全部血液，但其流程远较体循环为短，故流速快；第四，容量大，肺血管床面积大，可容纳 900 mL 血液，约占全身血量的 9%。由于肺血管有适应其生理需要的不同于体循环的自身特点，所以其血管的组织结构功能也与体循环血管不同。此外，右心室室壁较薄，心腔较小，心室顺应性良好，其解剖结构特点有利于右室射血,适应高容量及低压力的肺循环系统,却不耐受高压力。同时右心室与左心室拥有共同的室间隔和心包,其过度扩张会改变室间隔的位置及心腔构形,影响左心室的容积和压力,从而使左心室回心血量及射血能力发生变化,因此左、右心室在功能上是相互依赖的。

当各种原因造成患者体循环重度淤血,右心室前/后负荷迅速增加,或原有的异常负荷在某种诱因下突然加重,及右心室急性缺血功能障碍时,均可出现患者急性右心功能不全。临床常见如前负荷增加的急性水、钠潴留和三尖瓣大量反流,后负荷增加的急性肺栓塞、慢性肺动脉高压急性加重,急性左心衰竭致肺循环阻力明显升高,及右心功能受损的急性右心室 MI 等。急性右心衰竭发生时患者肺毛细血管楔压和左房压可正常或升高,多数出现右室肥厚和扩张,当超出心室代偿功能时(右心室 MI 则为右室本身功能下降),右室舒张末期压和右房压明显升高,表现为体循环淤血的体征,扩大的右室还可压迫左室造成心排血量逐渐下降,重症患者常低于正常的50%以下,同时体循环血压下降,收缩压常降至 12.00～13.33 kPa(90～100 mmHg)或更低,脉压变窄,组织灌注不良,甚至会出现周围性发绀。对于心脏移植的患者,术前均存在严重的心力衰竭,肺动脉压力可有一定程度的升高,受体心脏(尤其是右心室)已对其产生了部分代偿能力,而供体是一个完全正常的心脏,当开始工作时右心室对增加的后负荷无任何适应性,加之离体心脏的损伤,体外循环对心肌、肺血管的影响等,也可引起植入心脏不适应绝对或相对的肺动脉高压、肺血管高阻力而发生右心衰竭。

三、临床表现

(一)症状

1.胸闷气短,活动耐量下降

患者胸闷气短,活动耐量下降,可由于肺通气/血流比例失调,低氧血症造成,多见于急性肺栓塞、肺心病等。

2.上腹部胀痛

患者上腹部胀痛是右心衰竭较早的症状。常伴有食欲缺乏、恶心、呕吐,此多由于肝、脾及胃肠道淤血所引起,腹痛严重时可被误诊为急腹症。

3.周围性水肿

右心衰竭早期,由于体内先有水、钠潴留,故在水肿出现前先有体重的增加,随后可出现双下肢、会阴及腰骶部等下垂部位的凹陷性水肿,重症者可波及全身。

4.胸腔积液

患者急性右心衰竭时,由于静脉压的急剧升高,常出现胸腔积液及腹水,一般为漏出液。胸腔积液可同时见于左、右两侧胸腔,但以右侧较多,其原因不甚明了。由于壁层胸膜静脉回流至腔静脉,脏层胸膜静脉回流至肺静脉,因而胸腔积液多见于全心衰竭者。患者腹水大多发生于晚期,由于心源性肝硬化所致。

5.发绀

患者右心衰竭出现可有不同程度的发绀,最早见于指端、口唇和耳郭,较左心衰竭者为明显。其原因除血液中血红蛋白在肺部氧合不全外,常与血流缓慢,组织从毛细血管中摄取较多的氧而使血液中还原血红蛋白增加有关(周围型发绀)。严重贫血者发绀可不明显。

6.神经系统症状

患者神经系统症状可有神经过敏、失眠、嗜睡等症状,重者可发生精神错乱。其可能由于脑淤血、缺氧或电解质紊乱等原因引起。

7.不同原发病各自的症状

如急性肺栓塞患者可有呼吸困难、胸痛、咯血、血压下降；右心室 MI 可有胸痛；慢性肺心病可有咳嗽、咳痰、发热；瓣膜病可有活动耐力下降等表现。

（二）体征

1.皮肤及巩膜黄染

患者长期慢性肝淤血缺氧，可引起肝细胞变性、坏死并最终发展为心源性肝硬化，肝功能呈现不正常，胆红素异常升高并出现黄疸。

2.颈静脉怒张

患者颈静脉怒张是右心衰竭的一个较明显征象。其出现常较皮下水肿或肝肿大为早，同时可见舌下、手臂等浅表静脉异常充盈，压迫充血肿大的肝脏时，颈静脉怒张更加明显，此称肝-颈静脉回流征阳性。

3.心脏体征

主要为原有心脏病表现，由于患者右心衰竭常继发于左心衰竭，因而左、右心室均可扩大。患者右心室扩大引起三尖瓣关闭不全时，在三尖瓣听诊可听到吹风性收缩期杂音，剑突下可有收缩期抬举性搏动。在肺动脉压升高时可出现肺动脉瓣区第二心音增强及分裂，有响亮收缩喷射性杂音伴震颤，可有舒张期杂音，心前区可有奔马律，可有阵发性心动过速，心房扑动或颤动等心律失常。由左心衰竭引起的肺淤血症状和肺动脉瓣区第二心音亢进，可因右心衰竭的出现而减轻。

4.胸腔积液、腹水

患者胸腔积液、腹水可有单侧或双侧下肺呼吸音减低，叩诊呈浊音；腹水征可为阳性。

5.肝脾肿大

患者肝脏肿大、质硬并有压痛。若有三尖瓣关闭不全并存，触诊肝脏可感到有扩张性搏动。

6.外周水肿

患者由于体内水、钠潴留，可于下垂部位如双下肢、会阴及腰骶部等出现凹陷性水肿。

7.发绀

患者慢性右心功能不全急性加重时常因基础病的不同存在发绀，甚至可有杵状指。

四、实验室检查

（一）血常规

缺乏特异性。长期缺氧者可有红细胞、血红蛋白的升高，白细胞计数可正常或增高。

（二）血生化

患者血清丙氨酸氨基转移酶及胆红素常升高，乳酸脱氢酶、肌酸激酶亦可增高，常伴有低蛋白血症、电解质紊乱等。

（三）凝血指标

患者血液多处于高凝状态，国际标准化比值（INR）可正常或缩短，急性肺栓塞时 D-二聚体明显升高。

（四）血气分析

患者动脉血氧分压、氧饱和度多降低，二氧化碳分压在急性肺栓塞时降低，在肺心病、先天性心脏病时可升高。

五、辅助检查

(一)心电图检查

多显示右心房、室的增大或肥厚。此外还可见肺型 P 波、电轴右偏、右束支传导阻滞和 Ⅱ、Ⅲ、aVF 及右胸前导联 ST-T 改变。急性肺栓塞时心电图变化由急性右心室扩张所致，常示电轴显著右偏，极度顺时针转位。Ⅰ 导联 S 波深、ST 段呈 J 点压低，Ⅲ 导联 Q 波显著和 T 波倒置，呈 $S_I Q_{III} T_{III}$ 波形。aVF 和 Ⅲ 导联相似，aVR 导联 R 波常增高，右胸导联 R 波增高、T 波倒置。可出现房性或室性心律失常。急性右心室 MI 时右胸导联可有 ST 段抬高。

(二)胸部 X 线检查

急性右心功能不全患者 X 线表现的特异性不强，可具有各自基础病的特征。肺动脉高压时可有肺动脉段突出（>3 mm），右下肺动脉横径增宽（>15 mm），肺门动脉扩张与外围纹理纤细形成鲜明的对比或呈"残根状"；右心房、室扩大，心胸比率增加，右心回流障碍致奇静脉和上腔静脉扩张。肺栓塞在起病12～36 小时后肺部可出现肺下叶卵圆形或三角形浸润阴影，底部常与胸膜相连；也可有肋膈角模糊或胸腔积液阴影；膈肌提升及呼吸幅度减弱。

(三)超声心动图检查

患者急性右心功能不全时，UCG 检查可发现右心室收缩期和舒张期超负荷，表现为右室壁增厚及运动异常，右心排血量减少，右心室增大（右室舒张末面积/左室舒张末面积比值>0.6），室间隔运动障碍，三尖瓣反流和肺动脉高压。常见的肺动脉高压征象有：右室肥厚和扩大，中心肺动脉扩张，肺动脉壁顺应性随压力的增加而下降，三尖瓣和肺动脉瓣反流。右心室 MI 除右心室腔增大外，常出现左心室后壁或下壁运动异常。患者心脏瓣膜病或扩张型心肌病引起慢性左心室扩张时，不能通过测定心室舒张面积比率评价右心室扩张程度。某些基础性心脏病患者，如先心病、瓣膜病等心脏结构异常的，也可经超声心动图明确诊断。

(四)其他检查

肺部放射性核素通气/灌注扫描显示不匹配及肺血管增强 CT 对肺栓塞患者的诊断有指导意义。CT 检查亦可帮助患者鉴别心肌炎、心肌病、COPD 等疾病，是临床常用的检查方法。做选择性肺动脉造影可准确地了解患者栓塞所在的部位和范围，但此检查属有创伤性，存在一定的危险，只宜在有条件的医院及考虑手术治疗的患者中做术前检查。

六、鉴别诊断

急性右心功能不全是一组较为常见的临床综合征，包括腹胀、肝脾大、胸腹水、下肢水肿等。由于患者病因的不同，其主要表现存在一定的差异。除急性右心衰竭表现外，如突然发病、呼吸困难、窒息、心悸、发绀、剧烈胸痛、晕厥和休克，尤其是发生于长期卧床或手术后的患者，应考虑大块肺动脉栓塞引起急性肺源性心脏病的可能；如胸骨后呈压榨性或窒息性疼痛并放射至左肩、臂，一般无咯血，心电图有右心导联 ST-T 特征性改变，伴心肌酶学或特异性标志物的升高，应考虑为急性右心室 MI；如患者既往有慢性支气管炎、肺气肿病史，此次为各种诱因病情加重，应考虑为慢性肺心病急性发作；如结合患者体格检查及超声心动图资料，发现有先天性心脏病或瓣膜病证据，应考虑为原有基础心脏病所致。限制型心肌病或缩窄性心包炎等疾病由于心室舒张功能下降或心室充盈受限，使得患者静脉回流障碍，在肺静脉压升高的同时体循环重度淤血，某些诱因下（如入量过多或出量不足）即出现肝脾大、下肢水肿等症状，也应与急性右心功能不全相鉴别。

七、治疗

(一)一般治疗

应卧床休息及吸氧,并严格限制入液量。若患者急性心肌梗死或肺栓塞剧烈胸痛时,可给予吗啡 3~5 mg 静脉推注或罂粟碱 30~60 mg 皮下或肌内注射以止痛及解痉。当患者存在低蛋白血症时应静脉输入清蛋白治疗,同时注意纠正电解质及酸碱平衡紊乱。

(二)强心治疗

患者心力衰竭时应使用直接加强心肌收缩力的洋地黄类药物,如将快速作用的去乙酰毛花苷注射液 0.4 mg 加入 5% 的葡萄糖溶液 20 mL 中,缓慢静脉注射,必要时 2~4 小时再给该药 0.2~0.4 mg;同时可给予地高辛 0.125~0.25 mg,每天 1 次治疗。

(三)抗休克治疗

患者出现心源性休克症状时可应用直接兴奋心脏 β-肾上腺素受体,增强心肌收缩力和心搏量的药物,如将多巴胺 20~40 mg 加入 200 mL 5% 葡萄糖溶液中静脉滴注,或 2~10 μg/(kg·min) 以微量泵静脉维持输入,依血压情况逐渐调整剂量;也可用多巴酚丁胺 2.5~15 μg/(kg·min) 微量泵静脉输入或滴注。

(四)利尿治疗

患者急性期多应用袢利尿药,如呋塞米(速尿)20~80 mg、布美他尼(丁尿胺)1~3 mg、托拉塞米(特苏尼)20~60 mg 等静脉推注以减轻前负荷,并每日口服上述药物辅助利尿。同时可服用有醛固酮拮抗作用的保钾利尿药,如螺内酯(安体舒通)20 mg,每天 3 次,以加强利尿效果,减少电解质紊乱。症状稳定后可应用噻嗪类利尿药,如氢氯噻嗪 50~100 mg 与上述袢利尿药隔日交替口服,减少耐药性。

(五)扩血管治疗

应从小剂量起谨慎应用,以免引起低血压。若合并左心衰竭可应用硝普钠 6.25 μg/min 起微量泵静脉维持输入,依病情及血压数值逐渐调整剂量,起到同时扩张小动脉和静脉的作用,有效地减低心室前、后负荷;合并急性心肌梗死可应用硝酸甘油 5~10 μg/min 或硝酸异山梨酯 50~100 μg/min,静脉滴注或微量泵维持输入,以扩张静脉系统,降低心脏前负荷。口服硝酸酯类或 ACEI 类等药物的患者也可根据病情适当加用,剂量依个体调整。

(六)保肝治疗

对于肝脏淤血肿大,肝功能异常伴黄疸或腹水的患者,可将还原型谷胱甘肽 600 mg 加入 250 mL 5% 葡萄糖溶液中,每日 2 次,静脉滴注,或多烯磷脂酰胆碱(易善复)465 mg(10 mL)加入 250 mL 5% 葡萄糖溶液中,每日 1~2 次,静脉滴注,可同时静脉注射维生素 C 5~10 g,每天 1 次,并辅以口服葡醛内酯(肝太乐)、肌苷等药物,加强患者肝脏保护,逆传肝细胞损害。

(七)针对原发病的治疗

由于引起急性右心功能不全的原发疾病各不相同,治疗时需有一定的针对性。如急性肺栓塞应考虑 rt-PA 或尿激酶溶栓及抗凝治疗,必要时行急诊介入或外科手术;特发性肺动脉高压患者应考虑前列环素、内皮素-1 受体拮抗剂、磷酸二酯酶抑制剂、一氧化氮吸入等针对性降低肺动脉压及扩血管治疗;急性右心室 MI 应考虑急诊介入或 rt-PA、尿激酶溶栓治疗;慢性肺源性心脏病急性发作患者应考虑抗感染及改善通气、稀释痰液等治疗;先心病、瓣膜性心脏病患者应考虑在心力衰竭症状改善后进一步进行外科手术治疗;心脏移植患者,术前应严格评价血流的动力学参数,判断肺血管阻力及经扩血管治疗的可逆性,并要求患者术前肺血管处于最大限度的舒张状态,术后长时间应用血管活性药物,如前列环素等。

总之,随着诊断及治疗水平的提高,急性右心功能不全已在临床工作中得到广泛认识,且治疗效果明显改善,对患者整体病情的控制起到了一定的帮助。

(李永梅)

第八节　舒张性心力衰竭

心力衰竭是一个包括多种病因和发病机制的临床综合征。其中,舒张性心力衰竭(diastolic heart failure,DHF)是近 20 年才得到研究和认识的一类心力衰竭。其主要特点:有典型的心力衰竭的临床症状、体征和实验室检查证据(如胸部 X 线检查肺淤血表现),而超声心动图等影像检查显示左心室射血分数(LVEF)正常,并除外了瓣膜病和单纯右心衰竭。研究发现,DHF 患者约占所有心力衰竭患者的 50%。与收缩性心力衰竭(SHF)比较,DHF 有更长的生存期,而且两者的治疗措施不尽相同。

一、舒张性心力衰竭的临床特点

(一)病因特点

DHF 通常发生于年龄较大的患者,女性比男性发病率和患病率更高。最常发生于高血压患者,特别是有严重心肌肥厚的患者。冠心病也是常见病因,特别是由一过性缺血发作造成的可逆性损伤及急性心肌梗死早期,心肌顺应性急剧下降,左室舒张功能损害。DHF 还见于肥厚型心肌病、糖尿病性心肌病、心内膜弹力纤维增生症、浸润型心肌病(如心肌淀粉样变性)等。DHF 急性发生常由血压短期内急性升高和快速心率的心房颤动发作引起。DHF 与 SHF 可以合并存在,这种情况见于冠心病心力衰竭,既可以因心肌梗死造成的心肌丧失或急性缺血发作导致心肌收缩力急剧下降而致 SHF,也可以由非扩张性的纤维瘢痕替代了正常的可舒张心肌组织,心室的顺应性下降而引起 DHF。长期慢性 DHF 的患者,如同 SHF 患者一样,逐渐出现劳动耐力、生活质量下降。瓣膜性心脏病同样会引起左心室舒张功能异常,特别是在瓣膜病的早期,表现为舒张时间延长,心肌僵硬度增加,甚至换瓣术后的部分患者,舒张功能不全也会持续数年之久,即使此刻患者的收缩功能正常。通常所说的 DHF 是不包括瓣膜性心脏病等的单纯 DHF。

(二)病理生理特点

心脏的舒张功能取决于心室肌的主动松弛和被动舒张的特性。被动舒张特性的异常通常是由心脏的质量增加和心肌内的胶原网络变化共同导致的,心肌主动松弛性的异常与各种原因造成的细胞内钙离子调节异常有关。其结果是心肌的顺应性下降,左心室充盈时间变化,左心室舒张末压增加,表现为左心室舒张末压力与容量的关系曲线变得更加陡直。在这种情况下,中心血容量、静脉张力或心房僵硬度的轻度增加,或它们共同增加即可导致左心房或肺静脉压力骤然增加,甚至引起急性肺水肿。

心率对舒张功能有明显影响,心率增快时心肌耗氧量增加,同时使冠状动脉灌注时间缩短,即使在没有冠心病的情况下,也可引起缺血性舒张功能不全。心率过快时舒张期缩短,使心肌松弛不完全,心室充盈压升高,产生舒张功能不全。

舒张功能不全时的血流动力学改变和代偿机制:舒张功能不全时舒张中晚期左心室内压力升高,左室充盈受限,虽然射血分数正常,但每搏输出量降低,心排血量减少。左心房代偿性收缩增强,以增加左室充盈。长期代偿结果是左房内压力增加,左心房逐渐扩大,到一定程度时发生心房颤动。在前、后负荷突然增加,急性应激,快速房颤等使左室充盈压突然升高时,发生急性失代偿心力衰竭,出现急性肺淤血、水肿,表现出急性心力衰竭的症状和体征。

舒张功能不全的患者,不论有无严重的心力衰竭临床表现,其劳动耐力均是下降的,主要有两个原因:一是左心室舒张压和肺静脉压升高,导致肺的顺应性下降,这可引起呼吸做功增加或呼吸困难的症状;二是运动时心排血量不能充分代偿性增加,结果导致下肢和辅助呼吸肌的显著乏力。这一机制解释了较低的运动耐力和肺毛细血管楔压(PCWP)变化之间的关系。

(三)临床表现

舒张性心力衰竭的临床表现与收缩性心力衰竭近似,主要为肺循环淤血和体循环淤血的症状和体征,如劳动耐力下降,劳力性呼吸困难,夜间阵发性呼吸困难,颈静脉怒张,淤血性肝肿大和下肢水肿等。X线胸片可显示肺淤血,甚至肺水肿的改变。超声心动图显示 LVEF>50% 和左心室舒张功能减低的证据。

(四)诊断

对于有典型的心力衰竭的临床表现,而超声心动图显示左心室射血分数正常(LVEF>50%)或近乎正常(LVEF 40%~50%)的患者,在除外了瓣膜性心脏病、各种先天性心脏病、各种原因的肺心病、高动力状态的心力衰竭(严重贫血、甲状腺功能亢进症、动静脉瘘等)、心脏肿瘤、心包缩窄或压塞等疾病后,可初步诊断为舒张性心力衰竭,并在进一步检查获得左室舒张功能不全的证据后,确定舒张性心力衰竭的诊断。

超声心动图在心力衰竭的诊断中起着重要的作用,因为物理检查、心电图、X线胸片等都不能够提供用于鉴别收缩或舒张功能不全的证据。超声心动图所测的左心室射血分数正常(LVEF>50%)或近乎正常(LVEF 40%~50%)是诊断 DHF 的必需条件。超声心动图能够简便、快速地用于鉴别诊断,如明确是否有急性二尖瓣、主动脉瓣反流或缩窄性心包炎等。

多普勒超声能够测量心内的血流速度,这有助于评价心脏的舒张功能。在正常窦性心律条件下,穿过二尖瓣的血流频谱从左心房到左心室有两个波形,E 波:反映左心室舒张早期充盈;A 波:反映舒张晚期心房的收缩。因为跨二尖瓣的血流速度有赖于二尖瓣的跨瓣压差,E 波的速率受到左心室早期舒张和左心房压力的影响。而且,研究发现,仅在轻度舒张功能不全时可以看出 E/A<1,一旦患者的舒张功能达到中度或严重损害,则由于左心房压的显著升高,其超声的表现仍为 E/A>1,近似于正常的图像。由此也可以看出,二尖瓣标准的血流模式对容量状态(特别是左心房压)极度敏感,但是这一速率的变化图像还是能够部分反映左心室的舒张功能(特别是在轻度左心室舒张功能减低时)。其他评价舒张功能的无创检测方法有:多普勒超声评价由肺静脉到左心房的血流状态,组织多普勒显像能够直接测定心肌长度的变化速率。而对于缺血性心脏病患者,心导管技术则可以反映左心室充盈压的增高,在实际应用中,更适合于由心绞痛发作诱发的心力衰竭患者的评价。

DHF 的诊断标准目前还不完全统一。美国心脏病学会和美国心脏病协会(ACC/AHA)建议的诊断标准是:有典型的心力衰竭症状和体征,同时超声心动图显示患者没有心脏瓣膜异常,左心室射血分数正常。欧洲心脏病学会建议 DHF 的诊断应当符合下面 3 个条件：①有心力衰竭的证据；②左心室收缩功能正常或轻度异常；③左心室松弛、充盈、舒张性或舒张僵硬度异常的证据。欧洲心力衰竭工作组和ACC/AHA使用的术语"舒张性心力衰竭"有别于广义的"有正常射血分数的心力衰竭"，后者包括了急性二尖瓣反流和其他原因的循环充血状态。

在实际工作中，临床医师诊断 DHF 时常常面临挑战。主要是要取得心力衰竭的临床证据，其中，胸片在肺水肿的诊断中有很高的价值。血浆 BNP 和 NT-proBNP 的检测也有重要诊断价值，心源性呼吸困难患者的血浆 BNP 水平升高，尽管有资料显示，DHF 患者的 BNP 水平增加不如 SHF 患者的增加显著。

二、舒张性心力衰竭的治疗

DHF 的治疗目的同其他各种心力衰竭，即缓解心力衰竭的症状，减少住院次数，增加运动耐量，改善生活质量和预后。治疗措施也同其他心力衰竭，包括三方面的内容：①对症治疗，缓解肺循环和体循环淤血的症状和体征。②针对病因和诱因的治疗，即积极治疗导致 DHF 的危险因素或原发病，如高血压、左心室肥厚、冠心病、心肌缺血、糖尿病等，及心动过速等，对阻止或延缓 DHF 的进展至关重要。③针对病理生理机制的治疗。在具体的治疗方法上 DHF 有其自己的特点。

(一)急性期治疗的特点

在急性肺水肿时，可以给予氧疗(鼻导管或面罩吸氧)、吗啡、静脉用利尿药和硝酸甘油。需要注意的是，对于 DHF 患者过度利尿可能会导致严重的低血压，因为 DHF 时左心室舒张压与容量的关系呈一个陡直的曲线。如果有严重的高血压，则有必要使用硝普钠等血管活性药物。如果有缺血发作，则使用硝酸甘油和相关的药物治疗。心动过速能够导致心肌耗氧量增加和降低冠状动脉的灌注时间，容易导致心肌缺血，即使在非冠心病患者；还可因缩短了舒张时间而使左心室的充盈受损，所以，在舒张功能不全的患者，快心室率的心房颤动常常会导致肺水肿和低血压，在一些病例中需要进行紧急心脏电复律。预防心动过速的发生或降低患者的心率，可以积极应用β受体阻滞剂(如比索洛尔、美托洛尔和卡维地洛)或非二氢吡啶类钙通道阻滞药(如地尔硫草)，剂量依据患者的心率和血压调整，这点与 SHF 时不同，因为 SHF 时β受体阻滞剂要谨慎应用、逐渐加量，并禁用非二氢吡啶类钙通道阻滞药。对大多数 DHF 患者，无论在急性期与慢性期都不能从正性肌力药物治疗中获益。重组人脑钠尿肽(rh-BNP)是近年来用于治疗急性心力衰竭疗效显著的药物，它具有排钠利尿和扩展血管的作用，对那些急性发作或加重的 SHF 的临床应用收到了肯定的疗效。但对 DHF 的临床研究尚不多。从药理作用上看，它有促进心肌早期舒张的作用，加上排钠利尿、减轻肺淤血的作用，对 DHF 的急性发作可收到显著效果。

(二)长期药物治疗的特点

1.血管紧张素转化酶抑制剂(ACEI)和血管紧张素Ⅱ受体阻断药(ARB)

不但可降低血压，而且对心肌局部的 RAAS 也有直接的作用，可减轻左心室肥厚，改善心肌松弛性。非常适合用于治疗高血压合并的 DHF，在血压降低程度相同时，ACEI 和 ARB 减轻心肌肥厚的程度优于其他抗高血压药物。

2.β受体阻滞剂

具有降低心率和负性肌力作用。对左心室舒张功能障碍有益的机制可能是：①降低心率可使舒张期延长，改善左心室充盈，增加舒张期末容积。②负性肌力作用可降低耗氧量，改善心肌缺血及心肌活动的异常非均一性。③抑制交感神经的血管收缩作用,降低心脏后负荷,也可改善冠状动脉的灌注。④能阻止通过儿茶酚胺引起的心肌损害和灶性坏死。已有研究证明,此类药物可使左心室容积-压力曲线下移,具有改善左心室舒张功能的作用。

目前认为,β受体阻滞剂对改善舒张功能最主要的作用来自减慢心率和延长舒张期。在具体应用时可以根据患者的具体情况选择较大的初始剂量和较快地增加剂量。这与SHF有明显的不同。在SHF患者,β受体阻滞剂的机制是长期应用后上调β受体,改善心肌重塑,应从小剂量开始,剂量调整常需要2~4周。应用β受体阻滞剂时一般将基础心率维持在60~70次/分钟。

3.钙通道阻滞药

可减低细胞质内钙浓度,改善心肌的舒张和舒张期充盈,并能减轻后负荷和心肌肥厚,在扩张血管降低血压的同时可改善心肌缺血,维拉帕米和地尔硫䓬等还可通过减慢心率而改善心肌的舒张功能。因此在DHF的治疗中,钙通道阻滞药发挥着重要的作用。这与SHF不同,由于钙通道阻滞药有一定程度的负性肌力作用而不宜应用于SHF的治疗。

4.利尿药

通过利尿能减轻水、钠潴留,减少循环血量,降低肺及体循环静脉压力,改善心力衰竭症状。当舒张性心力衰竭为代偿期时,左心房及肺静脉压增高虽为舒张功能障碍的结果,但同时也是其重要的代偿机制,可以缓解因心室舒张期充盈不足所致的舒张期末容积不足和心排血量的减少,从而保证全身各组织的基本血液供应。如此时过量使用利尿药,可能加重已存在的舒张功能不全,使其由代偿转为失代偿。当DHF患者出现明显充血性心力衰竭的临床表现并发生肺水肿时,利尿药则可通过减少部分血容量使症状得以缓解。

5.血管扩张药

由于静脉血管扩张药能扩张静脉,使回心血量及左室舒张期末容积减小,故对代偿期DHF可能进一步降低心排血量;而对容量负荷显著增加的失代偿期患者,可减轻肺循环、体循环压力,缓解充血症状。动脉血管扩张药能有效地降低心脏后负荷,对周围血管阻力增加的患者(如高血压心脏病)可能有效改善心室舒张功能,但对左心室流出道梗阻的肥厚型心肌病患者可能加重梗阻,使心排血量进一步减少。因此,扩张剂的应用应结合实际病情并慎重应用。

6.正性肌力药物

由于单纯DHF患者的左心室射血分数通常正常,因而正性肌力药物没有应用的指征,而且有使舒张性心功能不全恶化的危险,尤其是在老年急性失代偿DHF患者中。例如,洋地黄类药物通过抑制Na^+-K^+-ATP酶,并通过Na^+-Ca^{2+}交换的机制增加细胞内钙离子浓度,在心脏收缩期增加能量需求,而在心脏舒张期增加钙负荷,可能会促进舒张功能不全的恶化。DIG(digitalis investigators group)研究的数据也显示,在使用地高辛过程中,与心肌缺血及室性心律失常相关的终点事件增加。对于那些伴有快室率房颤的DHF患者,应用洋地黄是有指征也有益处的。因为可以通过控制心室率改善肺充血及心排血量。

7.抗心律失常药物

心律失常,特别是快速性心律失常对DHF患者的血流动力学常产生很大影响,故预防心律失常的发生对DHF患者有重要意义:①快速心律失常增加心肌氧耗,减少冠状动脉供血时间,从而可诱发心肌缺血,加重DHF,在左心室肥厚者尤为重要;②舒张期缩短使心肌舒张不完全,导致舒张期心室内容量相对增加;③DHF患者,左心室舒张速度和心率呈相对平坦甚至负性关系,当心率增加时,舒张速度不增加甚至减慢,从而引起舒张末期压力增加。因此当DHF患者伴有心律失常时,应根据其不同的病因和病情特点来选用抗心律失常药物。

8.其他药物

抑制心肌收缩的药物如丙吡胺,具有较强的负性肌力作用,可用于左室流出道梗阻的肥厚型心肌病。此药缩短射血时间,增加心排血量,降低左室舒张期末压。多数患者长期服用此药有效。丙吡胺的另一个作用是抗心律失常,而严重肥厚型心肌病患者,尤其是静息时有流出道梗阻者,常有心律失常,此时用丙吡胺可达到一举两得的效果。

目前,我们尚无充分的随机临床试验来评价不同药物对 CHF 或其他心血管事件的疗效,也没有充分的证据说明某一单药或某一组药物比其他的优越。已经建议,将那些有生物学效应的药物用于 DHF 的治疗,治疗心动过速和心肌缺血,如 β 受体阻滞剂或非二氢吡啶类钙通道阻滞药;逆转左心室重塑,如利尿药和血管紧张素转化酶抑制剂;减轻心肌纤维化,如螺内酯;阻断肾素-血管紧张素-醛固酮系统的药物能够产生这样一些生物学效应,还需要更多的资料来说明这些生物学效应能够降低心力衰竭的危险。

总之,在现阶段,对于 DHF 的发病机制、病理生理、直到诊断和治疗还需要有更多的临床试验和实验证据来不断完善。

（李永梅）

第九节　急性心肌梗死并发心脏破裂

急性心肌梗死并发心脏破裂仅次于心律失常和心源性休克,是急性心肌梗死早期最重要的死因之一。心脏破裂常发生于急性 Q 波心肌梗死。随着冠心病监护病房的建立,急性心肌梗死早期溶栓的广泛应用,有效的抗心律失常和抗休克措施的应用,死于其他并发症者减少,而心脏破裂的发生率相对地增加,该并发症在预防和治疗中的地位日益突出。由于冠状动脉急性血栓堵塞,导致心室壁贯通性坏死、心脏破裂,其中主要为左室游离壁的破裂,其次为室间隔穿孔和乳头肌断裂。心脏破裂后果严重,尤其左室游离壁破裂,患者往往发生急性心包压塞,迅即死亡。心脏破裂,尤其左室游离壁的破裂仍为一种致死性并发症;但早期诊断,尤其是亚急性心脏破裂、间隔破裂和乳头肌断裂,外科治疗仍有抢救成功的可能性,故积极预防心脏破裂有着重要的意义。

一、心脏破裂的概念

急性心肌梗死并发心脏破裂是心肌梗死主要的死亡原因之一,占急性心肌梗死死因的 $10\%\sim15\%$。在急性心肌梗死住院患者中,心脏破裂的发生率为 $2\%\sim6\%$,而在急性心肌梗死各种死因中所占的比例为 $4.7\%\sim13\%$,平均 8%。我国和日本的报道较高,日本学者报道,心脏破裂在急性心肌梗死尸检中所占的比例为 $4.5\%\sim9\%$,我国已有的报道为 $18.6\%\sim30.6\%$,且近年有增多趋势。以北京地区为例,1973 年心脏破裂占急性心肌梗死死因的 1.7%,1977—1986 年则为 12.9%。一般认为心脏破裂在法医报道的病例和精神病院患者中为高。

二、心脏破裂的受累部位与临床特征

心脏破裂最常发生于心脏游离壁,游离壁破裂约占心脏破裂的 90%,其发生率占急性心肌梗死死亡者的 10% 以上,其次为室间隔穿孔,占急性心肌梗死死亡的 1%～2%,乳头肌断裂极少见,其发生率不足 1%。偶见心室游离壁破裂同时合并间隔穿孔或乳头肌断裂。

心脏破裂常发生于急性心肌梗死后 1 周内,尤以第一天内最为多见。破裂发生在急性心肌梗死后数小时内和 1 周以后则较少见。心脏破裂在梗死后第一周内发生率最高,其次为第 2 周,第 3 周后发生者少见。如果发生破裂,可能为再次梗死的结果,或为假性室壁瘤、真性室壁瘤破裂。Oblath 认为,梗死发病后 24 小时内和 3～7 天是心脏破裂的两个好发时期。London 等报道,47 例心脏破裂中,破裂发生于 24 小时内者 12 例(26%),3 天内者为 24 例(50%),1 周内者 36 例(76%),2 周内者 44 例(89%);而小岛等报道破裂发生于梗死发病后 24 小时之内者占 63%。心脏破裂通常发生于初次急性透壁心肌梗死,即 Q 波心肌梗死,尤其是前壁心肌梗死。心脏破裂最常见的先兆症状是在急性心肌梗死发病后,出现持续或反复发作的剧烈胸痛,而心电图并无梗死延展的表现。此胸痛药物难以缓解。

三、心脏破裂的影响因素

(一)性别与年龄对心脏破裂的影响

多数学者认为,高龄患者尤其女性患者发生率较高,60 岁以后男女发生率均显著增加。发生率最高者为 70 岁和 80 岁年龄组,50 岁以下少见。少数学者认为男女发生率相等或男性高于女性,实际上这是未考虑到男性急性心肌梗死的发生率绝对数高于女性所致。Zeman 认为高龄女性容易发生破裂的原因如下:①女性冠心病发病年龄较迟,因为心肌纤维化较少,心肌肥厚较轻,并且心肌内缺乏侧支循环的保护。②高血压的发生率女性高于男性。

(二)心脏破裂与高血压

梗死期间高血压与心脏破裂的关系:多数学者强调梗死期间高血压是心脏破裂的重要影响因素;少数学者认为梗死后高血压与心脏破裂无关。Edmondson 等研究了心脏重量、高血压与心脏破裂的关系,指出心脏重量正常,梗死后高血压持续者最容易发生心脏破裂,而梗死后血压正常或低血压者最不易发生心脏破裂。Maher 探讨了梗死高血压、心力衰竭与心脏破裂的关系,发现有高血压无心力衰竭者 25 例中,10 例(40%)发生破裂;而有心力衰竭、血压正常者 50 例中,仅 2 例发生破裂(4%)。Griffith 等认为小面积的轻度坏死、破裂主要在高血压存在下发生;而大面积的梗死在正常血压下也会发生破裂。在心肌梗死急性期,血压持续上升至 20.00/12.00 kPa(150/90 mmHg)以上易于破裂。反之,长期有高血压史的患者,常因左室壁心肌肥厚,而且多支冠状动脉粥样硬化严重狭窄,因而有一定侧支循环。急性心肌梗死多限于心内膜下心肌,心外膜下仍有存活的心肌,故不易引起心脏破裂,并能防止梗死区向外膨胀破裂。

(三)初次急性 Q 波心肌梗死易发生心脏破裂

患者既往无明确的心绞痛史和心力衰竭史,因冠状动脉突然血栓形成或严重冠状动脉痉挛,又无足够的侧支循环,常导致 Q 波心肌梗死,即透壁性心肌梗死。这种初次心肌梗死患者,平素无心肌缺血、无陈旧瘢痕组织作为支架,而非梗死区心肌收缩功能又较好,当周围心肌收缩时,对坏死区心肌起着剪切作用,故易造成破裂。下述资料支持这一观点:①病理资料显示,心脏破裂者的心脏较小,无明显心肌肥厚。②发生破裂者较非破裂者冠状动脉粥样硬化程度轻,累及的血管支数较少。③既往有较重的心绞痛史者,在心脏破裂者仅为39%,而非破裂者达83%,有陈旧性心肌梗死或心力衰竭史者在心脏破裂者中各占7%,而在非破裂者中各占60%,显而易见,心脏破裂者在急性心肌梗死发病前往往心脏功能较好,缺乏侧支循环,一旦发生冠状动脉急性完全性堵塞,容易导致贯通室壁全层的心肌坏死,因而易于破裂。④从尸检病理切片中发现,心脏破裂者心肌多数未见明显的心肌间质纤维化,而非破裂者的心肌多数可见明显的、范围广泛的间质纤维化。可见破裂组缺乏"抵御"心肌破裂的纤维组织成分。

(四)侧支循环对心脏破裂的保护作用

侧支循环的存在对心脏破裂起保护作用,即使冠状动脉发生急性堵塞导致急性心肌梗死,可能仅限于心内膜下心肌,或仅出现异常Q波,或R波仅变小而不消失。由于保护了心外膜下心肌,使心脏形态不致向外扩张,可防止心脏破裂。心脏内形成侧支循环见于下述情况:陈旧性心肌梗死、慢性缺血、心肌纤维化、心绞痛及心力衰竭史等。

有些左室游离壁破裂,未发生急性心包压塞,因其破口被血栓和壁层心包所封堵,防止了心包压塞。随着时间的推移,可演变为与心室相通的假性室壁瘤,其瘤壁由机化的血栓和心包膜所组成,可通过小孔与心脏相通,为心脏破裂的特殊类型,这种类型极不牢固,随时可以发生破裂,甚至在梗死晚期亦可发生。一般认为急性心肌梗死后,持续紧张、过早活动或劳力、延迟就医或药物引起血压骤升,及过晚(>12小时)或过量的溶栓治疗均可能促发心脏破裂。早期应用β受体阻滞剂、血管紧张素转换酶抑制剂治疗,有可能预防或减少心脏破裂的发生。

四、心室游离壁破裂

(一)发病机制

心室游离壁破裂是心脏破裂最常见的类型,最常发生于左心室,尤其是前壁或侧壁近心尖处。因为这些部位是左前降支终末分布区,供血较差,再加上心尖部的肌肉较薄弱,处于供血终末端,若有大面积坏死,侧支循环差,则易产生破裂。一般左室游离壁的破裂极为常见,而右心室壁破裂少见。心房很少发生破裂,这可能因为心脏收缩时左心室所承受的压力远远大于右室和心房所致。破裂部位多在心肌梗死与正常心肌交界处,与存活心肌收缩时产生的剪切应力有关。心脏破裂很少发生于再梗死的患者,若发生破裂往往不在原陈旧性梗死部位,而发生于新的梗死部位,同一部位再次发生急性心肌梗死,不易发生心脏破裂。有的患者发生急性室壁瘤,其破口多在室壁瘤边缘处。尸检发现,心脏破裂并非心肌突然全层破裂,而是先在心内膜出现破口,血液从破口流至心肌内,形成心肌夹层血肿,逐渐穿透至心外膜,在心肌内有逐渐延伸解离的过程,解离处心肌内有血小板附着,即可说明这种逐步发生的解离过程,最终全层破裂发生心包压塞。部分患者临床表现为亚急性过程,急性心肌梗死后伴有持续的或反复发作的剧烈胸痛,心肌出现夹层血肿,血压下降,病情恶化。血压持续维持在较低水平上,持续数小时至十余小时,心包腔内渗血逐渐积聚,然后出现心包压塞现象。这类患者心脏离壁的破裂是渐进的解离过程。对这类患者如能做出早期诊断,及时进行急诊手术治疗,可望取得成功。有的心肌已穿破,由于心外膜至心包膜壁壁层间有附壁血栓,封闭了破口,因而未出现心包积血,或者形成假性室壁瘤,临床上常表现为心功能不全。

(二)临床表现

左室游离壁的破裂大多数呈现典型临床表现,少数不典型游离壁的破裂可逐渐导致急性心包压塞。破裂前部分患者可有剧烈胸痛、恶心、呕吐,心电图表现一过性ST段抬高及T波高耸,可听到心包摩擦音,甚至听到通过破裂口的往返性双期杂音。若患者在急性心肌梗死后,有持续心前区痛,常为剧烈的撕裂样痛,任何止痛剂及扩冠药物均不易缓解,且病情突然恶化,出现恶心、呕吐、欲大便、面色苍白、意识丧失、呼吸骤停并伴无心音、无脉搏,但却有窦性心律或窦性心动过缓、结区心律或室性自搏心律,即可疑及心室游离壁的破裂伴心包压塞。查体见无心音、无脉搏、无呼吸,心浊音界正常或增大,颈静脉怒张,偶尔可闻及通过破裂孔的心脏杂音,若病情突变,当时仍有窦性心律或窦缓、结区心律等,则称为"电-机械分离"。此时患者无心音、无脉搏,测不到血压,但心电图呈现 QRS 波群,表明心脏中无机械性收缩运动,但仍有节律性电活动,胸外按摩不会产生周围性搏动。这些患者多于数分钟内死亡,来不及救治。右室游离壁破裂少见,表现为梗死后病情逐渐恶化,伴有重度右心衰竭或轻度左心衰竭伴严重全心衰竭,常无典型的心包压塞征象。偶尔少数患者无急性心肌梗死的临床表现,呈无症状性心肌梗死,并突然心脏破裂,表现为"猝死"。少数患者心脏破裂时,心电图表现窦性心动过速、快速房颤、室性心动过速和心房颤动,因而临床医师常未能考虑心室游离壁破裂的可能性。采用床旁二维超声心动图进行监测,可发现心脏前后被液性暗区迅速增宽,从而可以确定心脏破裂。床旁心包穿刺,抽出不凝固的血性心包积液,也可证实诊断。X 线检查显示心影正常或扩大。至于亚急性左室游离壁破裂,因少量血液逐渐渗入心包腔,造成缓慢心包压塞的症状和体征,病情相对缓和。这是由于破裂口较小、较迂曲、破裂前口周围心包壁层和脏层粘连,室壁破裂后,血液渗入粘连腔内并被限制于该腔而不至突然发生心包压塞。国外文献报道,这一类型的游离壁破裂,急诊手术治疗常能取得成功。

(三)诊断与鉴别诊断

急性心肌梗死,尤其高龄女性(年龄＞60 岁)心肌梗死者,无心绞痛、心肌梗死、心力衰竭的既往史,梗死后有持续高血压未合并心力衰竭、心脏不大;并且有反复发作的剧烈胸痛,出现心包摩擦音者;尤其是在梗死后 1 周之内,要考虑存在心脏破裂的可能性。急性心肌梗死后,病情突变,神志丧失,但仍存在窦性心律或心动过缓或交界区心律,继而出现室性自搏心律,即出现"电-机械分离"现象,这是心脏破裂造成心包压塞时的重要体征。超声心动图显示有急性心包积液,立即行心包穿刺,抽出不凝血,可明确诊断。若出现房颤、窦性心动过速、房扑、室速或室颤,则需用超声心动图检查显示有心包积液征,并抽出不凝血才可考虑心脏破裂。

(四)治疗

当临床上怀疑有心包压塞时,应采取下述措施。

(1)应立即行心包穿刺术,抽出心包积血,以缓解心包压塞。

(2)同时补充血容量,静脉滴注低分子右旋糖酐、羟乙基淀粉或输血,以争取时间。

(3)碳酸氢钠纠正代谢性酸中毒。

(4)给予多巴胺、多巴酚丁胺,以改善心肌收缩力和增加冠状动脉灌流。

(5)心动过缓时给予大剂量阿托品。

(6)立即开胸行心包引流或手术修补裂口。

外科急诊手术是挽救生命的唯一治疗措施,但常因病情发生迅猛而立即死亡。即使早期能做出诊断,也因体外循环不能立即开始,经缝合或修补的心肌裂口因心脏复跳又会再次裂开,对于亚急性的左室游离壁破裂,应迅速诊断,争取时间做外科破裂口修补术。

可同时行冠状动脉旁路＋坏死心肌切除术＋破裂口修补术。采用 Teflon 补片三明治缝合修补破裂孔。

五、室间隔穿孔

（一）病理与病理生理

室间隔穿孔与心室游离壁破裂相比相对少见，占心脏破裂总数的 1/10～1/3，最常发生于急性心肌梗死后的第一周内。好发部位是在室间隔的前下方近心尖处。因此，前壁心肌梗死易发生室间隔穿孔；但亦有学者认为室间隔与后下壁接界处破裂多见，因此，多见于下壁心肌梗死。但室间隔的基底部破裂少见。破裂孔缺损直径自数毫米至数厘米不等，穿孔可呈筛孔状或不规则形潜行撕裂通道。位于基底部的破裂通常形态复杂。大多数室间隔穿孔的患者为多支血管病变。室间隔穿孔将于心室水平出现左向右分流，分流量的大小取决于穿孔面积及体循环和肺循环血管的阻力比值。穿孔面积大则分流量大，体循环/肺循环阻力比值大，则分流量大。心室水平的左向右分流使心室容量负荷加大，右房压、右室压、肺动脉和肺毛细血管楔压均增高，同时前向排血减少，SV 及 CI 下降。反射性交感神经兴奋使体循环血管阻力增加，更进一步增加左向右的分流，使血流动力学恶化。因此，治疗时应设法降低体循环血管阻力，同时不降低肺循环血管阻力，或降低体循环血管阻力作用大于降低肺循环阻力，才可达到最佳治疗效果。心肌梗死后的室间隔穿孔常伴有室壁瘤，据文献报道，室间隔穿孔并发室壁瘤的发生率为 35%～68%。推测与心肌梗死的面积大小有关。另有一组报道心肌梗死后无室间隔穿孔者，室壁瘤的发生率小于 12.4%。

（二）临床表现

临床上室间隔穿孔往往发生于急性心肌梗死发病后 1 周之内，半数以上的患者有严重胸痛。血流动力学变化各异。约 50% 的患者迅速出现严重心力衰竭和休克，表现为呼吸困难、大汗、皮肤苍白或发绀、四肢厥冷、血压下降、尿少、神志淡漠、心慌、气短、不能平卧，伴有颈静脉怒张、肝大等严重的右心及左心衰竭的体征。有 47%～54% 的患者出现心源性休克。这主要是由于室间隔穿孔时发生心室水平的左向右分流，对已有大面积心肌梗死的心脏突然增加的负荷，加剧了血流动力学恶化。若穿孔较小，梗死面积不大，病情就相对平稳，不会出现心力衰竭或仅有轻度心力衰竭。部分患者分流量小，血流动力学变化较缓慢。查体最具特征的是在胸骨左缘下部出现全收缩期杂音，伴有收缩期震颤，还常有全心衰竭体征。偶有室间隔穿孔杂音最响部位在心尖处，易误诊为乳头肌断裂，但后者很少伴有震颤。

右心室的血氧含量较右心房增高 1% 以上，表明心室水平由左向右的分流。

X 线胸片示肺淤血，左心室和右心室增大。

超声心动图可显示间隔穿孔的部位和大小。但多发性小的室间隔穿孔或穿孔通道呈曲折匍匐状穿过室间隔时，超声心动图则难以发现。冠状动脉造影可发现冠状动脉病变部位及梗死相关冠状动脉，左室造影是诊断室间隔穿孔最可靠的手段。两者相结合可以确切地了解冠状动脉病变和间隔穿孔的部位、大小、有否室壁瘤并存，及评价残留心肌的收缩功能。借此在计划修补室间隔缺损手术的同时，准备好进行主动脉——冠状动脉旁路移植术或室壁瘤切除术，以提高手术近期和远期的预后。患者发生室间隔穿孔后，首先采用主动脉内气囊泵稳定病情，可根据病情稳定情况，急诊或择期进行手术治疗；而选择性冠状动脉和左室造影，亦可推迟到术前进行；若在急性早期并发低血压、休克或肺淤血等情况，病情危笃，应争取在主动脉内气囊反搏术及辅助循环的支持下，进行冠状动脉和左心室造影，然后进行急诊手术；若病情十分危重，不容迟疑，则不做心血管造影，紧急施行室间隔缺损修补手术。

（三）诊断与鉴别诊断

在急性心肌梗死后,胸骨左缘突然出现Ⅳ～Ⅵ级全收缩期杂音,向胸骨右缘传导,多数能触及震颤,伴有休克及(或)心力衰竭,诊断即能成立。超声心动图显示室间隔连续性中断。冠状动脉和左心室造影可明确冠状动脉病变及梗死相关动脉的情况、穿孔的部位、轮廓及左心室的形状、轮廓、室壁运动等。应注意和先前存在的室间隔缺损并发心肌梗死鉴别。

（四）治疗与预后

心肌梗死后并发室间隔穿孔的预后较差,室间隔穿孔后24小时内24％的患者死亡,1周内有46％的患者死亡,2个月内病死率在67％～82％,1年内的存活率仅为5％～7％,仅有少数患者不做手术可以存活多年,估计是梗死面积不大,并且穿孔较小,对血流动力学影响较少。少数情况下不经手术治疗而室间隔穿孔自然闭合。若穿孔发生后,病情相对平稳,无明确心力衰竭,或仅有轻度心力衰竭,经利尿及扩血管剂等药物治疗,血压平衡,病情好转,手术治疗可推迟至发病后2个月进行。此时穿孔周围瘢痕组织,可使修补更为牢固。择期手术是在患者一般情况明显好转、心功能和血流动力学有了明显改善的条件下进行,手术的成功率高,危险性低。在修补术的同时,根据冠状动脉病变情况及有否室壁瘤,可决定是否同时施行冠状动脉旁路移植术(CABG)及室壁瘤切除术。

若穿孔后分流量大,患者发生心源性休克或低心排血量综合征或严重心力衰竭,首先应用主动脉内球囊反搏或左室辅助泵辅助循环,并配合应用正性肌力药物如多巴胺、多巴酚丁胺、血管扩张剂硝普钠等,根据血压调节药物的剂量,并配合应用利尿剂,要特别注意降低体循环血管阻力的作用要大于降低肺循环血管阻力,否则分流量增加。争取术前行冠状动脉和左室造影,以明确冠状动脉病变及左室的病变,尽早进行修补术及冠状动脉旁路移植术。若病情十分危重,不能行心血管造影,则必须行急诊手术修补室间隔穿孔,以期改善预后。穿孔并发心源性休克是外科急诊手术的一个指征。延迟手术,往往因休克导致多脏器的低流量灌注,发生多脏器功能衰竭,最终导致死亡。术前发生心源性休克和右心功能不全,依然是影响手术疗效的最重要的因素。曾有报道,心源性休克 Forrester 血流动力学分级Ⅳ级者,其病死率高达100％。

总之,经内科保守治疗包括主动脉内球囊泵反搏,无明显疗效的危重患者,为紧急手术治疗指征;而较轻的病例,通过内科药物治疗4～6周后择期手术。目前对伴有心源性休克或严重心力衰竭的患者,经内科保守治疗,症状稍有改善或趋向再度恶化的患者,如何选择手术时间,尚有不同意见。一种观点认为应及早手术,认为早期手术可挽救患者。早期手术效果不佳,不是由于手术时间选择不当,而是病情太重所致。对于病情严重的患者,早期手术确是唯一的挽救措施。特别危重的病例,血流动力学和全身状况迟早会恶化,并不完全是手术所致。主动脉内球囊反搏的最佳效果,只出现在反搏术后24～48小时,如不能解决心室间隔穿孔,病情仍将恶化。另一观点则认为,对这类患者持续进行有效的内科治疗,这样,尽可能在血流动力学和全身状况获得改善后施行手术治疗。但这样,虽可降低手术的死亡率,但将使患者病死率增加。一般病情的患者可能在等待手术期间发生进行性恶化、死亡。因此,具体的处理方法应根据患者情况而决定。

六、乳头肌断裂

（一）乳头肌断裂的病理与病理生理

左心室乳头肌分为前侧和后内侧两组乳头肌,左心室前侧乳头肌由左冠状动脉前降支的分支及旋支的钝缘支供血,后内侧乳头肌由左冠状动脉旋支或右冠发出的后降支或心室后支双重供血。乳头肌断裂在心脏破裂中相对少见，主要因为乳头肌的血液供应差，常有慢性缺血或小梗死灶，存在较多的纤维瘢痕，故不易发生完全断裂。乳头肌断裂则由乳头肌梗死坏死后断裂所致。左室前侧乳头肌断裂较后内乳头肌断裂少见，为1∶(4～12)，可能与前侧乳头肌血液供应相对丰富有关。前侧乳头肌血液通常来自左冠前降支的左室前支或(和)左回旋支的边缘支，有双重的血液供应，同时动脉之间有较多侧支循环吻合；而后内侧乳头肌的血液来源，可来自右冠状动脉的后降支或(和)左旋支，常常是单支血管供应，故左室后内侧乳头肌较前侧乳头肌易受缺血的影响。后内侧乳头肌断裂常见于穿壁性急性下壁心肌梗死，而前侧乳头肌断裂常是急性前侧壁心肌梗死的后果。右心室乳头肌断裂极罕见。乳头肌断裂可以分成完全断裂和部分断裂两种。完全断裂则发生急性二尖瓣大量反流，造成急性循环衰竭、严重的急性肺水肿，约1/3的患者立即死亡，半数患者死于24小时内；而部分断裂，可导致严重二尖瓣反流，可存活数天；伴有明显的急性循环衰竭、心力衰竭或急性心源性休克。

(二)临床特征

(1)急性心肌梗死后患者存在持续性、剧烈的心前区疼痛，突然胸闷，气短加重，端坐呼吸，咯粉红色泡沫痰，颈静脉怒张，休克或突然循环衰竭。满肺有干湿啰音等严重急性循环衰竭或左心衰竭的表现。病情发展迅猛为特征。此时心尖部可闻及一个响亮的全收缩期杂音，Ⅱ～Ⅵ级，不常伴有震颤或全无杂音。前侧乳头肌断裂时，杂音向左腋下传导；后内侧乳头肌断裂时，杂音向心底部传导，有时需与室间隔穿孔的杂音相鉴别。前者杂音多在心尖部，向心底部或左腋下传导；而后者杂音多位于胸骨中下部，伴右收缩期震颤。但本病更多是与乳头肌功能不全相鉴别。有的患者全无杂音，可能因乳头肌完全断裂后，二尖瓣几乎丧失其活动，在心脏收缩与舒张时，左房室腔成为一个共同的大室腔，不能形成血液涡流，或由于突发的循环衰竭使心肌收缩力减弱所致。

(2)床边Swna-Ganz导管检查：肺毛细血管压(肺毛细血管楔嵌压)曲线上显示明显的巨大收缩波，即巨大的V波，而无心室水平的分流，可与室间隔穿孔鉴别。

(3)胸部X线片检查：显示严重肺淤血及肺水肿，短期内可见左心明显扩张。

(4)二维超声心动图显示二尖瓣前后叶失去正常对合关系，左室容量负荷急剧增加，断裂乳头肌呈连枷样回声，随心脏舒缩移动于左房左室间，多普勒超声可见二尖瓣反流。

(5)冠状动脉和左心室造影：需在主动脉内球囊反搏术协助下进行检查。左室造影可见严重的二尖瓣反流。

(三)诊断与鉴别诊断

急性心肌梗死后患者心尖部出现新的收缩期杂音和(或)全无杂音，临床上突然呈现急性严重左心衰竭或循环衰竭。血流动力学监测肺毛细血管压力曲线出现巨大的V波，而无左向右分流征象。X线胸片显示严重水肿征象。二维多普勒超声或左室造影可见二尖瓣严重反流，必须排除亚急性心脏破裂后则可诊断。

(四)治疗

外科手术治疗是唯一的救命措施。乳头肌断裂后，大多数立刻出现严重左心衰竭或肺水肿，必须立即施行二尖瓣置换术，否则患者不能存活。若延缓手术，严重肺水肿得不到控制，也会立即死亡。发病后，可首先针对泵衰竭予以药物治疗，快速给予大剂量利尿剂，如呋塞米40～80 mg、布美他尼1～2 mg静脉推注，以减轻肺淤血；正性肌力药物多巴胺、多巴酚丁胺以维持血压；并与扩血管药物硝普钠合用，以减低心脏前后负荷；强心剂毛花苷C(西地兰)增加心肌收缩性,单独或联合应用,以稳定或改善病情。在用药同时,立即给予辅助循环,可用左心辅助,亦可立即采用主动脉内气囊泵反搏,以降低心脏前后负荷,减轻肺淤血,增加心排血量,增加冠状动脉灌注压,以增加心肌的供氧,从而赢得时间做好手术治疗准备。若患者病情允许,经主动脉内气囊泵稳定后,术前争取做心血管造影,为置换瓣膜及冠状动脉旁路移植术做准备。冠心病心肌梗死二尖瓣受损伴泵衰竭的患者,通常经外科手术后有 54% 存活,其中约一半患者需要冠状动脉的血流重建术,但手术的死亡率仍然较高。对冠心病二尖瓣反流患者施行二尖瓣置换及冠状动脉旁路移植术,病死率为 14%～55%。手术死亡率直接与术前左室功能受损的程度、急性心肌梗死的范围、脑、肾、肺等重要脏器功能状态有关。

七、心肌梗死并发心脏破裂的预防

心脏破裂预后极差,必须重在预防。近年来积极开展心肌梗死后血运重建的治疗以改善心肌供氧,并降低心肌耗氧量等诸多治疗措施,尤其是开展了急诊 CABG 手术及室间隔穿孔修补、瓣膜置换手术等治疗,不少患者因而获得了满意效果,但手术的死亡率仍较高,心脏破裂至今仍然是急性心肌梗死的重要死因。为了进一步降低急性心肌梗死的病死率,改善预后,心脏破裂应重在预防。其预防措施可分为以下两个方面。

(一)心肌血运重建治疗

心肌血运重建治疗是当今治疗心肌梗死的最重要治疗措施,也是预防急性心肌梗死并发心脏破裂的最重要措施。心脏破裂多见于广泛透壁性急性心肌梗死,及早使堵塞的梗死相关冠状动脉再通,使缺血的心肌获得再灌注,可挽救濒临坏死的心肌,有效地限制或缩小梗死面积,对预防急性心肌梗死并发心脏破裂和泵衰竭有肯定价值。心肌再灌注治疗包括急性心肌梗死的溶栓治疗、急诊冠状动脉内成形术加支架治疗、急诊冠状动脉旁路移植术等。

(二)内科治疗及预防措施

急性心肌梗死发生后,应有效地控制诱发心脏破裂的有关因素,改善心肌供氧并减少心肌需氧。

急性期梗死患者在发病早期,应卧床休息,避免劳累或紧张,并尽早应用静脉溶栓治疗,有条件时可尽早直接进行 PTCA 治疗,β 受体阻滞剂对预防心脏破裂有肯定意义。它可最大限度地降低心肌耗氧量,以延缓急性心肌梗死的发展,并且应尽早给予硝酸甘油静脉持续滴注或口服硝酸酯类药物,以改善心肌供血。若血压偏低(收缩压 13.33～12.00 kPa 或 100～90 mmHg),则不宜用硝酸甘油静脉滴注。若心率过快(超过 120 次/分钟),可用镇静药、β 受体阻滞剂适当减慢心率,β 受体阻滞剂在患者有轻度心力衰竭时仍可应用,但应选用具有脂溶性的 β 受体阻滞剂,如美托洛尔、噻吗洛尔、比索洛尔等。β 受体阻滞剂在低血压 12.00～13.33 kPa(90～100 mmHg)或严重心力衰竭、房室传导阻滞时不宜用。总之,β 受体阻滞剂或硝酸甘油均可降低室壁张力,减少心脏破裂的危险。保持大便通畅,避免大便干燥,慎重使用升压药物对预防心脏破裂有益。急性心肌梗死伴低血压或休克时,应用加压胺类药物,要严格控制其浓度和滴速,使血压平稳上升至合适水平,切忌血压较大波动。如突然明显升高,可致心脏破裂。早期有文献报道,抗凝治疗增加心脏破裂的发生率,在没有条件施行溶栓治疗或急诊冠状动脉腔内成形术的情况下,若无抗凝治疗禁忌证,应在急性心肌梗死早期予以肝素治疗,以防止冠状动脉内血栓形成的继续延伸、梗死面积的扩大;如出现心包摩擦音,应停用抗凝药。

(谭元杰)

第十节　急性心肌梗死并发心力衰竭

　　心力衰竭是急性心肌梗死的重要并发症之一。北京地区 1972—1983 年急性心肌梗死住院病例的统计资料表明,心力衰竭的发生率为 19.5％～25.1％。合并心力衰竭者预后较差。心力衰竭在急性心肌梗死早期和恢复期都可出现,85％发生在 1 周之内,其中半数以上在 24 小时以内。急性心肌梗死合并心力衰竭主要是左心衰竭,但随着左室重构的持续发展,迟早会影响右侧心脏,导致发生全心衰竭(也可发生室间隔穿孔、乳头肌断裂等而突然出现全心衰竭),右室梗死则主要表现为右室衰竭,部分患者过去有左心衰竭发作史,或有慢性心力衰竭,发生心肌梗死后,可表现为心力衰竭突然加重。

一、发病机制和血流动力学改变

　　(一)泵衰竭造成心排血下降

　　急性心肌梗死后,血流动力学紊乱程度与梗死范围直接相关;梗死使左心室心肌丧失 20％以上时,则易并发心力衰竭;丧失 40％以上时,极易并发心源性休克。显然,心肌丧失越多,就愈难维持其正常的排血功能。急性心肌梗死后,梗死周围缺血区心肌的收缩性亦可发生暂时性减弱,这也有碍于心脏射血。心脏排血减少后,血液蓄积于左心室,致使左心室容积和舒张末压力升高(心脏扩大)。这是一种代偿机制,可使尚有功能的心肌最大限度地利用 Frank-Starling 原理以维持足够的心排血量。测定表明,急性心肌梗死患者要维持正常的心排血量,最适宜的左心室舒张末压一般为 1.87～2.40 kPa(14～18 mmHg),有时可高达 2.67 kPa(20 mmHg)。当过度提高左心室充盈压也不能维持足够的心排血量,并且心脏指数低于 2.2 L/(min·m²)时,则会出现肺淤血和周围组织灌流不足的临床表现,即心源性休克,为心力衰竭的极重型表现。

　　(二)急性心肌梗死并发心源性休克

　　多数患者有严重的多支病变,急性心肌梗死后大量心肌坏死,坏死部分收缩期向外膨出,形成急性壁瘤,使左室射血分数严重下降,之后坏死心肌水肿、僵硬,顺应性降低,心室舒张功能障碍,左室舒张末压升高。在急性心肌梗死时,往往同时存在上述两个过程,加重心功能损害。既往的多次陈旧心肌梗死或长期慢性缺血后的心肌纤维化,也都会加重心功能的损害,或在急性心肌梗死前已形成缺血性心肌病或已存在心力衰竭。当心肌损害的累积数量(新鲜＋陈旧)超过左室功能性心肌的 40％时,即会发生严重的心力衰竭或心源性休克。

　　(三)其他因素

　　促发心力衰竭的因素包括急性心肌梗死时的机械性并发症:①乳头肌断裂致严重二尖瓣反流。②室间隔破裂致大量左向右分流。③心室游离壁破裂致急性心包压塞;左心室游离壁破裂的患者常迅速死亡;发生较缓者,称亚急性心脏破裂,可存活数十分钟至数小时。④下壁心肌梗死伴右室梗死。右室梗死时因右心功能严重减低,左心室充盈压下降,使心室功能减低进一步恶化。

　　心源性休克时(严重心力衰竭＋休克),左心室舒张末压增高,使肺毛细血管压升高,肺间质或肺泡水肿;心排血量减低使器官和组织灌注减少,器官严重缺氧;肺泡水肿引起肺内右向左分流,使动脉氧分压下降,进一步加重组织缺氧,促发全身的无氧代谢和乳酸酸中毒。

(四)急性心肌梗死并发左心衰竭的主要因素

1.前负荷

前负荷是指左室收缩前所承受的负荷,可用左室舒张末容量、左室舒张末压力代表。前者可通过两维超声心动图测定左室舒张末期周边纤维长度或容量表示之。测定后者不太方便,当无二尖瓣狭窄、肺血管病变时,肺毛细血管压(肺动脉楔压)可代替左室舒张末压。临床上采用Swan-Ganz 导管在床旁经外周静脉在压力监测下送抵右房、右室、肺动脉,气囊嵌顿在肺动脉分支内,通过连通器的原理,测得肺小动脉嵌顿压(肺毛细血管压),即可代表左室舒张末压。

2.后负荷

后负荷为左室射血后承受的负荷,取决于动脉压。

3.心肌收缩状态和左室壁的顺应性

急性心肌梗死后,左心室因心肌缺血、坏死,其收缩性及舒张期顺应性均降低,心排血量低于正常,可使血压下降,这样便刺激主动脉及颈动脉内压力感受器,使其发生冲动增强,通过交感-肾上腺素能神经系统及肾素-血管紧张素系统的作用,导致全身小动脉收缩,血流重新分布。这本来是反射性自身保护机制,以保证重要生命器官的供血。但对心功能障碍的患者,则使后负荷加大,心排血量进而减少。同时,也使左室舒张末容量和左室舒张末压增加,进而导致肺淤血和肺水肿。

急性心肌梗死后,多数患者是由于左室舒张末压增加或左室顺应性突然下降,其中左室舒张末压增加是更重要的机制。如果左室有大约 20% 的心肌无运动,则收缩末残留血量增多,射血分数降低,左室舒张末容量也会显著增多。射血分数是代表左室射血或收缩性能的指标,为每搏血量与舒张末容量的比值。梗死早期、坏死节段的顺应性增加,可使收缩期坏死节段延展和向外膨出,是产生上述血流动力学变化的重要因素。尔后,顺应性降低,则减低了整个左室的顺应性,并减少梗死节段的膨出,可有利于提高左室射血分数,使心力衰竭程度获得某些改善,但最终顺应性降低要使左室舒张末压增加,心力衰竭加重。

左室射血分数降低的重要决定因素是梗死面积的大小。若是左室损失功能心肌数量的25% 时,则表现为明显的心力衰竭。射血分数在梗死后 24 小时内变化较大,之后则相对恒定。若发生新的梗死(梗死扩大)、梗死区延展变薄(梗死伸展)或有新的缺血区添加时,可使射血分数进一步下降。

(五)心肌顿抑和心肌冬眠

最近明确,缺血或梗死心肌发生心功能不全尚有另外的机制。此种情况包括心肌顿抑和心肌冬眠。心肌顿抑是指急性心肌梗死后,应用溶栓治疗、经皮冠状动脉内成型术,或心肌梗死后血栓溶解,自发再通,缺血心肌虽得到血流灌注,但可引起收缩功能不全及舒张功能不全,持续数日或数周。产生机制可能与心肌再灌注损伤后氧自由基、钙离子失衡、兴奋-收缩脱耦联有关。心肌冬眠是指由狭窄冠状动脉供血的心肌,虽有生命力,但收缩性长期受到抑制。这实际上是缺血心肌的一种保护性机制,可使供氧不足的心肌减低氧耗量,免受损害。因此,在梗死后心肌内可能存在"顿抑区"和"冬眠区",可能参与心肌梗死后心力衰竭的形成机制。左室舒张末压增加可增加心肌纤维的初长,即增加前负荷。可使梗死后尚存活的心肌充分利用 Frankstarling 机制,增加心排血量。用肺毛细血管压代替左室舒张末压,其临界高度为2.40 kPa(18 mmHg)。在此之前,随左室舒张末压增加,心排血量呈线性增加,以后则呈平台状并进而下降。一般从

2.40～2.67 kPa(18～20 mmHg)开始有肺淤血表现;2.67～3.33 kPa(20～25 mmHg)为中度肺淤血;3.33～4.00 kPa(25～30 mmHg)为重度肺淤血;＞4.00 kPa(30 mmHg)则发生肺水肿。

心源性休克是心力衰竭的极重型表现,左室功能性心肌损失超过 40%。这时除肺毛细血管压高于2.40 kPa(18 mmHg)外,心脏指数会降至 2.2 L/(min·m²)以下。不但有明显的肺淤血表现,还表现出淡漠、衰竭、尿少、发绀、肢冷等周围循环衰竭表现。

二、心力衰竭的发病因素

(一)梗阻时间和梗死面积

急性心肌梗死合并心力衰竭,与缺血区域大小及心肌丧失量密切相关。实验证明,冠状动脉梗阻1分钟内,缺血中心就出现矛盾运动,缺血边缘区收缩力微弱。心肌坏死达左室的 20%～25%时,即有明显心力衰竭表现;当心肌丧失达左心室功能心肌的 40%时,往往导致心源性休克。

(二)既往心肌受损情况

心力衰竭发生与既往心肌受损的情况密切相关。长期心肌缺血,可引起心肌纤维化,使心肌收缩力减弱,急性心肌梗死后即易于发生心力衰竭。既往有陈旧性心肌梗死或心力衰竭史的患者,心肌梗死后再次出现心力衰竭的可能性则相对较大。

(三)并发症

有高血压史或梗死后血压持续增高者,心脏后负荷过重,易于发生心力衰竭。心肌梗死如并发乳头肌功能不全、室壁瘤、室间隔穿孔等,都可使心脏负荷加重,诱发心力衰竭和恶化心力衰竭。心力衰竭与心律失常并存,互相促进或加重。其他如输液速度过快、合并感染、用药不当或延误诊治、未及时休息等,均为心力衰竭的诱发因素。

在心肌梗死合并心力衰竭的患者中,前壁心肌梗死较多见,Q 波梗死多见。一般 Q 波梗死多为冠状动脉内新鲜血栓形成所致,因心肌内多无侧支循环的保护,梗死面积较非 Q 波梗死为大。通常前壁梗死较下壁梗死面积大,梗死伸展或室壁瘤出现的可能性较下壁梗死多见。因此,心力衰竭是前壁梗死的常见并发症,左室射血分数在下壁梗死时平均为 0.55(0.30～0.60),而在前壁梗死时为0.30～0.45(0.15～0.55)。下壁梗死时射血分数最低者为前壁导联出现明显 ST 段压低的病例,提示前壁严重缺血受累。当患者出现下壁心肌梗死并发心力衰竭时,应考虑下述可能性:并发二尖瓣反流或室间隔穿孔;同时存在下壁和前壁远隔部位的梗死,新鲜梗死加陈旧梗死;或有冠心病以外致心力衰竭的病因或发病因素。

少数病例的肺水肿并非来自心肌梗死,而是来自较长时间持续的心肌缺血。在心肌缺血缓解后,复测左室射血分数正常或接近正常。这些患者有较高的死亡率。因此,应注意识别这些患者,早日行冠状动脉腔内成型术或冠状动脉旁路移植术。或者采用较大剂量的抗心肌缺血药物,对心肌缺血进行强化治疗。

三、心力衰竭的临床表现

急性心肌梗死并发心力衰竭以左心衰竭为主。由于前向衰竭,可出现重要脏器供血不足,表现为头晕、无力、气短、肢冷、发绀、尿少、烦躁、淡漠,甚至昏迷。后向衰竭可出现肺淤血的症状和体征。

（一）左心衰竭

1.肺脏表现

呼吸困难是最主要的临床表现，患者感到呼吸费力、短促，需垫高枕头，采取半卧位或端坐呼吸，往往增加供氧亦不能缓解。肺部湿啰音是最主要体征，可表现为肺底湿啰音，或两肺满布干性或湿啰音、哮鸣音，甚至在急性肺水肿时，两肺可"状如煮粥"。胸片可依据心力衰竭程度不同，表现为：①上肺野血管纹理粗重，下肺野纤细、模糊。②两肺野透光度减低。③出现 KerleyA、B、C 线：A 线为肺野外围斜行引向肺门的线状阴影；B 线多见于肋膈角区，长 2～3 cm，宽 1～3 cm，为水肿液潴留而增厚的小叶间隔与X线呈切线时的投影；C 线为中下肺野的网格状阴影。④肺门周围阴影模糊、增大，出现蝶翼状阴影，两肺野出现边缘模糊的片状阴影。⑤出现叶间胸膜增厚、积液或少量胸膜积液。急性心肌梗死并发心力衰竭时，多数不能摄取常规胸片，床头片往往质量差，但可参考上述影像表现决定诊断与治疗。

2.心脏表现

急性心肌梗死后，左心衰竭主要表现为窦性心动过速、交替脉、第三心音或第四心音奔马律。第一心音往往低钝，第二心音可亢进或有逆分裂。急性心肌梗死后大约 1/2 可闻及心尖部收缩期杂音，随治疗或病程进展消失。若有乳头肌功能失调，可出现心前区向左腋部传导的收缩期杂音；室间隔穿孔的杂音往往在胸骨下端左缘3～5肋间，可向右侧传导。

心电图 V_1 导联 P 波的终末电势（PTF-V_1）是判断左室功能的敏感指标。正常人 PTF-V_1 很少低于 -0.02 mm/s，<-0.04 mm/s 者为心力衰竭。PTF-V_1 呈负值增大，与肺毛细血管压升高呈线性关系。

（二）右心衰竭

急性心肌梗死后主要表现右心衰竭者，见于右室梗死。急性前壁心肌梗死一般不并发右室梗死，急性下壁心肌梗死并发右室梗死相当多见，占 $17\%\sim43\%$。梗死通常由左室后壁直接延伸至右室后游离壁，甚至前侧部分。在下壁心肌梗死患者中，右胸前导联 V_{3R}、V_{4R} ST 段抬高伴病理性 Q 波，是诊断右室梗死颇为敏感和特异的指标。少数患者右室梗死面积大，ST 段抬高可出现在 $V_1\sim V_3$ 导联。右室梗死患者右室射血分数明显压低（<0.40），右室扩张甚至超过左室，并压迫左室，使左室功能受损。大约半数患者有明显右心衰竭，出现肝大、颈静脉怒张和低垂部位水肿、低血压或休克。房室传导阻滞是常见并发症。

实验室检查发现，CPK 释放量与下壁心肌梗死面积不相称。超声心动图和放射性核素心室造影会发现右室扩张，甚至超过左室。右室射血分数明显降低，右室充盈压明显增高，而左室充盈压正常或仅轻度增高（RVFP/LVFP>0.65），说明有右室功能障碍，心房压力曲线有深的 X 和 Y 凹隐（后者$>$前者），并且吸气时右房平均压增高，而肺毛细血管压正常或仅轻度增高。右房平均压/肺毛细血管楔压$\geqslant 0.86$。

（三）心肌梗死后心脏功能的临床评价

急性心肌梗死后的心功能评价，要求简便易行，适合床边进行。因此，广泛应用 Killip 分型和Forrester血流动力学分类。

Killip 分型（表 2-12），其优点为主要根据临床资料分类，与病死率相结合，适合在心肌梗死的急性期应用。

表 2-12 Killip 分型与病死率的关系

分类	病死率（%）	
	Killip	日本国立循环疾病中心
Ⅰ型：肺野无啰音，无 S3 及心功能不全症状	6	5
Ⅱ型：肺部啰音占肺野 50％以下，有第三心音	17	16
Ⅲ型：湿啰音占肺野 50％以上（肺水肿）	38	21
Ⅳ型：心源性休克	81	86

在床边插入 Swan-Ganz 导管，根据测定的血流动力学指标，进行分型并指导治疗。在心肌梗死的急性期，Suan-Ganz 导管血流动力学监测对于血流动力学不稳定或危重患者是十分必要的。可按 Forrester 的分型给予不同的治疗（表 2-13）。

表 2-13 Forrester 血流动力学分类

PCWP kPa(mmHg)	CI(L/min • m²)	治疗措施
Ⅰ型≤2.4(18)	＞2.2	吸氧、镇痛、镇静
Ⅱ型＞2.4(18)	＞2.2	利尿剂、血管扩张剂
Ⅲ型≤2.4(18)	≤2.2	输液、儿茶酚胺药物、起搏器
Ⅳ型＞2.4(18)	≤2.2	儿茶酚胺药物、血管扩张剂、利尿剂、主动脉内气囊泵

四、心力衰竭的治疗

急性心肌梗死并发心力衰竭为 Killip 分型的Ⅱ型和Ⅲ型。若同时有低心排血量，则可能属于Ⅳ型，即心源性休克。因此，对患者除采用常规的吸氧、镇静、镇痛、采用半卧位的一般治疗措施外，最好在床边插入 Swan-Ganz 导管，确定血流动力学类型，以指导治疗。若病情危重，严重呼吸困难，血压不能测出，处于心源性休克状态，或无进行血流动力学监测的条件，可按 Killip 分型进行治疗。

根据日本管原的资料，24 小时内入院的 457 例急性心肌梗死病例，Killip Ⅰ型占 67.6％，Killip Ⅱ、Ⅲ型共占 17.3％，Killip Ⅳ型占 15.1％。国内虽未通行 Killip 分型，但与我国北京地区统计资料中心力衰竭所占比例相近。

（一）一般治疗

患者采用最舒适的体位，有呼吸困难者采用半卧位，头部抬高程度根据肺淤血程度决定，以使患者舒适为度。严重肺水肿患者，可能需前屈坐位，胸前重叠几个枕头，俯在上面。若处于休克时，则需抬高下肢，放低头部。

胸痛、呼吸困难、不安感强烈时，给予盐酸吗啡每次 3～5 mg，每 5～30 分钟/次，直至胸痛缓解。吗啡可缓解交感张力，增高引起的动静脉收缩，减轻心脏前后负荷，减轻肺淤血和肺水肿程度。

吸氧应该＞6 L/min，采用鼻导管或面罩给氧。患者患有严重肺水肿、心力衰竭，或有机械并发症时，单纯鼻导管给氧可能难以纠正低氧血症。经充分吸氧，若氧分压仍低于 6.67 kPa（50 mmHg）以下时，给予气管内插管和机械通气。

(二)药物治疗

1.利尿剂

心力衰竭时最常应用的利尿剂为呋塞米。呋塞米兼有利尿作用和静脉扩张作用,在改善肺淤血的同时,降低左室充盈压,减低心肌耗氧量。结果使心肌收缩状态得到改善,心排血量增加。根据心力衰竭程度可给予 20～40 mg 静脉注射,以心力衰竭缓解为度。强力利尿可致低钾血症和低血容量,而引起休克或降低心脏功能。

2.血管扩张剂

采用利尿剂使肺毛细血管压不能充分降低,或临床症状未得到充分改善时,应并用血管扩张剂。以肺淤血为主要表现者,主要应用扩张小静脉的硝酸酯制剂;以低心排血量为主要表现者,主要应用扩张小动脉制剂,减轻心脏后负荷。目前,单纯小动脉扩张剂如肼屈嗪、硝苯地平不宜用于急性心肌梗死,可考虑应用对动静脉均有扩张作用的血管紧张素转换酶抑制剂及硝普钠等。急性心肌梗死期间若伴有心室扩大或心力衰竭表现,则毫无例外地应该应用血管紧张素转移酶抑制剂。已证实该药能明显改善左室重构和心力衰竭患者的预后。

3.硝酸酯

为心肌缺血的主要治疗药物,改善心肌氧的供求平衡,增加缺血心肌的供血,并有利于侧支循环的建立。扩张全身小静脉,减轻心脏前负荷和肺淤血。急性心肌梗死常用硝酸甘油静点,由 0.1～0.2 $\mu g/(kg \cdot min)$ 开始,在监测血压和心率的同时,每隔 5～10 分钟递增 1 次,递增 5～10 $\mu g/min$,最大剂量 200 $\mu g/min$。输注过程中应避光,并避免使用聚乙烯管道,因该管道大量吸收硝酸甘油。增剂量的终点应为临床症状控制;血压正常的患者平均压降低 10% 以内,高血压患者降低 30% 以内,但收缩压绝不能低于 12.00 kPa(90 mmHg);心率增加不超过 110 次/分钟。

4.硝普钠

对小动脉和小静脉有同等扩张作用,通过降低体动脉压,减轻前负荷和后负荷,减低心肌耗氧量,而增加心排血量,改善心脏功能。硝普钠作用很快,一旦达到有效剂量,在 2～5 分钟即可出现治疗作用。停止滴注 5～15 分钟,其效应消失。口服无效。不能直接静脉注射,而是配成 2.5～20 mg/100 mL 溶液静脉点滴,可溶于 5%～10% 葡萄糖或低分子右旋糖酐内,药液内不能加入其他药物。平均需要量 1 $\mu g/(min \cdot kg)$,一般输液速度介于 20～200 $\mu g/min$,个别需要 300～500 $\mu g/min$。用药以 10 $\mu g/min$ 开始,以后每 5 分钟以 5～10 $\mu g/min$ 的速度增加至所需剂量。治疗过程中应密切监测血压,如不能监测肺毛细血管压,则以体动脉压和其他体征为依据。收缩压在 14.67 kPa(110 mmHg)以上者,可以下降 15%～20%,一般不应低于 12.67 kPa(95 mmHg)。治疗达到效果后,维持输液 12～48 小时。如病情改善,可以停药。因其起效快及作用短暂,停药后如有必要,可以随时恢复治疗,仍然有效。硝普钠应在给药前新鲜配制,输液瓶用黑纸包裹避光,配制药液如超过 8 小时,应重新配制。硝普钠的不良反应有头痛、头晕,还可发生意识模糊、惊厥、肌肉抽搐、恶心、呕吐、不安、出汗等,这些不良反应多与治疗药物过量有关。对持续用药超过 72 小时者,应测血中硫氰酸盐含量,并以此作为判断中毒的指标,>12 ng/dL 为中毒水平,应予停药。本药在急性心肌梗死时应用,有学者报道可致缺血区供血减少,因此不利于侧支循环建立并挽救缺血心肌,应予注意。如有急性二尖瓣反流或室间隔穿孔时,本药通过减轻左室射血阻抗,可明显增加心排血量,并减少血流反流,有利于改善病情。

5.酚妥拉明

为 α-肾上腺素能受体阻滞剂,对 α_1-和 α_2-受体均有阻滞作用。以扩张小动脉为主,同时也扩张小静脉。因此,可减轻心脏前后负荷,减少心肌耗氧量,而增加心排血量。对急性心肌梗死并发心力衰竭、急性肺水肿及心源性休克均有明显的治疗作用。此外,它能解除心力衰竭时的胰岛素抑制,增加心肌对葡萄糖的利用。酚妥拉明静脉滴注后,80%的心肌梗死患者发生心动过速,可能与该药阻滞 α_2 受体,使儿茶酚胺递质释放增多有关。

用法:10 mg 溶于 10%葡萄糖液 100~200 mL,静脉滴注,初始剂量 0.1~0.3 mg/min,效果不明显时,可每 5 分钟递增 1 次 0.1~0.5 mg 的剂量,最高剂量可达 2 mg/min。起效时间 2~5 分钟,停药后 10~15 分钟作用消失。

6.儿茶酚胺类药物

该类药物兴奋心肌 β_1 受体,有正性变力作用。因此,急性心肌梗死时可能增加心肌耗氧量,并加重心肌缺血。若对以上治疗措施反应不佳时,可给予多巴胺和多巴酚丁胺静脉滴注治疗。根据我们的经验,急性心肌梗死时,由于对洋地黄的作用反应差,并易发生毒性反应,而儿茶酚胺类药物作为主要的增强心肌收缩力的药物,可与硝酸甘油同用,以减轻该类药物的某些不良作用,增加心排血量,减低肺毛细血管压、心肌耗氧量,以发挥更有效的抗心力衰竭作用。

多巴胺同时具有 α 受体和 β 受体刺激作用,因此,除具有正性变力作用外,尚具有血管收缩作用。以 2~5 $\mu g/(kg \cdot min)$ 给药,兴奋肾脏多巴胺受体,增加肾血流量,可有明显利尿作用。5~20 $\mu g/(kg \cdot min)$ 同时具有 α 受体和 β 受体兴奋作用,可用于维持血压和增加心排血量,>20 $\mu g/(kg \cdot min)$ 主要表现 α 受体兴奋作用,增加左室射血阻力,对纠治心力衰竭不利。心源性休克时主要给予多巴胺,以增加血管收缩作用,维持血压。

多巴酚丁胺主要兴奋心肌的 β_1 受体,增强心肌收缩力,而增加心率的作用弱,与多巴胺相比,末梢血管收缩作用小,可使左充盈压降低,肺毛细血管压降低,肺淤血改善。一般用量为 2.5~10 $\mu g/(kg \cdot min)$,也可增至 15 $\mu g(kg \cdot min)$。

7.硝普钠+多巴胺或多巴酚丁胺

两者合用可使血流动力学和临床症状明显改善,部分垂危患者得到挽救。但两药合用时必须单独设立液路,并注意输液后血压不能降得过低。

8.洋地黄强心苷

洋地黄强心苷至今仍是治疗心力衰竭的重要药物,但近年来的研究及临床实践表明,使用洋地黄治疗急性心肌梗死并发心力衰竭时,需做特殊考虑。

洋地黄增加心肌收缩性,改善泵血功能和射血分数,可使左室舒张末容量减少、左室舒张末压降低,因此有利于减低心肌耗氧。洋地黄有一定的血管收缩作用,其增加心肌收缩力的结果,可增加心肌需氧。但随着心力衰竭的改善,可解除交感神经反射活动引起的血管收缩和心率增快。血管舒张作用常超过血管收缩作用,最终效应常呈血管普遍扩张,心脏后负荷得以减轻。上述情况表明,洋地黄治疗心力衰竭,在出现疗效前,首先通过增强心肌收缩力付出过多耗氧的代价,之后随心功能改善、前负荷及后负荷降低、心率减慢,才使耗氧减少。若心腔明显扩张,根据 Laplace 定律($T = Pr/h$。P:血管内压力;r:腔内半径;h:室壁厚度),室壁张力(T)与心室内压和心室内径成正比。洋地黄可缩小心室内径,增加室壁厚度。因此使室壁张力明显下降,故可明显减低心肌耗氧。

急性心肌梗死时,使用洋地黄治疗的下列不利因素值得考虑:①急性心肌梗死早期治疗中需要解决迫切的是改善心肌氧的供求失衡,任何增加心肌耗氧量的措施,都将会扩大梗死范围;而洋地黄的正性肌力作用首先要付出增加心肌耗氧的代价,故早期使用有扩大梗死范围的危险。

②急性心肌缺血,首先是膜的通透性改变,细胞内钾离子外溢,细胞内钾离子浓度降低,静息膜电位负值减小,趋向阈电位,是形成异位心律的重要病理基础。洋地黄抑制心肌细胞膜 Na^+,K^+-ATP 酶活性,使钾-钠离子泵使用减弱。心肌收缩过程中,由细胞内溢出的钾离子不能泵回,细胞外钾离子浓度进一步升高,加重细胞内外钾离子比例失调,更易促进心律失常。③梗死的心肌已丧失收缩功能,对洋地黄的正性肌力作用无反应;正常心肌或缺血心肌由于心脏交感神经的兴奋及血中内源性儿茶酚胺的浓度增高,早已处于收缩活动的顶峰。这时洋地黄的正性肌力作用将加剧左心室收缩失调的性质和范围。对于伴有心源性休克的患者,左心室坏死区太大,洋地黄难以发挥改善血流动力学的效应。

综上所述,对急性心肌梗死合并心力衰竭者使用洋地黄时,必须持慎重态度。目前认为,急性心肌梗死后 24 小时以内,应避免应用洋地黄。对于合并急性左心衰竭者,可选用血管扩张剂和利尿剂。24 小时以后,一般认为梗死过程多已完成,方可考虑应用,但应尽量推迟为宜。剂量应较通常减少 1/3～1/2,选用快速作用制剂毛花苷 C(西地兰)较好。如有不良反应,立即停药,其药效消失亦较快。最大剂量0.4 mg,加入10%～50%葡萄糖20～40 mL,缓慢静脉推注;或毒毛花苷 K 0.125～0.25 mg,按上述方法加入葡萄糖液中静脉推注。

实际上,急性心肌梗死时应用洋地黄仍有争议,某些研究提示应用后使病死率增加,而另一些研究提示对病死率无影响。近期研究证实,洋地黄对左室收缩功能障碍的患者可改善症状,并且对神经内分泌的作用良好。DIG(Digitalis lnvestigator Group)近期报道对 7 788 例充血性心力衰竭(70%是缺血性心脏病)伴窦性心律患者的研究,与安慰剂组比较,观察地高辛对各种病因病死率的影响,90%以上还给予转换酶抑制剂和(或)利尿剂,第二指标是因心力衰竭住院、心血管死亡率和死于心力衰竭。该试验结果证实,使用地高辛不能降低总死亡率。但是地高辛治疗的患者心力衰竭病死率降低,与心力衰竭有关的死亡及住院减少。在地高辛治疗组观察到死于心律失常和(或)心肌梗死有增加趋势。目前主张急性心肌梗死恢复期伴有室上速和(或)转换酶抑制剂或利尿剂无效的心力衰竭患者使用洋地黄。

9.β 受体阻滞剂

急性心肌梗死并发轻度心力衰竭时,仍可用应用 β 受体阻滞剂,若无禁忌证,可用美托洛尔6.25 mg,每日 2～3 次,如能耐受可逐渐增加剂量,最大可用至 50～100 mg,每日 2～3 次。β 受体阻滞剂应用过程中应密切监测病情变化,病情改善则继续用药,病情加重时则减药或停用。急性心肌梗死后病情稳定、心腔扩大和(或)LVEF 明显降低者,应用选择性 $β_1$ 受体阻滞剂,可降低心功能不全患者的病死率并改善预后。

(三)右室梗死并发休克和心力衰竭的治疗

右室梗死,右房和右室舒张压增高>1.33 kPa(10 mmHg),心脏指数<2.5 L/(min·m²),收缩压<13.33 kPa(100 mmHg),左室充盈压正常或升高,是重要的值得充分认识的综合征。这些患者对利尿剂非常敏感,而对液体负荷疗法有良好反应。虽有明显的颈静脉怒张、肝大,也不能给予利尿剂或大剂量血管扩张剂。这些患者通常为下壁心肌梗死延及右室,左室功能障碍多数为轻至中度。治疗原则与左室梗死并发心力衰竭不同,必须迅速给予液体负荷,直至血压稳定,左室充盈压>2.67 kPa(20 mmHg)或右房压>2.67 kPa(20 mmHg)。儿茶酚胺类药物可以应用,多巴酚丁胺优于多巴胺,因后者可增加肺血管阻力。如对上述措施仍反应不佳,可采用动脉内气囊泵治疗。右室梗死必须与心脏亚急性破裂时心包压塞相鉴别,后者可见于右室梗死后右室破裂或左室梗死后破孔较小且发生过程缓慢时。后者只需及时心包穿刺、心肌补片、手术缝补破孔,即可成功。亚急性心脏破裂通过手术可望获救。

（四）主动脉内气囊泵治疗心力衰竭

主动脉内气囊泵导管现在可细至 9.5F,可经皮穿刺股动脉,插至胸降主动脉左锁骨下动脉开口以下。心室舒张期气囊膨胀以加强主动脉内压和冠状动脉灌流压,有利于心肌供氧;收缩期气囊收缩,以减少左室射血阻抗,以增加心排血量,并减少心肌氧耗量,改善心肌氧的供需平衡。本法对急性心肌梗死合并机械性并发症,如空间隔穿孔、乳头肌断裂等所致急性心力衰竭有明显改善病情、支持手术的疗效。对心源性休克、低心排血量综合征,也可望改善病情及预后。一般先用其他强心、利尿及血管扩张剂,若无明显疗效,可考虑使用主动脉内气囊泵。现在国内也积极使用该措施,已取得明显稳定病情的疗效。日本高野等认为,给予儿茶酚胺强心药 1 小时后,若每搏指数仍达不到 $20\ \mathrm{mL/m^2}$,即有 70% 可能性死亡,这时即为主动脉内气囊泵的适应证。

（五）急性心肌梗死溶栓治疗与冠状动脉腔内成形术(PFCA)

急性心肌梗死发病早期,使用尿激酶、链激酶或组织型纤溶酶原激活剂(t-PA),使血栓溶解,或者采用球囊将闭塞部位扩开,可使缺血和梗死部位得到血流再灌注,缩小梗死范围,改善或预防心力衰竭。PTCA 不受病程制约,急性心肌梗死患者入院后可直接进行 PTCA,也可在溶栓后仍发作缺血的病例做挽救性 PTCA。患者存在缺血心肌并且心力衰竭症状明显时,可行挽救性 PTCA 或择期 PTCA,以挽救缺血濒死心肌。实践证明,这两项措施对改善心功能有利。

此外,急性心肌梗死并发心力衰竭时应为抗凝治疗的适应证。在心力衰竭时,尤其老年患者,更易形成心腔内血栓和深静脉血栓。低分子肝素(50 mg,腹部皮下注射,每日 2～3 次)在急性心肌梗死发病后 12～18 小时开始应用,持续应用 5～7 天,可成功地减少静脉血栓的发生率,并发心力衰竭者可望获得明显益处。抗血小板聚集药物阿司匹林也应使用,可望减少冠状动脉血栓形成的发生率。可用小剂量(每日 50～150 mg)口服。

（谭元杰）

第三章

呼吸内科常见病的诊疗

第一节 肺 炎

肺炎是指肺实质的炎症,病因以感染最常见,其他尚有理化因子、免疫损伤等。一般而言,肺炎凡未表明特定病因者均指感染性的,并常与肺部感染一词混用。但是肺部感染仅是一种分类上的表达,尚包括气道等部位的感染,不用作疾病诊断。

一、分类

(一)按解剖学或影像学分类

1.大叶性肺炎

病变起始于肺泡,经肺泡间孔(Cohn孔)蔓延至邻近肺泡,直至整个肺叶或肺段。影像学表现为肺渗出性阴影,通常不累及细支气管。当大量肺泡或肺腺泡充满炎性渗出物变得密实无气时,唯含气支气管清晰可见,称为支气管充气征。典型的大叶性肺炎呈整叶肺实变。由于抗菌药物广泛应用,典型大叶性肺炎已少见,而多数仅表现肺段或亚肺段的渗出和实变。

2.小叶性肺炎

小叶性肺炎也称支气管肺炎。基本病变亦为炎症渗出,但病变常起于支气管或细支气管,继而累及肺腺泡或肺泡。影像学特征是沿肺纹理分布的小片状或斑片阴影,密度不均匀,边缘淡薄而模糊,以两下肺、内中带多见。病灶亦可融合成片状或大片状,密度深浅不一,且不受肺叶或肺段限制,区别于大叶性肺炎。

3.间质性肺炎

病变位于肺泡壁及其支持组织,影像学上表现为弥漫性不规则条索状及网织状阴影,其间可散布有密度增高的小点状阴影。

(二)按病程分类

通常分为急性、亚急性和慢性,因其时间界定并不很明确,故应用较少。但慢性肺炎在临床上每有涉及,乃指预期病变吸收时间内,影像学上病变持续存在,且临床症状体征没有消退。其重要性在于必须进一步进行病原(因)学诊断,需要警惕某些特殊病原体或酷似感染性肺炎的非感染性肺疾病。

（三）按病原体分类

在抗感染化学治疗时代，病原学诊断对于肺炎的治疗具有决定性意义。所以在分类上更强调按病原学分类。根据病原生物学的通常分类将肺炎分为以下几种。

1.细菌性肺炎

常见细菌有肺炎链球菌、流感嗜血杆菌、卡他莫拉菌、金黄色葡萄球菌、肺炎克雷白杆菌、铜绿假单胞菌等。此外，分类学上不属于细菌，但某些特征类似于细菌的肺炎支原体、肺炎衣原体，以及分类学上属于细菌的细胞内病原体军团菌，常被统称作"非典型病原体"，也是肺炎的常见病原体。结核分枝杆菌所致肺结核病虽然有时被称作为结核性肺炎，但通常作为特殊类型独立分出，不列入细菌性肺炎。

2.病毒性肺炎

以儿童最常见，主要有腺病毒、呼吸道合胞病毒、麻疹病毒等。流感病毒和副流感病毒可以引起肺炎，但更常见者为继发细菌性肺炎。免疫抑制宿主易罹患巨细胞病毒和其他疱疹病毒肺炎。1993 年在美国出现的汉坦病毒肺炎（肺出血综合征）和 2002 年在我国出现的严重急性呼吸综合征冠状病毒（severe acute respiratory syndrom coronavirus，SARS-Co）肺炎是两种新的、可引起流行的、病死率极高的病毒性肺炎。禽流感病毒偶尔也引起人类致病，其所致肺炎病情亦十分严重。

3.真菌性肺炎

在我国很少出现地方性致病性真菌，大多为条件致病性真菌。引起肺炎的真菌主要有念珠菌、曲霉菌、隐球菌和毛霉菌。真菌性肺炎大多为继发性的，如免疫抑制、长期应用广谱抗生素以及其他重危患者，偶尔也可在无真菌感染危险因素的健康人见到上述真菌的原发性肺部感染。卡氏肺孢子虫现在倾向于归类在真菌中，是免疫抑制宿主肺炎的常见病原体之一。

4.寄生虫性肺炎（肺寄生虫病）

阿米巴原虫、弓形虫、肺吸虫和棘球绦虫、血吸虫等均可以引起或主要引起肺部感染。某些寄生虫病如肺吸虫病、绦虫病具有地域性（疫区）特点，但现在人口流动性增加，在非疫区也应予警惕。

（四）按发病场所和宿主状态分类

虽然按病原学诊断是一种理想的分类，但是迄今肺炎的病原学诊断仍有很多技术及其实施上的困难，而在不同环境或场所以及不同宿主所发生的肺炎其病原学分布和临床表现等方面各有特点，临床处理和预后亦多差异。因此近年来关于肺炎分类倾向于按发病场所和宿主状态进行划分。

1.社区获得性肺炎

社区获得性肺炎（community acquired pneumonia，CAP）最为常见。临床病情轻重不一。80%患者可以在门诊治疗；20%患者需要住院治疗，其中占总数 1%～2%的患者为重症肺炎，需要入住重症监护病房（ICU）治疗。

2.医院获得性肺炎

医院获得性肺炎（hospital acquired pneumonia，HAP）：患病人数与 CAP 相比约为 1∶4。HAP 在医院感染中常居第一、二位，因其高发病率、高病死率和高医疗资源消耗，目前受到很大关注。

3.护理院获得性肺炎

近20年来社会老年人口迅速增加,在发达国家老年护理院以及慢性病护理院大批建立。在护理院生活者是一组特殊人群,肺炎易感性增高,其临床特征和病原学分布介于CAP和HAP之间,常被单列为一型即护理院获得性肺炎(nursing home acquired pneumonia,NHAP)或称健康护理相关肺炎(health-care associated pneumonia,HCAP)。目前我国护理院尚少,暂无必要单独分出NHAP,可按HAP处理。

4.免疫低下宿主肺炎

免疫低下宿主肺炎(immunocompromised host pneumonia,ICHP)由于HIV/ADIS流行,肿瘤放、化疗以及器官移植或其他疾病而接受免疫抑制剂治疗者增多,在社会人口中不断增加的免疫低下宿主作为一组特殊人群对病原微生物极度易感,肺是最常见的感染靶器官。免疫低下宿主肺炎既可以是HAP,亦可以是CAP,但因其诊治特殊性,有必要单独列为一种类型。

其他尚可根据年龄分出老年人肺炎、儿童肺炎等类型。

二、诊断

(一)病史和体格检查

与任何疾病一样,详细采集病史和体检是诊断肺炎的临床基础。病史必须回答"5W":Who、When、Where、Why和How。"Who"就是要了解患者的基本情况,如年龄、职业、嗜好(吸烟、酗酒、吸毒)、免疫状态、性生活史(多个性伴侣或同性恋)和职业或不良环境接触史。"When"即暴露和发病时间、是否处于某种疾病的流行期。"Where"首先要区分社区感染还是医院感染,有无疫区居留或旅游史。"Why"和"How"则要求询问患者可能的发病原因和发病方式、自觉症状及其特征。体检必须全面、细致,除详细胸部体检外,要特别注意全身状况和肺外体征,当怀疑血源性感染或对于免疫低下患者更不能忽略系统性检查。

(二)影像学检查

X线检查是诊断肺炎的重要依据。临床表现为发热和咳嗽、咳痰,X线检查如果未显示肺实质炎症浸润,仅能诊断急性气管-支气管炎,多数为病毒感染,没有使用抗菌药物的指征。X线上病变范围是病情严重程度评价的重要参考指标。形态特征(叶段实变、斑片状浸润、从粟粒至大小不等的结节影、空洞形成、间质性病变等)虽然对病原学诊断并无特异性,但结合病史对推测病原(因)诊断仍有重要参考意义,可以提供进一步检查的大致方向,缩小鉴别诊断的范围。CT对揭示病变性质、隐匿部位病变和其他伴随改变(胸腔积液、纵隔和肺内淋巴结肿大)很有帮助,适用于需要鉴别诊断时。B超用于探测胸腔积液和贴近胸壁的肺实质病灶,并可指导穿刺抽液和经胸壁穿刺活检。

(三)病原学检查

镜检与培养是传统的、但迄今仍是最基本和最重要的病原学诊断技术。痰或下呼吸道采样标本涂片革兰氏染色镜检适用于普通细菌的检查,而特殊病原体常需借助特种染色(如姜-尼抗酸染色、吉姆萨染色等)。培养需按不同病原体(如病毒、细菌、真菌)采用相应培养技术。细菌培养根据形态和生化反应等特征可将其鉴定至种,并可进行抗菌药物敏感性测定。

肺炎病原学诊断的标本质量及其采集是影响诊断特异性和敏感性的重要环节。应注意在抗菌药物使用之前采集标本。此外,口咽部存在大量定植菌,经口咳痰标本易遭污染,其培养结果很难判断其临床意义。因此为消除或防止污染,提倡或有选择性使用以下方法。

1.痰标本

(1)细胞学筛选:必须指导或辅助患者深咳痰和及时运送至实验室。接种前应确定痰标本质量合格与否。来自下呼吸道感染患者的合格痰标本应是含脓细胞和支气管状柱上皮细胞较多,而受唾液严重污染的不合格标本则有较多来自颊黏膜的扁平鳞状上皮细胞。通用的标准是直接涂片镜检每低倍视野白细胞>25个,或鳞状上皮细胞<10个,或鳞状上皮细胞:白细胞<1:2.5,为合格标本。仅有合格才作接种培养,可减少培养结果解释上的混乱。丢弃不合格标本,并要求临床重送。

(2)定量或半定量培养:感染性体液或渗出液(包括痰液)细菌浓度高于污染菌。痰定量培养每毫升分离的致病菌或条件致病菌浓度$\geq 10^7$菌落形成单位(cfu/mL)或半定量培养(4区划线法)4+可以认为是肺炎的致病菌,$\leq 10^4$ cfu/mL(或1+)为污染菌,介于上述浓度之间则应重复培养,如连续两次分离到相同细菌,浓度达到$10^5 \sim 10^6$ cfu/mL(或3+)亦认为有临床意义。

2.下呼吸道标本直接采样

环甲膜穿刺经气管吸引(transtracheal aspiration,TTA)、经人工气道内吸引(endotracheal aspiration,ETA)、防污染样本毛刷(protected specimen brush,PSB)、支气管肺泡灌洗(bronchial alveolar lavage,BAL)、经胸壁穿刺肺吸引(lung aspiration,LA)等方法,属创伤性技术,仅在重症疑难以及免疫低下合并肺部感染患者选择性采用,目前比较推荐的是经纤支镜或盲式的BAL和PSB采样技术,并结合定量培养。

3.血和胸液培养

部分肺炎患者合并菌血症或胸腔积液,而血液和胸液属无污染体液标本,虽然培养阳性率不高,但特异性很高。凡住院CAP和HAP均应同时自两处静脉抽取血培养,有胸腔积液者尽可能作诊断性胸腔抽液作培养。

4.免疫学检测

用已知抗原或抗体与待测标本的抗体或抗原发生反应,借助肉眼、荧光或核素标记技术进行定性或定量测定。优点是快速、简便、不受抗菌治疗的影响。测定感染微生物的特异性抗体目前应用较多,IgM抗体通常在感染后7~10天达到高峰,有一定临床诊断参考价值,而IgG抗体于感染后4~6周才达到高峰,仅适用于回顾性诊断和流行病学调查。测定特定病原体的特异性抗原是一种理想的诊断技术,但目前多数尚处于研究阶段。

5.分子生物学技术

又称基因诊断,有DNA探针和体外扩增法。前者操作复杂、费用昂贵,后者常用聚合酶链反应(PCR)法,适合临床实验室使用,但其敏感性、特异性和污染问题等不少技术问题尚待解决。

除体液和分泌物标本外,在有指征的肺炎患者尚可采集肺或肺外组织活检标本同时做病理组织学和微生物学检查,适用于某些特殊病原体感染。

三、治疗

(一)抗微生物化学治疗的一般原则和合理应用

1.抗菌药物经验性治疗和靶向治疗的统一

根据病原微生物学诊断选择相应抗微生物化学治疗,是肺炎现代治疗的原则。但是微生物学诊断包括从标本采集到病原体的分离鉴定需要时间,而且诊断的敏感性和特异性不高,为等待病原学诊断延迟初始抗微生物化疗会贻误治疗时机,明显影响预后。另一方面肺炎以细菌性感染最为常见,抗菌药物的发展使抗菌治疗足以覆盖可能的病原菌,获得治疗成功。有鉴于此,在细菌性肺炎应在获得病原学诊断前尽早(4~8小时内)开始经验性抗菌治疗。经验性治疗不是凭个人的狭隘经验,而应当参考不同类型肺炎病原谱的流行病学资料,结合具体患者的临床与影像特征,估计最可能的病原菌,依据抗菌药物的基本理论知识,并尽量寻找和参考不同抗菌治疗方案的循证医学证据,从而选择药物和制订治疗方案。在48~72小时后对病情再次评价。根据治疗反应和病原学检查结果,如果病原学检查结果无肯定临床意义,而初始治疗有效则继续原方案治疗。倘若获得特异性病原学诊断结果,而初始经验治疗方案明显不足或有错,或者治疗无反应,则应根据病原学诊断结合药敏测试结果,选择敏感抗菌药物,重新拟定治疗方案,此即靶向(目标)治疗。所以经验性治疗与靶向治疗是整个治疗过程的两个阶段,是有机的统一。不应片面强调靶向治疗贻误时机;而经验性治疗也应在治疗前留取诊断标本,尽可能获取特异性病原学诊断并转为特异性病原学治疗,不应仅仅停留在经验性水平。肺炎凡治疗反应不佳的患者都应该努力确立特异性病原(因)学诊断,而不是凭经验频繁更换抗菌药物。

2.熟悉和掌握抗菌药物的基本药理学知识是合理抗菌治疗的基础

每种抗菌药物的抗菌谱、抗菌活性、药动学和药效学参数、组织穿透力及其在肺泡上皮衬液以及呼吸道分泌物中浓度、不良反应,以及药物经济学评价是正确选择药物和安排治疗方案的基础,必须熟悉和准确掌握。近年来关于药动学/药效学(PK/PD)的理论对于抗菌药物的临床合理应用有重要指导意义。β-内酰胺类和大环内酯类(除外阿奇霉素)抗菌药物属时间依赖性杀菌作用,要求血药浓度高于最低抑菌浓度的时间占给药间歇时间(T>MIC%)至少达到40%,此类药物大多半衰期较短,且抗生素后效应时间很短或没有,因此必须按半衰期所折算的给药间歇时间每天多次规则给药,不能任意减少给药次数。氨基糖苷类和喹诺酮类药物则属浓度依赖性杀菌作用,要求血药峰值浓度与最低抑菌浓度之比(C_{max}/MIC)达到8~10倍,或药时曲线下面积(AUC)与最低抑菌浓度之比(AUC/MIC,即AUIC)在G^+球菌(如肺炎链球菌)达到30、G^-杆菌达100以上,才能取得预期临床疗效,并避免耐药性产生。因此目前主张将过去常用的氨基苷类一日两次给药方案改为两次剂量集中一天一次使用;喹诺酮药物如环丙沙星治疗G^-杆菌或铜绿假单胞菌肺部感染至少400 mg,分两次口服给药。

3.参考指南、结合本地区耐药情况选择药物

目前许多国家包括中国都制订和颁布了社区和医院肺炎诊治指南,提供了初始经验性治疗的抗菌药物推荐意见。不少推荐意见都有循证医学的支持证据,是肺炎抗菌治疗的基本参考。但各国或一国之内各地区细菌耐药情况不同,故肺炎经验性抗菌治疗的药物选择还应当结合本国或本地区的耐药监测资料,仔细斟酌,认真选择。

(二)问题和展望

(1)肺炎的病原学诊断十分重要,但目前技术水平远远不能满足临床需求。迫切需要研究和发展新技术(包括采样和实验室处理),以提高临床抗微生物化学治疗的针对性。

(2)细菌耐药是抗菌药物治疗的重大难题,甚至是一场灾难。耐药问题需要综合治理,而合理用药是减少耐药的关键,临床医师负有重大责任。在美国抗生素处方中3/4系用于呼吸系统感染,其中大约一半属不合理用药。在我国则有过之而无不及。需要从教育和管理多方面入手,加强治理。

(3)新的病原微生物所致肺炎如SARS给中国和世界不小的震惊和足够深刻的教训,也给医学研究提出了许多重大课题,需要加强公共卫生体系建设,增加科学研究的投入与推动。

(4)特殊人群如老年人和免疫低下患者肺炎的患病率和病死率很高,基础和临床研究亟待加强。

(庄　艳)

第二节　支气管哮喘

支气管哮喘是全球范围内最常见的慢性呼吸道疾病,它是由多种细胞(如嗜酸性粒细胞、肥大细胞、T细胞、中性粒细胞、气道上皮细胞等)和细胞组分参与的气道慢性炎症性疾患。这种慢性炎症导致气道高反应性的产生,通常出现广泛多变的可逆性气流受限,并引起反复发作的喘息、气急、胸闷或咳嗽等症状,常在夜间和(或)清晨发作、加剧,多数患者可自行缓解或经治疗缓解。哮喘的发病率在世界范围内呈上升趋势。据统计,全世界约有3亿人患有哮喘,全球患病率为1%～18%。我国有1 000万～3 000万哮喘患者。2000年我国0～14岁儿童哮喘患病率为0.12%～3.34%,较10年前平均上升了64.84%。

一、病因

目前认为支气管哮喘是一种有明显家族聚集倾向的多基因遗传性疾病,它的发生既受遗传因素又受环境因素的影响。

(一)遗传

近年来随着分子生物学技术的发展,哮喘相关基因的研究也取得了一定的进展,第5、6、11、12、13、14、17、19、21号染色体可能与哮喘有关,但具体关系尚未搞清楚,哮喘的多基因遗传特征为:①外显不全;②遗传异质化;③多基因遗传;④协同作用。这就导致在一个群体中发现的遗传连锁有相关性,而在另一个不同群体中则不能发现这种相关。

国际哮喘遗传学协作研究组曾研究了3个种族共140个家系,采用360个常染色体上短小串联重复多态性遗传标记进行全基因扫描。将哮喘候选基因粗略定位于5p15、5q23-31、6p21-23、11q13、12q14-24.2、13q21.3、14q11.2-13、17p11、1q11.2、19q13.4、21q21。这些哮喘遗传易感基因大致分3类:①决定变态反应性疾病易感的HLA-Ⅱ类分子基因遗传多态性(如6p21-23);②T细胞受体(TCR)高度多样性与特异性IgE(如14q11.2);③决定IgE调节及哮喘特征性气道炎症发生发展的细胞因子基因及药物相关基因(如11q13、5q31-33)。而5q31-33区域内含有包括细胞因子簇IL-3、IL-4、IL-9、IL-13、GM-CSF和β_2-肾上腺素能受体、淋巴细胞糖皮质激素受体、白三烯C4合成酶等多个与哮喘发病相关的候选基因。这些基因对IgE调节以及对哮喘的炎症发生发展很重要,因此5q31-33又被称为细胞因子基因簇。上述染色体区域的鉴定无一显示有与一个以上种族人群存在连锁的证据,表明特异性哮喘易感基因只有相对重要性,同时表明环境因素或调节基因在疾病表达方面,对于不同种族可能存在差异,也提示哮喘和特应症具有不同的分子基础。这些遗传学染色体区域很大,平均含>20 Mb的DNA和数千个基因,而且目前由于标本量的限制,许多结果不能被重复。因此,寻找并鉴定哮喘相关基因还有大量的工作要做。

（二）变应原

1.变应原

尘螨是最常见的变应原,是哮喘在世界范围内重要的发病因素。常见的有4种,即屋尘螨、粉尘螨、宇尘螨和多毛螨。屋尘螨是持续潮湿气候中最主要的螨虫。真菌亦是存在于室内空气中的变应原之一,常见为青霉、曲霉、交链孢霉等。花粉与草粉是最常见的引起哮喘发作的室外变应原,木本植物(树花粉)常引起春季哮喘,而禾本植物的草类花粉常引起秋季哮喘。

2.职业性变应原

常见的变应原有谷物粉、面粉、动物皮毛、木材、丝、麻、木棉、饲料、蘑菇、松香、活性染料、乙二胺等。低分子量致敏物质的作用机制尚不明确,高分子量的致敏物质可能是通过与变应原相同的变态反应机制致敏患者并引起哮喘发作。

3.药物及食物添加剂

药物引起哮喘发作有特异性过敏和非特异性过敏两种,前者以生物制品过敏最常见,而后者发生于交感神经阻滞剂和增强副交感神经作用剂,如普萘洛尔、新斯的明。食物过敏大多属于Ⅰ型变态反应,如牛奶,鸡蛋,鱼、虾、蟹等海鲜及调味类食品等可作为变应原,常可诱发哮喘患者发作。

（三）促发因素

1.感染

哮喘的形成和发作与反复呼吸道感染有关,尤其是呼吸道病毒感染,最常见的是鼻病毒,其次是流感病毒、副流感病毒、呼吸道合胞病毒及冠状病毒等。病毒感染引起气道上皮细胞产生多种炎症介质,使随后吸入的变应原的炎症反应和气道收缩反应增强,亦可诱导速激肽和组胺失活减少,提高迷走神经介导的反射性支气管收缩。细菌感染在急性哮喘中的作用还未确定。近年,衣原体和支原体感染报道有所增多,部分哮喘病例治疗衣原体感染可改善症状。

2.气候改变

当气温、湿度、气压和空气中离子等发生改变时可诱发哮喘,故在寒冷季节或秋冬气候转变时较多发病。

3.环境污染

环境污染与哮喘发病关系密切。诱发哮喘的有害刺激物中,最常见的是煤气(尤其是SO_2)、油烟、被动吸烟、杀虫喷雾剂等。烟雾可刺激处于高反应状态的哮喘患者的气道,使支气管收缩,甚至痉挛,致哮喘发作。

4.精神因素

患者紧张不安、情绪激动等,也会促使哮喘发作,一般认为是通过大脑皮层和迷走神经反射或过度换气所致。

5.运动

有70%～80%的哮喘患者在剧烈运动后诱发哮喘发作,称为运动性哮喘。典型病例是运动6～10分钟,在停止运动后1～10分钟内出现支气管痉挛,临床表现为咳嗽、胸闷、喘鸣,听诊可闻及哮鸣音,多数患者在30～60分钟内可自行缓解。运动后约有1小时的不应期,40%～50%的患者在此期间再进行运动则不发生支气管痉挛。有些患者虽无哮喘症状,但是运动前后的肺功能测定能发现存在支气管痉挛,可能机制为剧烈运动后过度呼吸,使气道黏膜的水分和热量丢失,呼吸道上皮暂时出现渗透压过高,诱发支气管平滑肌痉挛。

6.药物

有些药物可引起哮喘发作,主要有包括阿司匹林在内的非甾体消炎药物(NSAID)和含碘造影剂,或交感神经阻断剂等,如误服普萘洛尔等 β_2 受体阻断剂可引发哮喘。2.3%～20%的哮喘患者因服用阿司匹林等非甾体消炎药物而诱发哮喘,称为阿司匹林哮喘(aspirin induced asthma,ASA)。在 ASA 中部分患者合并有鼻息肉,被称为阿司匹林过敏-哮喘-鼻息肉三联症,其临床特点为:①服用阿司匹林类解热镇痛药诱发剧烈哮喘,多在摄入后 30 分钟到 3 小时内发生;②儿童多在 2 岁之前发病,但大多为 30～40 岁的中年患者;③女性多于男性,男女之比约为 2:3;④发病无明显季节性;⑤病情较重,大多对糖皮质激素有依赖性;⑥半数以上有鼻息肉,常伴有过敏性鼻炎和(或)鼻窦炎,鼻息肉切除后有时哮喘症状加重或促发;⑦变应原皮试多呈阴性反应;⑧血清总 IgE 多正常;⑨其家族中较少有过敏性疾病的患者。发病机制尚未完全明确,有人认为患者的支气管环氧化酶可能因一种传染性介质(可能是病毒)的影响,致使环氧化酶易受阿司匹林类药物的抑制,影响了花生四烯酸的代谢,抑制前列腺素的合成及生成不均衡,有气道扩张作用的前列腺素 E_2 和 I_2 明显减少,而有收缩支气管平滑肌作用的前列腺素 F2α 的合成较多,前列腺素 E_2、I_2/前列腺素 $F_{2\alpha}$ 失衡。环氧化酶被抑制后,花生四烯酸的代谢可能被转移到脂氧化酶途径,致使收缩支气管平滑肌的白三烯生成增多,导致支气管平滑肌强而持久的收缩。阿司匹林过敏的患者对其他抑制环氧化酶(COX)的 NSAID 存在交叉过敏(对乙酰氨基酚除外,主要原因考虑为 ASA 抑制COX-1,而对乙酰氨基酚通过抑制 COX-3 发挥作用)。

7.月经、妊娠等生理因素

不少女性哮喘患者在月经前 3～4 天有哮喘加重的现象,可能与经前期孕酮的突然下降有关。如果患者每月必发,且经量不多,适时地注射黄体酮,有时可阻止严重的经前期哮喘。妊娠对哮喘的影响并无规律性,大多病情未见明显变化,妊娠对哮喘的作用主要表现为机械性的影响及哮喘有关的激素变化,如果处理得当,则不会对妊娠和分娩产生不良后果。

8.围生期胎儿的环境

妊 9 周的胎儿胸腺已可产生 T 细胞,且在整个妊娠期胎盘主要产生辅助性Ⅱ型 T 细胞因子,因而在肺的微环境中,Th₂ 的反应是占优势的,若母亲已有特异性体质,又在妊娠期接触大量的变应原或受到呼吸道病毒特别是合胞病毒的反复感染,即可能加重其调控的变态反应,以致出生后存在变态反应和哮喘发病的可能性。

二、发病机制

哮喘是多种炎症细胞和炎症介质参与的气道慢性炎症,该炎症过程与气道高反应性和哮喘症状密切相关;气道结构细胞特别是气道上皮细胞和上皮下基质、免疫细胞的相互作用以及气道神经调节的异常均加重气道高反应性,且直接或间接加重了气道炎症。

(一)变态反应性炎症

目前研究认为哮喘是由 Th₂ 细胞驱导的对变应原的一种高反应。由其产生的气道炎症可分为以下几类。

1.IgE 介导的、T 细胞依赖的炎症途径

可分为以下 3 个阶段:IgE 激活和 FcR 启动;炎症介质和细胞因子的释放;黏附分子表达促使白细胞跨膜移动。Th₂ 细胞分泌 IL-4 调控 B 细胞生成 IgE,后者结合到肥大细胞、嗜碱性粒细胞和嗜酸性粒细胞上的特异性受体,使之呈现致敏状态;当再次接触同种抗原时,抗原与特异

性 IgE 交联结合,从而导致炎症介质链式释放。根据效应发生时间和持续时间,可分为早期相反应(引起速发性哮喘反应)和晚期相反应(引起迟发性哮喘反应),前者在接触变应原后数秒内发生,可持续数小时,与哮喘的急性发作有关;后者在变应原刺激后 6～12 小时发生,可持续数天,引起气道的慢性炎症。有多种炎症细胞包括肥大细胞、嗜酸性粒细胞、嗜碱性粒细胞、T 细胞、肺泡巨噬细胞、中性粒细胞和气道上皮细胞参与气道炎症的形成(表 3-1),其中肥大细胞是气道炎症的主要原发效应细胞。炎症细胞、炎症介质和细胞因子的相互作用是维持气道炎症反应的基础(表 3-2)。

表 3-1　参与气道慢性炎症的主要炎症细胞

炎症细胞	作　用
肥大细胞	致敏原刺激或渗透压变化均可活化肥大细胞,释放收缩支气管的炎症介质(组胺、巯乙胺酰白三烯、前列腺素 D_2);气道内肥大细胞增多与气道高反应性相关
嗜酸性粒细胞	破坏气道上皮细胞;参与生长因子的释放和气道重建
T 细胞	释放细胞因子 IL-4、4L-5、IL-9 和 IL-13,这些因子参与嗜酸性粒细胞炎症,刺激 B 细胞产生 IgE;参与整个气道炎症反应
树突状细胞	诱导初始型 T 细胞对吸入抗原的初级免疫反应和变态反应;还可诱导免疫耐受的形成,并在调节免疫反应和免疫耐受中起决定作用
巨噬细胞	致敏原通过低亲和力 IgE 受体激活巨噬细胞,释放细胞因子和炎症介质发挥"放大效应"
中性粒细胞	在哮喘患者的气道内、痰液中数量增加,但其病理生理作用尚不明确,可能是类固醇激素应用所致

表 3-2　调控哮喘气道慢性炎症的主要介质

介质	作　用
化学因子	主要表达于气道上皮细胞,趋化炎症细胞至气道;内皮素趋化嗜酸性粒细胞;胸腺活化调控因子(TARC)和巨噬细胞源性趋化因子(MDC)趋化 Th_2 细胞
白三烯	主要由肥大细胞、嗜酸性粒细胞分泌,是潜在的支气管收缩剂,其抑制剂可改善肺功能和哮喘症状
细胞因子	参与炎症反应,IL-1β、TNF-β 扩大炎症反应;GM-CSF 延长嗜酸性粒细胞存活时间;IL-5 有助于嗜酸性粒细胞分化;IL-4 有助于 Th_2 增殖发育;IL-13 有助于 IgE 合成
组胺	由肥大细胞分泌,收缩支气管,参与炎症反应
NO	由气道上皮细胞产生,是潜在的血管扩张剂,其与气道炎症密切相关,因此呼出气 NO 常被用来监测哮喘控制状况
PGD2	由肥大细胞分泌,是支气管扩张剂,趋化 Th_2 细胞至气道

2.非 IgE 介导、T 细胞依赖的炎症途径

Th_2 细胞还可通过释放的多种细胞因子(IL-4、IL-13、IL-3、IL-5 等)直接引起各种炎症细胞的聚集和激活,以这种方式直接促发炎症反应,主要是迟发型变态反应。如嗜酸性粒细胞聚集活化(IL-5 起主要作用)分泌的主要碱基蛋白、嗜酸性粒细胞阳离子蛋白、嗜酸性粒细胞衍生的神经毒素、过氧化物酶和胶原酶等均可引起气道损伤;中性粒细胞分泌的蛋白水解酶等可进一步加重炎症反应。此外,上述炎症及其炎症介质可促使气道固有细胞活化,如肺泡巨噬细胞可释放 TX、PG、PAF 等加重哮喘反应;气道上皮细胞和血管内皮细胞产生内皮素(ETs),是所知的最强的支气管平滑肌收缩剂,且还具有促进黏膜腺体分泌和促平滑肌及成纤维细胞增殖的效应,参与

气道重构。

在慢性哮喘缓解期内,气道炎症主要由 Th$_2$ 分泌的细胞因子如 IL-5 等趋化嗜酸性粒细胞浸润所致;而在急性发作期,气道内中性粒细胞趋化因子 IL-8 浓度增加,中性粒细胞浸润。因此,对于逐渐减少吸入激素用量而引起症状加重的可通过增加吸入激素用量来抑制嗜酸性粒细胞活性;对于突然停用吸入激素而引起的哮喘加重则需加用长效的受体激动剂减弱中性粒细胞的炎症反应。

有关哮喘免疫调节紊乱的机制,得到最广泛关注的"卫生学假说"认为童年时期胃肠道暴露于细菌或细菌产物能够促进免疫系统的成熟,预防哮喘的发生。其核心为 Th$_1$/Th$_2$ 细胞因子平衡学说,认为诸如哮喘等变态反应性疾病是由 Th$_2$ 细胞驱导的对无害抗原或变应原的一种高反应。Th$_1$ 和 Th$_2$ 细胞所产生的细胞因子有相互制约彼此表型分化及功能的特性。IFN 和 IL-4 分别为 Th$_1$ 和 Th$_2$ 特征性细胞因子。IFN-α、IL-12 可促使活化的 Th$_0$ 细胞向 Th$_1$ 方向发育,而 IL-4 则促使其向 Th$_2$ 方向发育。当 Th$_1$ 细胞占优势时,就会抑制 Th$_2$ 细胞的功能。如果婴幼儿时呼吸系统或消化系统受到感染,比如结核病、麻疹、寄生虫病甚至甲型肝炎病毒感染等,有可能通过巨噬细胞产生 IFN-α 和 IL-12,继而刺激 NK 细胞产生 IFN-γ,后者可增强 Th$_1$ 细胞的发育,同时抑制 Th$_2$ 细胞的活化,从而抑制变态反应性疾病的发生发展。

早年发现肠道寄生虫的感染虽然可以强有力的增加 Th$_2$ 反应,但是它却同样减少了变态反应性疾病的发生。哮喘患者血清、BALF 和体外 T 细胞培养的 IFN-γ 水平是升高的,并且与肺功能的下降呈明显正相关性。一些病毒、支原体和衣原体感染可致产生 IFN-γ 的 CD4$^+$ 和 CD8$^+$ T 细胞活化,通常使哮喘恶化。这些表明 IFN-γ 在哮喘免疫病理中促炎因子的作用可能比其下调 Th$_2$ 细胞因子的作用更明显。由此可见,基于 Th$_1$/Th$_2$ 相互制约的卫生学假说并不能完全解释哮喘发生的免疫失调机制,把哮喘的免疫病理核心看成是 Th$_1$ 和 Th$_2$ 的失衡,试图通过上调 Th$_1$ 纠正 Th$_2$ 的免疫偏倚以治疗变应性哮喘的思路可能是把问题过于简单化。

目前提出了一种基于调节性 T 细胞理论的新卫生学假说。该假说认为,大多数病原体表面存在病原相关性分子(PA MPs)。当以树突状细胞为主的抗原递呈细胞接触抗原时,除抗原吞噬递呈过程外,表面一些特殊的模式识别受体(PRRs)如 Toll-like receptors(TLRs)和凝集素受体与 PA MPs 结合,可能通过抑制性刺激分子或分泌 IL-10、TGF-β 等调节性因子促进 Th$_0$ 细胞向具有调节功能的 Treg 细胞分化,最具代表性地是表达 CD4$^+$CD25$^+$ 产生大量 IL-10 的 TR 亚群,还有 CD4$^+$CD25$^-$ 的抑制性 T 细胞如 Tr$_1$ 和 Th$_3$。这些具有抑制调节功能的 T 细胞亚群会同时抑制 Th$_1$ 和 Th$_2$ 介导的病理过程。由于优越的卫生条件,缺乏微生物暴露,减少了细菌脂多糖(LPS)和 Cp G 基团等 PA MPs 通过 PRRs 刺激免疫调节细胞的可能性,导致后天 Th$_1$ 或 Th$_2$ 反应发展过程中失去 Treg 的平衡调节作用。相比之下,儿童期接触的各种感染因素可激活 Treg,可能在日后抑制病原微生物诱导的过强 Th$_1$ 或 Th$_2$ 反应中发挥重要的功能。

(二)气道重塑

除了气道炎症反应外,哮喘患者气道发生重塑,可导致相对不可逆的气道狭窄。研究证实,非正常愈合的损伤上皮细胞可能主动参与了哮喘气道炎症的发生发展以及气道重塑形成过程。Holgate 在上皮-间质营养单位(EMT U)学说中,提出哮喘气道上皮细胞正常修复机制受损,促纤维细胞生长因子-转化生长因子(TGF-β$_1$)与促上皮生长因子-EGF 分泌失衡,继而导致气道重塑,是难治性哮喘的重要发病机制。哮喘患者损伤的气道上皮呈现以持续高表达表皮生长因子受体(EG FR)为特征的修复延迟,可能通过内皮素-1(ET-1)和(或)转化生长因子 β$_1$(TGF-β$_1$)介导早期丝裂原活化蛋白激酶(MAPK)家族(ERK1/2 和 p38 MAPK)信号网络通路而实现,诱导上皮下成纤维细胞表达 α-平滑肌肌动蛋白(α-SMA),实现成纤维细胞向肌纤维母细胞转化。上皮下成纤维细胞被活化使过量基质沉积,活化的上皮细胞与上皮下成纤维细胞还可生成释放大量的炎症介质,包括成纤维细胞生长因子(FGF-2)、胰岛素样生长因子(IGF-1)、血小板衍化生长因子(PDGF)、内皮素-1(ET-1)、转化生长因子 $β_1$(TGF-$β_1$)和 $β_2$(TGF-$β_2$),导致气道重建。由此推测,保护气道黏膜,恢复正常上皮细胞表型,可能在未来哮喘治疗中占有重要地位。

气道组织和结构细胞的重塑与 T 细胞依赖的炎症通过信号转导相互作用,屏蔽变应原诱导的机体正常的 T 细胞免疫耐受机制,可能是慢性哮喘持续发展,气道高反应性存在的根本原因。延迟愈合的重塑气道上皮高表达 ET-1 可能是诱导 Th₂ 细胞在气道聚集,引起哮喘特征性嗜酸性粒细胞气道炎症的一个重要原因。因此,气道上皮细胞"重塑"有可能激活特异性的炎症信号转导通路,加速 CD4⁺T 细胞亚群的活化,从而使变应原诱导的局部黏膜免疫炎症持续发展。

(三)气道高反应性

气道反应性是指气道对各种化学、物理或药物刺激的收缩反应。气道高反应性(AHR)是指气道对正常不引起或仅引起轻度应答反应的刺激物出现过度的气道收缩反应。气道高反应性是哮喘的重要特征之一。气道炎症是导致气道高反应性最重要的机制,当气道受到变应原或其他刺激后,由于多种炎症细胞、炎症介质和细胞因子的参与、气道上皮和上皮内神经的损害等而导致 AHR。有人认为,气道基质细胞内皮素(ET)的自分泌及旁分泌,以及细胞因子(尤其是肿瘤坏死因子 TNF-α)与内皮素相互作用在 AHR 的形成上有重要作用。此外,AHR 与 β 肾上腺素能受体功能低下、胆碱能神经兴奋性增强和非肾上腺素能非胆碱能(NANC)神经的抑制功能缺陷有关。在病毒性呼吸道感染、冷空气、SO₂、干燥空气、低渗和高渗溶液等理化因素刺激下均可使气道反应性增高。气道高反应性程度与气道炎症密切相关,但两者并非等同。气道高反应性目前已公认是支气管哮喘患者的共同病理生理特征,然而出现气道高反应者并非都是支气管哮喘,如长期吸烟、接触臭氧、病毒性上呼吸道感染、慢性阻塞性肺疾病、过敏性鼻炎、支气管扩张、热带肺嗜酸性粒细胞增多症和过敏性肺泡炎等患者也可出现,所以应该全面地理解 AHR 的临床意义。

(四)神经因素

支气管的自主神经支配很复杂,除以前所了解的胆碱能神经、肾上腺素能神经外,还存在非肾上腺素能非胆碱能(NANC)神经系统。支气管哮喘与 β-肾上腺素能受体功能低下和迷走神经张力亢进有关,并可能存在有 α-肾上腺素能神经的反应性增加。NANC 神经系统又分为抑制性NANC 神经系统(i-NANC)和兴奋性 NANC 神经系统(e-NANC)。i-NANC 是产生气道平滑肌松弛的主要神经系统,其神经递质尚未完全阐明,可能是血管活性肠肽(VIP)和(或)组胺酸甲硫胺。VIP 具有扩张支气管、扩张血管、调节支气管腺体分泌的作用,是最强烈的内源性支气管扩张物质,而气道平滑肌的收缩可能与该系统的功能受损有关。e-NANC 是一种无髓鞘感觉神经系统,其神经递质是 P 物质,而该物质存在于气道迷走神经化学敏感性的 C 纤维传入神经中。当气道上皮损伤后暴露出 C 纤维传入神经末梢,受炎症介质的刺激,引起局部轴突反射,沿传入神经侧索逆向传导,并释放感觉神经肽,如 P 物质、神经激肽、降钙素基因相关肽,结果引起支气管平滑肌收缩、血管通透性增强、黏液分泌增多等。近年研究证明,一氧化氮(NO)是人类NANC 的主要神经递质,在正常情况下主要产生构建型 NO(eNO)。在哮喘发病过程中,细胞因子刺激气道上皮细胞产生的诱导型 NO(iNO)则可使血管扩张,加重炎症过程。

三、病理

支气管哮喘气道的基本病理改变为气道炎症和重塑。炎症包括肥大细胞、肺巨噬细胞、嗜酸性粒细胞、淋巴细胞与中性粒细胞浸润;气道黏膜下水肿,微血管通透性增加,支气管内分泌物潴留,支气管平滑肌痉挛,纤毛上皮剥离,基底膜漏出,杯状细胞增殖及支气管分泌物增加等病理改变,称之为慢性剥脱性嗜酸性粒细胞性支气管炎。

早期表现为支气管黏膜肿胀、充血,分泌物增多,气道内炎症细胞浸润,气道平滑肌痉挛等可逆性的病理改变。上述的改变可随气道炎症的程度而变化。若哮喘长期反复发作,支气管呈现慢性炎症改变,表现为柱状上皮细胞纤毛倒伏、脱落,上皮细胞坏死,黏膜上皮层杯状细胞增多,黏液蛋白产生增多,支气管黏膜层大量炎症细胞浸润、黏液腺增生、基底膜增厚,支气管平滑肌增生,则进入气道重塑阶段,主要表现为上皮下肌纤维母细胞增多导致胶原的合成增加,形成增厚的上皮下基底膜层,可累及全部支气管树,主要发生在膜性和小的软管性气道,即中央气道,是哮喘气道重塑不同于 COPD 的特征性病理改变。具有收缩性的上皮下肌纤维母细胞增加,可能是哮喘气道高反应性形成的重要病理生理基础。

气道炎症和重塑并行,与 AHR 密切相关。后者如气道壁的厚度与气道开始收缩的阈值成反比关系,平滑肌增生使支气管对刺激的收缩反应更强烈,血管容量增加可使气道阻力增高,同时这些因素具有协同/累加效应。肉眼可见肺膨胀及肺气肿较为突出,支气管及细支气管内含有黏稠痰液及黏液栓。支气管壁增厚,黏膜充血肿胀形成皱襞,黏液栓塞局部可发生肺不张。

广泛的气道狭窄是产生哮喘临床症状的基础。气道狭窄的机制包括支气管平滑肌收缩、黏膜水肿、慢性黏液栓(含有大量的嗜酸性粒细胞和库施曼螺旋体)形成、气道重塑及肺实质弹性支持的丢失。

四、临床表现

典型的支气管哮喘出现反复发作的胸闷、气喘、呼吸困难、咳嗽等症状,在发作前常有鼻塞、打喷嚏、眼痒等先兆症状,发作严重者可短时内出现严重呼吸困难,低氧血症。有时咳嗽为唯一症状(咳嗽变异型哮喘)。在夜间或凌晨发作和加重是哮喘的特征之一。哮喘症状可在数分钟内发作,有些症状轻者可自行缓解,但大部分需积极处理。

发作时可出现两肺散在、弥漫分布的呼气相哮鸣音,呼气相延长,有时吸气、呼气相均有干啰音。严重发作时可出现呼吸音低下,哮鸣音消失,临床上称为"静止肺",预示着病情危重,随时会出现呼吸骤停。

哮喘患者在不发作时可无任何症状和体征。

五、诊断

(一)诊断标准

(1)反复发作喘息、气急、胸闷或咳嗽,多与接触变应原,冷空气,物理、化学性刺激以及病毒性上呼吸道感染、运动等有关。

(2)发作时在双肺可闻及散在或弥漫性,以呼气相为主的哮鸣音,呼气相延长。

(3)上述症状和体征可经治疗缓解或自行缓解。

(4)除外其他疾病所引起的喘息、气急、胸闷和咳嗽。

(5)临床表现不典型者,应至少具备以下一项试验阳性:①支气管激发试验或运动激发试验阳性;②支气管舒张试验阳性[第一秒钟用力呼气容积(FEV_1)增加≥12%,且 FEV_1 增加绝对值≥200 mL];③最大呼气流量(PEF)日内变异率≥20%。

符合(1)～(4)条或(4)、(5)条者,可以诊断为支气管哮喘。

(二)分期

根据临床表现可分为急性发作期、慢性持续期和临床缓解期。慢性持续期是指每周均不同频度和(或)不同程度地出现症状(喘息、气急、胸闷、咳嗽等);临床缓解期系指经过治疗或未经治疗,症状、体征消失,肺功能恢复到急性发作前水平,并维持 3 个月以上。

(三)相关诊断试验

1.变应原检测

有体内的变应原皮肤点刺试验和体外的特异性 IgE 检测,可明确患者的过敏症状,指导患者尽量避免接触变应原及进行特异性免疫治疗。

2.肺功能测定

肺功能测定有助于确诊支气管哮喘,也是评估哮喘控制程度的重要依据之一。主要有通气功能检测、支气管舒张试验、支气管激发试验和峰流速(PEF)及其日变异率测定。哮喘发作时呈阻塞性通气改变,呼气流速指标显著下降。第一秒用力呼气量(FEV_1)、FEV_1 占用力肺活量比值(EFV_1/FVC%)、最大呼气中期流速(MMEF)以及最大呼气流速(PEF)均下降。肺容量指标见用力肺活量(FVC)减少、残气量增高、功能残气量和肺容量增高,残气占肺总量百分比增高。缓解期上述指标可正常。对于有气道阻塞的患者,可行支气管舒张试验,常用药物为吸入型支气管扩张药(沙丁胺醇、特布他林),如 FEV_1 较用药前增加>12%,且绝对值增加>200 mL,为支气管舒张试验阳性,对诊断支气管哮喘有帮助。对于有哮喘症状但肺功能正常的患者,可行支气管激发试验,常用吸入激发剂为醋甲胆碱、组胺。吸入激发剂后其通气功能下降、气道阻力增加。在设定的激发剂量范围内,如 FEV_1 下降>20%,为支气管激发试验阳性,使 FEV_1 下降 20% 的累积剂量或累积浓度可对气道反应性增高的程度作出定量判断。PEF 及其日变异率可反映通气功能的变化,哮喘发作时 PEF 下降,并且,哮喘患者常有通气功能昼夜变化,夜间或凌晨通气功能下降,如果昼夜 PEF 变异率≥20%有助于诊断为哮喘。

3.胸部 X 线检查

胸部 X 线片多无明显异常。但哮喘严重发作者应常规行胸部 X 线检查,注意有无肺部感染、肺不张、气胸、纵隔气肿等并发症的存在。

4.其他

痰液中嗜酸性粒细胞或中性粒细胞计数、呼出气 NO(FeNO)可评估与哮喘相关的气道炎症。

六、鉴别诊断

(一)上气道肿瘤、喉水肿和声带功能障碍

这些疾病可出现气喘,但主要表现为吸气性呼吸困难,肺功能测定流速-容量曲线可见吸气相流速减低。纤维喉镜或支气管镜检查可明确诊断。

(二)各种原因所致的支气管内占位

支气管内良恶性肿瘤、支气管内膜结核等导致的固定的、局限性哮鸣音,需与哮喘鉴别。胸部 CT 检查、纤维支气管检查可明确诊断。

(三)急性左心衰竭

急性左心衰竭发作时症状与哮喘相似,阵发性咳嗽、气喘,两肺可闻及广泛的湿啰音和哮鸣音,需与哮喘鉴别。但急性左心衰竭患者常有高心病、风心病、冠心病等心脏疾病史,胸片可见心影增大、肺瘀血征,有助于鉴别。

(四)嗜酸性粒细胞

嗜酸性粒细胞性肺炎、变态反应肉芽肿性血管炎、结节性多动脉炎、变应性肉芽肿(Churg-strauss 综合征)。

这类患者除有喘息外,胸部 X 线或 CT 检查提示肺内有浸润阴影,并可自行消失或复发。常有肺外的其他表现,血清免疫学检查可发现相应的异常。

(五)慢性阻塞性肺疾病(COPD)

COPD 患者亦出现呼吸困难,常与哮喘症状相似,大部分 COPD 患者对支气管扩张剂和抗炎药疗效不如哮喘,对气道阻塞的可逆性不如哮喘。但临床上有大约 10% 的 COPD 患者对激素和支气管扩张剂反应很好,这部分患者往往同时合并有哮喘。而支气管哮喘患者晚期出现气道重塑亦可以合并 COPD。

七、治疗和管理

(一)控制目标

近年来,随着对支气管哮喘病因和发病机制认识的不断深入,明确了气道的慢性炎症是哮喘的本质,针对气道炎症的抗感染治疗是哮喘的根本治疗。并且意识到哮喘的气道炎症持续存在于疾病的整个过程,故治疗哮喘应该与治疗糖尿病、高血压等其他慢性疾病一样,长期规范地应用药物治疗,从而预防哮喘急性发作,减少并发症的发生,改善肺功能,提高生活质量,以达到并维持哮喘的临床控制。2006 年全球哮喘防治创议(GINA)明确指出,哮喘的治疗目标是达到并维持哮喘的临床控制,哮喘临床控制的定义包括以下 6 项:①无(或≤2 次/周)白天症状;②无日常活动(包括运动)受限;③无夜间症状或因哮喘憋醒;④无(或≤2 次/周)需接受缓解药物治疗;⑤肺功能正常或接近正常;⑥无哮喘急性加重。哮喘虽然不能被根治,但经过规范治疗,大多数哮喘患者都可以得到很好的控制。全球多中心 GOAL 研究结果表明,对于大多数哮喘患者(包括轻度、中度、重度),经过吸入糖皮质激素(ICS)加吸入长效 β_2 受体激动剂(LABA)(沙美特罗/氟替卡松)联合用药 1 年,有接近 80% 的患者可以达到指南所定义的临床控制。

(二)治疗药物

哮喘的治疗药物根据其作用机制可分为具有扩张支气管作用和抗炎作用两大类,某些药物兼有扩张支气管和抗炎作用。

1.扩张支气管药物

(1)β_2 受体激动剂:通过对气道平滑肌和肥大细胞膜表面的 β_2 受体的兴奋,舒张气道平滑肌、减少肥大细胞和嗜碱性粒细胞脱颗粒和介质的释放、降低微血管的通透性、增加气道上皮纤毛的摆动等,从而缓解哮喘症状。此类药物较多,可分为短效(作用维持 4~6 小时)和长效(作用维持 12 小时)β_2 受体激动剂。后者又可分为速效(数分钟起效)和缓慢起效(30 分钟起效)两种。

短效 β_2 受体激动剂(简称 SABA):常用的药物如沙丁胺醇和特布他林等。有吸入、口服、注射给药途径。①吸入:可供吸入的短效 β_2 受体激动剂有气雾剂、干粉剂和溶液。这类药物舒张气道平滑肌作用强,通常在数分钟内起效,疗效可维持数小时,是缓解轻中度急性哮喘症状的首选药物,也可用于运动性哮喘的预防。如沙丁胺醇每次吸入 $100 \sim 200 \mu g$ 或特布他林 $250 \sim 500 \mu g$,必要时每 20 分钟重复 1 次。这类药物应按需间歇使用,不宜长期、单一使用,也不宜过量应用,否则可引起骨骼肌震颤、低血钾、心律失常等不良反应。压力型定量手控气雾剂(pMDI)和干粉吸入装置吸入短效 β_2 受体激动剂不适用于重度哮喘发作,其溶液(如沙丁胺醇、特布他林)经雾化吸入适用于轻至重度哮喘发作。②口服:如沙丁胺醇、特布他林等,通常在服药后 $15 \sim 30$ 分钟起效,疗效维持 $4 \sim 6$ 小时。如沙丁胺醇 $2 \sim 4 mg$,特布他林 $1.25 \sim 2.5 mg$,每天 3 次。使用虽较方便,但心悸、骨骼肌震颤等不良反应比吸入给药时明显。缓释剂型和控释剂型的平喘作用维持时间可达 $8 \sim 12$ 小时,适用于夜间哮喘患者的预防和治疗。长期、单一应用 β_2 受体激动剂可造成细胞膜 β_2 受体的下调,表现为临床耐药现象,应予以避免。③注射:虽然平喘作用较为迅速,但因全身不良反应的发生率较高,较少使用。

长效 β_2 受体激动剂(简称 LABA):这类 β_2 受体激动剂的分子结构中具有较长的侧链,舒张支气管平滑肌的作用可维持 12 小时以上。有吸入、口服和透皮给药等途径,目前在我国临床使用的吸入型 LABA 有以下两种。①沙美特罗:经气雾剂或碟剂装置给药,给药后 30 分钟起效,平喘作用维持 12 小时以上,推荐剂量 $50 \mu g$,每天 2 次吸入。②福莫特罗:经都保装置给药,给药后 $3 \sim 5$ 分钟起效,平喘作用维持 $8 \sim 12$ 小时以上。平喘作用具有一定的剂量依赖性,推荐剂量 $4.5 \sim 9 \mu g$,每天 2 次吸入。福莫特罗因起效迅速,可按需用于哮喘急性发作时的治疗。近年来推荐联合 ICS 和 LABA 治疗哮喘,这两者具有协同的抗炎和平喘作用,并可增加患者的依从性、减少大剂量 ICS 引起的不良反应,尤其适合于中重度持续哮喘患者的长期治疗。口服 LABA 有丙卡特罗、班布特罗,作用时间可维持 $12 \sim 24$ 小时,适用于中重度哮喘的控制治疗,尤其适用于缓解夜间症状。透皮吸收剂型现有妥洛特罗贴剂,妥洛特罗本身为中效 β_2 受体激动剂,由于采用结晶储存系统来控制药物的释放,药物经过皮肤吸收,疗效可维持 24 小时,并减轻了全身不良反应,每天只需贴附 1 次,使用方法简单,对预防夜间症状有较好疗效。LABA 不推荐长期单独使用,应该在医师指导下与 ICS 联合使用。

(2)茶碱类:具有舒张支气管平滑肌作用,并具有强心、利尿、扩张冠状动脉、兴奋呼吸中枢和呼吸肌等作用,低浓度茶碱还具有抗炎和免疫调节作用。

口服给药:包括氨茶碱和控(缓)释型茶碱。短效氨茶碱用于轻中度哮喘急性发作的治疗,控(缓)释型茶碱用于慢性哮喘的长期控制治疗。一般剂量为每天 $6 \sim 10 mg/kg$。控(缓)释型茶碱口服后昼夜血药浓度平稳,平喘作用可维持 $12 \sim 24$ 小时,尤适用于夜间哮喘症状的控制。茶碱与糖皮质激素和抗胆碱能药物联合应用具有协同作用。但本品与 β_2 受体激动剂联合应用时,易出现心率增快和心律失常,应慎用并适当减少剂量。

静脉给药:氨茶碱加入葡萄糖溶液中,缓慢静脉注射[注射速度不宜超过 $0.25 mg/(kg \cdot min)$]或静脉滴注,适用于中重度哮喘的急性发作。负荷剂量为 $4 \sim 6 mg/kg$,维持剂量为 $0.6 \sim 0.8 mg/(kg \cdot h)$。由于茶碱的"治疗窗"窄,茶碱代谢存在较大的个体差异,药物不良反应较多,可引起心律失常、血压下降,甚至死亡,在有条件的情况下应监测其血药浓度,及时调整浓度和滴速。对于以往长期口服茶碱的患者,更应注意其血药浓度,尽量避免静脉注射,防止茶碱中毒。茶碱的有效、安全的血药浓度范围为 $6 \sim 15 mg/L$。影响茶碱代谢的因素较多,如发热性疾病、妊娠、抗结核治疗可以降低茶碱的血药浓度;而肝脏疾病、充血性心力衰竭以及合用西咪替丁或喹诺酮类、大环内酯类等药物均可影响茶碱代谢而使其排泄减慢,导致茶碱的毒性增加,应引起临床医师们的重视,并酌情调整剂量。多索茶碱的作用与氨茶碱相同,但不良反应较轻。二羟丙茶碱(喘定)的作用较茶碱弱,不良反应也较少。

抗胆碱能药物:吸入型抗胆碱能药物如溴化异丙托品和噻托溴铵可阻断节后迷走神经传出支,通过降低迷走神经张力而舒张支气管。本品吸入给药有气雾剂、干粉剂和雾化溶液 3 种剂型。经 pMDI 吸入溴化异丙托品气雾剂,常用剂量为 $40\sim80\ \mu g$,每天 $3\sim4$ 次;经雾化泵吸入溴化异丙托品溶液的常用剂量为 $50\sim125\ \mu g$,每天 $3\sim4$ 次。噻托溴铵为新近上市的长效抗胆碱能药物,对 M_1 和 M_3 受体具有选择性抑制作用,每天 1 次吸入给药。本品与 β_2 受体激动剂联合应用具有协同、互补作用。

2.抗炎药物

(1)糖皮质激素:糖皮质激素是最有效的抗变态反应性炎症的药物。其药理作用机制有:①抑制各种炎症细胞包括巨噬细胞、嗜酸性粒细胞、T 细胞、肥大细胞、树突状细胞和气道上皮细胞等的生成、活化及其功能;②抑制 IL-2、IL-4、IL-5、IL-13、GM-CSF 等各种细胞因子的产生;③抑制磷脂酶 A2、一氧化氮合成酶、白三烯、血小板活化因子等炎症介质的产生和释放;④增加抗炎产物的合成;⑤抑制黏液分泌;⑥活化和提高气道平滑肌 β_2 受体的反应性,增加细胞膜上 β_2 受体的合成;⑦降低气道高反应性。糖皮质激素通过与细胞内糖皮质激素受体(GR)结合,形成 GR-激素复合体转运至核内,从而调节基因的转录,抑制各种细胞因子和炎症介质的基因转录和合成,增加各种抗炎蛋白的合成,从而发挥其强大的抗炎作用。激素的给药途径有吸入、口服和静脉给药。

吸入给药:吸入给药是哮喘治疗的主要给药途径,药物直接作用于呼吸道,起效快,所需剂量小,不良反应少。吸入糖皮质激素(ICS)的局部抗炎作用强,通过吸气过程给药,药物直接作用于呼吸道,通过消化道和呼吸道进入血液的药物大部分被肝脏灭活,因此全身不良反应少。研究证明 ICS 可以有效改善哮喘症状,提高生活质量,改善肺功能,降低气道高反应性,控制气道炎症,减少哮喘发作的频率,减轻发作的严重程度,降低病死率。ICS 的局部不良反应包括声音嘶哑、咽部不适和念珠菌感染。吸药后及时漱口、选用干粉吸入剂或加用储雾器可减少上述不良反应。ICS 全身不良反应的大小与药物剂量、药物的生物利用度、肝脏首过代谢率及全身吸收药物的半衰期等因素有关。目前有证据表明,成人哮喘患者每天吸入低中剂量激素,不会出现明显的全身不良反应。长期高剂量吸入糖皮质激素可能出现的全身不良反应包括皮肤瘀斑、肾上腺功能的抑制和骨质疏松等。目前,ICS 主要有 3 类:①定量气雾剂(MDI)。②干粉吸入剂主要有布地奈德都保、丙酸氟替卡松碟剂及含布地奈德、丙酸氟替卡松的联合制剂。干粉吸入装置比普通定量气雾剂使用方便,配合容易,吸入下呼吸道的药物量较多,局部不良反应较轻,是目前较好的剂型。③雾化溶液目前仅有布地奈德溶液,经射流装置雾化吸入,对患者吸气的配合要求不高,起效较快,适用于哮喘急性发作时的治疗。

口服给药:适用于中度哮喘发作、慢性持续哮喘吸入大剂量 ICS 治疗无效的患者和作为静脉应用激素治疗后的序贯治疗。一般使用半衰期较短的糖皮质激素,如泼尼松、泼尼松龙或甲基泼尼松龙等。对于糖皮质激素依赖型哮喘,可采用每天或隔天清晨顿服给药的方式,以减少外源性激素对脑-垂体-肾上腺轴的抑制作用。泼尼松的维持剂量最好每天≤10 mg。长期口服糖皮质激素可能会引起骨质疏松症、高血压、糖尿病、下丘脑-垂体-肾上腺轴的抑制、肥胖症、白内障、青光眼、皮肤菲薄导致皮纹和瘀斑、肌无力等不良反应。对于伴有结核病、寄生虫感染、骨质疏松、青光眼、糖尿病、严重忧郁或消化性溃疡的哮喘患者,全身给予糖皮质激素治疗时应慎重,并应密切随访。全身使用激素对于中度以上的哮喘急性发作是必需的,可以预防哮喘的恶化、减少因哮喘而急诊或住院的机会、降低病死率。建议早期、足量、短程使用。推荐剂量:泼尼松龙40～50 mg/d,3～10 天。具体使用要根据病情的严重程度,当症状缓解时应及时停药或减量。

静脉给药:哮喘重度急性发作时,应及时静脉给予琥珀酸氢化可的松(400～1 000 mg/d)或甲基泼尼松龙(80～160 mg/d)。无糖皮质激素依赖倾向者,可在短期(3～5 天)内停药;有激素依赖倾向者应延长给药时间,控制哮喘症状后改为口服给药,并逐步减少激素用量。

(2)白三烯调节剂:包括半胱氨酰白三烯受体阻滞剂和 5-脂氧化酶抑制剂,半胱氨酰白三烯受体阻滞剂通过对气道平滑肌和其他细胞表面白三烯(CysLT1)受体的拮抗,抑制肥大细胞和嗜酸性粒细胞释放的半胱氨酰白三烯的致喘和致炎作并具有较强的抗炎作用。本品可减轻哮喘症状、改善肺功能、减少哮喘的恶化。但其抗炎作用不如 ICS,不能取代 ICS。作为联合治疗中的一种药物,可减少中重度哮喘患者每天吸入 ICS 的剂量,并可提高吸入 ICS 的临床疗效,本品与 ICS 联用的疗效比吸入 LABA 与 ICS 联用的疗效稍差。但本品服用方便,尤适用于阿司匹林哮喘、运动性哮喘和伴有变应性鼻炎哮喘患者的治疗。口服给药,扎鲁司特 20 mg,每天 2 次;孟鲁司特 10 mg,每天 1 次。

(3)色甘酸钠和尼多酸钠:是一种非皮质激素类抗炎药,可抑制 IgE 介导的肥大细胞释放介质,并可选择性抑制巨噬细胞、嗜酸性粒细胞和单核细胞等炎症细胞介质的释放。能预防变应原引起的速发和迟发反应,以及运动和过度通气引起的气道收缩。吸入给药,不良反应较少。

(4)抗 IgE 单克隆抗体:抗 IgE 单克隆抗体可以阻断肥大细胞的脱颗粒,减少炎症介质的释放,可应用于血清 IgE 水平增高的哮喘的治疗。主要用于经过 ICS 和 LABA 联合治疗后症状仍未控制的严重变应性哮喘患者。该药临床使用的时间尚短,其远期疗效与安全性有待进一步观察。

(5)抗组胺药物:酮替芬和新一代组胺 H_1 受体阻滞剂氯雷他定、阿司咪唑、曲尼司特等具有抗变态反应作用,其在哮喘治疗中作用较弱,可用于伴有变应性鼻炎的哮喘患者的治疗。

(庄　艳)

第四章

神经内科常见病的诊疗

第一节 脑 栓 塞

脑栓塞以前称栓塞性脑梗死,是指来自身体各部位的栓子,经颈动脉或椎动脉进入颅内,阻塞脑部血管,中断血流,导致该动脉供血区域的脑组织缺血缺氧而软化坏死及相应的脑功能障碍。临床表现出相应的神经系统功能缺损症状和体征,如急骤起病的偏瘫、偏身感觉障碍和偏盲等。大面积脑梗死还有颅内高压症状,严重时可发生昏迷和脑疝。脑栓塞约占脑梗死的15%。

一、病因与发病机制

(一)病因

脑栓塞按其栓子来源不同,可分为心源性脑栓塞、非心源性脑栓塞及来源不明的脑栓塞。心源性栓子占脑栓塞的60%~75%。

1.心源性

风湿性心脏病引起的脑栓塞,占整个脑栓塞的50%以上。二尖瓣狭窄或二尖瓣狭窄合并闭锁不全者最易发生脑栓塞,因二尖瓣狭窄时,左心房扩张,血流缓慢瘀滞,又有涡流,易于形成附壁血栓,血流的不规则更易使之脱落成栓子,故心房颤动时更易发生脑栓塞。慢性心房颤动是脑栓塞形成最常见的原因。其他还有心肌梗死、心肌病的附壁血栓,以及细菌性心内膜炎时瓣膜上的炎性赘生物脱落、心脏黏液瘤和心脏手术等病因。

2.非心源性

主动脉以及发出的大血管粥样硬化斑块和附着物脱落引起的血栓栓塞也是脑栓塞的常见原因。另外,还有炎症的脓栓、骨折的脂肪栓、人工气胸和气腹的空气栓、癌栓、虫栓和异物栓等。还有来源不明的栓子等。

(二)发病机制

各个部位的栓子通过颈动脉系统或椎动脉系统时,栓子阻塞血管的某一分支,造成缺血、梗死和坏死,产生相应的临床表现;还有栓子造成远端的急性供血中断,该区脑组织发生缺血性变性、坏死及水肿;另外,由于栓子的刺激,该段动脉和周围小动脉反射性痉挛,结果不仅造成该栓塞的动脉供血区的缺血,同时因其周围的动脉痉挛,进一步加重脑缺血损害的范围。

二、病理

脑栓塞的病理改变与脑血栓形成基本相同。但是,有以下几点不同:①脑栓塞的栓子与动脉壁不粘连;而脑血栓形成是在动脉壁上形成的,所以栓子与动脉壁粘连不易分开。②脑栓塞的栓子可以向远端移行,而脑血栓形成的栓子不能。③脑栓塞所致的梗死灶,有60%以上合并出血性梗死;脑血栓形成所致的梗死灶合并出血性梗死较少。④脑栓塞往往为多发病灶,脑血栓形成常为一个病灶。另外,炎性栓子可见局灶性脑炎或脑脓肿,寄生虫栓子在栓塞处可发现虫体或虫卵。

三、临床表现

(一)发病年龄

风湿性心脏病引起者以中青年为多,冠心病及大动脉病变引起者以中老年人为多。

(二)发病情况

发病急骤,在数秒钟或数分钟之内达高峰,是所有脑卒中发病最快者,有少数患者因反复栓塞可在数天内呈阶梯式加重。一般发病无明显诱因,安静和活动时均可发病。

(三)症状与体征

约有4/5的脑栓塞发生于前循环,特别是大脑中动脉,病变对侧出现偏瘫、偏身感觉障碍和偏盲,优势半球病变还有失语。癫痫发作很常见,因大血管栓塞,常引起脑血管痉挛,有部分性发作或全面性发作。椎-基底动脉栓塞约占1/5,起病有眩晕、呕吐、复视、交叉性瘫痪、共济失调、构音障碍和吞咽困难等。栓子进入一侧或两侧大脑后动脉有同向性偏盲或皮质盲。基底动脉主干栓塞会导致昏迷、四肢瘫痪,可引起闭锁综合征及基底动脉尖综合征。

心源性栓塞患者有心悸、胸闷、心律不齐和呼吸困难等。

四、辅助检查

(一)胸部 X 线检查

可发现心脏肥大。

(二)心电图检查

可发现陈旧或新鲜心肌梗死、心律失常等。

(三)超声心动图检查

超声心动图检查是评价心源性脑栓塞的重要依据之一,能够显示心脏立体解剖结构,包括瓣膜反流和运动、心室壁的功能和心腔内的肿块。

(四)多普勒超声检查

有助于测量血流通过狭窄瓣膜的压力梯度及狭窄的严重程度。彩色多普勒超声血流图可检测瓣膜反流程度并可研究与血管造影的相关性。

(五)经颅多普勒超声(TCD)

TCD可检测颅内血流情况,评价血管狭窄的程度及闭塞血管的部位,也可检测动脉粥样硬化的斑块及微栓子的部位。

(六)神经影像学检查

头颅 CT 和 MRI 检查可显示缺血性梗死和出血性梗死改变。合并出血性梗死高度支持脑栓塞的诊断,许多患者继发出血性梗死临床症状并未加重,发病 3～5 天复查 CT 可早期发现继发性梗死后出血。早期脑梗死 CT 难于发现,常规 MRI 假阳性率较高,MRI 弥散成像(DWI)和灌注成像(PWI)可以发现超急性期脑梗死。磁共振血管成像(MRA)是一种无创伤性显示脑血管狭窄或阻塞的方法,造影特异性较高。数字减影血管造影(DSA)可更好地显示脑血管狭窄的部位、范围和程度。

(七)腰椎穿刺脑脊液检查

脑栓塞引起的大面积脑梗死可有压力增高和蛋白含量增高。出血性脑梗死时可见红细胞。

五、诊断与鉴别诊断

(一)诊断

(1)多为急骤发病。

(2)多数无前驱症状。

(3)一般意识清楚或有短暂意识障碍。

(4)有颈内动脉系统或椎-基底动脉系统症状和体征。

(5)腰椎穿刺脑脊液检查一般不应含血,若有红细胞可考虑出血性脑栓塞。

(6)栓子的来源可为心源性或非心源性,也可同时伴有脏器栓塞症状。

(7)头颅 CT 和 MRI 检查有梗死灶或出血性梗死灶。

(二)鉴别诊断

1.血栓形成性脑梗死

均为急性起病的偏瘫、偏身感觉障碍,但血栓形成性脑梗死发病较慢,短期内症状可逐渐进展,一般无心房颤动等心脏病症状,头颅 CT 很少有出血性梗死灶,以资鉴别。

2.脑出血

均为急骤起病的偏瘫,但脑出血多数有高血压、头痛、呕吐和意识障碍,头颅 CT 为高密度灶可以鉴别。

六、治疗

(一)抗凝治疗

对抗凝治疗预防心源性脑栓塞复发的利弊,仍存在争议。有的学者认为脑栓塞容易发生出血性脑梗死和大面积脑梗死,可有明显的脑水肿,所以在急性期不主张应用较强的抗凝药物,以免引起出血性梗死,或并发脑出血及加重脑水肿。也有学者认为,抗凝治疗是预防随后再发栓塞性脑卒中的重要手段。心房颤动或有再栓塞风险的心源性病因、动脉夹层或动脉高度狭窄的患者,可应用抗凝药物预防再栓塞。栓塞复发的高风险可完全抵消发生出血的风险。常用的抗凝药物有以下几种。

1.肝素

有妨碍凝血活酶的形成作用;能增强抗凝血酶、中和活性凝血因子及纤溶酶;还有消除血小板的凝集作用,通过抑制透明质酸酶的活性而发挥抗凝作用。肝素每次 12 500～25 000 U(100～200 mg)加入 5%葡萄糖注射液或 0.9%氯化钠注射液 1 000 mL 中,缓慢静脉滴注或微泵注入,以每分钟 10～20 滴为宜,维持48 小时,同时第 1 日开始口服抗凝药。

有颅内出血、严重高血压、肝肾功能障碍、消化道溃疡、急性细菌性心内膜炎和出血倾向者禁用。根据部分凝血活酶时间(APTT)调整剂量,维持治疗前 APTT 值的 1.5～2.5 倍,及时检测凝血活酶时间及活动度。用量过大,可导致严重自发性出血。

2.那曲肝素钙

又名低分子肝素钙,是一种由普通肝素通过硝酸分解纯化而得到的低分子肝素钙盐,其平均分子量为 4 500。目前认为低分子肝素钙是通过抑制凝血酶的生长而发挥作用。另外,还可溶解血栓和改善血流动力学。对血小板的功能影响明显小于肝素,很少引起出血并发症。因此,那曲肝素钙是一种比较安全的抗凝药。每次 4 000～5 000 U(WHO 单位),腹部脐下外侧皮下垂直注射,每天 1～2 次,连用 7～10 天,注意不能用于肌内注射。可能引起注射部位出血性瘀斑、皮下瘀血、血尿和过敏性皮疹。

3.华法林

为香豆素衍生物钠盐,通过拮抗维生素 K 的作用,使凝血因子 Ⅱ、Ⅶ、Ⅸ 和 Ⅹ 的前体物质不能活化,在体内发挥竞争性的抑制作用,为一种间接性的中效抗凝剂。第 1 日给予 5～10 mg 口服,第 2 日半量;第 3 日根据复查的凝血酶原时间及活动度结果调整剂量,凝血酶原活动度维持在 25%～40%给予维持剂量,一般维持量为每天 2.5～5 mg,可用 3～6 个月。不良反应可有牙龈出血、血尿、发热、恶心、呕吐、腹泻等。

(二)脱水降颅压药物

脑栓塞患者常为大面积脑梗死、出血性脑梗死,常有明显脑水肿,甚至发生脑疝的危险,对此必须立即应用降颅压药物。心源性脑栓塞应用甘露醇可增加心脏负荷,有引起急性肺水肿的风险。20%甘露醇每次只能给 125 mL 静脉滴注,每天 4～6 次。为增强甘露醇的脱水力度,同时必须加用呋塞米,每次 40 mg 静脉注射,每天 2 次,可减轻心脏负荷,达到保护心脏的作用,保证甘露醇的脱水治疗;甘油果糖每次250～500 mL 缓慢静脉滴注,每天 2 次。

(三)扩张血管药物

1.丁苯酞

每次 200 mg,每天 3 次,口服。

2.葛根素注射液

每次 500 mg 加入 5%葡萄糖注射液或 0.9%氯化钠注射液 250 mL 中静脉滴注,每天 1 次,可连用10～14 天。

3.复方丹参注射液

每次 2 支(4 mL)加入 5%葡萄糖注射液或 0.9%氯化钠注射液 250 mL 中静脉滴注,每天 1 次,可连用 10～14 天。

4.川芎嗪注射液

每次 100 mg 加入 5%葡萄糖注射液或 0.9%氯化钠注射液 250 mL 中静脉滴注,每天 1 次,可连用10～15 天,有脑水肿和出血倾向者忌用。

(四)抗血小板聚集药物

早期暂不应用,特别是已有出血性梗死者急性期不宜应用。当急性期过后,为预防血栓栓塞的复发,可较长期应用阿司匹林或氯吡格雷。

(五)原发病治疗

对感染性心内膜炎(亚急性细菌性心内膜炎),在病原菌未培养出来时,给予青霉素每次320 万～400 万 U 加入 5%葡萄糖注射液或 0.9%氯化钠注射液 250 mL 中静脉滴注,每天 4～

6 次;已知病原微生物,对青霉素敏感的首选青霉素,对青霉素不敏感者选用头孢曲松钠,每次 2 g 加入 5％葡萄糖注射液 250～500 mL 中静脉滴注,12 小时滴完,每天 2 次。对青霉素过敏和过敏体质者慎用,对头孢菌素类药物过敏者禁用。对青霉素和头孢菌素类抗生素不敏感者可应用去甲万古霉素,30 mg/(kg·d),分 2 次静脉滴注,每 0.8 g 药物至少加 200 mL 液体,在 1 小时以上时间内缓慢滴入,可用 4～6 周,24 小时内最大剂量不超过 2 g,此药有明显的耳毒性和肾毒性。

七、预后与预防

（一）预后

脑栓塞急性期病死率为 5％～15％,多死于严重脑水肿、脑疝。心肌梗死引起的脑栓塞预后较差,多遗留严重的后遗症。如栓子来源不消除,半数以上患者可能复发,约 2/3 在 1 年内复发,复发的病死率更高。10％～20％的脑栓塞患者可能在病后 10 天内发生第 2 次栓塞,病死率极高。栓子较小、症状较轻、及时治疗的患者,神经功能障碍可以部分或完全缓解。

（二）预防

最重要的是预防脑栓塞的复发。目前认为对于心房颤动、心肌梗死、二尖瓣脱垂患者可首选华法林作为二级预防的药物,阿司匹林也有效,但效果低于华法林。华法林的剂量一般为每天 2.5～3.0 mg,老年人每天 1.5～2.5 mg,并可采用国际标准化比值（INR）为标准进行治疗,既可获效,又可减少出血的危险性。1993 年,欧洲 13 个国家 108 个医疗中心联合进行了一组临床试验,共入选 1 007 例非风湿性心房颤动发生 TIA 或小卒中的患者,分为 3 组,一组应用香豆素,一组用阿司匹林,另一组用安慰剂,随访 2～3 年,计算脑卒中或其他部位栓塞的发生率。结果发现应用香豆素组每年可减少 9％脑卒中发生率,阿司匹林组减少 4％。前者出血发生率为 2.8％（每年）,后者为 0.9％（每年）。

关于脑栓塞发生后何时开始应用抗凝剂仍有不同看法。有的学者认为过早应用可增加出血的危险性,因此建议发病后数周再开始应用抗凝剂比较安全。据临床研究结果表明,高血压是引起出血的主要危险因素,如能严格控制高血压,华法林的剂量强度控制在 INR2.0～3.0,则其出血发生率可以降低。因此,目前认为华法林可以作为某些心源性脑栓塞的预防药物。

（王晓宁）

第二节 脑 出 血

脑出血（intracerebral hemorrhage,ICH）也称脑溢血,系指原发性非外伤性脑实质内出血,故又称原发性或自发性脑出血。脑出血系脑内的血管病变破裂而引起的出血,绝大多数是高血压伴发小动脉微动脉瘤在血压骤升时破裂所致,称为高血压性脑出血。主要病理特点为局部脑血流变化、炎症反应,以及脑出血后脑血肿的形成和血肿周边组织受压、水肿、神经细胞凋亡。80％的脑出血发生在大脑半球,20％发生在脑干和小脑。脑出血起病急骤,临床表现为头痛、呕吐、意识障碍、偏瘫、偏身感觉障碍等。在所有脑血管疾病患者中,脑出血占 20％～30％,年发病率为（60～80）/10 万,急性期病死率为 30％～40％,是病死率和致残率很高的常见疾病。该病常发生于 40～70 岁,其中＞50 岁的人群发病率最高,达93.6％,但近年来发病年龄有愈来愈年轻的趋势。

一、病因与发病机制

(一)病因

高血压及高血压合并小动脉硬化是 ICH 的最常见病因,约 95％的 ICH 患者患有高血压。其他病因有先天性动静脉畸形或动脉瘤破裂、脑动脉炎血管壁坏死、脑瘤出血、血液病并发脑内出血、Moyamoya 病、脑淀粉样血管病变、梗死性脑出血、药物滥用、抗凝或溶栓治疗等。

(二)发病机制

尚不完全清楚,与下列因素相关。

1.高血压

持续性高血压引起脑内小动脉或深穿支动脉壁脂质透明样变性和纤维蛋白样坏死,使小动脉变脆,血压持续升高引起动脉壁疝或内膜破裂,导致微小动脉瘤或微夹层动脉瘤。血压骤然升高时血液自血管壁渗出或动脉瘤壁破裂,血液进入脑组织形成血肿。此外,高血压引起远端血管痉挛,导致小血管缺氧坏死、血栓形成、斑点状出血及脑水肿,继发脑出血,可能是子痫时高血压脑出血的主要机制。脑动脉壁中层肌细胞薄弱,外膜结缔组织少且缺乏外层弹力层,豆纹动脉等穿动脉自大脑中动脉近端呈直角分出,受高血压血流冲击易发生粟粒状动脉瘤,使深穿支动脉成为脑出血的主要好发部位,故豆纹动脉外侧支称为出血动脉。

2.淀粉样脑血管病

它是老年人原发性非高血压性脑出血的常见病因,好发于脑叶,易反复发生,常表现为多发性脑出血。发病机制不清,可能为:血管内皮异常导致渗透性增加,血浆成分包括蛋白酶侵入血管壁,形成纤维蛋白样坏死或变性,导致内膜透明样增厚,淀粉样蛋白沉积,使血管中膜、外膜被淀粉样蛋白取代,弹性膜及中膜平滑肌消失,形成蜘蛛状微血管瘤扩张,当情绪激动或活动诱发血压升高时血管瘤破裂引起出血。

3.其他因素

血液病如血友病、白血病、血小板减少性紫癜、红细胞增多症、镰状细胞病等可因凝血功能障碍引起大片状脑出血。肿瘤内异常新生血管破裂或侵蚀正常脑血管也可导致脑出血。维生素 B_1、维生素 C 缺乏或毒素(如砷)可引起脑血管内皮细胞坏死,导致脑出血,出血灶特点通常为斑点状而非融合成片。结节性多动脉炎、病毒性和立克次体性疾病等可引起血管床炎症,炎症致血管内皮细胞坏死、血管破裂发生脑出血。脑内小动、静脉畸形破裂可引起血肿,脑内静脉循环障碍和静脉破裂亦可导致出血。血液病、肿瘤、血管炎或静脉窦闭塞性疾病等所致脑出血亦常表现为多发性脑出血。

(三)脑出血后脑水肿的发生机制

脑出血后机体和脑组织局部发生一系列病理生理反应,其中自发性脑出血后最重要的继发性病理变化之一是脑水肿。由于血肿周围脑组织形成水肿带,继而引起神经细胞及其轴突的变性和坏死,成为患者病情恶化和死亡的主要原因之一。目前认为,ICH 后脑水肿与占位效应、血肿内血浆蛋白渗出和血凝块回缩、血肿周围继发缺血、血肿周围组织炎症反应、水通道蛋白-4(AQP-4)及自由基级联反应等有关。

1.占位效应

主要是通过机械性压力和颅内压增高引起。巨大血肿可立即产生占位效应,造成周围脑组织损害,并引起颅内压持续增高。早期主要为局灶性颅内压增高,随后发展为弥漫性颅内压增高,而颅内压的持续增高可引起血肿周围组织广泛性缺血,并加速缺血组织的血管通透性改变,引发脑水肿形成。同时,脑血流量降低、局部组织压力增加可促发血管活性物质从受损的脑组织中释放,破坏血-脑屏障,引发脑水肿形成。因此,血肿占位效应虽不是脑水肿形成的直接原因,但可通过影响脑血流量、周围组织压力以及颅内压等因素,间接地在脑出血后脑水肿形成机制中发挥作用。

2.血肿内血浆蛋白渗出和血凝块回缩

血肿内血液凝结是脑出血超急性期血肿周围组织脑水肿形成的首要条件。在正常情况下,脑组织细胞间隙中的血浆蛋白含量非常低,但在血肿周围组织细胞间隙中却可见血浆蛋白和纤维蛋白聚积,这可导致细胞间隙胶体渗透压增高,使水分渗透到脑组织内形成水肿。此外,血肿形成后由于血凝块回缩,使血肿腔静水压降低,这也将导致血液中的水分渗透到脑组织间隙形成水肿。凝血连锁反应激活、血凝块回缩(血肿形成后血块分离成1个红细胞中央块和1个血清包绕区)以及纤维蛋白沉积等,在脑出血后血肿周围组织脑水肿形成中发挥着重要作用。血凝块形成是脑出血血肿周围组织脑水肿形成的必经阶段,而血浆蛋白(特别是凝血酶)则是脑水肿形成的关键因素。

3.血肿周围继发缺血

脑出血后血肿周围局部脑血流量显著降低,而脑血流量的异常降低可引起血肿周围组织缺血。一般脑出血后6~8小时,血红蛋白和凝血酶释出细胞毒性物质,兴奋性氨基酸释放增多等,细胞内钠聚集,则引起细胞毒性水肿;出血后4~12小时,血-脑屏障开始破坏,血浆成分进入细胞间液,则引起血管源性水肿。同时,脑出血后形成的血肿在降解过程中,产生的渗透性物质和缺血的代谢产物,也使组织间渗透压增高,促进或加重脑水肿,从而形成血肿周围半暗带。

4.血肿周围组织炎症反应

脑出血后血肿周围中性粒细胞、巨噬细胞和小胶质细胞活化,血凝块周围活化的小胶质细胞和神经元中白细胞介素-1(IL-1)、白细胞介素-6(IL-6)、细胞间黏附因子-1(ICAM-1)和肿瘤坏死因子-α(TNF-α)表达增加。临床研究采用双抗夹心酶联免疫吸附试验检测41例脑出血患者脑脊液IL-1和S100蛋白含量发现,急性患者脑脊液IL-1水平显著高于对照组,提示IL-1可能促进了脑水肿和脑损伤的发展。ICAM-1在中枢神经系统中分布广泛。Gong等的研究证明,脑出血后12小时神经细胞开始表达ICAM-1,3天达高峰,持续10天逐渐下降;脑出血后1天时血管内皮开始表达ICAM-1,7天达高峰,持续2周。表达ICAM-1的白细胞活化后能产生大量蛋白水解酶,特别是基质金属蛋白酶(MMP),促使血-脑屏障通透性增加,血管源性脑水肿形成。

5.水通道蛋白-4(AQP-4)与脑水肿

过去一直认为水的跨膜转运是通过被动扩散实现的,而水通道蛋白(aquaporin,AQP)的发现完全改变了这种认识。现在认为,水的跨膜转运实际上是一个耗能的主动过程,是通过AQP实现的。AQP在脑组织中广泛存在,可能是脑脊液重吸收、渗透压调节、脑水肿形成等生理、病理过程的分子生物学基础。迄今已发现的AQP至少存在10种亚型,其中AQP-4和AQP-9可能参与血肿周围脑组织水肿的形成。实验研究脑出血后不同时间点大鼠脑组织AQP-4的表达分布发现,对照组和实验组未出血侧AQP-4在各时间点的表达均为弱阳性,而水肿区从脑出血后 6 小时开始表达增强,3 天时达高峰,此后逐渐回落,1 周后仍明显高于正常组。另外,随着出血时间的推移,出血侧 AQP-4 表达范围不断扩大,表达强度不断增强,并且与脑水肿严重程度呈正相关。以上结果提示,脑出血能导致细胞内外水和电解质失衡,细胞内外渗透压发生改变,激活位于细胞膜上的 AQP-4,进而促进水和电解质通过 AQP-4 进入细胞内导致细胞水肿。

6.自由基级联反应

脑出血后脑组织缺血缺氧发生一系列级联反应造成自由基浓度增加。自由基通过攻击脑内细胞膜磷脂中多聚不饱和脂肪酸和脂肪酸的不饱和双键,直接造成脑损伤发生脑水肿;同时引起脑血管通透性增加,亦加重脑水肿从而加重病情。

二、病理

肉眼所见:脑出血病例尸检时脑外观可见到明显动脉粥样硬化,出血侧半球膨隆肿胀,脑回宽、脑沟窄,有时可见少量蛛网膜下腔积血,颞叶海马与小脑扁桃体处常可见脑疝痕迹,出血灶一般在 2～8 cm,绝大多数为单灶,仅 1.8%～2.7% 为多灶。常见的出血部位为壳核出血,出血向内发展可损伤内囊,出血量大时可破入侧脑室。丘脑出血时,血液常穿破第三脑室或侧脑室,向外可损伤内囊。脑桥和小脑出血时,血液可穿破第四脑室,甚至可经中脑导水管逆行进入侧脑室。原发性脑室出血,出血量小时只侵及单个脑室或多个脑室的一部分;大量出血时全部脑室均可被血液充满,脑室扩张积血形成铸型。脑出血血肿周围脑组织受压,水肿明显,颅内压增高,脑组织可移位。幕上半球出血,血肿向下破坏或挤压丘脑下部和脑干,使其变形、移位和继发出血,并常出现小脑幕疝;如中线部位下移可形成中心疝;颅内压增高明显或小脑出血较重时均易发生枕骨大孔疝,这些都是导致患者死亡的直接原因。急性期后,血块溶解,含铁血黄素和破坏的脑组织被吞噬细胞清除,胶质增生,小出血灶形成胶质瘢痕,大者形成囊腔,称为中风囊,腔内可见黄色液体。

显微镜观察可分为 3 期:①出血期可见大片出血,红细胞多新鲜。出血灶边缘多出现坏死。软化的脑组织,神经细胞消失或呈局部缺血改变,常有多形核白细胞浸润。②吸收期出血 24～36 小时即可出现胶质细胞增生,小胶质细胞及来自血管外膜的细胞形成格子细胞,少数格子细胞含铁血黄素。星形胶质细胞增生及肥胖变性。③修复期血液及坏死组织渐被清除,组织缺损部分由胶质细胞、胶质纤维及胶原纤维代替,形成瘢痕。出血灶较小可完全修复,较大则遗留囊腔。血红蛋白代谢产物长久残存于瘢痕组织中,呈现棕黄色。

三、临床表现

(一)症状与体征

1.意识障碍

多数患者发病时很快出现不同程度的意识障碍,轻者可呈嗜睡,重者可昏迷。

2.高颅压征

表现为头痛、呕吐。头痛以病灶侧为重,意识蒙眬或浅昏迷者可见患者用健侧手触摸病灶侧头部;呕吐多为喷射性,呕吐物为胃内容物,如合并消化道出血可为咖啡样物。

3.偏瘫

病灶对侧肢体瘫痪。

4.偏身感觉障碍

病灶对侧肢体感觉障碍,主要是痛觉、温度觉减退。

5.脑膜刺激征

见于脑出血已破入脑室、蛛网膜下腔以及脑室原发性出血之时,可有颈项强直或强迫头位,Kernig 征阳性。

6.失语症

优势半球出血者多伴有运动性失语症。

7.瞳孔与眼底异常

瞳孔可不等大、双瞳孔缩小或散大。眼底可有视网膜出血和视盘水肿。

8.其他症状

如心律不齐、呃逆、呕吐咖啡色样胃内容物、呼吸节律紊乱、体温迅速上升及心电图异常等变化。脉搏常有力或缓慢,血压多升高,可出现肢端发绀,偏瘫侧多汗,面色苍白或潮红。

(二)不同部位脑出血的临床表现

1.基底节区出血

为脑出血中最多见者,占 60%～70%。其中壳核出血最多,约占脑出血的 60%,主要是豆纹动脉尤其是其外侧支破裂引起;丘脑出血较少,约占 10%,主要是丘脑穿动脉或丘脑膝状体动脉破裂引起;尾状核及屏状核等出血少见。虽然各核出血有其特点,但出血较多时均可侵及内囊,出现一些共同症状。现将常见的症状分轻、重两型叙述如下。

(1)轻型:多属壳核出血,出血量一般为数毫升至 30 mL,或为丘脑小量出血,出血量仅数毫升,出血限于丘脑或侵及内囊后肢。患者突然头痛、头晕、恶心呕吐、意识清楚或轻度障碍,出血灶对侧出现不同程度的偏瘫,亦可出现偏身感觉障碍及偏盲(三偏征),两眼可向病灶侧凝视,优势半球出血可有失语。

(2)重型:多属壳核大量出血,向内扩展或穿破脑室,出血量可达30～160 mL;或丘脑较大量出血,血肿侵及内囊或破入脑室。发病突然,意识障碍重,鼾声明显,呕吐频繁,可吐咖啡样胃内容物(由胃部应激性溃疡所致)。丘脑出血病灶对侧常有偏身感觉障碍或偏瘫,肌张力低,可引出病理反射,平卧位时,患侧下肢呈外旋位。但感觉障碍常先于或重于运动障碍,部分病例病灶对侧可出现自发性疼痛。常有眼球运动障碍(眼球向上注视麻痹,呈下视内收状态)。瞳孔缩小或不等大,一般为出血侧散大,提示已有小脑幕疝形成;部分病例有丘脑性失语(言语缓慢而不清、重复言语、发音困难、复述差,朗读正常)或丘脑性痴呆(记忆力减退、计算力下降、情感障碍、人格改变等)。如病情发展,血液大量破入脑室或损伤丘脑下部及脑干,昏迷加深,出现去大脑强直或四肢弛缓,面色潮红或苍白,出冷汗,鼾声大作,中枢性高热或体温过低,甚至出现肺水肿、上消化道出血等内脏并发症,最后多发生枕骨大孔疝死亡。

2.脑叶出血

脑叶出血又称皮质下白质出血。应用 CT 以后,发现脑叶出血约占脑出血的 15%,发病年龄在 11～80 岁,40 岁以下占 30%,年轻人多由血管畸形(包括隐匿性血管畸形)、Moyamoya 病引起,老年人常见于高血压动脉硬化及淀粉样血管病等。脑叶出血以顶叶最多见,以后依次为颞叶、枕叶、额叶,40% 为跨叶出血。脑叶出血除意识障碍、颅内高压和抽搐等常见症状外,还有各脑叶的特异表现。

(1)额叶出血:常有一侧或双侧的前额痛、病灶对侧偏瘫。部分病例有精神行为异常、凝视麻痹、言语障碍和癫痫发作。

(2)顶叶出血:常有病灶侧颞部疼痛;病灶对侧的轻偏瘫或单瘫、深浅感觉障碍和复合感觉障碍;体象障碍、手指失认和结构失用症等,少数病例可出现下象限盲。

(3)颞叶出血:常有耳部或耳前部疼痛,病灶对侧偏瘫,但上肢瘫重于下肢,中枢性面、舌瘫可有对侧上象限盲;优势半球出血可出现感觉性失语或混合性失语;可有颞叶癫痫、幻嗅、幻视、兴奋躁动等精神症状。

(4)枕叶出血:可出现同侧眼部疼痛,同向性偏盲和黄斑回避现象,可有一过性黑矇和视物变形。

3.脑干出血

(1)中脑出血:中脑出血少见,自 CT 应用于临床后,临床已可诊断。轻症患者表现为突然出现复视、眼睑下垂、一侧或两侧瞳孔扩大、眼球不同轴、水平或垂直眼震,同侧肢体共济失调,也可表现大脑脚综合征(Weber 综合征)或红核综合征(Benedikt 综合征)。重者出现昏迷、四肢迟缓性瘫痪,去大脑强直,常迅速死亡。

(2)脑桥出血:占脑出血的 10% 左右。病灶多位于脑桥中部的基底部与被盖部之间。患者表现突然头痛,同侧第Ⅵ、Ⅶ、Ⅷ对脑神经麻痹,对侧偏瘫(交叉性瘫痪),出血量大或病情重者常有四肢瘫,很快进入意识障碍、针尖样瞳孔、去大脑强直、呼吸障碍,多迅速死亡。可伴中枢性高热、大汗和应激性溃疡等。一侧脑桥小量出血可表现为脑桥腹内侧综合征(Foville 综合征)、闭锁综合征和脑桥腹外侧综合征(Millard-Gubler综合征)。

(3)延髓出血:延髓出血更为少见,突然意识障碍,血压下降,呼吸节律不规则,心律失常,轻症病例可呈延髓背外侧综合征(Wallenberg综合征),重症病例常因呼吸心跳停止而死亡。

4.小脑出血

约占脑出血的 10%。多见于一侧半球的齿状核部位,小脑蚓部也可发生。发病突然,眩晕明显,频繁呕吐,枕部疼痛,病灶侧共济失调,可见眼球震颤,同侧周围性面瘫,颈项强直等,如不仔细检查,易误诊为蛛网膜下腔出血。当出血量不大时,主要表现为小脑症状,如病灶侧共济失调,眼球震颤,构音障碍和吟诗样语言,无偏瘫。出血量增加时,还可表现有脑桥受压体征,如展神经麻痹、侧视麻痹等,以及肢体偏瘫和(或)锥体束征。病情如继续加重,颅内压增高明显,昏迷加深,极易发生枕骨大孔疝死亡。

5.脑室出血

分原发与继发两种,继发性系指脑实质出血破入脑室者;原发性指脉络丛血管出血及室管膜下动脉破裂出血,血液直流入脑室者。以前认为脑室出血罕见,现已证实占脑出血的 3%～5%。55% 的患者出血量较少,仅部分脑室有血,脑脊液呈血性,类似蛛网膜下腔出血。临床常表现为头痛、呕吐、项强、Kernig 征阳性、意识清楚或一过性意识障碍,但常无偏瘫体征,脑脊液血性,酷似蛛网膜下腔出血,预后良好,可以完全恢复正常;出血量大,全部脑室均被血液充满者,其临床表现符合既往所谓脑室出血的症状,即发病后突然头痛、呕吐、昏迷、瞳孔缩小或时大时小,眼球浮动或分离性斜视,四肢肌张力增高,病理反射阳性,早期出现去大脑强直,严重者双侧瞳孔散大,呼吸深,鼾声明显,体温明显升高,面部充血多汗,预后极差,多迅速死亡。

四、辅助检查

(一)头颅 CT

发病后 CT 平扫可显示近圆形或卵圆形均匀高密度的血肿病灶,边界清楚,可确定血肿部位、大小、形态及是否破入脑室,血肿周围有无低密度水肿带及占位效应(脑室受压、脑组织移位)

和梗阻性脑积水等。早期可发现边界清楚、均匀的高度密度灶,CT 值为 60~80 Hu,周围环绕低密度水肿带。血肿范围大时可见占位效应。根据 CT 影像估算出血量可采用简单易行的多田计算公式:出血量(mL)=0.5×最大面积长轴(cm)×最大面积短轴(mL)×层面数。出血后 3~7 天,血红蛋白破坏,纤维蛋白溶解,高密度区向心性缩小,边缘模糊,周围低密度区扩大。病后 2~4 周,形成等密度或低密度灶。病后 2 个月左右,血肿区形成囊腔,其密度与脑脊液近乎相等,两侧脑室扩大;增强扫描,可见血肿周围有环状高密度强化影,其大小、形状与原血肿相近。

(二)头颅 MRI/MRA

MRI 的表现主要取决于血肿所含血红蛋白量的变化。发病 1 日内,血肿呈 T1 等信号或低信号,T_2 呈高信号或混合信号;第 2 至 1 周,T_1 为等信号或稍低信号,T_2 为低信号;第 2~4 周,T_1 和 T_2 均为高信号;4 周后,T_1 呈低信号,T_2 为高信号。此外,MRA 可帮助发现脑血管畸形、肿瘤及血管瘤等病变。

(三)数字减影血管造影(DSA)

对脑叶出血、原因不明或怀疑脑血管畸形、血管瘤、Moyamoya 病和血管炎等患者有意义,尤其血压正常的年轻患者应通过 DSA 查明病因。

(四)腰椎穿刺检查

在无条件做 CT 时,且患者病情不重,无明显颅内高压者可进行腰椎穿刺检查。脑出血者脑脊液压力常增高,若出血破入脑室或蛛网膜下腔者脑脊液多呈均匀血性。有脑疝及小脑出血者应禁做腰椎穿刺检查。

(五)经颅多普勒超声(TCD)

由于简单及无创性,可在床边进行检查,已成为监测脑出血患者脑血流动力学变化的重要方法。①通过检测脑动脉血流速度,间接监测脑出血的脑血管痉挛范围及程度,脑血管痉挛时其血流速度增高。②测定血流速度、血流量和血管外周阻力可反映颅内压增高时脑血流灌注情况,如颅内压超过动脉压时收缩期及舒张期血流信号消失,无血流灌注。③提供脑动静脉畸形、动脉瘤等病因诊断的线索。

(六)脑电图(EEG)

可反映脑出血患者脑功能状态。意识障碍可见两侧弥漫性慢活动,病灶侧明显;无意识障碍时,基底节和脑叶出血出现局灶性慢波,脑叶出血靠近皮质时可有局灶性棘波或尖波发放;小脑出血无意识障碍时脑电图多正常,部分患者同侧枕颞部出现慢活动;中脑出血多见两侧阵发性同步高波幅慢活动;脑桥出血患者昏迷时可见 8~12 Hz α 波、低波幅 β 波、纺锤波或弥漫性慢波等。

(七)心电图

可及时发现脑出血合并心律失常或心肌缺血,甚至心肌梗死。

(八)血液检查

重症脑出血急性期白细胞数可增至 $(10~20)×10^9$/L,并可出现血糖含量升高、蛋白尿、尿糖、血尿素氮含量增加,以及血清肌酶含量升高等。但均为一过性,可随病情缓解而消退。

五、诊断与鉴别诊断

(一)诊断要点

1.一般性诊断要点

(1)急性起病,常有头痛、呕吐、意识障碍、血压增高和局灶性神经功能缺损症状,部分病例有眩晕或抽搐发作。饮酒、情绪激动、过度劳累等是常见的发病诱因。

(2)常见的局灶性神经功能缺损症状和体征包括偏瘫、偏身感觉障碍、偏盲等,多于数分钟至数小时内达到高峰。

(3)头颅 CT 扫描可见病灶中心呈高密度改变,病灶周边常有低密度水肿带。头颅 MRI/MRA有助于脑出血的病因学诊断和观察血肿的演变过程。

2.各部位脑出血的临床诊断要点

(1)壳核出血:①对侧肢体偏瘫,优势半球出血常出现失语。②对侧肢体感觉障碍,主要是痛觉、温度觉减退。③对侧偏盲。④凝视麻痹,呈双眼持续性向出血侧凝视。⑤尚可出现失用、体象障碍、记忆力和计算力障碍、意识障碍等。

(2)丘脑出血:①丘脑型感觉障碍,对侧半身深浅感觉减退、感觉过敏或自发性疼痛。②运动障碍,出血侵及内囊可出现对侧肢体瘫痪,多为下肢重于上肢。③丘脑性失语,言语缓慢而不清、重复言语、发音困难、复述差、朗读正常。④丘脑性痴呆,记忆力减退、计算力下降、情感障碍、人格改变。⑤眼球运动障碍,眼球向上注视麻痹,常向内下方凝视。

(3)脑干出血:①中脑出血,突然出现复视,眼睑下垂;一侧或两侧瞳孔扩大,眼球不同轴,水平或垂直眼震,同侧肢体共济失调,也可表现 Weber 综合征或 Benedikt 综合征;严重者很快出现意识障碍,去大脑强直。②脑桥出血,突然头痛,呕吐,眩晕,复视,眼球不同轴,交叉性瘫痪或偏瘫、四肢瘫等。出血量较大时,患者很快进入意识障碍,针尖样瞳孔,去大脑强直,呼吸障碍,并可伴有高热、大汗、应激性溃疡等,多迅速死亡;出血量较少时可表现为一些典型的综合征,如 Foville 综合征、Millard-Gubler 综合征和闭锁综合征等。③延髓出血,突然意识障碍,血压下降,呼吸节律不规则,心律失常,继而死亡。轻者可表现为不典型的 Wallenberg 综合征。

(4)小脑出血:①突发眩晕、呕吐、后头部疼痛,无偏瘫。②有眼震,站立和步态不稳,肢体共济失调、肌张力降低及颈项强直。③头颅CT扫描示小脑半球或小脑蚓高密度影及第四脑室、脑干受压。

(5)脑叶出血:①额叶出血,前额痛、呕吐、痫性发作较多见;对侧偏瘫、共同偏视、精神障碍;优势半球出血时可出现运动性失语。②顶叶出血,偏瘫较轻,而偏侧感觉障碍显著;对侧下象限盲,优势半球出血时可出现混合性失语。③颞叶出血,表现为对侧中枢性面、舌瘫及上肢为主的瘫痪;对侧上象限盲;优势半球出血时可有感觉性或混合性失语;可有颞叶癫痫、幻嗅、幻视。④枕叶出血,对侧同向性偏盲,并有黄斑回避现象,可有一过性黑矇和视物变形;多无肢体瘫痪。

(6)脑室出血:①突然头痛、呕吐,迅速进入昏迷或昏迷逐渐加深。②双侧瞳孔缩小,四肢肌张力增高,病理反射阳性,早期出现去大脑强直,脑膜刺激征阳性。③常出现丘脑下部受损的症状及体征,如上消化道出血、中枢性高热、大汗、应激性溃疡、急性肺水肿、血糖增高、尿崩症等。④脑脊液压力增高,呈血性。⑤轻者仅表现头痛、呕吐、脑膜刺激征阳性,无局限性神经体征。临床上易误诊为蛛网膜下腔出血,需通过头颅CT检查来确定诊断。

(二)鉴别诊断

1.脑梗死

发病较缓,或病情呈进行性加重;头痛、呕吐等颅内压增高症状不明显;典型病例一般不难鉴别;但脑出血与大面积脑梗死、少量脑出血与脑梗死临床症状相似,鉴别较困难,常需头颅CT鉴别。

2.脑栓塞

起病急骤，一般缺血范围较广，症状常较重，常伴有风湿性心脏病、心房颤动、细菌性心内膜炎、心肌梗死或其他容易产生栓子来源的疾病。

3.蛛网膜下腔出血

好发于年轻人，突发剧烈头痛，或呈爆裂样头痛，以颈枕部明显，有的可痛牵颈背、双下肢。呕吐较频繁，少数严重患者呈喷射状呕吐。约50%的患者可出现短暂、不同程度的意识障碍，尤以老年患者多见。常见一侧动眼神经麻痹，其次为视神经、三叉神经和展神经麻痹，脑膜刺激征常见，无偏瘫等脑实质损害的体征，头颅CT可帮助鉴别。

4.外伤性脑出血

外伤性脑出血是闭合性头部外伤所致，发生于受冲击颅骨下或对冲部位，常见于额极和颞极，外伤史可提供诊断线索，CT可显示血肿外形不整。

5.内科疾病导致的昏迷

(1)糖尿病昏迷：①糖尿病酮症酸中毒，多数患者在发生意识障碍前数天有多尿、烦渴多饮和乏力，随后出现食欲缺乏、恶心、呕吐，常伴头痛、嗜睡、烦躁、呼吸深快，呼气中有烂苹果味（丙酮）。随着病情进一步发展，出现严重失水，尿量减少，皮肤弹性差，眼球下陷，脉细速，血压下降，至晚期时各种反射迟钝甚至消失，嗜睡甚至昏迷。尿糖、尿酮体呈强阳性，血糖和血酮体均有升高。头部CT结果阴性。②高渗性非酮症糖尿病昏迷，起病时常先有多尿、多饮，但多食不明显，或反而食欲缺乏，以致常被忽视。失水随病程进展逐渐加重，出现神经精神症状，表现为嗜睡、幻觉、定向障碍、偏盲、上肢拍击样粗震颤、痫性发作（多为局限性发作）等，最后陷入昏迷。尿糖强阳性，但无酮症或较轻，血尿素氮及肌酐升高。突出地表现为血糖常高至33.3 mmol/L（600 mg/dL）以上，一般为33.3~66.6 mmol/L（600~1 200 mg/dL）；血钠升高可达155 mmol/L；血浆渗透压显著增高达330~460 mmol/L，一般在350 mmol/L以上。头部CT结果阴性。

(2)肝性昏迷：有严重肝病和(或)广泛门体侧支循环，精神紊乱、昏睡或昏迷，明显肝功能损害或血氨升高，扑翼(击)样震颤和典型的脑电图改变（高波幅的δ波，每秒少于4次）等，有助于诊断与鉴别诊断。

(3)尿毒症昏迷：少尿（<400 mL/d）或无尿（<50 mL/d），血尿，蛋白尿，管型尿，氮质血症，水电解质紊乱和酸碱失衡等。

(4)急性酒精中毒：①兴奋期，血乙醇浓度达到11 mmol/L（50 mg/dL）即感头痛、欣快、兴奋。血乙醇浓度超过16 mmol/L（75 mg/dL），健谈、饶舌、情绪不稳定、自负、易激怒，可有粗鲁行为或攻击行动，也可能沉默、孤僻；浓度达到22 mmol/L（100 mg/dL）时，驾车易发生车祸。②共济失调期，血乙醇浓度达到33 mmol/L（150 mg/dL）时，肌肉运动不协调，行动笨拙，言语含糊不清，眼球震颤，视力模糊，复视，步态不稳，出现明显共济失调。浓度达到43 mmol/L（200 mg/dL）时，出现恶心、呕吐、困倦。③昏迷期，血乙醇浓度升至54 mmol/L（250 mg/dL）时，患者进入昏迷期，表现昏睡、瞳孔散大、体温降低。血乙醇浓度超过87 mmol/L（400 mg/dL）时，患者陷入深昏迷，心率快、血压下降，呼吸慢而有鼾音，可出现呼吸、循环麻痹而危及生命。实验室检查可见血乙醇浓度升高，呼出气中乙醇浓度与血乙醇浓度相当；动脉血气分析可见轻度代谢性酸中毒；电解质失衡，可见低血钾、低血镁和低血钙；血糖可降低。

(5)低血糖昏迷：低血糖昏迷是指各种原因引起的重症的低血糖症。患者突然昏迷、抽搐，表现为局灶神经系统症状的低血糖易被误诊为脑出血。化验血糖低于2.8 mmol/L，推注葡萄糖后症状迅速缓解,发病后 72 小时复查头部 CT 结果阴性。

(6)药物中毒:①镇静催眠药中毒,有服用大量镇静催眠药史,出现意识障碍和呼吸抑制及血压下降。胃液、血液、尿液中检出镇静催眠药。②阿片类药物中毒,有服用大量吗啡或哌替啶的阿片类药物史,或有吸毒史,除了出现昏迷、针尖样瞳孔(哌替啶的急性中毒瞳孔反而扩大)、呼吸抑制"三联征"等特点外,还可出现发绀、面色苍白、肌肉无力、惊厥、牙关禁闭、角弓反张,呼吸先浅而慢,后叹息样或潮式呼吸、肺水肿、休克、瞳孔对光反射消失,死于呼吸衰竭。血、尿阿片类毒物成分,定性试验呈阳性。使用纳洛酮可迅速逆转阿片类药物所致的昏迷、呼吸抑制、缩瞳等毒性作用。

(7)一氧化碳中毒:①轻度中毒,血液碳氧血红蛋白(COHb)可高于 10%～20%。患者有剧烈头痛、头晕、心悸、口唇黏膜呈樱桃红色、四肢无力、恶心、呕吐、嗜睡、意识模糊、视物不清、感觉迟钝、谵妄、幻觉、抽搐等。②中度中毒,血液 COHb 浓度可高达 30%～40%。患者出现呼吸困难、意识丧失、昏迷,对疼痛刺激可有反应,瞳孔对光反射和角膜反射可迟钝,腱反射减弱,呼吸、血压和脉搏可有改变。经治疗可恢复且无明显并发症。③重度中毒,血液 COHb 浓度可高于50%以上。深昏迷,各种反射消失。患者可呈去大脑皮质状态(患者可以睁眼,但无意识,不语,不动,不主动进食或大小便,呼之不应,推之不动,肌张力增强),常有脑水肿、惊厥、呼吸衰竭、肺水肿、上消化道出血、休克和严重的心肌损害,出现心律失常,偶可发生心肌梗死。有时并发脑局灶损害,出现锥体系或锥体外系损害体征。监测血中 COHb 浓度可明确诊断。

应详细询问病史,内科疾病导致昏迷者有相应的内科疾病病史,仔细查体,局灶体征不明显;脑出血者则同向偏视、一侧瞳孔散大、一侧面部船帆现象、一侧上肢出现扬鞭现象、一侧下肢呈外旋位,血压升高。CT 检查可助鉴别。

六、治疗

急性期的主要治疗原则:保持安静,防止继续出血;积极抗脑水肿,降低颅内压;调整血压;改善循环;促进神经功能恢复;加强护理,防治并发症。

(一)一般治疗

1.保持安静

(1)卧床休息 3～4 周,脑出血发病后 24 小时内,特别是 6 小时内可有活动性出血或血肿继续扩大,应尽量减少搬运,就近治疗。重症需严密观察体温、脉搏、呼吸、血压、瞳孔和意识状态等生命体征变化。

(2)保持呼吸道通畅,头部抬高 15°～30°角,切忌无枕仰卧;疑有脑疝时应床脚抬高 45°角,意识障碍患者应将头歪向一侧,以利于口腔、气道分泌物及呕吐物流出;痰稠不易吸出,则要行气管切开,必要时吸氧,以使动脉血氧饱和度维持在 90%以上。

(3)意识障碍或消化道出血者宜禁食 24～48 小时,发病后 3 天,仍不能进食者,应鼻饲以确保营养。过度烦躁不安的患者可适量用镇静药。

(4)注意口腔护理,保持大便通畅,留置尿管的患者应做膀胱冲洗以预防尿路感染。加强护理,经常翻身,预防压疮,保持肢体功能位置。

(5)注意水、电解质平衡,加强营养。注意补钾,液体量应控制在 2 000 mL/d 左右,或以尿量加 500 mL 来估算,不能进食者鼻饲各种营养品。对于频繁呕吐、胃肠道功能减弱或有严重的应激性溃疡者,应考虑给予肠外营养。如有高热、多汗、呕吐或腹泻者,可适当增加入液量,或 10%

脂肪乳 500 mL 静脉滴注,每天 1 次。如需长期采用鼻饲,应考虑胃造瘘术。

(6)脑出血急性期血糖含量增高可以是原有糖尿病的表现或是应激反应。高血糖和低血糖都能加重脑损伤。当患者血糖含量增高超过 11.1 mmol/L 时,应立即给予胰岛素治疗,将血糖控制在8.3 mmol/L 以下。同时应监测血糖,若发生低血糖,可用葡萄糖口服或注射纠正低血糖。

2.亚低温治疗

能够减轻脑水肿,减少自由基的产生,促进神经功能缺损恢复,改善患者预后。降温方法:立即行气管切开,静脉滴注冬眠肌松合剂(0.9%氯化钠注射液 500 mL+氯丙嗪 100 mg+异丙嗪100 mg),同时冰毯机降温。行床旁监护仪连续监测体温(T)、心率(HR)、血压(BP)、呼吸(R)、脉搏(P)、血氧饱和度(SPO_2)、颅内压(ICP)。直肠温度(RT)维持在 34~36 ℃,持续 3~5 天。冬眠肌松合剂用量和速度根据患者 T、HR、BP、肌张力等调节。保留自主呼吸,必要时应用同步呼吸机辅助呼吸,维持 SPO_2 在 95% 以上,10~12 小时将 RT 降至 34~36 ℃。当 ICP 降至正常后72 小时,停止亚低温治疗。采用每天恢复 1~2 ℃,复温速度不超过 0.1 ℃/h。在24~48 小时,将患者 RT 复温至 36.5~37 ℃。局部亚低温治疗实施越早,效果越好,建议在脑出血发病 6 小时内使用,治疗时间最好持续 48~72 小时。

(二)调控血压和防止再出血

脑出血患者一般血压都高,甚至比平时更高,这是因为颅内压增高时机体保证脑组织供血的代偿性反应,当颅内压下降时血压亦随之下降,因此一般不应使用降血压药物,尤其是注射利血平等强有力降压剂。目前理想的血压控制水平还未确定,主张采取个体化原则,应根据患者年龄、病前有无高血压、病后血压情况等确定适宜血压水平。但血压过高时,容易增加再出血的危险性,则应及时控制高血压。一般来说,收缩压≥26.66 kPa(200 mmHg),舒张压≥15.33 kPa(115 mmHg)时,应降血压治疗,使血压控制于治疗前原有血压水平或略高水平。收缩压≤24.00 kPa(180 mmHg)或舒张压≤15.33 kPa(115 mmHg)时,或平均动脉压≤17.33 kPa(130 mmHg)时可暂不使用降压药,但需密切观察。收缩压在 24.00~30.66 kPa(180~230 mmHg)或舒张压在 14.00~18.67 kPa(105~140 mmHg)宜口服卡托普利、美托洛尔等降压药,收缩压24.00 kPa(180 mmHg)以内或舒张压 14.00 kPa(105 mmHg)以内,可观察而不用降压药。急性期过后(约 2 周),血压仍持续过高时可系统使用降压药,急性期血压急骤下降表明病情严重,应给予升压药物以保证足够的脑供血量。

止血剂及凝血剂对脑出血并无效果,但如合并消化道出血或有凝血障碍时仍可使用。消化道出血时,还可经胃管鼻饲或口服云南白药、三七粉、氢氧化铝凝胶和(或)冰牛奶、冰盐水等。

(三)控制脑水肿

脑出血后 48 小时水肿达到高峰,维持 3~5 日或更长时间后逐渐消退。脑水肿可使 ICP 增高和导致脑疝,是影响功能恢复的主要因素和导致早期死亡的主要死因。积极控制脑水肿、降低ICP 是脑出血急性期治疗的重要环节,必要时可行 ICP 监测。治疗目标是使 ICP 降至 2.67 kPa(20 mmHg)以下,脑灌注压>9.33 kPa(70 mmHg),应首先控制可加重脑水肿的因素,保持呼吸道通畅,适当给氧,维持有效脑灌注,限制液体和盐的入量等。应用皮质类固醇减轻脑出血后脑水肿和降低 ICP,其有效证据不充分;脱水药只有短暂作用,常用 20%甘露醇、利尿药如呋塞米等。

1.20%甘露醇

为渗透性脱水药,可在短时间内使血浆渗透压明显升高,形成血与脑组织间渗透压差,使脑组织间液水分向血管内转移,经肾脏排出,每 8 g 甘露醇可由尿带出水分 100 mL,用药后 20～30 分钟开始起效,2～3 小时作用达峰。常用剂量 125～250 mL,1 次/6～8 小时,疗程 7～10 天。如患者出现脑疝征象可快速加压经静脉或颈动脉推注,可暂时缓解症状,为术前准备赢得时间。冠心病、心肌梗死、心力衰竭和肾功能不全者慎用,注意用药不当可诱发肾衰竭和水盐及电解质失衡。因此,在应用甘露醇脱水时,一定要严密观察患者尿量、血钾和心肾功能,一旦出现尿少、血尿、无尿时应立即停用。

2.利尿剂

呋塞米注射液较常用,脱水作用不如甘露醇,但可抑制脑脊液产生,用于心肾功能不全不能用甘露醇的患者,常与甘露醇合用,减少甘露醇用量。每次 20～40 mg,每天 2～4 次,静脉注射。

3.甘油果糖氯化钠注射液

该药为高渗制剂,通过高渗透性脱水,能使脑水分含量减少,降低颅内压。本品降低颅内压作用起效较缓,持续时间较长,可与甘露醇交替使用。推荐剂量为每次 250～500 mL,每天 1～2 次,静脉滴注,连用 7 日左右。

4.10%人血清蛋白

通过提高血浆胶体渗透压发挥对脑组织脱水降颅压作用,改善病灶局部脑组织水肿,作用持久。适用于低蛋白血症的脑水肿伴高颅压的患者。推荐剂量每次 10～20 g,每天 1～2 次,静脉滴注。该药可增加心脏负担,心功能不全者慎用。

5.地塞米松

可防止脑组织内星形胶质细胞肿胀,降低毛细血管通透性,维持血-脑屏障功能。抗脑水肿作用起效慢,用药后 12～36 小时起效。剂量每天 10～20 mg,静脉滴注。由于易并发感染或使感染扩散,可促进或加重应激性上消化道出血,影响血压和血糖控制等,临床不主张常规使用,病情危重、不伴上消化道出血者可早期短时间应用。

若药物脱水、降颅压效果不明显,出现颅高压危象时可考虑转外科手术开颅减压。

(四)控制感染

发病早期或病情较轻时通常不需使用抗生素,老年患者合并意识障碍易并发肺部感染,合并吞咽困难易发生吸入性肺炎,尿潴留或导尿易合并尿路感染,可根据痰液或尿液培养、药物敏感试验等选用抗生素治疗。

(五)维持水电解质平衡

患者液体的输入量最好根据其中心静脉压(CVP)和肺毛细血管楔压(PCWP)来调整,CVP保持在 0.67～1.60 kPa(5～12 mmHg)或者 PCWP 维持在 1.33～1.87 kPa(10～14 mmHg)。无此条件时每天液体输入量可按前 1 日尿量＋500 mL 估算。每天补钠 50～70 mmol/L,补钾40～50 mmol/L,糖类 13.5～18 g。使用液体种类应以 0.9%氯化钠注射液或复方氯化钠注射液(林格液)为主,避免用高渗糖水,若用糖时可按每 4 g 糖加 1 U 胰岛素后再使用。由于患者使用大量脱水药、进食少、合并感染等原因,极易出现电解质紊乱和酸碱失衡,应加强监护和及时纠正,意识障碍患者可通过鼻饲管补充足够热量的营养和液体。

(六)对症治疗

1.中枢性高热

宜先行物理降温,如头部、腋下及腹股沟区放置冰袋,戴冰帽或睡冰毯等。效果不佳可用多巴胺受体激动剂如溴隐亭 3.75 mg/d,逐渐加量至 7.5～15.0 mg/d,分次服用。

2.痫性发作

可静脉缓慢推注(注意患者呼吸)地西泮 10~20 mg,控制发作后可予卡马西平片,每次 100 mg,每天 2 次。

3.应激性溃疡

丘脑、脑干出血患者常合并应激性溃疡和引起消化道出血,机制不明,可能是出血影响边缘系统、丘脑、丘脑下部及下行自主神经纤维,使肾上腺皮质激素和胃酸分泌大量增加,黏液分泌减少及屏障功能削弱。常在病后第 2~14 天突然发生,可反复出现,表现呕血及黑便,出血量大时常见烦躁不安、口渴、皮肤苍白、湿冷、脉搏细速、血压下降、尿量减少等外周循环衰竭表现。可采取抑制胃酸分泌和加强胃黏膜保护治疗,用 H_2 受体阻滞剂如:①雷尼替丁,每次 150 mg,每天 2 次,口服。②西咪替丁,0.4~0.8 g/d,加入0.9%氯化钠注射液,静脉滴注。③注射用奥美拉唑钠,每次 40 mg,每 12 小时静脉注射 1 次,连用 3 天。还可用硫糖铝,每次 1 g,每天 4 次,口服;或氢氧化铝凝胶,每次 40~60 mL,每天 4 次,口服。若发生上消化道出血可用去甲肾上腺素4~8 mg加冰盐水 80~100 mL,每天4~6 次,口服;云南白药,每次 0.5 g,每天 4 次,口服。保守治疗无效时可在胃镜下止血,须注意呕血引起窒息,并补液或输血维持血容量。

4.心律失常

心房颤动常见,多见于病后前 3 天。心电图复极改变常导致易损期延长,易损期出现的期前收缩可导致室性心动过速或心室颤动。这可能是脑出血患者易发生猝死的主要原因。心律失常影响心排血量,降低脑灌注压,可加重原发脑病变,影响预后。应注意改善冠心病患者的心肌供血,给予常规抗心律失常治疗,及时纠正电解质紊乱,可试用 β 受体阻滞剂和钙通道阻滞剂治疗,维护心脏功能。

5.大便秘结

脑出血患者,由于卧床等原因,常会出现便秘。用力排便时腹压增高,从而使颅内压升高,可加重脑出血症状。便秘时腹胀不适,使患者烦躁不安,血压升高,亦可使病情加重,故脑出血患者便秘的护理十分重要。便秘可用甘油灌肠剂(支),患者侧卧位插入肛门内 6~10 cm,将药液缓慢注入直肠内 60 mL,5~10 分钟即可排便;缓泻剂如酚酞 2 片,每晚口服,亦可用中药番泻叶 3~9 g泡服。

6.稀释性低钠血症

又称血管升压素分泌异常综合征,10%的脑出血患者可发生。因血管升压素分泌减少,尿排钠增多,血钠降低,可加重脑水肿,每天应限制水摄入量在 800~1 000 mL,补钠 9~12 g;宜缓慢纠正,以免导致脑桥中央髓鞘溶解症。另有脑耗盐综合征,是心钠素分泌过高导致低钠血症,应输液补钠治疗。

7.下肢深静脉血栓形成

急性脑卒中患者易并发下肢和瘫痪肢体深静脉血栓形成,患肢进行性水肿和发硬,肢体静脉血流图检查可确诊。勤翻身、被动活动或抬高瘫痪肢体可预防;治疗可用肝素 5 000 U,静脉滴注,每天 1 次;或低分子量肝素,每次 4 000 U,皮下注射,每天 2 次。

(七)外科治疗

可挽救重症患者的生命及促进神经功能恢复,手术宜在发病后 6~24 小时进行,预后直接与术前意识水平有关,昏迷患者通常手术效果不佳。

1.手术指征

(1)脑叶出血:患者清醒、无神经障碍和小血肿(<20 mL)者,不必手术,可密切观察和随访。患者意识障碍、大血肿和在CT片上有占位征,应手术。

(2)基底节和丘脑出血:大血肿、神经障碍者应手术。

(3)脑桥出血:原则上内科治疗。但对非高血压性脑桥出血如海绵状血管瘤,可手术治疗。

(4)小脑出血:血肿直径≥2 cm者应手术,特别是合并脑积水、意识障碍、神经功能缺失和占位征者。

2.手术禁忌证

(1)深昏迷患者(GCS 3～5级)或去大脑强直。

(2)生命体征不稳定,如血压过高、高热、呼吸不规则,或有严重系统器质病变者。

(3)脑干出血。

(4)基底节或丘脑出血影响到脑干。

(5)病情发展急骤,发病数小时即深昏迷者。

3.常用手术方法

(1)小脑减压术:是高血压性小脑出血最重要的外科治疗,可挽救生命和逆转神经功能缺损,病程早期患者处于清醒状态时手术效果好。

(2)开颅血肿清除术:占位效应引起中线结构移位和初期脑疝时外科治疗可能有效。

(3)钻孔扩大骨窗血肿清除术。

(4)钻孔微创颅内血肿清除术。

(5)脑室出血脑室引流术。

(八)早期康复治疗

原则上应尽早开始。在神经系统症状不再进展,没有严重精神、行为异常,生命体征稳定,没有严重的并发症、并发症时即可开始康复治疗的介入,但需注意康复方法的选择。早期康复治疗对恢复患者的神经功能,提高生活质量是十分有利的。早期对瘫痪肢体进行按摩及被动运动,开始有主动运动时即应根据康复要求按阶段进行训练,以促进神经功能恢复,避免出现关节挛缩、肌肉萎缩和骨质疏松;对失语患者需加强言语康复训练。

(九)加强护理,防治并发症

常见的并发症有肺部感染、上消化道出血、吞咽困难和水电解质紊乱、下肢静脉血栓形成、肺栓塞、肺水肿、冠状动脉性疾病和心肌梗死、心脏损伤、痫性发作等。脑出血预后与急性期护理有直接关系,合理的护理措施十分重要。

1.体位

头部抬高15°～30°角,既能保持脑血流量,又能保持呼吸道通畅。切忌无枕仰卧。凡意识障碍患者宜采用侧卧位,头稍前屈,以利口腔分泌物流出。

2.饮食与营养

营养不良是脑出血患者常见的易被忽视的并发症,应充分重视。重症意识障碍患者急性期应禁食1～2天,静脉补给足够能量与维生素,发病48小时后若无活动性消化道出血,可鼻饲流质饮食,应考虑营养合理搭配与平衡。患者意识转清、咳嗽反射良好、能吞咽时可停止鼻饲,应注意喂食时宜取45°角半卧位,食物宜做成糊状,流质饮料均应选用茶匙喂食,喂食出现呛咳可拍背。

3.呼吸道护理

脑出血患者应保持呼吸道通畅和足够通气量,意识障碍或脑干功能障碍患者应行气管插管,指征是 $PaO_2 < 8.00$ kPa(60 mmHg)、$PaCO_2 > 6.67$ kPa(50 mmHg)或有误吸危险者。鼓励勤翻身、拍背,鼓励患者尽量咳嗽,咳嗽无力痰多时可超声雾化治疗,呼吸困难、呼吸道痰液多、经鼻抽吸困难者可考虑气管切开。

4.压疮防治与护理

昏迷或完全性瘫痪患者易发生压疮,预防措施包括定时翻身,保持皮肤干燥清洁,在骶部、足跟及骨隆起处加垫气圈,经常按摩皮肤及活动瘫痪肢体促进血液循环,皮肤发红可用 70%乙醇溶液或温水轻柔,涂以 3.5%安息香酊。

七、预后与预防

(一)预后

脑出血的预后与出血量、部位、病因及全身状况等有关。脑干、丘脑及大量脑室出血预后差。脑水肿、颅内压增高及脑疝、并发症及脑-内脏(脑-心、脑-肺、脑-肾、脑-胃肠)综合征是致死的主要原因。早期多死于脑疝,晚期多死于中枢性衰竭、肺炎和再出血等继发性并发症。影响本病的预后因素有:①年龄较大。②昏迷时间长和程度深。③颅内压高和脑水肿重。④反复多次出血和出血量大。⑤小脑、脑干出血。⑥神经体征严重。⑦出血灶多和生命体征不稳定。⑧伴癫痫发作、去大脑皮质强直或去大脑强直。⑨伴有脑-内脏联合损害。⑩合并代谢性酸中毒、代谢障碍或电解质紊乱者,预后差。及时给予正确的中西医结合治疗和内外科治疗,可大大改善预后,减少病死率和致残率。

(二)预防

总的原则是定期体检,早发现、早预防、早治疗。脑出血是多危险因素所致的疾病。研究证明,高血压是最重要的独立危险因素,心脏病、糖尿病是肯定的危险因素。多种危险因素之间存在错综复杂的相关性,它们互相渗透、互相作用、互为因果,从而增加了脑出血的危险性,也给预防和治疗带来困难。目前,我国仍存在对高血压知晓率低、用药治疗率低和控制率低等"三低"现象,恰与我国脑卒中患病率高、致残率高和病死率高等"三高"现象形成鲜明对比。因此,加强高血压的防治宣传教育是非常必要的。在高血压治疗中,轻型高血压可选用尼群地平和吲达帕胺,对其他类型的高血压则应根据病情选用钙通道阻滞剂、β 受体阻滞剂、血管紧张素转化酶抑制剂(ACEI)、利尿剂等联合治疗。

有些危险因素是先天决定的,而且是难以改变甚至不能改变的(如年龄、性别);有些危险因素是环境造成的,很容易预防(如感染);有些是人们生活行为的方式,是完全可以控制的(如抽烟、酗酒);还有些疾病常常是可治疗的(如高血压)。虽然大部分高血压患者都接受过降压治疗,但规范性、持续性差,这样非但没有起到降低血压、预防脑出血的作用,反而使血压忽高忽低,易于引发脑出血。所以控制血压除进一步普及治疗外,重点应放在正确的治疗方法上。预防工作不可简单、单一化,要采取突出重点、顾及全面的综合性预防措施,才能有效地降低脑出血的发病率、病死率和复发率。

除针对危险因素进行预防外,日常生活中须注意经常锻炼、戒烟酒,合理饮食,调理情绪。饮食上提倡"五高三低",即高蛋白质、高钾、高钙、高纤维素、高维生素及低盐、低糖、低脂。锻炼要因人而异,方法灵活多样,强度不宜过大,避免激烈运动。

(王晓宁)

第三节　腔隙性脑梗死

腔隙性脑梗死是指大脑半球深部白质和脑干等中线部位,由直径为 $100\sim400~\mu m$ 的穿支动脉血管闭塞导致的脑梗死。所引起的病灶为 $0.5\sim15.0~mm^3$ 的梗死灶。大多由大脑前动脉、大脑中动脉、前脉络膜动脉和基底动脉的穿支动脉闭塞所引起。脑深部穿动脉闭塞导致相应灌注区脑组织缺血、坏死、液化,由吞噬细胞将该处组织移走而形成小腔隙。好发于基底节、丘脑、内囊、脑桥的大脑皮质贯通动脉供血区。反复发生多个腔隙性脑梗死,称多发性腔隙性脑梗死。临床引起相应的综合征,常见的有纯运动性轻偏瘫、纯感觉性卒中、构音障碍-手笨拙综合征、共济失调性轻偏瘫和感觉运动性卒中。高血压和糖尿病是主要原因,特别是高血压尤为重要。腔隙性脑梗死占脑梗死的 $20\%\sim30\%$。

一、病因与发病机制

（一）病因

真正的病因和发病机制尚未完全清楚,但与下列因素有关。

1.高血压

长期高血压作用于小动脉及微小动脉壁,致脂质透明变性,管腔闭塞,产生腔隙性病变。舒张压增高是多发性腔隙性脑梗死的常见原因。

2.糖尿病

糖尿病时血浆低密度脂蛋白及极低密度脂蛋白的浓度增高,引起脂质代谢障碍,促进胆固醇合成,从而加速、加重动脉硬化的形成。

3.微栓子(无动脉病变)

各种类型小栓子阻塞小动脉导致腔隙性脑梗死,如胆固醇、红细胞增多症、纤维蛋白等。

4.血液成分异常

如红细胞增多症、血小板增多症和高凝状态,也可导致发病。

（二）发病机制

腔隙性脑梗死的发病机制还不完全清楚。微小动脉粥样硬化被认为是症状性腔隙性脑梗死常见的发病机制。在慢性高血压患者中,在粥样硬化斑为 $100\sim400~\mu m$ 的小动脉中,也能发现动脉狭窄和闭塞。颈动脉粥样斑块,尤其是多发性斑块,可能会导致腔隙性脑梗死;脑深部穿动脉闭塞,导致相应灌注区组织缺血、坏死,由吞噬细胞将该处脑组织移走,遗留小腔,因而导致该部位神经功能缺损。

二、病理

腔隙性脑梗死灶呈不规则圆形、卵圆形或狭长形。累及管径在 $100\sim400~\mu m$ 的穿动脉,梗死部位主要在基底节(特别是壳核和丘脑)、内囊和脑桥的白质。大多数腔隙性脑梗死位于豆纹动脉分支、大脑后动脉的丘脑深穿支、基底动脉的旁中央支供血区。阻塞常发生在深穿支的前半部分,因而梗死灶均较小,大多数直径为0.2～15 mm。病变血管可见透明变性、玻璃样脂肪变、玻璃样小动脉坏死、血管壁坏死和小动脉硬化等。

三、临床表现

本病常见于40～60岁以上的中老年人。腔隙性脑梗死患者中高血压的发病率约为75%，糖尿病的发病率为25%～35%，有 TIA 史者约有20%。

(一)症状和体征

临床症状一般较轻,体征单一,一般无头痛、颅内高压症状和意识障碍。由于病灶小,又常位于脑的静区,故许多腔隙性脑梗死在临床上无症状。

(二)临床综合征

Fisher 根据病因、病理和临床表现,归纳为21种综合征,常见的有以下几种。

1.纯运动性轻偏瘫(pure motor hemiparesis,PMH)

最常见,约占60%,有病灶对侧轻偏瘫,而不伴失语、感觉障碍和视野缺损,病灶多在内囊和脑干。

2.纯感觉性卒中(pure sensory stroke,PSS)

约占10%,表现为病灶对侧偏身感觉障碍,也可伴有感觉异常,如麻木、烧灼和刺痛感。病灶在丘脑腹后外侧核或内囊后肢。

3.构音障碍-手笨拙综合征(dysarthric-clumsy hand syndrome,DCHS)

约占20%,表现为构音障碍、吞咽困难,病灶对侧轻度中枢性面、舌瘫,手的精细运动欠灵活,指鼻试验欠稳。病灶在脑桥基底部或内囊前肢及膝部。

4.共济失调性轻偏瘫(ataxic-hemiparesis,AH)

病灶同侧共济失调和病灶对侧轻偏瘫,下肢重于上肢,伴有锥体束征。病灶多在放射冠汇集至内囊处,或脑桥基底部皮质脑桥束受损所致。

5.感觉运动性卒中(sensorimotor stroke,SMS)

少见,以偏身感觉障碍起病,再出现轻偏瘫,病灶位于丘脑腹后核及邻近内囊后肢。

6.腔隙状态

由 Marie 提出,由于多次腔隙性脑梗死后,有进行性加重的偏瘫、严重的精神障碍、痴呆、平衡障碍、二便失禁、假性延髓性麻痹、双侧锥体束征和类帕金森综合征等。近年由于有效控制血压及治疗的进步,现在已很少见。

四、辅助检查

(一)神经影像学检查

1.颅脑 CT

非增强 CT 扫描显示为基底节区或丘脑呈卵圆形低密度灶,边界清楚,直径为10～15 mm。由于病灶小,占位效应轻微,一般仅为相邻脑室局部受压,多无中线移位,梗死密度随时间逐渐减低,4周后接近脑脊液密度,并出现萎缩性改变。增强扫描于梗死后3日至1个月可能发生均一或斑块性强化,以2～3周明显,待达到脑脊液密度时,则不再强化。

2.颅脑 MRI

MRI 显示比 CT 优越,尤其是对脑桥的腔隙性脑梗死和新旧腔隙性脑梗死的鉴别有意义,增强后能提高阳性率。颅脑 MRI 检查在 T_2WI 像上显示高信号,是小动脉阻塞后新的或陈旧的病灶。T_1WI 和 T_2WI 分别表现为低信号和高信号斑点状或斑片状病灶,呈圆形、椭圆形或裂隙形,最大直径常为数毫米,一般不超过 1 cm。急性期 T_1WI 的低信号和 T_2WI 的高信号,常不及慢性期明显,由于水肿的存在,使病灶看起来常大于实际梗死灶。注射造影剂后,T_1WI 急性期、亚急性期和慢性期病灶显示增强,呈椭圆形、圆形,也可呈环形。

3.CT 血管成像(CTA)、磁共振血管成像(MRA)

了解颈内动脉有无狭窄及闭塞程度。

(二)超声检查

经颅多普勒超声(TCD)了解颈内动脉狭窄及闭塞程度。三维B超检查,了解颈内动脉粥样硬化斑块的大小和厚度。

(三)血液学检查

了解有无糖尿病和高脂血症等。

五、诊断与鉴别诊断

(一)诊断

(1)中老年人发病,多数患者有高血压病史,部分患者有糖尿病史或 TIA 史。

(2)急性或亚急性起病,症状比较轻,体征比较单一。

(3)临床表现符合 Fisher 描述的常见综合征之一。

(4)颅脑 CT 或 MRI 发现与临床神经功能缺损一致的病灶。

(5)预后较好,恢复较快,大多数患者不遗留后遗症状和体征。

(二)鉴别诊断

1.小量脑出血

均为中老年发病,有高血压和急起的偏瘫和偏身感觉障碍。但小量脑出血头颅 CT 显示高密度灶即可鉴别。

2.脑囊虫病

CT 均表现为低信号病灶。但是,脑囊虫病 CT 呈多灶性、小灶性和混合灶性病灶,临床表现常有头痛和癫痫发作,血和脑脊液囊虫抗体阳性,可供鉴别。

六、治疗

(一)抗血小板聚集药物

抗血小板聚集药物是预防和治疗腔隙性脑梗死的有效药物。

1.肠溶阿司匹林(或拜阿司匹林)

每次 100 mg,每天 1 次,口服,可连用 6～12 个月。

2.氯吡格雷

每次 50～75 mg,每天 1 次,口服,可连用半年。

3.西洛他唑

每次 50～100 mg,每天 2 次,口服。

4.曲克芦丁

每次 200 mg,每天 3 次,口服;或每次 400～600 mg 加入 5% 葡萄糖注射液或 0.9% 氯化钠注射液500 mL 中静脉滴注,每天 1 次,可连用 20 日。

（二）钙通道阻滞剂

1.氟桂利嗪

每次 5～10 mg,睡前口服。

2.尼莫地平

每次 20～30 mg,每天 3 次,口服。

3.尼卡地平

每次 20 mg,每天 3 次,口服。

（三）血管扩张药

1.丁苯酞

每次 200 mg,每天 3 次,口服。偶见恶心、腹部不适,有严重出血倾向者忌用。

2.丁咯地尔

每次 200 mg 加入 5％葡萄糖注射液或 0.9％氯化钠注射液 250 mL 中静脉滴注,每天 1 次,连用10～14 日;或每次 200 mg,每天 3 次,口服。可有头痛、头晕、恶心等不良反应。

3.倍他司汀

每次 6～12 mg,每天 3 次,口服。可有恶心、呕吐等不良反应。

（四）内科病的处理

有效控制高血压、糖尿病、高脂血症等,坚持药物治疗,定期检查血压、血糖、血脂、心电图和有关血液流变学指标。

七、预后与预防

（一）预后

Marie 和 Fisher 认为腔隙性脑梗死一般预后良好,下述几种情况影响本病的预后。

（1）梗死灶的部位和大小,如腔隙性脑梗死发生在脑的重要部位——脑桥和丘脑,以及大的和多发性腔隙性脑梗死者预后不良。

（2）有反复 TIA 发作,有高血压、糖尿病和严重心脏病（缺血性心脏病、心房颤动、心脏瓣膜病等）,症状没有得到很好控制者预后不良。据报道,1 年内腔隙性脑梗死的复发率为 10％～18％;腔隙性脑梗死,特别是多发性腔隙性脑梗死半年后约有 23％的患者发展为血管性痴呆。

（二）预防

控制高血压、防治糖尿病和 TIA 是预防腔隙性脑梗死发生和复发的关键。

（1）积极处理危险因素。①血压的调控:长期高血压是腔隙性脑梗死主要的危险因素之一。在降血压药物方面无统一规定应用的药物。选用降血压药物的原则是既要有效和持久的降低血压,又不至于影响重要器官的血流量。可选用钙通道阻滞剂,如硝苯地平缓释片,每次20 mg,每天 2 次,口服;或尼莫地平,每次 30 mg,每天 1 次,口服。也可选用血管紧张素转换酶抑制剂（ACEI）,如卡托普利,每次12.5～25 mg,每天 3 次,口服;或贝拉普利,每次5～10 mg,每天1 次,口服。②调控血糖:糖尿病也是腔隙性脑梗死主要的危险因素之一。③调控高血脂:可选用辛伐他汀（Simvastatin,或舒降之）,每次 10～20 mg,每天1 次,口服;或洛伐他汀（Lovastatin,又名美降之）,每次20～40 mg,每天 1～2 次,口服。④积极防治心脏病:要减轻心脏负荷,避免或慎用增加心脏负荷的药物,注意补液速度及补液量;对有心肌缺血、心肌梗死者应在心血管内科医师的协助下进行药物治疗。

（2）可以较长时期应用抗血小板聚集药物，如阿司匹林、氯吡格雷和中药活血化瘀药物。

（3）生活规律，心情舒畅，饮食清淡，适宜的体育锻炼。

（王晓宁）

第四节　阿尔茨海默病

阿尔茨海默病（AD）或阿尔茨海默病性痴呆是 Alosis Alzheimer 于 1907 年首先描述，是最常见和最重要的脑变性病。早期认为 Alzheimer 病是早老性痴呆的主要原因之一。对于发生于老年期的痴呆是否就是 Alzheimer 病有很大争论。国际疾病分类诊断标准第 9 次修订（ICD-9）中，将本病于 65 岁以前起病者称早老性痴呆，65 岁以后起病者称老年性痴呆。近年的多数研究证明本病在以发病年龄分组的两组中，无论临床表现，还是神经病理学研究并无本质区别。因此提出两者均用老年性痴呆 Alzheimer 型（SDAT）一词表示。在国际疾病分类诊断标准第 10 次修订（ICD-10）中，应用 Alzheimer 病痴呆这一术语。在此条目下又列出：早发性 Alzheimer 病性痴呆；晚发性 Alzheimer 病性痴呆；Alzheimer 病性痴呆非典型或混合型；Alzheimer 病性痴呆未特定。因此按 ICD-10 规定，无论起病早晚，通称为 Alzheimer 病性痴呆，或惯用名 Alzheimer 病。

一、病因及发病机制

迄今对 Alzheimer 病的病因已做了大量的研究，病因仍不清楚。提出多种假说，包括遗传、慢病毒感染，免疫功能改变、铝中毒、神经递质障碍、细胞骨架改变以及其他危险因素。

（一）遗传因素

1932 年 Schettky 首先报道 Alzheimer 病的家族倾向，以后的流行病学调查发现 Alzheimer 病患者的一级亲属有极大的患病危险性，约 10% Alzheimer 病患者有明确的家族史。近代分子生物学技术的应用及神经病理学对 Alzheimer 病的遗传研究取得很大的进展。迄今研究表明，与 Alzheimer 病有联系的基因至少有 5 个，分别位于第 14、19、21、1、12 号染色体上。第 21 号染色体上的类淀粉蛋白前体（APP）基因、第 14 号染色体上的早老素 1（PS1）基因和第 1 号染色体上的早老素 2（PS2）基因突变与早发的家族性 Alzheimer 病有关。位于第 19 号染色体上的载脂蛋白 E（apoE）等位基因 apoEε4 与晚发家族性和散发的 Alzheimer 病的形成有联系。位于 12 号染色体上低密度脂蛋白受体相关蛋白基因可能增加患 Alzheimer 病的风险。神经病理证明，Alzheimer 病患者脑中神经元纤维缠结和老年斑以及部分脑血管壁有淀粉样沉积物，即 β-淀粉样蛋白（Aβ），并证明它是由淀粉样前体蛋白裂解产生。大量 β-淀粉样蛋白及前体蛋白具有神经毒性反应，以上基因可能通过增加生成与积聚 Aβ，产生神经毒性反应，导致神经元坏死。

（二）神经递质障碍

研究发现 Alzheimer 病患者大脑中存在广泛的递质系统障碍，与 Alzheimer 病相关较为肯定的有乙酰胆碱系统、单胺系统、氨基酸类及神经肽类。而这些递质系统与学习和记忆等认知功能有密切关系。Alzheimer 病患者海马和新皮层胆碱乙酰转移酶（Ch AT）及乙酰胆碱（Ach）显著减少引起皮层胆碱能神经元递质功能紊乱，被认为是记忆障碍和其他认知障碍的原因之一；Alzheimer 病患者除有大脑皮层病变外还有皮层下神经元变性和神经元脱失，以 Meynert 基底核最明显,而 Meynert 基底核是胆碱能神经元的主要所在地。Alzheimer 病早期此区胆碱能神经元即减少,由于 Ach 合成明显不足,ChAT 减少与痴呆的严重性,老年斑及神经元纤维缠结数量增多有关。其他递质如去甲肾上腺素、5-羟色胺、谷氨酸,生长抑制素等改变是 Alzheimer 病的原因还是继发尚不清楚。

(三)细胞骨架改变

近年研究表明 Alzheimer 病的神经元纤维缠结是细胞骨架的异常改变,以成对螺旋丝为特征,而 tua 蛋白是成对螺旋丝的主要成分。tua 蛋白是一种功能蛋白,在正常细胞内形成细胞骨架,参与微管组装与稳定。而 Alzheimer 病脑中的 tua 蛋白被异常磷酸化,成为无功能的 tua 蛋白,从而降低了微管组装的能力。随之损害轴浆流动,致使递质及一些不被迅速降解的神经元成分聚集在受累神经元内,导致神经功能减低、丧失,直至神经细胞破坏。认为这是 Alzheimer 病临床症状的发病机制。

尽管在 Alzheimer 病的发病机制研究上已取得显著成绩,但无一个假说得到充分验证,能完满解释 Alzheimer 病的病因,目前大多研究支持 Alzheimer 病的遗传假说。有关 Alzheimer 病危险因素的研究中,唯一能证实的是年龄。

二、病理变化

Alzheimer 病患者大脑萎缩明显,以颞、顶及前额叶为主,重量常低于 1 000 g。组织学上其病理特征包括老年斑、神经元纤维缠结、神经元减少及轴索和突触异常、颗粒空泡变性、星形细胞和小胶质细胞增生和血管淀粉样改变。

神经元纤维缠结由扭曲、增厚、凝聚成奇特三角形和袢形的神经元纤维组成,是由异常细胞骨架组成的神经元内结构,为磷酸化 tua 蛋白的变异型,是微管相关蛋白的一种主要成分。神经元纤维缠结也可见于正常老年人和其他神经系统变性病中,但在 Alzheimer 病中神经元纤维缠结不仅数量上多于正常老年人,而且与神经元死亡及临床症状有关。在正常老年人神经元纤维缠结多见于颞叶,而 Alzheimer 病则遍及整个大脑,最常见于海马、杏仁核和新皮层的锥体细胞。

老年斑是 Alzheimer 病的特征性病理改变,呈不规则球形,直径 50～200 μm,可以银深染。典型的老年斑有 3 层结构。核心由类淀粉前体蛋白组成,中层为肿胀的轴索和树状突,外层为变性的神经突起。电子显微镜观察,老年斑的组成为增厚的轴索、异常的树状突,和呈节状隆起的异常终端,以及充满增厚神经元纤维的神经元突起和围绕淀粉样纤维中心区的致密层状体。整个老年斑中突触显著减少。组化上,在老年斑区域内早期有氧化酶活性增加,随后至晚期酶活性和线粒体内含物减少。在老年斑内,突触的连结性和功能改变损害了细胞间传送,破坏了突触在学习、记忆和认知上的主要作用。

颗粒空泡变性是细胞质内的一种空泡结构,由一个或多个直径 3.5 μm 的空泡组成,每个空泡的中心都有一个致密颗粒。在 Alzheimer 病中颗粒空泡变性高度选择地见于海马的锥体细胞。神经元的丢失主要是表浅皮层较大的胆碱能神经元,发病早的患者明显且往往伴有神经胶质细胞增生。Alzheimer 病神经元突触较正常人减少 36%～46%,多发生于老年斑部位,神经元和突触丢失与临床表现关系密切。

除以上的病理变化外,淀粉样血管病与 Alzheimer 病的关系不容忽视,淀粉样血管病又称嗜刚果或斑样血管病。继发于血管病的梗死或脑内出血可与 Alzheimer 病的病理变化同时发生。也就是说Alzheimer病的患者常有淀粉样血管病的病理改变。Alzheimer 病与淀粉样血管病的主要病理改变,即淀粉样血管病、老年斑和神经元纤维缠结中有同一种 β-淀粉样蛋白,又常并存于老年人,故认为两者的关系密切。

Alzheimer 病的病理组织改变有特殊的分布,颗粒空泡变性均发生于海马。神经元纤维缠结和老年斑也选择性累及皮质,以颞顶枕结合区最严重,且主要累及颞叶边缘区和扣带回部。

三、临床表现

多发生于 50 岁之后,65 岁左右多见,其临床特征为起病隐匿,持续进行性的智能衰退而无缓解。记忆障碍是本病的首发症状,判断力下降,患者不能对问题进行推理。工作和家务漫不经心,空间和时间定向障碍、情感淡漠和多疑较早出现,继之失语、失用和失认及其他认知缺陷同时出现。偶有尿失禁。最后所有智能都受损,出现明显的运动不能,以至瘫痪。

(一)记忆障碍

通常是家人和同事发现的最早的症状,当天发生的事不能回忆,常常忘记物品放在何处,刚刚说过的话或做过的事不记得,常用"丢三落四""说完就忘"来描述。但患者的记忆障碍常被认为是健康老年人的健忘而被忽视。Alzheimer 病的早期也可有远期记忆障碍,但程度较轻,至中期,远记忆也明显受损。

(二)视空间技能损害

早期即有患者不能准确地判断物品的位置,常伸手取物而抓空;放物时不能正确判断应放的位置;在熟悉的环境中常常迷路或不认家门。至中期,甚至在家中找不到自己的房间或床,不能临摹几何图形。中期后连简单的平面图也难以画出。在日常生活中穿衣困难,甚至判断不出上衣和裤子。

(三)语言障碍

语言障碍的特殊模式及变化过程有助于诊断本病(表 4-1)。在自发言语中,明显的找词困难是首先表现的语言障碍,由于口语中缺乏实质词,而成为不能表达意思的空话或过多的解释而成赘语。表现为流利型失语口语特点。患者言语的发音,语调及语法相对保留至晚期,而语义方面进行性受损。早期物品的命名可能正常,至少可接受选词提示,列名受损则是 Alzheimer 病早期的敏感指标,随着病情的发展,语言的实用内容逐渐减少,命名不能亦愈明显,同时出现错语、新语等。与此同时,听理解能力明显地进行性下降,答非所问,交谈能力下降。阅读和书写障碍,中期后甚至不认识和不会写自己的名字。复述在早期可相对保留,至中期出现模仿语言,至晚期除模仿语言外不可能交谈,进一步恶化,发音不清楚,最终哑口无言。

表 4-1　Alzheimer 病患者语言障碍发展过程

阶段	表现
Ⅰ	因找词困难,自发语言空洞、冗赘
Ⅱ	列名困难
	轻度命名障碍
	命名不能
	错语
	听理解障碍
	交谈困难

续表

阶段	表现
Ⅲ	错语与字靶无关
	模仿语言,重语症
	构音障碍
	缄默

(四)认知功能损害

认知功能损害是 Alzheimer 病的特征性改变,判断力差,概括能力丧失,注意力分散,意志不集中均可在早期出现。尽管有患者可继续工作,多是很熟悉的工作,或简单的重复,当向其提出新要求时,工作能力降低才表现出来。随病情的进展,主动性和解决问题的能力、逻辑和推理的能力进行性受损。计算障碍常在中期明显,但早期也可表现出来。如购物不会算账,付错钱,严重者连简单的加、减法也不会,甚至不认识数字和算术符号。Alzheimer 病的失用主要为观念性失用和意想运动性失用。常见于中期,表现为丧失已熟练的技能,严重者不会使用任何工具,甚至不能执筷或用勺吃饭。但仍保留运动的肌力和协调。

(五)精神异常

早期出现,并常是患者就医的原因,包括情感淡漠、抑郁、躁狂、幻觉、妄想、性格改变及行为异常。白天自言自语或大声说话,恐惧独居,有的怀疑自己年老的配偶有外遇;怀疑子女偷他的钱物,把不值钱的东西藏起来。多数患者有失眠或夜间谵妄。

(六)运动系统表现

本病早期运动系统常正常。至中期表现为过度活动不安,如无目的地的在室内来回走动,或半夜起床摸东西等。早期与中期神经系统检查可无局部阳性体征,但原始轴反射可较早出现。晚期可出现运动障碍,锥体外系症状多见,主要为肌张力的增高,以后逐渐出现锥体系统症状和体征,或原有锥体外系体征加重,最后呈现强直性或屈曲性四肢瘫痪。

此外,Alzheimer 病患者伴发淀粉样脑血管病者可高达 $27\% \sim 89\%$,临床上可并发脑出血或皮质下白质脑病,则产生相应的局灶神经系统体征。

Alzheimer 病患者视力、视野相对完整。无感觉障碍,少数患者晚期有癫痫发作。肌阵挛性抽跳并非少见。

四、实验室及其他检查

(1)目前尚无确诊 Alzheimer 病的实验室检查方法。血、尿常规及血清检查正常。脑脊液常规检查正常或仅有轻度蛋白增高。已开展对神经递质及一系列生物化学物质、放射免疫、微量元素的研究,试图从脑脊液检查中找出支持 Alzheimer 病的特异生物标志,至今未获得有诊断价值的标记物。脑脊液 β-淀粉样蛋白及其前体蛋白、tua 蛋白,尚处研究阶段。

(2)脑电图大多异常,早期仅有波幅下降或 α 节律变慢。随病情发展,背景脑电图为低和中波幅不规则活动。慢活动不对称也常见。在额叶逐渐重叠有明显的 θ 活动,快活动消失。

(3)CT 和 MRI 检查可见侧脑室扩大和脑沟增宽,额颞叶明显。随病情发展有明显加重的趋势。脑室扩大较皮层萎缩更具有临床意义、因早期 CT 也可能正常,或一部分正常老年人 CT 也可表现脑室扩大和脑沟增宽,因此,CT 对本病的诊断必须与临床结合。MRI 能清楚显示海马,测量海马体积或海马体积与全脑体积的比值,发现 Alzheimer 病患者小于对照组。虽然 MRI 优于 CT 但确诊仍需结合临床。

(4)SPECT(单电子发射计算机断层)显示,脑血流降低,且双颞叶后部和颞顶区血流减少明显,其减少程度与痴呆的严重性成正比,至中晚期则呈弥漫性对称性血流减少。PET(正电子发射断层扫描)证明 Alzheimer 病患者的脑代谢活动降低。脑代谢普遍降低,且联合皮质下降显著;初级运动、感觉和视皮质以及大部分皮质下结构的代谢活动正常,或轻度下降。95%患者的葡萄糖代谢下降与其痴呆严重度一致。

(5)神经心理学检查有助于痴呆的诊断与鉴别诊断,但无助于痴呆的病因诊断。常用的痴呆量表有简易精神状态量表(MMSE)、长谷川痴呆量表(HDS)、韦氏成人智力量表(WAIS-RC)、临床痴呆评定量表(CDR)、Blessed 行为量表(BBS)及 Hachinski 缺血积分量表(HIS)等。

五、诊断与鉴别诊断

(一)诊断

1.ICD-10 提出的诊断要点

Alzheimer 病的诊断主要根据详尽的病史、临床症状的演变过程,结合神经心理学检查及有关辅助检查等。最终确诊靠病理。国际疾病分类诊断标准第 10 次修订(ICD-10)提出 Alzheimer 病的诊断要点如下。

(1)存在痴呆(痴呆描述及诊断要点见前)。

(2)隐袭起病,缓慢进展,通常难以指明起病的时间,但他人会突然察觉到症状的存在,疾病进展过程中会出现明显的高台期。

(3)无临床依据或特殊检查的结果能够提示精神障碍是由其他可引起痴呆的全身性疾病或脑的疾病所致(例如,甲状腺功能减退症、高血钙、维生素 B_{12} 缺乏、烟酸缺乏、神经梅毒、正常压力脑积水或硬膜下血肿)。

(4)缺乏突然性、卒中样发作,在疾病早期无局灶性神经系统损害的体征,如轻瘫、感觉丧失、视野缺损及运动协调不良(但这些症状会在疾病晚期出现)。

以上对 Alzheimer 病诊断虽较明确,但临床诊断仍很困难。

2.NINCDS-ADRDA 的诊断标准

目前多采用 NINCDS-ADRDA 的诊断标准,其诊断正确率为 80%～100%,NINCDS-ADRDA 专题工作组将 Alzheimer 病分为很可能、可能和确诊三种。很可能的诊断标准如下。

(1)根据临床确诊痴呆,用 MMSE 及 Blessed 痴呆量表等神经心理测试验证。

(2)认知功能有两方面或更多的缺损。

(3)记忆和其他认知功能进行性衰退。

(4)无意识障碍,可有精神异常。

(5)发病年龄 40～90 岁,多在 65 岁以后。

(6)排除可导致记忆和认知功能进行性衰退的躯体疾病或其他脑部疾病。

确诊的标准,除符合以上标准外,并有活检或尸检的病理学依据。CT、MRI、SPECT、PET 等检查有助于诊断。

(二)Alzheimer 病的鉴别诊断

(1)正常老年人的健忘、抑郁症及神经官能症的鉴别。

(2)皮克病:与 Alzheimer 病有许多共同点,常难以鉴别。皮克病是以早期人格改变,自知力差和社会行为衰退为主,而遗忘出现较晚,空间定位和认知障碍也出现较晚。CT 显示额(或)颞叶萎缩与 Alzheimer 病的弥漫性萎缩不同。

(3)脑血管性痴呆:有明确的卒中史、高血压及动脉粥样硬化;急性起病,神经系统有局灶受损的体征;头颅 CT 有局灶病灶等可鉴别。

(4)皮质下痴呆:如帕金森病性痴呆、亨廷顿病性痴呆等。这类痴呆的记忆障碍主要是健忘(回忆障碍)而非遗忘。认知功能障碍与思维活动慢有关。无语言障碍但可有构音障碍。最具特点的是早期即出现运动系统不正常,不自主运动、步态不正常等。

六、治疗

本病无特效疗法,以对症治疗为主。

(一)改善脑循环和脑代谢的药物

SPECT 和 PET 已证实 Alzheimer 病患者有脑血流减少和糖代谢减退,使用扩张血管药物增加脑血流及脑细胞代谢的药物可能改善早期症状或延缓疾病的进展。常用的药物有银杏叶提取物、双氢麦角碱、脑通、吡拉西坦、茴拉西坦、γ-氨酪酸、胞磷胆碱、脑活素、都可喜等。Alzheimer 病脑血流的减少是因神经细胞退变的结果,故疗效有限。

(二)改善递质障碍有关的药物

Alzheimer 病患者存在递质系统障碍,近年来对胆碱能系统缺陷的治疗研究较多。常用的药物如下。

1.增强乙酰胆碱合成和释放的突触前用药

如胆碱和卵磷脂。疗效不肯定。

2.限制乙酰胆碱降解以提高其活性的药物

(1)毒扁豆碱:临床一般每次 6 mg,每日 1 次,逐渐加量,显效范围每日 10～24 mg,分 4～6 次服用,对学习、记忆、行为似有改善,但使用时间延长疗效降低,不良反应增加。

(2)四氢氨基吖啶或他克林:开始给药每日 40 mg,每 6 周增加每日 40 mg,第 19 周起每日 160 mg,不良反应有恶心、呕吐及肝脏毒性,治疗中应查肝功能;

(3)石杉碱甲或哈伯因:是从中药千层塔中提取的胆碱酶抑制剂,临床观察可改善 Alzheimer 病患者的记忆障碍,每日 50～100 μg,不良反应少。

3.突触后用药即胆碱能激动剂

氯贝胆碱可显著提高乙酰胆碱系统的活性,但不能通过血-脑屏障,需通过导管脑室给药。治疗后认知、行为和生活能力有改善。不良反应有恶心,少有抑郁。

(三)基因治疗

利用基因重组技术将正常基因替换有缺陷的基因,以达到根治目的,目前尚处研究阶段。

(四)对症治疗

针对 Alzheimer 病患者不同的神经、精神障碍选择药物。行为障碍:合并抑郁者可选抗抑郁药,应选无抗胆碱不良反应的,可用苯环丙胺 10 mg,每日 2 次,或苯乙肼 15 mg,每日 2 次;对有精神运动兴奋、焦虑、激动、攻击行为者,可选用小剂量强安定剂如氯普噻吨、氯丙嗪等,但注意血压的下降,以防脑血流下降加重认知损害。

（五）康复治疗

应尽量鼓励患者参与社会和日常活动,包括脑力和体力活动。早期患者多下地活动,维持生活的能力,延缓衰退的速度。加强家庭和社会对患者的照顾、帮助及必要的训练。有视空间功能障碍者,应避免单独外出,以防意外。

七、预后

目前尚无有效抑制 Alzheimer 病进行性发展的方法。Alzheimer 病的病程 5～10 年,多死于并发症。

（张　杰）

第五节　血管性痴呆

血管性痴呆(vascular dementia,VD)是指由脑血管病变引起的认知功能障碍综合征。血管性痴呆是老年期痴呆最常见的类型之一,仅次于阿尔茨海默病。临床上通常表现为波动性病程及阶梯式进展,早期认知功能缺损呈"斑块"状分布。

一、流行病学

65 岁以上人群痴呆患病率约为 5%,血管性痴呆患病率为 2%～3%。随年龄增长,血管性痴呆的发病率呈指数增长。卒中后痴呆患病率为 12%～31%。欧美老年期痴呆中血管性痴呆占 20%～30%。目前认为,血管性痴呆是我国老年期痴呆的主要组成部分。

二、危险因素

血管性痴呆的危险因素包括年龄、吸烟、酗酒、文化程度低、高血压、动脉粥样硬化、糖尿病、心肌梗死、心房颤动、白质损害、脂代谢紊乱、高同型半胱氨酸血症等。负性生活事件、脑卒中家族史、高脂饮食等是血管性痴呆发病相关因素。apoEε4 会增加血管性痴呆的危险性。

高血压是血管性痴呆最重要的危险因素。有效控制高血压,尤其是收缩压,可明显降低血管性痴呆的发生。年龄是比较明确的危险因素。吸烟及酗酒能增加脑卒中和痴呆的危险性。文化程度与血管性痴呆的发病率成负相关。文化程度愈高,血管性痴呆发病率愈低。

三、病因

病因包括全身性疾病如动脉粥样硬化、高血压、低血压、心脏疾病(瓣膜病、心律失常、附壁血栓、黏液瘤等)、血液系统疾病(镰状细胞贫血、血黏度增高、血小板增多)及炎性血管病,也可以由颅内病变如腔隙性梗死、Binswanger 病、白质疏松、皮质下层状梗死、多发性梗死、出血(外伤性、自发性、蛛网膜淀粉样血管病)、颅内动脉病、炎症性(肉芽肿性动脉炎、巨细胞性动脉炎)、非炎症性(淀粉样血管病、烟雾病)所致。

四、发病机制

（一）分子机制

神经递质功能异常。

1.胆碱能通路受损

胆碱能神经元对缺血不耐受。基底前脑胆碱能神经元接受穿通动脉供血,而后者易受高血压影响而发生动脉硬化。缺血性卒中容易损伤胆碱能纤维投射,导致脑内胆碱不足。

2.兴奋性氨基酸的神经毒性作用

细胞内过量谷氨酸受体激活,继发钙超载,导致大量氧自由基产生,造成线粒体与 DNA 损伤。

3.局部脑血流改变

慢性脑内低灌注引起海马 CAI 区锥体细胞凋亡及神经元丧失,导致记忆功能障碍。血管性痴呆与脑缺血关系密切:缺血半暗带细胞内钙超载、兴奋性氨基酸、自由基以及缺血后的基因表达、细胞凋亡、迟发性神经元坏死等。

（二）遗传机制

伴皮质下梗死和白质脑病的常染色体显性遗传性脑动脉病缺陷基因 $Notch3$ 基因定位于 19q12。$apoE$ 基因多态性与血管性痴呆关系密切。$apoE\varepsilon4$ 等位基因增加了血管性痴呆的患病危险。

五、病理

血管性痴呆主要病理改变为脑微血管病变,包括脑卒中后严重的筛状变及白质病变。主要累及皮质、海马、丘脑、下丘脑、纹状体、脑白质等,导致纹状体-苍白球-丘脑-皮质通路破坏。

六、临床表现

临床表现与卒中发生的部位、大小及次数有关。

（一）认知功能损害

突然起病,病情呈阶梯性进展。早期表现为斑片状认知功能损害,最后出现全面性认知功能障碍。病变部位不同,引起的认知功能障碍领域不同,可表现为皮质、皮质下或两者兼而有之,或仅表现为某一重要部位的功能缺失。左侧大脑半球(优势半球)病变可能出现失语、失用、失读、失写及失算等症状;右侧大脑半球皮质病变可能有视空间障碍。皮质下神经核团及其传导束病变可能出现强哭强笑等症。有时还可出现幻觉、自言自语、木僵、缄默、淡漠等精神行为学异常。通常首先累及言语回忆和与视空间技能损害有关的执行功能,记忆障碍较轻。因此,血管性痴呆筛查量表不应以记忆障碍作为筛查和评估的主要标准,应改为存在两种以上认知领域损害,可以包括或不包括记忆损害。

（二）精神行为学异常

病程不同阶段出现精神行为学异常,如表情呆滞、强哭、强笑、抑郁、焦虑、情绪不稳和人格改变等。典型的抑郁发作更为常见。

（三）局灶性神经功能缺损症状和体征

多数患者有卒中史或短暂脑缺血发作史,有局灶性神经功能缺损的症状、体征以及相应的神经影像学异常。优势半球病变可出现失语、失用、失读、失算等症;大脑右半球皮质病变可出现视空间技能障碍;皮质下神经核团及传导束病变可出现运动、感觉及锥体外系症状,也可出现强哭、强笑等假性延髓性麻痹症状。影像学检查可见多发腔隙性软化灶或大面积脑软化灶,可伴有脑萎缩、脑室扩大及白质脱髓鞘改变。

（四）辅助检查

血液流变学异常、颅内多普勒超声检查可见颅内外动脉狭窄或闭塞。事件相关电位（P300）可辅助判断某些器质性或功能性认知功能障碍。脑电图可见脑血栓形成区域局限性异常。头颅CT 或 MRI 可见新旧不等的脑室旁、半卵圆中心、底节区低密度病灶并存的特点。

七、临床类型

（一）多发梗死性痴呆

为最常见的类型,常有一次或多次卒中史,病变可累及皮质、皮质下白质及基底节区。当梗死脑组织容量累积达 80～150 mL 时即可出现痴呆。常有高血压、动脉硬化和反复发作的卒中史。典型病程为突然发作、阶梯式进展和波动性认知功能障碍。每次发作遗留不同程度的认知功能损害和精神行为学异常,最终发展为全面性认知功能减退。临床上主要表现为局灶性神经功能缺损症状和体征（如偏瘫、失语、偏盲、假性延髓性麻痹）和突发的认知功能损害。神经影像学可见脑内多发低密度影和脑萎缩。

（二）大面积脑梗死性痴呆

为单次脑动脉主干闭塞引起的痴呆。大面积脑梗死患者常死于急性期,少数存活者遗留不同程度的认知功能障碍。

（三）关键部位梗死性痴呆

关键部位梗死性痴呆是指与脑高级皮质功能相关的特殊部位梗死所致的痴呆,包括皮质（海马与角回）或皮质下（丘脑、尾状核、壳核及苍白球）。

（四）皮质下血管性痴呆

包括多发腔隙性梗死性痴呆、腔隙状态、Binswanger 病、伴皮质下梗死和白质脑病的常染色体显性遗传性脑动脉病、脑淀粉样血管病导致的痴呆,与小血管病变有关。主要表现为皮质下痴呆综合征,即执行功能障碍为主,记忆损害较轻,早期出现精神行为学异常。

（五）分水岭区梗死性痴呆/低灌注性痴呆

急性脑血流动力学改变（如心搏骤停、脱水、低血压）后分水岭梗死所致痴呆。

（六）出血性痴呆

出血性痴呆指脑出血及慢性硬膜下血肿造成的痴呆。蛛网膜下腔出血以及正常颅压脑积水导致的痴呆是否包括在内尚有争议。

（七）其他病因引起的痴呆

包括原因不明和罕见的脑血管病引起的痴呆,如烟雾病和先天性血管异常等合并的痴呆。

八、诊断标准

美国国立神经系统疾病与卒中研究所和瑞士国际神经科学研究协会（National Institute of Neurological Disorders and Stroke and the Association International epour la Researcheetl Enseigmenten Neurosciences,NINDS-AIREN）诊断标准如下。

（一）临床很可能（probable）血管性痴呆

1.痴呆符合美国《精神障碍诊断与统计手册》第 4 版（diagnostic and staristical manual of disorders,fourth edition,DSM-Ⅳ）-R 诊断标准

主要表现为认知功能明显下降，尤其是自身前后对比。神经心理学检查证实有两个以上认知领域的功能障碍（如记忆、定向、注意、计算、言语、视空间技能以及执行功能），其严重程度已干扰日常生活，并经神经心理学测查证实。同时排除意识障碍、神经症、严重失语以及脑变性疾病（额颞叶痴呆、路易体痴呆以及帕金森痴呆等）或全身性疾病所引起的痴呆。

2.脑血管疾病的诊断

符合 1995 年全国第四届脑血管病专题会议制定的相关标准。临床表现有脑血管疾病引起的局灶性神经功能缺损症状和体征，如偏瘫、中枢性面舌瘫、感觉障碍、偏盲及言语障碍等，符合头颅 CT 或 MRI 上相应病灶，可有或无卒中史。Hachinski 缺血评分≥7 分。影像学检查（头颅 CT 或 MRI）有相应的脑血管病证据，如多发脑梗死、多个腔隙性脑梗死、大血管梗死、重要部位单个梗死（如丘脑、基底前脑）或广泛的脑室周围白质病变。

3.痴呆与脑血管疾病密切相关

卒中前无认知功能障碍。痴呆发生在脑卒中后的 3 个月内，并持续 3 个月以上。或认知功能障碍突然加重、波动或呈阶梯样逐渐进展。支持血管性痴呆诊断：早期认知功能损害不均匀（斑块状分布）；人格相对完整；病程波动，多次脑卒中史；可呈现步态障碍、假性球麻痹等体征；存在脑血管病的危险因素；Hachinski 缺血量表≥7 分。

（二）可能为（possible）血管性痴呆

（1）符合痴呆诊断。

（2）有脑血管病和局灶性神经系统体征。

（3）痴呆和脑血管病可能有关，但在时间或影像学方面证据不足。

（三）确诊血管性痴呆

（1）临床诊断为很可能或可能的血管性痴呆。

（2）尸检或活检证实不含超过年龄相关的神经元纤维缠结（NFTS）和老年斑（SP）数以及其他变性疾患组织学特征。

当血管性痴呆合并其他原因所致的痴呆时，建议用并列诊断，而不用"混合性痴呆"的诊断。

九、鉴别诊断

（一）阿尔茨海默病

阿尔茨海默病患者的认知功能障碍以记忆障碍为主，呈进行性下降。血管性痴呆患者早期表现为斑片状认知功能损害，主要表现为执行功能受损。病程呈波动性进展或阶梯样加重。脑血管病史、神经影像学改变以及 Hachinski 缺血量表有助于鉴别血管性痴呆与阿尔茨海默病。评分≥7 分者为血管性痴呆；5～6 分者为混合性痴呆；≤4 分者为阿尔茨海默病。

（二）谵妄

是以意识障碍为特征的急性脑功能障碍综合征。除意识障碍外，还有丰富的视幻觉及听幻觉，症状在短时间（数小时或数天）内出现，并且 1 天中有波动趋势（表 4-2）。

表 4-2　谵妄与痴呆的鉴别诊断

症状	谵妄	痴呆
发病形式	急	不恒定
进展情况	快	缓慢
自诉能力减退	不经常	经常
注意力	佳	差
定向力	完全丧失	选择性失定向
记忆力	完全性记忆障碍	远期比近期好
语言	持续而不连贯	单调或失语
睡眠障碍	有	不定

（三）正常颅压性脑积水

当血管性痴呆患者出现脑萎缩或脑室扩大时，需要与本病鉴别。后者主要表现为进行性认知功能损害、共济失调步态和尿失禁三大主征。隐匿起病，无明确的脑卒中史，影像学无脑梗死的证据。

（四）某些精神症状

卒中累及额颞叶可能出现某些精神症状，如淡漠、欣快、易激惹，甚至出现幻觉。优势半球顶叶损害可出现 Gerstmann 综合征（失写、失算、左右分辨障碍及手指失认）及体象障碍等，容易误诊为痴呆。但上述症状与脑血管病同时发生，随病情加重而加重，随病情好转而好转，甚至消失。症状单一，持续时间短暂，不能认为是痴呆。

（五）去皮质状态

多由于严重或多次卒中所致双侧大脑半球广泛的损害。患者无思维能力，但保留脑干的生理功能，视、听反射正常。肢体可出现无意识动作。可以进食，但不能理解语言，不能执行简单的命令。而痴呆患者能听懂别人的叙述，执行简单的命令，保留一定的劳动与生活能力。

（六）各型失语

患者不能言语或者不能理解他人的言语，但患者一般能有条不紊地处理自己的日常生活和工作。行为合理，情绪正常。也可以借助某种表情或动作与他人进行简单的信息交流。痴呆患者早期一般无明显言语障碍。有自发言语，也能听懂别人的语言。

（七）麻痹性痴呆

属于三期脑实质性梅毒。主要表现为进行性认知功能损害，常合并有某些神经系统体征如瞳孔异常、腱反射减低及共济失调步态等，有特异性血清学及脑脊液免疫学阳性结果。

（八）皮质-纹状体-脊髓变性

通常表现为迅速进展的痴呆，伴小脑性共济失调、肌阵挛。

十、血管性痴呆与血管性认知功能障碍

血管性痴呆传统的诊断标准要求患者有记忆力下降和其他认知领域功能损害，其严重程度达到痴呆标准，该诊断标准具有明显的局限性。首先，血管性痴呆诊断标准是建立在阿尔茨海默病的概念上，但记忆障碍并非是血管性痴呆的典型症状。其次，血管性痴呆的诊断需要认知功能损害程度达到痴呆诊断标准，客观上阻止了识别早期血管性痴呆患者，使其失去有效治疗和防止

认知功能损害持续进展的最佳时机。为此,一些学者建议用血管性认知功能障碍(vascular cognitive impairment,VCI)取代血管性痴呆。

血管性认知功能障碍是指由脑血管病引起或与脑血管病及其危险因素密切相关的各种程度的认知功能损害,包括非痴呆血管性认知功能障碍、血管性痴呆和伴有血管因素的阿尔茨海默病即混合性痴呆。血管性认知功能障碍比血管性痴呆所包括的范围更为广泛,包括血管因素引起的所有认知功能障碍。血管危险因素或脑卒中史是诊断血管性认知功能障碍所必需,局灶性神经功能缺损体征、突发性、阶梯样进展的病程特点不是血管性认知功能障碍诊断所必需。Hachinski缺血量表对血管性认知功能障碍诊断非常有用。血管性认知功能障碍概念的提出为血管病所致认知功能损害的早期预防和干预提供了理论依据。

十一、混合性痴呆

混合性痴呆是指既具有阿尔茨海默病典型的临床表现,同时又具备血管性危险因素的痴呆患者。脑血管性损害和原发退行性改变同时存在。至少1/3的阿尔茨海默病患者存在血管性损害,而1/3的血管性痴呆患者存在阿尔茨海默病样病理学改变。阿尔茨海默病患者的血管性损害促进临床症状的发展,存在1次或2次腔隙性卒中时,表现出临床症状的风险增加20倍。最常见的混合性痴呆类型是具有典型阿尔茨海默病临床特征的患者在卒中后症状突然恶化。这种混合性痴呆类型称为"卒中前痴呆"。另一个常见的现象是有"单纯性"阿尔茨海默病症状的痴呆患者存在血管损害,这种"无症状"血管损害只有在神经影像学检查或组织活检时才能发现。目前很可能低估了在临床诊断为阿尔茨海默病的患者中血管损害对痴呆的促成作用。高龄个体中,单纯性阿尔茨海默病并不能在所有患者中出现临床痴呆症状。腔隙性卒中促成了许多阿尔茨海默病患者痴呆的临床表现。血管损害很可能在晚发性阿尔茨海默病患者中起非常重要的作用。为了描述痴呆的不同类型,Kalaria和Ballard提出了一种连续统一体,其中一端是单纯性阿尔茨海默病,另一端是单纯性血管性痴呆,在两者之间出现了不同的组合。单纯性血管性痴呆和单纯性阿尔茨海默病的诊断通常采用各自的标准(NINDS-AIREN和NINCDS-ADRDA),而阿尔茨海默病伴CVD或混合性痴呆的诊断则有困难。通过询问照料者以确定先前是否存在MCI症状有助于识别卒中导致症状加重的早期阿尔茨海默病患者。在某些患者中,缺血评分也可能提供倾向于血管性病因的证据。

十二、治疗

血管性痴呆的治疗分为预防性治疗和对症治疗。预防性治疗着眼于血管性危险因素的控制,即卒中的一级和二级预防。对症治疗即三级预防,主要包括痴呆的治疗。

(一)一级预防

主要是控制血管性痴呆危险因素如高血压、糖尿病、脂代谢紊乱、肥胖、高盐高脂饮食、高凝状态、脑卒中复发、心脏病、吸烟、睡眠呼吸暂停综合征及高同型半胱氨酸血症等。积极治疗卒中急性期的心律失常、充血性心力衰竭、癫痫及肺部感染有助于血管性痴呆预防。颅内外血管狭窄者进行介入治疗、球囊扩张术、颈动脉支架成形术改善脑血供。有高血压、脑动脉硬化及卒中史者,定期进行认知功能测查。一旦发现认知功能减退,应积极给予治疗。重点预防卒中复发。低灌注引起者应增加脑灌注,禁用降压治疗。

（二）二级预防

主要是指脑血管病的处理,包括脑卒中急性期与康复期治疗及脑卒中复发的防治。积极改善脑循环、脑细胞供氧,预防新血栓与再梗死等。脑卒中急性期积极治疗脑卒中,防治各种并发症,改善脑功能,避免缺血脑细胞受到进一步损害。

（三）支持治疗

维持良好的心肺功能,保持水、电解质和酸碱平衡;警惕心律失常、心肌梗死和心力衰竭的发生;保证营养摄入,必要时可采取鼻饲或静脉营养。

（四）血压的管理

合理缓慢降压对防治脑卒中极为重要。卒中急性期除非血压过高,一般不主张降压治疗,以免血压过低导致脑灌注锐减而使梗死加重。治疗收缩型高血压(收缩压高于 21.3 kPa/160 mmHg,舒张压低于12.7 kPa/95 mmHg)比收缩-舒张型高血压(收缩压高于 21.3 kPa/160 mmHg,舒张压高于12.7 kPa/95 mmHg)更为重要。可口服卡托普利,或静脉注射拉贝洛尔;对血压降低后血容量不足者可给予多巴胺等升压药物。

（五）溶栓及抗凝药物的使用

早期识别急性脑血管病,防止缺血半暗区进一步扩大并促使其恢复;预防脑卒中复发;消除或控制卒中后痴呆的危险因素;积极治疗并发症均可预防血管性痴呆的发生与发展。

（六）高压氧治疗

增加血氧含量、提高血氧分压、加大血氧弥散距离、改善脑组织病变部位血液供应,保护缺血半影区,促进神经组织的恢复与再生,减轻缺血再灌流脑损伤,减少自由基损伤,以改善血管性痴呆患者的认知功能及精神行为学异常。

（七）三级预防

主要指对认知功能障碍的处理。主要包括胆碱酯酶抑制药、神经营养和神经保护药、N-甲基-D 天冬氨酸(N-methyl-D-aspartate,NMDA)受体拮抗剂、抗氧化药、改善微循环、益智药、激素替代治疗和抗感染治疗等。目前血管性痴呆的治疗分为作用于胆碱能及非胆碱能系统两大类。

1.作用于胆碱能的药物

胆碱酯酶抑制剂,如乙酰胆碱酯酶抑制剂(acetylcholinesterase inhibitor,AchEI)已开始用于轻中度血管性痴呆治疗。代表药物有盐酸多奈哌齐、重酒石酸卡巴拉汀和加兰他敏等。

（1）多奈哌齐(donepezil,安理申):每日 5～10 mg 口服能改善轻中度血管性痴呆和混合性痴呆患者的认知功能。不良反应有恶心、呕吐、腹泻、疲劳和肌肉痉挛;但在继续治疗中会消失。无肝毒性。

（2）重酒石酸卡巴拉汀(rivastigmine,艾斯能):为丁酰胆碱酯酶和乙酰胆碱酯酶双重抑制剂。口服吸收好,易通过血-脑屏障,对中枢神经系统的胆碱酯酶具有高度选择性,改善皮质下血管性痴呆患者的注意力、执行功能、日常生活能力和精神行为学异常。

（3）加兰他敏(galantamine):具有抑制胆碱酯酶和调节烟碱型胆碱受体(nAChR)而增加胆碱能神经传导的双重调节作用。能明显改善血管性痴呆及轻中度阿尔茨海默病伴 CVD 患者的认知功能、整体功能、日常生活活动能力和精神行为学异常。

（4）石杉碱甲(huperzia A):是我国科技人员从植物药千层塔中分离得到的一种选择性、可逆性 AChEI,可选择性降解中枢神经系统的乙酰胆碱,增加神经细胞突触间隙乙酰胆碱浓度,适用于轻中度血管性痴呆患者。

2.非胆碱能药物

(1)脑代谢活化剂:代表药物有吡拉西坦(脑复康)、奥拉西坦、胞磷胆碱、都可喜、脑活素、双氢麦角碱等。吡拉西坦诱导钙内流,改善再记忆过程,还可提高脑葡萄糖利用率和能量储备,促进磷脂吸收以及 RNA 与蛋白质合成,具有激活、保护和修复神经细胞的作用。都可喜可加强肺泡气体交换,增加动脉血氧分压和血氧饱和度,有抗缺氧及改善脑代谢和微循环的作用,尚可通过其本身的神经递质作用促进脑组织新陈代谢。双氢麦角碱能改善脑循环,促进脑代谢,直接作用于中枢神经系统多巴胺和 5-羟色胺受体,有增强突触前神经末梢释放递质与刺激突触后受体的作用;改善神经传递功能;抑制 ATP 酶、腺苷酸环化酶的活性,减少 ATP 分解,从而改善细胞能量平衡,使神经元电活动增加。甲氯芬酯(氯酯醒)可抑制体内某些氧化酶,促进神经元氧化还原作用,增加葡萄糖的利用,兴奋中枢神经系统。改善学习和记忆。另外,胞磷胆碱、脑活素、细胞色素 c、ATP、辅酶 A 等亦可增强脑代谢。

(2)脑循环促进剂:减少脑血管阻力,增加脑血流量或改善血液黏滞度,提高氧利用度,但不影响正常血压。常用的有麦角衍生物,代表药物双氢麦角碱和尼麦角林,能阻断 α 受体,扩张脑血管,改善脑细胞代谢。

(3)脑血管扩张药:代表药物钙通道阻滞剂尼莫地平,属于二氢吡啶类钙通道阻滞药,作用于 L 型钙通道,具有良好的扩张血管平滑肌的作用,增加容量依赖性脑血流量,减轻缺血半暗带钙超载。每天口服 90 mg,连续 12 周,可改善卒中后皮质下血管性痴呆的认知功能障碍。对小血管病特别有效,对皮质下血管性痴呆有一定益处。

(4)自由基清除剂,如维生素 E、维生素 C 以及银杏叶制剂。早期给予银杏叶制剂可以改善脑血液循环、清除自由基,保护脑细胞,起到改善痴呆症状及延缓痴呆进展的作用。

(5)丙戌茶碱(propentofylline):抑制神经元腺苷重摄取、CAMP 分解酶,还可通过抑制过度活跃的小胶质细胞和降低氧自由基水平而具有神经保护作用,能改善血管性痴呆患者的认知功能和整体功能。

(6)N-甲基-D-天冬氢酸(NMDA)受体阻断剂:代表药物有美金刚,被认为是治疗血管性痴呆最有前途的神经保护剂,能与 AChEI 联合应用。

(7)精神行为学异常的治疗:抗精神障碍药物用量应较成年人低。抑郁状态宜采用毒性较小的药物,如选择性 5-羟色胺再摄取抑制剂和 NE 再摄取抑制剂。还可配合应用情绪稳定剂如丙戌酸钠等。

(张　杰)

第六节　帕金森病

帕金森病(PD)又名震颤麻痹,由英国的帕金森于 1817 年描述而得名。PD 是中老年常见的神经系统变性疾病,以黑质多巴胺(DA)能神经元变性缺失和路易小体形成为特征,以静止性震颤、运动迟缓、肌强直和姿势步态异常为主要临床表现。一般在 50～65 岁开始发病,发病率随年龄增长而逐渐增加,60 岁发病率约为 1‰,70 岁发病率达 3‰～5‰,我国目前大概有 170 多万人患有这种疾病。随着人口的老龄化，其发病率呈逐年上升趋势，给家庭和社会都造成了负面影响。

一、病因和发病机制

（一）病因

迄今为止，帕金森病的病因仍不完全清楚。目前的研究倾向于与年龄老化、遗传和环境毒素因素等综合因素有关。

（1）年龄老化：PD 主要发生于中老年人，40 岁以前发病少见，提示老龄与发病有关。随年龄增长，每 10 年纹状体的多巴胺量可减少 5%～13%；当黑质内多巴胺能神经元损害达 80% 以上以及纹状体的多巴胺量下降 80% 时则可引发本病。

（2）遗传性：绝大多数 PD 患者为散发性，约 10% 有家族史，呈不完全外显的常染色体显性内科学性遗传或隐性遗传。

（3）环境因素：流行病学调查结果发现，PD 的患病率存在地区差异，与长期接触杀虫剂、除草剂或某些工业化学品等有毒物质相关。

此外，感染、中毒、药物、脑动脉硬化等原因均可产生与帕金森病类似的临床症状或病理改变，这些情况统称为继发性帕金森综合征或震颤麻痹综合征。

（二）发病机制

目前普遍认为，遗传因素可使患病易感性增加，只有在环境因素及衰老的相互作用下，通过氧化应激、线粒体功能衰竭、钙超载、兴奋性氨基酸毒性作用、细胞凋亡、免疫异常等机制才导致黑质 DA 能神经元大量变性丢失而发病。

帕金森病的主要病变是在脑部的黑质及纹状体。黑质为制造并贮存纹状体所需要的神经递质——多巴胺的场所，并经黑质-纹状体环路向纹状体输送多巴胺。多巴胺为纹状体的抑制性神经递质，乙酰胆碱为纹状体的兴奋性递质。功能相互拮抗，维持两者平衡，对基底节环路活动起重要的调节作用。PD 患者黑质 DA 能神经元变性丢失、黑质-纹状体 DA 通路变性，纹状体 DA 含量显著降低（＞80%），造成 ACh 系统功能相对亢进，产生临床上的诸多症状。

二、病理

主要是黑质致密区含黑色素的神经元严重缺失，残余细胞发生变形，细胞质内出现同心形 Lewy 包涵体。此小体为圆形，分层状，可用 HE 染色法染出。组织化学方面发现纹状体中的多巴胺和其代谢产物高香草酸明显减少，5-羟色胺和去甲肾上腺素亦稍有减少等变化，类似的改变也可见于蓝斑、迷走神经背核、脊髓侧角以及交感神经节中。

三、临床表现

PD 起病隐匿，缓慢进展。临床症状主要表现如下。

（一）震颤

典型的震颤以肢体远端部分为著，通常从一侧上肢的远端，随着病情的发展，对侧的肢体、口唇、下颌以及舌部也可以出现。患肢的震颤主要是由拮抗的肌群出现 4～8/秒有节律的收缩与松弛所引起。手的掌指关节和拇指震颤最为明显，呈"搓丸样"动作。震颤为静止性震颤，具有静止时发生、随意运动时减轻、入睡后消失、情绪激动时加重的特征。

（二）肌肉强直

伸肌和屈肌肌张力均增高,屈肌更为明显。如伸屈关节所受到的阻力比较均匀一致,称"铅管样强直";若患者合并有震颤成分,在被动屈伸关节时感到阻力不均匀,不是一种流畅地运行,有断续的停顿感,称为"齿轮样强直";肌张力增高常出现在四肢、颈区及面部的肌肉,表现为面部表情呆板,很少瞬目,称为"面具脸";吞咽肌强直,表现为吞咽困难和流涎;与言语相关肌肉的强直,表现为言语单调而缓慢、声小及重复。

（三）运动迟缓

患者日常生活中的各种主动运动,如穿衣、扣纽扣、刷牙、洗脸、系鞋带等动作缓慢、减少。书写时越写越小,称为"写字过小征"。行走时两步之间的距离缩小,呈小碎步。讲话语音低沉,语言单调,后期可有吞咽困难,进食咳呛。

（四）姿势步态异常

由于四肢、躯干及颈区肌肉强直,患者出现特殊的姿势,站立时头颈与躯干前倾,膝关节微屈;上肢连带运动消失,患者越走越快,呈前冲姿势而不能突然停下来,称"慌张步态"。

（五）其他症状

可有大小便困难、出汗多、皮脂溢出和直立性低血压等自主神经失调症状;还可有情绪低落、性欲低下,智力和情感反应大多数正常,但偶有痴呆或精神异常。

四、并发症

病情晚期因患者生活不能自理,常出现肺部感染、压疮、骨折、关节固定而致功能丧失。

五、实验室和其他检查

（一）基因检测

在少数家族性 PD 患者,采用 DNA 印迹技术、PCR、DNA 序列分析等可能发现基因突变。

（二）CT 和 MRI 检查

可以排除某些病变,有助于鉴别诊断及进一步确定临床诊断。

（三）脑脊液和尿中的高香草酸（HVA）检查

HVA 是多巴胺的代谢产物,PD 患者脑脊液和尿中的 HVA 含量降低。

六、诊断和鉴别诊断

PD 多中老年发病,缓慢进行性病程,具有震颤、肌强直、运动迟缓、姿势步态异常等临床表现,结合相应的辅助检查可做出诊断。需要与以下疾病相鉴别。

（一）特发性震颤

多在早年起病,属显性遗传病,表现为头、下颌、肢体不自主震颤,震颤频率可高可低,高频率者甚似甲状腺功能亢进症;低频者甚似帕金森震颤。本病无运动减少、肌张力增高及姿势反射障碍,饮酒后或服普萘洛尔治疗有效。

（二）继发性帕金森综合征

有明确病因可寻,如脑外伤、脑卒中、病毒性脑炎、药物（神经安定药、利血平、甲氧氯普胺（胃复安）、甲基多巴、锂、氟桂利嗪（氟桂嗪）等）、金属及一氧化碳中毒等。

（三）帕金森叠加综合征

又称症状性帕金森综合征,在神经科临床上是指具有帕金森病的基本表现,但病因、发病机制和临床特征有所不同的一组锥体外系病变。常见的有:①进行性核上性麻痹,常出现双眼球的上下活动障碍。②直立性低血压综合征,于直立体位时可出现血压明显下降。③肝豆状核变性。可查到眼角膜色素环以及血清铜氧化酶减少。④橄榄-脑桥-小脑萎缩症,在脑 MRI 影像学上表现为明显的脑干、小脑萎缩等,可以协助鉴别诊断。

七、治疗

本病的病程长,常需终身服药。一般从小剂量开始,缓慢加量,以最合适剂量,达到最佳疗效,并注意治疗方案的个体化。对于症状轻微的早期 PD 患者,如果没有影响到功能,可以先不服用药物,以加强功能锻炼为主,必要时服用一些神经保护药,如维生素 E、泛癸利酮（辅酶 Q_{10}）、单胺氧化酶抑制药等。

（一）药物治疗

目标是延缓疾病进展、控制症状,并尽可能延长症状控制的年限,同时尽量减少药物的不良反应和并发症。目前应用的药物如下。

1.抗胆碱药物

通过抑制乙酰胆碱的作用,纠正 DA 和乙酰胆碱的失调而缓解病情,对震颤的改善效果较好,用于早期和轻症患者。主要不良反应为口干、头晕、便秘、排尿困难、视力减退等。前列腺肥大、青光眼患者禁用。此类药可影响记忆和认知功能,所以对 70 岁以上 PD 患者应慎用。常用药物有:苯海索（安坦片）2 mg,2～3 次/天;丙环定（开马君）2.5 mg,3 次/天,可逐渐增加至20 mg/d。

2.金刚烷胺

对少动、强直、震颤均有改善作用,对伴异动症患者可能有帮助。用法 50～100 mg,每日总剂量不超过 300 mg,2～3 次/天。肾功能不全、严重胃溃疡、肝病患者慎用,哺乳期妇女禁用。

3.左旋多巴

左旋多巴是目前治疗帕金森病最有效的药物,其有效率可达 75% 或更高,适用于运动障碍较为严重的患者。常用剂量为 2.5～6 g/d,分 3 次饭后服。一般从小剂量开始,逐渐增量,至显效后改为维持量。

4.其他药物

（1）DA 受体激动药:溴隐亭可直接激活多巴胺受体,疗效迅速,作用持续时间较长,一般与左旋多巴类药物联合应用,以增加疗效。从小剂量开始,治疗剂量 7.5～15 mg/d。不良反应有头痛、失眠、鼻塞、复视、呕吐、腹泻等。

（2）单胺氧化酶 β 抑制药:司来吉兰（丙炔苯丙胺）能阻断 DA 降解,增加脑内 DA 的含量,与维生素 E合用,治疗早期患者,保护神经元,延缓疾病进展。用法为 2.5～5 mg,2 次/天。不良反应有失眠、口干、直立性低血压等。

（二）外科治疗

早期药物治疗显效,而长期治疗疗效明显减退,同时出现异动症者并药物治疗难以改善者可考虑手术治疗。主要有神经核团细胞毁损手术与电刺激手术两种方式,原理都是为了抑制脑细胞的异常活动,达到改善症状的目的。前者是在异常活跃的神经核团上制造一个直径约 3 mm

的毁损灶,后者则是埋植刺激器通过高频电刺激达到类似毁损的效果。手术对肢体震颤和(或)肌强直有较好疗效,但对躯体性中轴症状,如姿势步态异常、平衡障碍无明显疗效。

(三)针灸治疗

多以震颤熄风为主,常用穴位为四神聪、风池、曲池、合谷、阳陵泉、太冲、太溪等,留针时间30~50分钟,疗程以10~15天为佳。头皮针多以舞蹈震颤控制区为主要的刺激区域,根据症状可配合运动区、感觉区及其他头部经穴。本病的疗程较长,临床上常使用电针,常用频率为100~180次/分钟不等,以连续波为主,有时可选择疏密波。

(四)康复治疗

针对患者采用放松和呼吸锻炼,面部、头颈部、躯干、腹肌、手部、下肢、步态锻炼,平衡运动的锻炼,语言障碍的训练等康复治疗,可改善生活质量。

(五)心理治疗

心理因素在疾病治疗和康复过程中有着重要作用,心理治疗应该贯穿整个治疗过程之中。为患者创造良好的治疗和休养环境,给予充分的关心和爱护,帮助认识疾病的原因、表现、治疗和规律,树立战胜疾病的信心。

八、健康指导

(一)注意膳食和营养

饮食宜清淡、少盐,禁烟酒及刺激性食品。膳食中注意满足糖、蛋白质的供应,以植物油为主,少进动物脂肪。无机盐、维生素、膳食纤维供给应充足。多吃新鲜蔬菜和水果,能够提供多种维生素,并能促进肠蠕动,防治大便秘结。

(二)生活中的指导和帮助

疾病早期,应指导患者尽量参与各种形式的活动,坚持四肢各关节的功能锻炼。随着病情的发展,宜注意患者在活动中的安全问题。

(三)加强肢体功能锻炼

主动进行肢体功能锻炼,四肢各关节做最大范围的屈伸、旋转等活动,以预防肢体挛缩、关节僵直的发生;晚期患者做被动肢体活动和肌肉、关节的按摩,以促进肢体的血液循环。

(四)预防并发症

预防感冒。卧床患者要按时翻身,做好皮肤护理,防止尿便浸渍和压疮的发生。被动活动肢体,加强肌肉、关节按摩,对防止和延缓骨关节的并发症有意义。加强口腔护理,定时翻身、叩背,以预防吸入性肺炎和坠积性肺炎。

九、预后

PD是一种慢性神经系统变性性疾病,进展较缓慢,目前尚无根治方法。据统计,在应用左旋多巴治疗以前的年代,PD能减少患者的预期寿命,病死率为普通人群的3倍;应用左旋多巴替代治疗以后,PD患者与普通人的病死率大致持平。大多数患者药物治疗获得良好的症状控制的时间可维持4~5年,一般5~8年会逐渐药效减退,10~12年出现生活自理能力的下降。目前认为帕金森病本身不会明显缩短患者的寿命,但疾病严重限制患者的活动能力,影响其生活质量,给患者造成极大痛苦,也给家庭和社会造成沉重负担。

（张　杰）

第五章

肾内科常见病的诊疗

第一节　慢性肾小球肾炎

慢性肾小球肾炎简称慢性肾炎，以蛋白尿、血尿、高血压、水肿为基本临床表现，起病方式各有不同，病情迁延，缓慢进展，可有不同程度的肾功能减退，最终将发展为慢性肾衰竭。

一、病因和发病机制

绝大多数慢性肾炎患者的病因尚不明确，仅有少数慢性肾炎是由急性肾炎发展所致。虽然慢性肾炎的病因、发病机制和病理类型不尽相同，但起始因素多为免疫介导炎症，导致病程慢性化的机制除免疫因素外，非免疫因素如高血压、蛋白尿、高血脂等亦占有重要作用。

二、病理

慢性肾炎可由多种病理类型引起，常见类型有系膜增生性肾小球肾炎（包括 IgA 和非 IgA 系膜增生性肾小球肾炎）、系膜毛细血管性肾小球肾炎、膜性肾病及局灶性节段性肾小球硬化等。

病变进展至后期，所有上述不同类型病理变化均可转化为程度不等的肾小球硬化、肾小管萎缩、肾间质纤维化。疾病晚期肾体积缩小，转化为硬化性肾小球肾炎。

三、临床表现

多数起病缓慢、隐袭。临床表现呈多样性，蛋白尿、血尿、高血压、水肿为其基本临床表现，可有不同程度肾功能减退，病情时轻时重、迁延，渐进性发展为慢性肾衰竭。

早期患者可有乏力、疲倦、腰部酸痛、纳差，水肿可有可无，一般不严重。有的患者可无明显临床症状。血压可正常或轻度升高。肾功能正常或轻度受损（肾小球滤过率下降），这种情况可持续一段时间后，肾功能逐渐恶化，最终发展成尿毒症。部分患者除上述慢性肾炎的一般表现外，血压可以有程度不等的升高，甚至出现高血压脑病，这时患者可有眼底出血、渗出，甚至视盘水肿，如血压控制不好，肾功能恶化较快，预后较差。慢性肾炎往往有急性发作现象，常因感染、劳累呈急性发作，或用肾毒性药物后病情急骤恶化，经及时去除诱因和适当治疗后病情可一定程度缓解，但也可能由此而进入不可逆慢性肾衰竭。

四、实验室检查

（一）尿液检查

血尿，多以镜下血尿为主，可有红细胞管型。程度不等的蛋白尿，部分患者出现大量蛋白尿（尿蛋白定量超过 3.5 g/24 h）。

（二）血液检查

早期血常规检查正常或轻度贫血，白细胞和血小板多正常。

（三）肾功能检查

早期肾功能无异常，随着病情的进展，可出现血肌酐升高和肾小球滤过率下降。

（四）病理检查

肾脏活体组织检查可明确慢性肾炎的病理类型，对于指导治疗和估计预后具有重要意义。

五、诊断与鉴别诊断

（一）诊断

凡尿化验异常（蛋白尿、血尿、管型尿）、水肿及高血压病史达 1 年以上，在除外继发性肾小球肾炎及遗传性肾小球肾炎后，临床上可诊断为慢性肾炎。

（二）鉴别诊断

1.继发性肾小球疾病

如狼疮性肾炎、过敏性紫癜肾炎、糖尿病肾病等，依据相应的病史及实验室检查，一般不难鉴别。

2.其他原发性肾小球疾病

（1）隐匿型肾小球肾炎：临床上轻型慢性肾炎应与隐匿型肾小球肾炎相鉴别，后者主要表现为无症状性血尿和（或）蛋白尿，无水肿、高血压和肾功能损害。

（2）感染后急性肾炎：有前驱感染史并以急性发作起病的慢性肾炎需与此病相鉴别。慢性肾炎急性发作多在短期内（数日）病情急骤恶化，血清补体 C_3 一般无动态变化有助于与感染后急性肾炎相鉴别；此外，疾病的转归不同，慢性肾炎无自愈倾向，呈慢性进展，可资区别。

3.原发性高血压肾损害

伴有高血压的慢性肾炎需与原发性高血压肾损害（即良性小动脉性肾硬化症）鉴别，后者先有较长期高血压，其后再出现肾损害，临床上远曲小管功能损伤（如尿浓缩功能减退、夜尿增多）多较肾小球功能损伤早，尿改变轻微（微量至轻度蛋白尿，可有镜下血尿及管型），常有高血压的其他靶器官（心、脑）并发症。

4.Alport 综合征

常起病于青少年（多在 10 岁之前），患者同时出现眼部、耳部疾病及肾脏损害，有阳性家族史（多为性连锁显性遗传）。

六、治疗

慢性肾炎的治疗主要是防止或延缓肾功能进行性恶化，改善或缓解临床症状及防治严重并发症，根据肾脏病理检查结果进行综合性治疗。

（一）低蛋白饮食和必需氨基酸治疗

肾功能正常者注意低盐低脂饮食,不宜严格限制蛋白质入量,出现肾功能损害的患者应限制蛋白及磷的入量并配合使用必需氨基酸或 α-酮酸。

（二）控制高血压

高血压是加速肾小球硬化、促进肾功能恶化的重要因素,积极控制高血压是十分重要的环节。治疗原则:①力争把血压控制在理想水平,蛋白尿不低于 1 g/d,血压应控制在 16.67/10.00 kPa(125/75 mmHg)以下;尿蛋白低于 1 g/d,血压控制可放宽到 17.33/10.67 kPa(130/80 mmHg)以下。②选择能延缓肾功能恶化、具有肾保护作用的降血压药物。

高血压患者应限盐(<3 g/d);有水、钠潴留容量依赖性高血压患者可选用噻嗪类利尿药。对肾素依赖性高血压则首选血管紧张素转换酶抑制剂(ACEI)或血管紧张素 II 受体拮抗剂。此外钙通道阻滞剂、β 受体阻滞剂、α 受体阻滞剂也可选用。高血压难以控制时可选用不同类型降压药联合应用。

近年研究证实,ACEI 除具有降低血压作用外,还有减少尿蛋白和延缓肾功能恶化的肾保护作用,故 ACEI 可作为慢性肾炎患者控制高血压的首选药物。肾功能不全患者应用 ACEI 要防止高血钾,血肌酐>350 μmol/L 的非透析治疗患者不宜再使用,注意少数患者应用 ACEI 干咳的不良反应。血管紧张素 II 受体拮抗剂具有与 ACEI 相似的肾保护作用和减少尿蛋白作用,但不引起持续性干咳。

（三）糖皮质激素和细胞毒药物

鉴于慢性肾炎为一临床综合征,其病因、病理类型及其程度、临床表现和肾功能等变异较大,故此类药物是否应用应区别对待。在肾活检明确病理类型后谨慎应用。还可选择中药雷公藤总苷片,但应注意该药可以引起血白细胞减少及肝功能损害,女性患者长期服用可导致月经周期紊乱甚至闭经。

（四）避免加重肾损害的因素

感染、劳累、妊娠及应用肾毒性药物(如氨基糖苷类抗生素、含马兜铃酸的中草药等),均可加重肾脏损害,导致肾功能恶化,应予以避免。

七、预后

慢性肾炎病情迁延,病变呈进行性发展,最终出现慢性肾衰竭。病变进展速度个体差异很大,病理类型为重要因素,但防止各种危险因素、正确制定延缓肾功能损害进展的措施同样具有重要意义。

（谢　赛）

第二节　急性肾小球肾炎

一、疾病概述

急性肾小球肾炎简称急性肾炎,是一组常见的肾小球疾患。起病急,以血尿、少尿、蛋白尿、水肿及高血压等为其临床特征。急性肾炎可由多种病因所致,其中最常见的为链球菌感染后肾炎。在我国上呼吸道感染占 60%～70%,皮肤感染占 1%～20%,除链球菌之外,葡萄球菌、肺炎球菌、脑膜炎双球菌、淋球菌、流感杆菌及伤寒杆菌等感染都可引起肾小球肾炎。任何年龄均可发病,但以学龄儿童为多见,青年次之,中年及老年少见。一般男性发病率较高,男女之比约为 2∶1。

本病发病机制多与抗原抗体介导的免疫损伤有关。机体感染链球菌后,其菌体内某些成分作为抗原,经过 2～4 周与体内产生的相应抗体结合,形成免疫复合物,通过血液循环,沉积于肾小球内,当补体被激活后,炎症细胞浸润,导致肾小球损伤而发病。肾小球毛细血管的免疫性炎症使毛细血管腔变窄,甚至闭塞,并损害肾小球滤过膜,可出现血尿、蛋白尿及管型尿等,并使肾小球滤过率下降,因而对水和各种溶质(包括含氮代谢产物、无机盐)的排泄减少,发生水、钠潴留,继而引起细胞外液容量增加,因此临床上有水肿、尿少、全身循环充血状态如呼吸困难、肝大、静脉压增高等表现。本病的高血压,目前认为是由于血容量增加所致,是否与"肾素-血管紧张素-醛固酮系统"活力增强有关,尚无定论。

近年来,认为链球菌感染后肾炎不止一种抗原,与链球菌有关的内源性抗原抗体系统可能也参与发病。致肾炎链球菌通过酶作用或其产物与机体的免疫球蛋白(Ig)结合,改变 Ig 化学组成或其抗原性,然后形成免疫复合物而致病。如致肾炎链球菌能产生唾液酸酶(sialiadase)使 Ig 发生改变。目前认为致肾炎链球菌抗原先植入肾小球毛细血管壁,然后与抗体作用而形成免疫复合物(原位形成)是主要的发病机制。

本病预后一般良好,儿童 85%～99%、成人 50%～75%可完全恢复,就儿童急性肾炎来说,6 个月内血尿消失者达 90%,持续或间歇蛋白尿超过 1 年者占 58%,在 2 年以上仍有蛋白尿者占 32%,急性肾炎演变为慢性肾炎者不超过 10%。

二、诊断要点

(一)临床表现

本病起病较急,病情轻重不等。多数患者有明确的链球菌感染史,如上呼吸道感染、咽炎、扁桃体炎及皮肤感染等。潜伏期相当于致病抗原初次免疫后诱导机体产生免疫复合物所需的时间,呼吸道感染者的潜伏期较皮肤感染者短,一般经过 2～4 周(上呼吸道感染、咽炎、扁桃体炎一般 6～10 天,皮肤感染者约 2 周后)突然起病,首发症状多为水肿和血尿,呈典型急性肾炎综合征表现,重症者可发生急性肾损伤。本病可见于各年龄组,但以儿童最为常见。

1.全身症状

起病时症状轻重不一,患者常有头痛、食欲减退、恶心、呕吐、疲乏无力、腰酸等,部分患者先驱感染没有控制,可有发热,咽喉疼痛,体温一般在 38 ℃上下,发热以儿童为多见。

2.水肿及少尿

常为本病之首发症状,出现率为 80%～90%。在发生水肿之前,患者都有少尿,每日尿量常在 500 mL 左右,少数患者可少至 400 mL 以下,发生尿闭者少见。轻者仅晨起眼睑水肿,面色较苍白,呈"肾炎面容",重者延及全身,体重亦随之增加。水肿多先出现于面部,特别以眼睑为著,下肢及阴囊亦显著。晨起以面部为著,活动后下肢为著。水肿出现的部位主要决定于两个因素,即重力作用和局部组织的张力,儿童皮肤及皮下组织较紧密,则水肿的凹陷性不十分明显,水肿的程度还与食盐的摄入量有密切关系,食盐摄入量多则水肿加重,反之亦然。大部分患者经过 2～4 周,可自行利尿退肿,严重者可有胸腔积液、腹水。产生原因主要是全身毛细血管壁通透性增强,肾小球滤过率降低,而肾小管对钠的重吸收增加致水、钠潴留。

3.血尿

肉眼血尿为常见初起症状之一,40%～70%的患者可见到。尿呈浑浊红棕色,为洗肉水样,一般在数天内消失,也可持续1～2周才转为显微镜血尿。镜下血尿多在6个月内消失,也可因感染、劳累而暂时反复,也有持续1～3年才完全消失。此外,也有少数患者肾小球病变基本消退,而镜下血尿持续存在,认为无多大临床意义。

4.蛋白尿

多数患者均有不同程度蛋白尿,主要为清蛋白,20%～30%表现为肾病综合征(尿蛋白超过3.5 g/24 h。血浆清蛋白低于30 g/L),经2～4周后可完全消失。蛋白尿持续存在提示病情迁延,或转为慢性肾炎的可能。

5.高血压

高血压见于80%的病例,多为轻中度高血压,收缩压及舒张压均增高。急性肾炎之血压升高多为一过性,往往与水肿及血尿同时发生,一般持续2～3周,多随水肿消退而降至正常。产生原因主要为水、钠潴留使血容量扩张所致,经利尿、消肿后血压亦随之下降。重度高血压者提示肾损害严重,可并发高血压危象、心力衰竭或视网膜病变等。

6.神经系统症状

症状主要为头痛、恶心、呕吐、失眠、反应迟钝;重者可有视力障碍,甚至出现昏迷、抽搐。此与血压升高及水、钠潴留有关。

(二)体征

急性肾炎的主要体征是程度轻重不一的水肿,以组织疏松及低垂部位为明显,晨起时眼睑、面部可见水肿,活动后下肢水肿明显。随病情发展至全身,严重者可出现胸腔、腹腔、阴囊,甚至心包腔的大量积液,重度高血压者眼底检查可出现视网膜小动脉痉挛或视盘水肿。

(三)检查与检验

1.尿液检查

血尿为急性肾炎重要所见,或肉眼血尿或镜下血尿,尿沉渣检查中,红细胞多为严重变形红细胞,但应用袢利尿剂时可暂为非变形红细胞,此外还可见红细胞管型,提示肾小球有出血渗出性炎症,是急性肾炎的重要特点。尿沉渣还常见肾小管上皮细胞、白细胞、大量透明和颗粒管型。

尿蛋白通常为(＋)～(＋＋),1～3 g/d,多属非选择性蛋白,若病情好转,则尿蛋白减少,但可持续数周至数月。如果蛋白尿持续在1年以上,多数提示为慢性肾炎或演变为慢性肾炎。

尿常规一般在4～8周内大致恢复正常,残余镜下血尿(或爱迪计数异常)或少量蛋白尿(可表现为起立性蛋白尿)可持续半年或更长。

2.血常规检查

严重贫血少见,红细胞计数及血红蛋白可稍低,系因血容量扩大,血液稀释所致,白细胞计数可正常或增高,此与原发感染灶是否继续存在有关。

急性肾炎时血沉几乎都增快,一般在30～60 mm/h,随着急性期缓解,血沉在2～3个月内也逐渐恢复正常。

3.肾功能检查

急性肾炎患者肾小球滤过率(GFR)呈不同程度下降,但肾血浆流量仍可正常,因而滤过分数常减少,与肾小球滤过功能受累相比较,肾小管功能相对良好,肾浓缩功能多能保持。临床常见一过性氮质血症,血中尿素氮、肌酐增高,不限进水的患儿,可有轻度稀释性低钠血症,此外还可有高血钾及代谢性酸中毒。

4.血浆蛋白和脂质测定

血清蛋白浓度常轻度降低,此系水、钠潴留及血容量增加和稀血症所致,急性肾炎病程较短而尿蛋白量少,所以血清蛋白降低不是由于尿中大量蛋白丢失所造成,且利尿消肿后即恢复正常浓度。血清蛋白电泳多见清蛋白降低,γ球蛋白增高,少数病例伴有 α_2 和(或)β球蛋白增高,后者增高的病例往往并存高脂血症。

5.细胞学和血清学检查

急性肾炎发病后自咽部或皮肤感染灶培养出 β 溶血性链球菌的阳性率约 30%,早期接受青霉素治疗者更不易检出,链球菌感染后可产生相应抗体,常借检测抗体证实前驱的链球菌感染,如抗链球菌溶血素,抗体(ASO),其阳性率达 50%~80%。通常于链球菌感染后 2~3 周出现,3~5 周滴度达高峰,半年内恢复正常。判断其临床意义时应注意,其滴度升高仅表示近期有过链球菌感染,与急性肾炎的严重性无直接相关性;经有效抗生素治疗者其阳性率减低,皮肤感染灶患者阳性率也低,尚可检测抗脱氧核糖核酸酶 B 及抗玻璃酸酶(anti-HAse)。并应注意于 2~3 周后复查,如滴度升高,则更具诊断价值。

6.血补体测定

除个别病例外,肾炎病程早期血总补体及 C_3 均明显下降,6~8 周后恢复正常,此规律性变化为本症的典型表现。血补体下降程度与急性肾炎病情轻重无明显相关,但低补体血症持续 8 周以上,应考虑有其他类型肾炎之可能,如膜增生性肾炎、冷球蛋白血症或狼疮肾炎等。

7.尿纤维蛋白降解产物(FDP)

血液和尿液测定中出现 FDP 意味着体内有纤维蛋白形成和纤维蛋白原及纤维蛋白分解代谢增强,尿液 FDP 测定能更正确地反映肾血管内凝血。

8.其他检查

部分病例急性期可测得循环免疫复合物及冷球蛋白,通常典型病例不需肾活检,但如与急进性肾炎鉴别困难或病后 3 个月仍有高血压、持续低补体血症或肾功能损害者建议肾活检检查,明确病理类型。

(四)鉴别诊断

1.热性蛋白尿

急性感染发热的患者可出现蛋白尿、管型或镜下血尿,极易与不典型或轻型急性肾炎相混淆,但前者没有潜伏期,无水肿及高血压,热退后尿常规迅速恢复正常。

2.急进性肾炎

起病过程与急性肾炎相似,但除急性肾炎综合征外,常早期出现少尿、无尿及肾功能急剧恶化为特征,重症急性肾炎呈现急性肾损伤伴少尿或无尿持续不缓解,病死率高,与该病相鉴别困难时,应及时做肾活检以明确诊断。

3.慢性肾炎急性发作

发作时症状同本病,但有慢性肾炎史,诱发因素较多,如感染诱发者临床症状(多在 1 周内,缺乏间歇期)迅速出现,常有明显贫血、低蛋白血症、肾功能损害等,B超检查有的显示双肾缩小。急性症状控制后,贫血仍存在,肾功能不能恢复正常,对鉴别有困难的。除了肾穿刺进行病理分析之外,还可根据病程和症状、体征及化验结果的动态变化来加以判断。

4.IgA 肾病

该病潜伏期短,多于上呼吸道感染后 1～2 天内即以血尿起病,通常不伴水肿和高血压,链球菌培养阴性,ASO 滴度不升高。一般无血清补体下降,1/3 患者血清 IgA 增高,该病多有反复发作史,鉴别困难时需行肾活检,病理免疫荧光示 IgA 弥漫沉积于系膜区。

5.全身系统性疾病引起的肾损害

如过敏性紫癜肾炎、狼疮性肾炎等,虽有类似本病之临床表现,但原发病症状明显,不难诊断。

6.急性泌尿系感染或肾盂肾炎

可表现有血尿、腰痛等与急性肾炎相似的临床表现,但急性肾盂肾炎一般无少尿表现,少有水肿和高血压,多有发热、尿路刺激症状。尿中以白细胞为主,尿细菌培养阳性可以区别,抗感染治疗有效等,均可帮助诊断。

三、现代医学治疗

(一)治疗原则

急性肾小球肾炎为自限性疾病,无特异疗法,主要是对症处理,改善肾功能,预防和控制并发症,促进机体自然恢复。

(二)一般治疗

1.休息

急性期应卧床休息,通常需 2～3 周,待肉眼血尿消失、血压恢复、水肿减退即可逐步增加室内活动量。对遗留的轻度蛋白尿及血尿应加强随访观察而无需延长卧床期,但如病情反复,应继续卧床休息,卧床休息能增加肾血流量,可改善尿异常改变,同时 3 个月内宜避免剧烈体力活动,并应注意防寒、防潮。

2.饮食治疗

(1)控制钠盐摄入:对有水肿、血压高者用无盐或低盐饮食,一般每日摄取钠 1.2 g/d,水肿严重时限制为 0.5 g/d,注意禁用腌制食品,尽量少用味精,同时禁食含碱主食及含钠高的蔬菜,如白萝卜、菠菜、小白菜或酱油。

(2)蛋白质摄入:一般认为血尿素氮＜14 mmol/L,蛋白质可不限制;尿素氮如超过 21.4 mmol/L,每日饮食蛋白质应限制到 0.5 g/kg 体重,蛋白质以乳类及鸡蛋为最好,羊肉除营养丰富、含优质蛋白质外,还有消肿利尿的作用,糖类及各种维生素应充分供给。

(3)水的摄入:对严重水肿且尿少者液体也应限制,目前多主张每日摄入水量以不显性失水量加尿量计算。儿童不显性失水每日为 15～20 mL/kg 体重,在条件许可下,每日测量体重,对决定摄入液体量是否合适较有帮助。

(三)药物治疗

1.感染灶的治疗

对有前驱感染且病灶尚存者应积极进行治疗,使其痊愈,即使找不到明确感染灶的急性肾炎患者。也有人主张用青霉素(过敏者用红霉素)常规治疗 10～14 天,也有人主张在 2 周青霉素疗程后,继续用长效青霉素 2～4 周。抗生素对预防本病的再发往往无效。因此不必预防性的使用,对反复扁桃体发炎的患者,在病情稳定的情况下,可做扁桃体切除术。

2.对症治疗

（1）水肿的治疗：对轻、中度水肿，限制钠水入量及卧床休息即可；高度水肿者应使用噻嗪类或髓袢利尿药，如呋塞米（速尿）2 mg/kg 体重，每日 1～2 次治疗，一般不主张使用贮钾利尿药及渗透性利尿药，多巴胺等多种可以解除血管痉挛的药物也可应用，以促进利尿。

（2）高血压的治疗：轻度高血压经限制钠盐和卧床休息后可纠正，明显高血压者[儿童舒张压＞13.33 kPa（100 mmHg）或成人舒张压＞14.67 kPa（110 mmHg）]应使用抗高血压药物。一般采用利尿药、钙通道阻滞药、β受体阻滞药及血管扩张药，如硝苯地平（硝苯吡啶）20～40 mg/d，或肼屈嗪（肼苯哒嗪）25 mg，每日 3 次以使血压适当降低。

3.抗凝疗法

肾小球内凝血是急性肾炎的重要病理改变之一，主要为纤维素沉积及血小板聚集。因此，采用抗凝疗法将有助于肾炎缓解，可以应用普通肝素静脉滴注或低分子肝素皮下注射，每日 1 次，10～14 次为 1 个疗程，间隔 3～5 天，根据患者凝血指标调整，共 2～3 个疗程。双嘧达莫（潘生丁）口服，尿激酶 2 万～6 万单位加入 5% 葡萄糖液 250 mL 静脉滴注，或每日 1 次，10 天为 1 个疗程，根据病情进行 2～3 个疗程。注意肝素与尿激酶不可同时应用。

4.抗氧化剂应用

（1）超氧歧化酶可使 O^- 转变成 H_2O_2。

（2）硒谷胱甘肽过氧化物酶，使 H_2O_2 还原为 H_2O。

（3）维生素 E 是体内血浆及红细胞膜上脂溶性清除剂，维生素 E 及辅酶 Q_{10} 可清除自由基，阻断由自由基触发的脂质过氧化连锁反应，保护肾细胞，减轻肾内炎症过程。

5.肾上腺糖皮质激素

一般不用，但急性期症状明显时可小剂量短期使用，一般不超过 2 周。

6.并发症的治疗

（1）高血压脑病：出现高血压脑病时应选用硝普钠 50 mg 溶于葡萄糖液 250 mL 中静脉滴注，速度为 0.5 $\mu g/(kg \cdot min)$，随血压变化调整剂量。

（2）急性心力衰竭：近年研究认为，急性肾炎患者出现胸闷、心悸、肺底啰音、心界扩大等症状时，心排血量并不降低，射血指数亦不减少，与心力衰竭的病理生理基础不同，而是水、钠潴留、血容量增加所致的淤血状态，因此洋地黄类药物疗效不理想，且易引起中毒。严格控制水钠摄入，静脉注射呋塞米、硝普钠或酚妥拉明等多能使症状缓解。

（3）继发细菌感染，急性肾炎由于全身抵抗力较低，易继发感染，最常见的是肺部和尿路感染。一旦发生应及时选用敏感、强效及无肾毒性的抗生素治疗，并加强支持疗法，常用的为青霉素类和第三代头孢菌素或四代抗生素。

（四）透析治疗

目前对急性肾炎所致的急性肾衰竭主张"早期、预防性和充分透析治疗"，早期预防性透析是指在并发症出现之前即进行透析治疗，特别是高分解代谢型急性肾损伤，可以有效降低病死率，血液透析或腹膜透析均可采用，血液透析疗效快速，适用于紧急透析，其中连续性血液透析滤过治疗效果最佳。腹膜透析适用于活动性出血、无法耐受血液透析和无血液透析设备的情况。

（谢　赛）

第三节 肾病综合征

一、概述

肾病综合征(Nephrotic Syndrome,NS)不是一独立疾病,而是指由多种病因引起的,以肾小球基底膜通透性增加伴肾小球滤过率降低等肾小球病变为主的一组综合征。包括大量的蛋白尿、低蛋白血症、高脂血症和水肿。临床特点:"三高一低",即大量蛋白尿、高脂血症、水肿,血浆蛋白低(≤30 g/L)。病情严重者会有浆膜腔积液、无尿表现。

根据病因,NS 可分为原发性、继发性和先天性三大类。先天性 NS 指出生后 3 个月内发病,临床表现符合 NS。成人的 2/3 和大部分儿童 NS 为原发性,成人的 1/3 和儿童的 10% 可由继发性因素引起。NS 分类和常见病因见表 5-1。

表 5-1 NS 分类和常见病因

分类	病因
原发性	免疫机制
继发性	药物、毒物、过敏:非甾体消炎药,有机或无机汞,花粉、疫苗等过敏 感染:细菌、病毒、寄生虫感染 肿瘤:肺、胃等器官肿瘤,白血病及淋巴瘤等 系统性疾病:系统性红斑狼疮、过敏性紫癜、淀粉样变等 代谢性疾病:糖尿病、甲状腺疾病等 其他:Wegner 肉芽肿、妊娠高血压综合征、肾移植后排异、肾动脉狭窄等
先天性	遗传因素

二、病理特点

原发性 NS 根据病理可分为五种,分型及特点见表 5-2。

表 5-2 原发性 NS 病理分型及临床特点

分型	病理特点	临床特点
微小病变型肾病	光镜下肾小球基本正常,近端肾小管上皮细胞可见脂肪变性。免疫荧光阴性,电镜下特征性表现为广泛的肾小球脏层上皮细胞足突消失	男性多于女性,儿童高发,成人发病率降低,60 岁后发病率又升高。占儿童原发性 NS 的 80%~90%,成人原发性 NS 的 10%~20%。典型临床表现为 NS,约 15% 的患者伴镜下血尿
系膜增生性肾小球肾炎	光镜可见肾小球弥漫性系膜细胞增生伴系膜基质增多。按免疫荧光结果可分为 IgA 肾病(单纯 IgA 或以 IgA 沉积为主)和非 IgA 系膜增生性肾小球肾炎(以 IgG 或 IgM 沉积为主)。电镜下系膜区可见到电子致密物	在我国发病率很高,约占原发性 NS 的 30%,显著高于西方国家。男性多于女性,好发于青少年。约 50% 患者有前驱感染,于上呼吸道感染后急性起病。IgA 肾病者几乎均有血尿,约 15% 表现为 NS;肺 IgA 型约 50% 患者出现 NS 约 70% 伴有血尿

续表

分型	病理特点	临床特点
系膜毛细血管性肾小球肾炎	光镜下共同特点为系膜细胞和系膜基质弥漫重度增生，可插入到基底膜和内皮细胞之间，使毛细血管祥呈"双轨征"为其典型特征性病理改变	占我国原发性 NS 的 10%～20%。男性多于女性，好发于青壮年。50%～60% 的患者表现为 NS，几乎所有的患者均有血尿；1/4～1/3 的患者常在呼吸道感染后发病，表现为急性肾炎综合征
膜性肾病	光镜下肾小球弥漫性病变，一局限于肾小球基膜的免疫复合物沿肾小球基底膜外侧（上皮下）沉积，刺激基底膜增殖，致使"钉突"形成，基底膜弥漫增厚为特征的一种疾病	占我国原发 NS 的 20%。男性多于女性，好发于中老年。一般起病隐匿，月 80% 表现为 NS，30% 可伴有镜下血尿，一般无肉眼血尿。极易发生血栓栓塞并发症，深静脉血栓发生率高达 50%
局灶性阶段性肾小球硬化	光镜下其病理特征为局灶、节段损害。病变以系膜基质增多、血浆蛋白沉积、球囊粘连、玻璃样变性为特征，电镜可见弥漫性足细胞足突消失，免疫荧光呈现 IgM 和 C3 沉积	占我国原发性 NS 的 5%～10%。好发于青少年男性，多为隐匿起病。50%～75% 表现为大量蛋白尿及 NS，3/4 的患者伴有血尿，部分可见肉眼血尿

三、临床表现

（一）大量蛋白尿

大量蛋白尿是 NS 的标志。正常人每天尿蛋白质排泄量不超过 150 mg。而 NS 的患者每日从尿液中丢失的蛋白质远远超过正常人，多达 3.0～3.5 g，儿童为 50 mg/kg。体重为 60 kg 的成人，每日丢失蛋白质达 3 g 以上，即可认为大量蛋白尿。

正常肾小球滤过膜对血浆蛋白有选择性滤过作用，能有效阻止绝大部分血浆蛋白从肾小球滤过，只有极小量的血浆蛋白进入肾小球滤液。大量蛋白尿的产生是由于肾小球滤过屏障发生异常所致。肾小球滤过屏障异常，可分为电荷异常及通透性异常。当电荷屏障受损时，肾小球滤过膜对带负电荷的白蛋白的通透性增加，致使原尿中蛋白含量增多。其次，肾小球滤过膜通透性异常时，对大中分子量蛋白质选择性滤过作用受损，导致大中分子蛋白质等大量漏出。当超过近曲小管回吸收量时，形成大量蛋白尿。此外，肾小球动脉压力增加及高灌注、高滤过的因素如高血压、高蛋白饮食或大量输注人血白蛋白（Serum Albumin，ALB）均可加重尿蛋白的排出。

（二）低蛋白血症

即血浆蛋白水平低于 30 g/L，见于绝大部分 NS 患者。肝脏血浆白蛋白合成与分解及丢失不平衡时，则出现低蛋白血症。出现低蛋白血症主要有以下几方面原因。

（1）NS 患者大量白蛋白从尿中丢失。每日丢失蛋白质达 3 g 以上。而正常人每天尿蛋白质排泄量不超过 150 mg。

（2）肾小管分解白蛋白的量增加。正常人肝脏合成的白蛋白约 10% 在近曲小管上皮细胞被分解。在 NS 患者，由于近曲小管摄取和分解滤过蛋白明显增加，肾内白蛋白代谢可增加至16%～30%。

（3）胃肠黏膜水肿致蛋白质吸收不足。NS 患者因胃肠道黏膜水肿导致饮食减退，蛋白质摄入不足，吸收不良或丢失。

另外,年龄、病程、慢性肝病及营养不良等均可影响血浆白蛋白水平。

低蛋白血症导致 NS 患者药物与白蛋白的结合有所减少,因而血中游离药物的水平升高,此时,常规剂量亦可产生毒性或不良反应。

（三）高脂血症

NS 患者脂代谢异常的特点为血浆中几乎各种脂蛋白成分均增加,如血浆总胆固醇（Ch）、甘油三酯（TG）、低密度脂蛋白胆固醇（LDL-C）、极低密度脂蛋白胆固醇（VLDL-C）均升高。而高密度脂蛋白胆固醇（HDL-C）可升高、正常或降低。在疾病过程中,各脂质成分的增加出现在不同的时间,一般以 Ch 升高出现最早,其次才为磷脂及 TG。除数量改变外,脂质的比例也发生改变,各种脂蛋白中胆固醇/甘油三酯及胆固醇/磷脂的比例均升高。载脂蛋白也常有异常,如 ApoB 明显升高,ApoC 和 ApoE 轻度升高。

脂质代谢异常发生的原因有肝脏合成 Ch、TG 及脂蛋白增加;尿中 HDL 丢失增加;脂质调节酶活性改变及 LDL 受体活性或数目改变致脂质清除障碍。NS 时,HDL 的 ApoAI 可有 $50\%\sim100\%$ 从尿中丢失。

NS 患者的高脂血症对心血管疾病发生率的影响,主要与高脂血症出现时间的长短、LDL/HDL 的比例、高血压史及吸烟等因素有关。长期的高脂血症,尤其是 LDL 上升、HDL 下降,可加速冠状动脉粥样硬化的发生,增加患者发生急性心肌梗死的危险性。

（四）水肿

临床上,患者水肿常渐起,最初多见于踝部,呈凹陷性。晨起眼睑、面部可见水肿,随病情发展,水肿可发展至全身,出现胸腔、腹腔,甚至出现心包腔的大量积液以及阴囊或会阴部高度水肿。水肿的出现及其严重程度与低蛋白血症的程度呈正相关。水肿的发生与以下因素有关。

（1）低蛋白血症使血浆胶体渗透压降低,当血浆白蛋白低于 25 g/L 时,液体在间质区潴留;低于 15 g/L 时,可有腹水或胸腔积液形成。

（2）血浆胶体渗透压降低导致血容量减少,使交感神经兴奋性增高,近端小管 Na^+ 吸收增加。

（3）低血容量使渗透压和容量感受器受到刺激,促使抗利尿激素和肾素-血管紧张素-醛固酮分泌,最终致使远端肾小管水钠吸收增加,导致水、钠潴留。

（4）某些肾内因子改变了肾小管周围体液平衡机制,使近曲小管 Na^+ 吸收增加。

（五）NS 的主要并发症

1.血栓栓塞

NS 患者由于血液浓缩及高脂血症造成血液黏稠度增加。另外,大量蛋白质从尿中丢失,肝代偿性合成蛋白增加,血小板功能亢进等因素均加重高凝状态。血栓栓塞是 NS 常见的甚至严重致死性的并发症之一。临床上以肾静脉和深静脉血栓最为常见。

2.感染

由于存在营养不良、免疫状态异常、激素及免疫抑制剂的应用,感染的机会增加。感染部位多发生在呼吸道、泌尿系统和皮肤。常见的致病菌有肺炎链球菌、溶血性链球菌和大肠埃希菌等。由于糖皮质激素的应用,其感染的临床征象常不明显。

3.急性肾衰竭

急性肾衰竭是 NS 的主要并发症。可发生在 NS 的不同阶段,但以疾病初期和肾病未获缓解时的发生率为最高。发生急性肾衰竭的原因:①缺血、感染或药物引起的急性肾小管坏死;

②严重血容量不足所致的肾前性氮质血症;③感染、药物及过敏所致的急性间质性肾炎;④高凝所致的急性肾静脉血栓形成;⑤肾间质水肿。对 NS 合并急性肾衰竭者应积极寻找原因,及早给予对因治疗,肾功能大多可恢复正常。

4.代谢紊乱

NS 患者存在明显的低白蛋白血症,蛋白代谢呈负平衡。长期低白蛋白血症可造成患者贫血、营养不良、生长发育迟缓、机体抵抗力下降、甲状腺素水平低下、钙磷代谢紊乱、维生素 D 缺乏等。高脂血症增加血液黏稠度,易发生血栓、栓塞并发症。

四、实验室和其他检查

(一)尿常规检查

大量蛋白尿,尿蛋白定量>3.0 g/d。

(二)血浆蛋白测定

绝大部分 NS 患者血浆白蛋白<30 g/L。

(三)血脂测定

血脂升高。

(四)尿沉渣镜检

可见红细胞增多,可见管型,肾功能正常或受损(GFR 下降)。

(五)肾穿刺活检

肾穿刺活检有助于诊断。

五、诊断与鉴别诊断

(一)诊断

1.确诊 NS

临床上根据"三高一低"即大量蛋白尿(尿蛋白定量>3.0 g/d)、高脂血症、水肿和低蛋白血症(≤30 g/L)的典型表现,临床上只要满足大量蛋白尿和低蛋白血症即可诊断 NS。

2.确认病因

确定 NS 后,应鉴别是原发性、继发性或先天性;三者病因各异,治疗方法不一,临床上一般需先排除继发性因素才考虑原发性或先天性。有条件的医院,最好能进行肾活检,以作出病理诊断。

3.判断

判定有无并发症出现。

(二)鉴别诊断

需与继发性 NS 进行鉴别诊断的主要包括下列疾病。

1.过敏性紫癜肾炎

好发于青少年,患者具备皮疹、紫癜、关节痛、腹痛及便血等紫癜特征表现,多在皮疹出现后1~4周出现血尿、蛋白尿、水肿、高血压等肾炎的特点。若紫癜特征表现不典型,易误诊为原发性 NS。本病早期往往伴血清 IgA 升高。肾活检弥漫系膜增生为常见病理改变,免疫病理是 IgA 及 C3 为主要沉积物,故不难鉴别。

2.系统性红斑狼疮肾炎

多见于青少年和中年女性,患者多有发热、皮疹及关节痛,血清抗核抗体、抗 ds-DNA、抗 SM 抗体阳性,补体 C3 下降,肾活检光镜下除系膜增生外,病变有多样性特征。免疫病理呈"满堂亮"。

3.糖尿病肾病

好发于中老年人,多发于糖尿病史 10 年以上的患者,可表现为 NS。眼底检查有微血管改变。肾活检示肾小球基底膜增厚和系膜基质增生,典型损害为 Kimmelstiel-Wilson 结节形成。糖尿病病史及特征性眼底改变有助于鉴别诊断。肾活检可明确诊断。

4.乙肝病毒相关肾炎

多见于儿童和青少年,以 NS 或蛋白尿为主要临床表现。血清 HBV 抗原阳性,肾活检切片中可找到 HBV 抗原。

5.Wegner 肉芽肿

本病的三大特征为鼻及鼻窦坏死性炎症、肺炎、坏死性肾小球。肾损害的临床特征为急进性肾小球肾炎或 NS。血清 γ-球蛋白、IgG、IgA 增高。

6.淀粉样肾病

好发于中老年,肾淀粉样变是全身多器官受累的一部分。早期可仅有蛋白尿,一般经 3～5 年出现 NS,确诊依靠肾活检。

7.恶性肿瘤所致的 NS

各种恶性肿瘤均可通过免疫机制引起 NS,甚至以 NS 为早期临床表现。因此对 NS 患者应做全面检查,排除恶性肿瘤。

8.肾移植术后移植肾复发

肾移植后 NS 的复发率约为 10％,通常术后 1 周至 25 个月,出现蛋白尿,受者往往出现严重的 NS,并在 6 个月至 10 年间丧失移植肾。

六、治疗原则

NS 是肾内科的常见疾患,常用以肾上腺皮质激素为主的综合治疗。原则为控制水肿,维持水电解质平衡,预防和控制感染及并发症。合理使用肾上腺皮质激素,对复发性肾病或对激素耐药者应配合使用细胞毒类药物、免疫抑制药,治疗不仅以消除尿蛋白为目的,同时还应重视肾功能的保护。

(一)病因治疗

有继发性病因者应积极治疗原发病。对基础疾病采取积极有效的治疗:包括进行积极有效的抗肝炎病毒治疗;手术或化疗治疗肿瘤;停用相关药物;治疗感染性疾病;有效控制自身免疫性疾病等。

(二)一般对症处理

1.休息与活动

NS 发生时应以卧床休息为主,在一般情况好转后。水肿基本消退后可适度起床活动,以防肢体血管血栓形成。病情基本缓解后可逐步增加活动,缓解病情半年无复发者可考虑增加室内轻工作,尽量避免各种感染。

2.饮食

宜进清淡、易消化食物,应低盐(<3 g/d)饮食,禁用腌制食品,少用味精及食碱。应给予较

高的优质蛋白摄入,每天 0.8～1.0 g/kg。能量供给每天以 30～35 kcal/kg (1 kcal＝4.184 kJ)体重为宜。严重高脂血症患者应当限制脂类的摄入量,采用少油低胆固醇饮食。同时注意补充铜、铁、锌等微量元素,在激素应用过程中,适当补充维生素及钙剂。

（三）利尿消肿治疗

对 NS 患者利尿治疗的原则是不宜过快过猛,以免造成血容量不足、加重血液高黏倾向,诱发血栓、栓塞并发症。

以噻嗪类(如氢氯噻嗪)加保钾利尿剂(如氨苯蝶啶、螺内酯)并用效果好;效果不佳时,改用渗透性利尿剂(如低分子右旋糖酐、羟乙基淀粉),静脉滴注白蛋白提高血浆胶体渗透压,并用袢利尿剂(如呋塞米)。

对严重顽固性水肿患者,上述治疗无效者可试用短期血液超滤治疗,可迅速脱水,严重腹水患者还可考虑在严格无菌操作条件下放去腹水,体外浓缩后自身静脉回输。

（四）抑制免疫与炎症反应治疗

1.糖皮质激素(简称激素)

原发性 NS 最基本的治疗药物是糖皮质激素。激素通过抑制炎症反应、抑制免疫反应、抑制醛固酮和抗利尿激素分泌,影响肾小球基底膜通透性等综合作用而发挥利尿、消除尿蛋白的疗效。使用原则是:起始足量;缓慢减药;长期维持。

临床上根据患者对糖皮质激素的治疗反应,分为"激素敏感型"(用药 8 周内 NS 缓解)、"激素依赖型"(激素治疗有效,激素减量或停药 2 周内复发)和"激素抵抗型"[足量泼尼松1 mg/(kg·d)或甲泼尼龙 0.8 mg/(kg·d),8～12 周无效]三类,各自的进一步治疗措施有所区别。大剂量激素冲击疗法可迅速、完全地抑制一些酶的活性,并使激素特异性受体达到饱和,在短时间内发挥激素抗炎的最大效应;另一方面大剂量激素的免疫抑制及利尿效应也均较常规剂量更为明显。因而,大剂量激素冲击疗法可用来治疗对常规激素无效的难治性 NS,可使部分患者得以缓解。

长期应用激素的患者易出现药物性糖尿、感染、骨质疏松等不良反应,少数病例还可能发生股骨头无菌性缺血性坏死,须加强监测,及时处理。

2.细胞毒药物

激素治疗无效,或激素依赖型或反复发作型,因不能耐受激素的不良反应而难以继续用药的 NS 可以试用细胞毒药物治疗。由于此类药物多有性腺毒性、降低人体抵抗力及诱发肿瘤的危险,因此,在用药指征及疗程上应慎重掌握。若无激素禁忌,一般不作为首选或单独治疗用药。目前临床上常用的此类药物有环磷酰胺(CTX)、氮芥、苯丁酸氮芥、硫唑嘌呤、长春新碱及噻替哌等。

3.免疫抑制剂

对激素有依赖或激素抵抗,或不适宜激素治疗的患者可考虑在激素基础上加用或单用免疫抑制剂治疗。能增加 NS 的缓解率、降低复发率、减少激素等药物的不良反应。但仍需密切观察其不良反应如骨髓抑制及消化道反应等,用药前应慎重权衡利弊。临床常用的有环孢素(CsA)、吗替麦考酚酯(MMF)、他克莫司(FK506,普乐可复)等。具体剂量、疗程因个体而异。

应用激素、细胞毒药物及其他新型免疫抑制药治疗 NS 可有多种方案,原则是增强疗效的同时,最大限度地减少不良反应。临床上应结合患者肾小球病理类型、年龄、肾功能和有否相对禁忌证等情况不同而区别对待,制定个体化治疗方案。

（五）降低尿蛋白治疗

持续性大量蛋白尿可导致肾小球高滤过、促进肾小球硬化,加重肾小管-间质损伤,进而影响肾小球病的预后。已经证实减少尿蛋白可以有效缓解肾功能恶化。已经证实血管紧张素转换酶抑制剂(ACEI)或血管紧张素Ⅱ受体拮抗剂(ARB)可通过降低肾小球内压和直接影响肾小球基底膜对大分子的通透性,减少尿蛋白。但在 NS 严重水肿时,存在血流量相对不足时,使用 ACEI 或 ARB 易引起肾前性急性肾衰竭,因此应避免使用。在 NS 部分缓解或稳定后开始应用,根据病情剂量可翻倍,降低尿蛋白。

(六)并发症治疗

1.降脂治疗

由于 NS 常合并高脂血症,增加血浆黏度和红细胞变性,机体处于高凝状态。临床上根据血脂的异常情况选择降脂药物。应用降脂药物时要注意其肝毒性和横纹肌溶解的不良反应,使用过程中注意监测肝功能和肌酸肌酶,避免两类降脂药物同时使用,注意药物相互作用。

2.抗凝和抗血小板黏附治疗

NS 患者由于低蛋白血症、凝血因子改变和激素应用,常处于高凝状态,血栓栓塞并发症发生率较高,以肾静脉血栓形成和下肢深静脉栓塞常见。当血浆蛋白低于 20 g/L 时,提示存在高凝状态,建议常规开始预防性抗凝治疗。常用的药物有普通肝素和低分子量肝素、双香豆素、抗血小板黏附药如阿司匹林、磷酸二酯酶抑制药如双嘧达莫等。

3.抗感染治疗

一般情况下,在激素治疗时无需应用抗生素预防感染,因使用抗生素易诱发真菌二重感染。但应用糖皮质激素易诱发感染,一旦发现感染,应及时选用对致病菌敏感、强效且无肾毒性的抗生素积极治疗。严重感染难控制时,可考虑减少或停用激素。

(谢　赛)

第四节　血液透析

利用弥散、超滤和对流原理清除血液中有害物质和过多水分,是最常用的肾脏替代治疗方法之一,也可用于治疗药物或毒物中毒等。

一、患者血液透析治疗前准备

(一)加强专科随访

(1)CKD4 期[估算肾小球滤过率 eGFR<30 mL/(min·1.73 m^2)]患者均应转至肾脏专科随访。

(2)建议每 3 个月评估 1 次 eGFR。

(3)积极处理并发症和合并症。①贫血:建议外周血 Hb<100 g/L 开始促红细胞生成素治疗。②骨病和矿物质代谢障碍:应用钙剂和(或)活性维生素 D 等治疗,建议维持血钙 2.1~2.4 mmol/L、血磷0.9~1.5 mmol/L、血 iPTH 70~110 pg/mL。③高血压:应用降压药治疗,建议控制血压于 17.33/10.67 kPa(130/80 mmHg)以下。④其他:纠正脂代谢异常、糖代谢异常和高尿酸血症等。

（二）加强患者教育，为透析治疗做好思想准备

（1）教育患者纠正不良习惯，包括戒烟、戒酒及饮食调控。

（2）当 eGFR＜20 mL/(min·1.73 m²)或预计 6 个月内需接受透析治疗时，对患者进行透析知识宣教，增强其对透析的了解，消除顾虑，为透析治疗做好思想准备。

（三）对患者进行系统检查及评估，决定透析模式及血管通路方式

（1）系统病史询问及体格检查。

（2）进行心脏、肢体血管、肺、肝、腹腔等器官组织检查，了解其结构及功能。

（3）在全面评估基础上，制订患者病历档案。

（四）择期建立血管通路

（1）对于 eGFR＜30 mL/(min·1.73 m²)患者进行上肢血管保护教育，以避免损伤血管，为以后建立血管通路创造好的血管条件。

（2）血管通路应于透析前合适的时机建立。

（3）对患者加强血管通路的维护、保养、锻炼教育。

（4）建立血管通路。

（5）定期随访、评估及维护保养血管通路。

（五）患者 eGFR＜15 mL/(min·1.73 m²)时，应更密切随访

（1）建议每 2～4 周进行 1 次全面评估。

（2）评估指标包括症状、体征、肾功能、血电解质（血钾、血钙、血磷等）及酸碱平衡（血 HCO_3^-、或 CO_2CP、动脉血气等）、Hb 等指标，以决定透析时机。

（3）开始透析前应检测患者肝炎病毒指标、HIV 和梅毒血清学指标。

（4）开始透析治疗前应对患者凝血功能进行评估，为透析抗凝方案的决定做准备。

（5）透析治疗前患者应签署知情同意书。

二、适应证及禁忌证

患者是否需要血液透析治疗应由有资质的肾脏专科医师决定。肾脏专科医师负责患者的筛选、治疗方案的确定等。

（一）适应证

（1）终末期肾病透析指征：非糖尿病肾病 eGFR＜10 mL/(min·1.73 m²)；糖尿病肾病 eGFR＜15 mL/(min·1.73m²)。

当有下列情况时，可酌情提前开始透析治疗：严重并发症，经药物治疗等不能有效控制者，如容量过多包括急性心力衰竭、顽固性高血压；高钾血症；代谢性酸中毒；高磷血症；贫血；体重明显下降和营养状态恶化，尤其是伴有恶心、呕吐等。

（2）急性肾损伤。

（3）药物或毒物中毒。

（4）严重水、电解质和酸碱平衡紊乱。

（5）其他：如严重高热、低体温等。

（二）禁忌证

无绝对禁忌证，但下列情况应慎用。

（1）颅内出血或颅内压增高。

（2）药物难以纠正的严重休克。

（3）严重心肌病变并有难治性心力衰竭。

（4）活动性出血。

（5）精神障碍不能配合血液透析治疗。

三、血管通路的建立

临时或短期血液透析患者可以选用临时中心静脉置管血管通路,需较长期血液透析患者应选用长期血管通路。

四、透析处方确定及调整

（一）首次透析患者（诱导透析期）

1.透析前准备

透析前应有肝炎病毒、HIV和梅毒血清学指标,以决定透析治疗分区及血透机安排。

2.确立抗凝方案

（1）治疗前患者凝血状态评估:评估内容包括患者出血性疾病发生的危险、临床上血栓栓塞性疾病发生的危险和凝血指标的检测。

（2）抗凝剂的合理选择:①对于临床上没有出血性疾病的发生和风险;没有显著的脂代谢和骨代谢的异常;血浆抗凝血酶Ⅲ活性在50％以上;血小板计数、血浆部分凝血活酶时间、凝血酶原时间、国际标准化比值、D-双聚体正常或升高的患者,推荐选择普通肝素作为抗凝药物。②对于临床上没有活动性出血性疾病,血浆抗凝血酶Ⅲ活性在50％以上,血小板数量基本正常;但脂代谢和骨代谢的异常程度较重,或血浆部分凝血活酶时间、凝血酶原时间和国际标准化比值轻度延长具有潜在出血风险的患者,推荐选择低分子肝素作为抗凝药物。③对于临床上存在明确的活动性出血性疾病或明显的出血倾向,或血浆部分凝血活酶时间、凝血酶原时间和国际标准化比值明显延长的患者,推荐选择阿加曲班、枸橼酸钠作为抗凝药物,或采用无抗凝剂的方式实施血液净化治疗。④对于以糖尿病肾病、高血压性肾损害等疾病为原发疾病,临床上心血管事件发生风险较大,而血小板数量正常或升高、血小板功能正常或亢进的患者,推荐每天给予抗血小板药物作为基础抗凝治疗。⑤对于长期卧床具有血栓栓塞性疾病发生的风险,国际标准化比值较低、血浆D-双聚体水平升高,血浆抗凝血酶Ⅲ活性在50％以上的患者,推荐每天给予低分子肝素作为基础抗凝治疗。⑥合并肝素诱发的血小板减少症,或先天性、后天性抗凝血酶Ⅲ活性在50％以下的患者,推荐选择阿加曲班或枸橼酸钠作为抗凝药物。此时不宜选择普通肝素或低分子肝素作为抗凝剂。

（3）抗凝方案。①普通肝素:一般首剂量0.3～0.5 mg/kg,追加剂量5～10 mg/h,间歇性静脉注射或持续性静脉输注（常用）;血液透析结束前30～60分钟停止追加。应依据患者的凝血状态个体化调整剂量。②低分子肝素:一般选择60～80 U/kg,推荐在治疗前20～30分钟静脉注射,无须追加剂量。③局部枸橼酸抗凝:枸橼酸浓度为4％～46.7％,以临床常用的4％枸橼酸钠为例。4％枸橼酸钠180 mL/h滤器前持续注入,控制滤器后的游离钙离子浓度0.25～0.35 mmol/L;在静脉端给予0.056 mmol/L氯化钙生理盐水（10％氯化钙80 mL加入1 000 mL生理盐水中）40 mL/h,控制患者体内游离钙离子浓度1.0～1.35 mmol/L;直至血液净化治疗结束。也可采用枸橼酸置换液实施。重要的是,临床应用局部枸橼酸抗凝时,需要考虑患者实际血流量,并应依据游离钙离子的检测相应调整枸橼酸钠(或枸橼酸置换液)和氯化钙生理盐水的输入速度。④阿加曲班:一般首剂量 250 $\mu g/kg$,追加剂量 2 $\mu g/(kg \cdot min)$,或2 $\mu g/(kg \cdot min)$持续滤器前给药,应依据患者血浆部分活化凝血酶原时间的监测,调整剂量。⑤无抗凝剂:治疗前给予 0.4 mg/L(4 mg/dL)的肝素生理盐水预冲、保留灌注 20 分钟后,再给予生理盐水 500 mL冲洗;血液净化治疗过程每 30～60 分钟,给予 100～200 mL 生理盐水冲洗管路和滤器。

(4)抗凝治疗的监测:由于血液净化患者的年龄、性别、生活方式、原发疾病以及合并症的不同,患者间血液凝血状态差异较大。因此,为确定个体化的抗凝治疗方案,应实施凝血状态监测。包括血液净化前、净化中和结束后凝血状态的监测。不同的药物有不同的监测指标。

(5)并发症处理:并发症主要包括抗凝不足引起的凝血而形成血栓栓塞性疾病、抗凝太过而导致的出血及药物本身的不良反应等。根据病因不同而做相应的处理。

3.确定每次透析治疗时间

建议首次透析时间不超过 2～3 小时,以后每次逐渐延长透析时间,直至达到设定的透析时间(每周2 次透析者 5.0～5.5 小时/次,每周 3 次者 4.0～4.5 小时/次;每周总治疗时间不低于10 小时)。

4.确定血流量

首次透析血流速度宜适当减慢,可设定为 150～200 mL/min。以后根据患者情况逐渐调高血流速度。

5.选择合适膜面积透析器

首次透析应选择相对小面积透析器,以减少透析失衡综合征发生。

6.透析液流速

透析液流速可设定为 500 mL/min。通常不需调整,如首次透析中发生严重透析失衡表现,可调低透析液流速。

7.透析液成分

透析液成分常不做特别要求,可参照透析室常规应用。但如果患者严重低钙,则可适当选择高浓度钙的透析液。

8.透析液温度

透析液温度常设定为 36.5 ℃左右。

9.确定透析超滤总量和速度

根据患者容量状态及心肺功能、残肾功能等情况设定透析超滤量和超滤速度。建议每次透析超滤总量不超过体重的 5%。存在严重水肿、急性肺水肿等情况时,超滤速度和总量可适当提高。在 1～3 个月逐步使患者透后体重达到理想的"干体重"。

10.透析频率

诱导透析期内为避免透析失衡综合征,建议适当调高患者每周透析频率。根据患者透前残肾功能,可采取开始透析的第 1 周透析 3～5 次,以后根据治疗反应及残肾功能、机体容量状态等,逐步过渡到每周2～3 次透析。

(二)维持透析期

维持透析患者每次透析前均应进行症状和体征评估,观察有无出血,测量体重,评估血管通路,并定期进行血生化检查及透析充分性评估,以调整透析处方。

1.确立抗凝方案

根据患者的评估确立抗凝方案。

2.超滤量及超滤速度设定

(1)干体重的设定:干体重是指透析后患者体内过多的液体全部或绝大部分被清除时的体重。由于患者营养状态等的变化会影响体重,故建议每2周评估1次干体重。

(2)每次透析前根据患者既往透析过程中血压和透析前血压情况、机体容量状况以及透前实际体重,计算需要超滤量。建议每次透析超滤总量不超过体重的5%。存在严重水肿、急性肺水肿等情况时,超滤速度和总量可适当提高。

(3)根据透析总超滤量及预计治疗时间,设定超滤速度。同时在治疗中应密切监测血压变化,避免透析中低血压等并发症发生。

3.透析治疗时间

依据透析治疗频率,设定透析治疗时间。建议每周2次透析者为每次5.0~5.5小时,每周3次者为4.0~4.5小时/次,每周透析时间至少10小时以上。

4.透析治疗频率

一般建议每周3次透析;对于残肾功能较好[Kru 2 mL/(min·1.73 m²)以上]、每天尿量200 mL以上且透析间期体重增长不超过3%、心功能较好者,可予每周2次透析,但不作为常规透析方案。

5.血流速度

每次透析时,先予150 mL/min血流速度治疗15分钟左右,如无不适反应,调高血流速度至200~400 mL/min。要求每次透析时血流速度最低200mL/min。但存在严重心律失常患者,可酌情减慢血流速度,并密切监测患者治疗中心律的变化。

6.透析液设定

(1)每次透析时要对透析液流速、透析液溶质浓度及温度进行设定。

(2)透析液流速:一般设定为500 mL/min。如采用高通量透析,可适当提高透析液流速至800 mL/min。

(3)透析液溶质浓度。①钠浓度:常为135~140 mmol/L,应根据血压情况选择。顽固高血压时可选用低钠透析液,但应注意肌肉抽搐、透析失衡综合征及透析中低血压或高血压的发生危险;反复透析中低血压可选用较高钠浓度透析液,或透析液钠浓度由高到低的序贯钠浓度透析,但易并发口渴、透析间期体重增长过多、顽固性高血压等。②钾浓度:为0~4.0 mmol/L,常设定为2.0 mmol/L。对慢性透析患者,根据患者血钾水平、存在心律失常等合并症或并发症、输血治疗、透析模式(如每日透析者可适当选择较高钾浓度透析液)情况,选择合适钾浓度透析液。过低钾浓度透析液可引起血钾下降过快,并导致心律失常甚至心搏骤停。③钙浓度:常用透析液钙浓度为1.25~1.75 mmol/L。透析液钙浓度过高易引起高钙血症,并导致机体发生严重异位钙化等并发症,因此当前应用最多的是钙浓度为1.25 mmol/L的透析液。当存在高钙血症、难以控制的继发性甲旁亢时,选用低钙透析液,但建议联合应用活性维生素D和磷结合剂治疗;血iPTH水平过低时也应选用相对低浓度钙的透析液;当透析中反复出现低钙抽搐、血钙较低、血管反应性差导致反复透析低血压时,可短期选用高钙透析液,但此时应密切监测血钙、血磷、血iPTH水平,并定期评估组织器官的钙化情况,防止出现严重骨盐代谢异常。

(4)透析液温度:为35.5~36.5 ℃,常设定为36.5 ℃。透析中常不对透析液温度进行调整。

但如反复发作透析低血压且与血管反应性有关,可适当调低透析液温度。对于高热患者,也可适当调低透析液温度,以达到降低体温作用。

五、血液透析操作

血液透析操作流程见图 5-1。

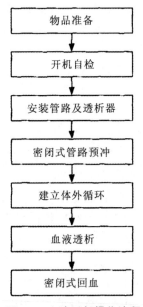

图 5-1　血液透析操作流程

操作步骤如以下几个方面。

（一）物品准备

血液透析器、血液透析管路、穿刺针、无菌治疗巾、生理盐水、碘伏和棉签等消毒物品、止血带、一次性手套、透析液等。

护士治疗前应核对 A、B 浓缩透析液浓度、有效期;检查 A、B 透析液连接。

（二）开机自检

(1)检查透析机电源线连接是否正常。

(2)打开机器电源总开关。

(3)按照要求进行机器自检。

（三）血液透析器和管路的安装

(1)检查血液透析器及透析管路有无破损,外包装是否完好。

(2)查看有效日期、型号。

(3)按照无菌原则进行操作。

(4)安装管路顺序按照体外循环的血流方向依次安装。

（四）密闭式预冲

(1)启动透析机血泵 80～100 mL/min,用生理盐水先排净透析管路和透析器血室(膜内)气体。生理盐水流向为动脉端→透析器→静脉端,不得逆向预冲。

(2)将泵速调至 200～300 mL/min,连接透析液接头与透析器旁路,排净透析器透析液室

(膜外)气体。

(3)生理盐水预冲量应严格按照透析器说明书中的要求;若需要进行闭式循环或肝素生理盐水预冲,应在生理盐水预冲量达到后再进行。

(4)推荐预冲生理盐水直接流入废液收集袋中,并且废液收集袋放于机器液体架上,不得低于操作者腰部以下;不建议预冲生理盐水直接流入开放式废液桶中。

(5)冲洗完毕后根据医嘱设置治疗参数。

(五)建立体外循环(上机)

1.操作流程

如图 5-2。

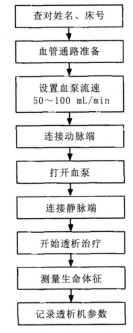

图 5-2　建立体外循环操作流程

2.血管通路准备

(1)动静脉内瘘穿刺。①检查血管通路:有无红肿、渗血、硬结,并摸清血管走向和搏动。②选择穿刺点后,用碘伏消毒穿刺部位。③根据血管的粗细和血流量要求等选择穿刺针。④采用阶梯式、纽扣式等方法,以合适的角度穿刺血管。先穿刺静脉、再穿刺动脉,以动脉端穿刺点距动静脉内瘘口 3 cm 以上、动静脉穿刺点的距离 10 cm 以上为宜,固定穿刺针。根据医嘱推注首剂量肝素(使用低分子肝素作为抗凝剂,应根据医嘱上机前静脉一次性注射)。

(2)中心静脉留置导管连接。①准备碘伏消毒棉签和医用垃圾袋。②打开静脉导管外层敷料。③患者头偏向对侧,将无菌治疗巾垫于静脉导管下。④取下静脉导管内层敷料,将导管放于无菌治疗巾上。⑤分别消毒导管和导管夹子,放于无菌治疗巾内。⑥先检查导管夹子处于夹闭状态,再取下导管肝素帽。⑦分别消毒导管接头。⑧用注射器回抽导管内封管肝素,推注在纱布上检查是否有凝血块,回抽量为动、静脉管各 2 mL 左右。如果导管回抽血流不畅时,认真查找原因,严禁使用注射器用力推注导管腔。⑨根据医嘱从导管静脉端推注首剂量肝素(使用低分子肝素作为抗凝剂,应根据医嘱上机前静脉一次性注射),连接体外循环。⑩医疗污物放于医疗垃坂桶中。

3.血液透析中的监测

(1)体外循环建立后,立即测量血压、脉搏,询问患者的自我感觉,详细记录在血液透析记录单上。

(2)自我查对:①按照体外循环管路走向的顺序,依次查对体外循环管路系统各连接处和管路开口处,未使用的管路开口应处于加帽密封和夹闭管夹的双保险状态。②根据医嘱查对机器治疗参数。

(3)双人查对:自我查对后,与另一名护士同时再次查对上述内容,并在治疗记录单上签字。

(4)血液透析治疗过程中,每小时 1 次仔细询问患者自我感觉,测量血压、脉搏,观察穿刺部位有无渗血、穿刺针有无脱出移位,并准确记录。

(5)如果患者血压、脉搏等生命体征出现明显变化,应随时监测,必要时给予心电监护。

(六)回血下机

1.基本方法

(1)消毒用于回血的生理盐水瓶塞和瓶口。

(2)插入无菌大针头,放置在机器顶部。

(3)调整血液流量至 50～100 mL/min。

(4)关闭血泵。

(5)夹闭动脉穿刺针夹子,拔出动脉针,按压穿刺部位。

(6)拧下穿刺针,将动脉管路与生理盐水上的无菌大针头连接。

(7)打开血泵,用生理盐水全程回血。回血过程中,可使用双手揉搓透析器,但不得用手挤压静脉端管路;当生理盐水回输至静脉壶、安全夹自动关闭后,停止继续回血;不宜将管路从安全夹中强制取出,将管路液体完全回输至患者体内(否则易发生凝血块入血或空气栓塞)。

(8)夹闭静脉管路夹子和静脉穿刺针处夹子,拔出静脉针,压迫穿刺部位 2～3 分钟。

(9)用弹力绷带或胶布加压包扎动、静脉穿刺部位 10～20 分钟后,检查动、静脉穿刺针部位无出血或渗血后松开包扎带。

(10)整理用物。

(11)测量生命体征,记录治疗单,签名。

(12)治疗结束嘱患者平卧 10～20 分钟,生命体征平稳,穿刺部位无出血,听诊内瘘杂音良好。

(13)向患者交代注意事项,送患者离开血液净化中心。

2.推荐密闭式回血下机

(1)调整血液流量至 50～100 mL/min。

(2)打开动脉端预冲侧管,用生理盐水将残留在动脉侧管内的血液回输到动脉壶。

(3)关闭血泵,靠重力将动脉侧管近心侧的血液回输入患者体内。

(4)夹闭动脉管路夹子和动脉穿刺针处夹子。

(5)打开血泵,用生理盐水全程回血。回血过程中,可使用双手揉搓滤器,但不得用手挤压静脉端管路。当生理盐水回输至静脉壶、安全夹自动关闭后,停止继续回血。不宜将管路从安全夹中强制取出,将管路液体完全回输至患者体内(否则易发生凝血块入血或空气栓塞)。

(6)夹闭静脉管路夹子和静脉穿刺针处夹子。

(7)先拔出动脉内瘘针,再拔出静脉内瘘针,压迫穿刺部位 2～3 分钟。用弹力绷带或胶布加压包扎动、静脉穿刺部位 10～20 分钟后,检查动、静脉穿刺针部位无出血或渗血后松开包扎带。

(8)整理用物。

(9)测量生命体征,记录治疗单,签名。

(10)治疗结束嘱患者平卧 10～20 分钟,生命体征平稳,穿刺点无出血。

(11)听诊内瘘杂音良好。

(12)向患者交代注意事项,送患者离开血液净化中心。

六、透析患者的管理及监测

加强维持性血液透析患者的管理及监测是保证透析效果、提高患者生活质量、改善患者预后的重要手段,包括建立系统而完整的病历档案和透析间期患者的教育管理,定期监测、评估各种并发症和合并症情况,并做出相应处理。

(一)建立系统完整的病历档案

应建立透析病史,记录患者原发病、并发症和合并症情况,并对每次透析中出现的不良反应、平时的药物及其他器械等治疗情况、患者的实验室和影像学检查结果进行记录。有利于医护人员全面了解患者病情,调整治疗方案,最终提高患者生活质量和长期生存率。

(二)透析间期的患者管理

(1)加强教育,纠正不良生活习惯包括戒烟、戒酒、生活规律等。

(2)饮食控制包括控制水和钠盐摄入,使透析间期体重增长不超过 5% 或每日体重增长不超过 1 kg;控制饮食中磷的摄入,少食高磷食物;控制饮食中钾的摄入,以避免发生高钾血症。保证患者每日蛋白质摄入量达到 1.0～1.2 g/kg,并保证足够的糖类摄入,以避免出现营养不良。

(3)指导患者记录每日尿量及每日体重情况,并保证大便通畅;教育患者有条件时每日测量血压情况并记录。

(4)指导患者维护和监测血管通路。对采用动静脉内瘘者每日应对内瘘进行检查,包括触诊检查有无震颤,也可听诊检查有无杂音;对中心静脉置管患者每日应注意置管部位出血、局部分泌物和局部出现不适表现等,一旦发现异常应及时就诊。

(三)并发症和合并症定期评估与处理

常规监测指标及其检测频率如下(表 5-3)。

表 5-3 血液透析患者常规监测指标及评估频率

指标	推荐频率
血常规,肝、肾功能,血电解质(包括血钾、血钙、血磷、HCO_3^- 或 CO_2CP 等)	每月 1 次
血糖、血脂等代谢指标	每 1～3 个月(有条件者)
铁状态评估血	3 个月 1 次
iPTH 水平	3 个月 1 次
营养及炎症状态评估	3 个月 1 次
Kt/V 和 URR 评估	3 个月 1 次

续表

指标	推荐频率
传染病学指标必须检查 （包括乙肝、丙肝、HIV 和梅毒血清学指标）	开始透析 6 个月内,应每 1～3 个月 1 次;维持透析超过 6 个月,应 6 个月 1 次
心血管结构和功能	6～12 个月 1 次
内瘘血管检查评估	

1.血常规、肾功能、血电解质（包括血钾、血钙、血磷、HCO_3^- 或 CO_2CP 等）等指标

建议每月检测 1 次。一旦发现异常应及时调整透析处方和药物治疗。血糖和血脂等代谢指标,建议有条件者每 1～3 个月检测 1 次。

2.铁指标

建议每 3 个月检查 1 次。一旦发现血清铁蛋白低于 200 ng/mL 或转铁蛋白饱和度低于 20%,需补铁治疗;如血红蛋白（Hb）低于 110 g/L,则应调整促红细胞生成素用量,以维持 Hb 于 110～120 g/L。

3.iPTH 监测

建议血 iPTH 水平每 3 个月检查 1 次。要求血清校正钙水平维持在正常低限,为 2.10～2.37 mmol/L(8.4～9.5 mg/dL);血磷水平维持在 1.13～1.78 mmol/L(3.5～5.5 mg/dL);血钙磷乘积维持在 55 mg/dL 及以下;血 iPTH 维持在 150～300 pg/mL。

4.整体营养评估及炎症状态评估

建议每 3 个月评估 1 次。包括血清营养学指标、血 hsCRP 水平、nPCR 及与营养相关的体格检查指标等。

5.Kt/V 和 URR 评估

建议每 3 个月评估 1 次。要求 spKt/V 至少 1.2,目标为 1.4;URR 至少 65%,目标为 70%。

6.传染病学指标

必须检查,包括肝炎病毒标记、HIV 和梅毒血清学指标。要求开始透析不满 6 个月患者,应每1～3 个月检测 1 次;维持性透析 6 个月以上患者,应每 6 个月检测 1 次。

7.心血管结构和功能测定

包括心电图、心脏超声波、外周血管彩色超声波等检查。建议每 6～12 个月 1 次。

8.内瘘血管检查评估

每次内瘘穿刺前均应检查内瘘皮肤、血管震颤、有无肿块等改变。并定期进行内瘘血管流量、血管壁彩色超声等检查。

七、血液透析并发症及处理

（一）透析中低血压

透析中低血压是指透析中收缩压下降超过 2.7 kPa(20 mmHg)或平均动脉压降低 1.3 kPa(10 mmHg)以上,并有低血压症状。其处理程序如下。

1.紧急处理

对有症状的透析中低血压应立即采取措施处理。

（1）采取头低位。

（2）停止超滤。

（3）补充生理盐水 100 mL，或 20％甘露醇或清蛋白溶液等。

（4）上述处理后，如血压好转，则逐步恢复超滤，期间仍应密切监测血压变化；如血压无好转，应再次予以补充生理盐水等扩容治疗，减慢血流速度，并立即寻找原因，对可纠正诱因进行干预。如上述处理后血压仍快速降低，则需应用升压药物治疗，并停止血透，必要时可以转换治疗模式，如单纯超滤、血液滤过或腹膜透析。其中最常采用的技术是单纯超滤与透析治疗结合的序贯治疗。如临床治疗中开始先进行单纯超滤，然后再透析，称为序贯超滤透析；如先行透析，然后再行单纯超滤，称为序贯透析超滤。

2.积极寻找透析中低血压原因

为紧急处理及以后预防提供依据。常见原因有以下几种。

（1）容量相关性因素：包括超滤速度过快[0.35 mL/(kg·min)]、设定的干体重过低、透析机超滤故障或透析液钠浓度偏低等。

（2）血管收缩功能障碍：包括透析液温度较高、透前应用降压药物、透析中进食、中重度贫血、自主神经功能障碍（如糖尿病神经病变患者）及采用醋酸盐透析者。

（3）心脏因素：如心脏舒张功能障碍、心律失常（如房颤）、心脏缺血、心脏压塞、心肌梗死等。

（4）其他少见原因：如出血、溶血、空气栓塞、透析器反应、脓毒血症等。

3.预防

（1）建议应用带超滤控制系统的血透机。

（2）对于容量相关因素导致的透析低血压患者，应限制透析间期钠盐和水的摄入量，控制透析间期体重增长不超过 5％；重新评估干体重；适当延长每次透析时间（如每次透析延长 30 分钟）等。

（3）与血管功能障碍有关的透析低血压患者，应调整降压药物的剂量和给药时间，如改为透析后用药；避免透析中进食；采用低温透析或梯度钠浓度透析液进行透析；避免应用醋酸盐透析，采用碳酸氢盐透析液进行透析。

（4）心脏因素导致的应积极治疗原发病及可能的诱因。

（5）有条件时可应用容量监测装置对患者进行透析中血容量监测，避免超滤速度过快。

（6）如透析中低血压反复出现，而上述方法无效，可考虑改变透析方式，如采用单纯超滤、序贯透析和血液滤过，或改为腹膜透析。

（二）肌肉痉挛

肌肉痉挛多出现在每次透析的中后期。一旦出现应首先寻找诱因，然后根据原因采取处理措施，并在以后的透析中采取措施，预防再次发作。

1.寻找诱因

寻找诱因是处理的关键。透析中低血压、低血容量、超滤速度过快及应用低钠透析液治疗等导致肌肉血流灌注降低是引起透析中肌肉痉挛最常见的原因；血电解质紊乱和酸碱失衡也可引起肌肉痉挛，如低镁血症、低钙血症、低钾血症等。

2.治疗

根据诱发原因酌情采取措施，可快速输注生理盐水 100 mL（可酌情重复）、高渗葡萄糖溶液或甘露醇溶液，对痉挛肌肉进行外力挤压按摩也有一定疗效。

3.预防

针对可能的诱发因素,采取措施。

(1)防止透析低血压发生及透析间期体重增长过多,每次透析间期体重增长不超过干体重的5%。

(2)适当提高透析液钠浓度,采用高钠透析或序贯钠浓度透析。但应注意患者血压及透析间期体重增长。

(3)积极纠正低镁血症、低钙血症和低钾血症等电解质紊乱。

(4)鼓励患者加强肌肉锻炼。

(三)恶心和呕吐

1.积极寻找原因

常见原因有透析低血压、透析失衡综合征、透析器反应、糖尿病导致的胃轻瘫、透析液受污染或电解质成分异常(如高钠、高钙)等。

2.处理

(1)对低血压导致者采取紧急处理措施。

(2)在针对病因处理基础上采取对症处理,如应用止吐药。

(3)加强对患者的观察及护理,避免发生误吸事件,尤其是神志欠清者。

3.预防

针对诱因采取相应预防措施是避免出现恶心、呕吐的关键,如采取措施避免透析中低血压发生。

(四)头痛

1.积极寻找原因

常见原因有透析失衡综合征、严重高血压和脑血管意外等。对于长期饮用咖啡者,由于透析中咖啡血浓度降低,也可出现头痛表现。

2.治疗

(1)明确病因,针对病因进行干预。

(2)如无脑血管意外等颅内器质性病变,可应用对乙酰氨基酚等止痛对症治疗。

3.预防

针对诱因采取适当措施是预防关键,包括应用低钠透析,避免透析中高血压发生,规律透析等。

(五)胸痛和背痛

1.积极寻找原因

常见原因是心绞痛(心肌缺血),其他原因还有透析中溶血、低血压、空气栓塞、透析失衡综合征、心包炎、胸膜炎等。

2.治疗

在明确病因的基础上采取相应治疗。

3.预防

应针对胸背疼痛的原因采取相应预防措施。

(六)皮肤瘙痒

皮肤瘙痒是透析患者常见不适症状,有时严重影响患者生活质量。透析治疗会促发或加重症状。

1.寻找可能原因

尿毒症患者皮肤瘙痒发病机制尚不完全清楚,与尿毒症本身、透析治疗及钙磷代谢紊乱等有关。其中透析过程中发生的皮肤瘙痒需要考虑与透析器反应等变态反应有关。一些药物或肝病也可诱发皮肤瘙痒。

2.治疗

可采取适当的对症处理措施,包括应用抗组胺药物、外用含镇痛药的皮肤润滑油等。

3.预防

针对可能的原因采取相应的预防手段,包括控制患者血清钙、磷和 iPTH 于适当水平,避免应用一些可能会引起瘙痒的药物,使用生物相容性好的透析器和管路,避免应用对皮肤刺激大的清洁剂,应用一些保湿护肤品以保持皮肤湿度,衣服尽量选用全棉制品等。

(七)失衡综合征

失衡综合征是指发生于透析中或透析后早期,以脑电图异常及全身和神经系统症状为特征的一组病症,轻者可表现为头痛、恶心、呕吐及躁动,重者出现抽搐、意识障碍甚至昏迷。

1.病因

发病机制是由于血液透析快速清除溶质,导致患者血液溶质浓度快速下降,血浆渗透压下降,血液和脑组织液渗透压差增大,水向脑组织转移,从而引起颅内压增高、颅内 pH 改变。失衡综合征可以发生在任何一次透析过程中,但多见于首次透析、透前血肌酐和血尿素很高、快速清除毒素(如高效透析)等情况。

2.治疗

(1)轻者仅需减慢血流速度,以减少溶质清除,减轻血浆渗透压和 pH 过度变化。对伴肌肉痉挛者可同时输注高张盐水或高渗葡萄糖,并予相应对症处理。如经上述处理仍无缓解,则提前终止透析。

(2)重者(出现抽搐、意识障碍和昏迷)建议立即终止透析,并做出鉴别诊断,排除脑血管意外,同时予输注甘露醇。之后根据治疗反应予其他相应处理。透析失衡综合征引起的昏迷一般于 24 小时内好转。

3.预防

针对高危人群采取预防措施,是避免发生透析失衡综合征的关键。

(1)首次透析患者:避免短时间内快速清除大量溶质。首次透析血清尿素氮下降控制在 30%~40%。建议采用低效透析方法,包括减慢血流速度、缩短每次透析时间(每次透析时间控制在 2~3 小时内)、应用面积小的透析器等。

(2)维持性透析患者:采用钠浓度曲线透析液序贯透析可降低失衡综合征的发生率。另外,规律和充分透析,增加透析频率、缩短每次透析时间等对预防有益。

(八)透析器反应

既往又名"首次使用综合征",但也见于透析器复用患者。临床分为两类:A 型反应(变态反应型)和 B 型反应(表5-4)。其防治程序分别如下。

1.A 型反应

主要发病机制为快速的变态反应,常于透析开始后 5 分钟内发生,少数迟至透析开始后 30 分钟。发病率不到 5 次/10 000 透析例次。依据反应轻重可表现为皮肤瘙痒、荨麻疹、咳嗽、喷嚏、流清涕、腹痛、腹泻,甚至呼吸困难、休克、死亡等。一旦考虑 A 型透析器反应,应立即采取处理措施,并寻找原因,采取预防措施,避免以后再次发生。

表 5-4　透析器反应

	A 型透析器反应	B 型透析器反应
发生率	较低,<5 次/10 000 透析例次	3～5 次/100 透析例次
发生时间	多于透析开始后 5 分钟内,部分迟至 30 分钟	透析开始 30～60 分钟
症状	程度较重,表现为皮肤瘙痒、荨麻疹、咳嗽、喷嚏、流清涕、腹痛腹泻、呼吸困难、休克、甚至死亡	轻微,表现胸痛和背痛
原因	环氧乙烷、透析膜材料、透析器复用、透析液受污染、肝素过敏、高敏人群及应用 ACEI 等	原因不清,可能与补体激活有关
处理	立即终止透析;夹闭血路管,丢弃管路和透析器中血液;严重者予抗组胺药、激素或肾上腺素药物治疗;需要时予心肺支持治疗	排除其他引起胸痛原因;予对症及支持治疗;吸氧;如情况好转则继续透析
预后	与原因有关,重者死亡	常于 30～60 分钟后缓解
预防	避免应用环氧乙烷消毒透析器和管路;透析前充分冲洗透析器和管路;停用 ACEI 药物;换用其他类型透析器;采用无肝素透析等	换用合成膜透析器(生物相容性好的透析器);复用透析器可能有一定预防作用

(1)紧急处理:①立即停止透析,夹闭血路管,丢弃管路和透析器中血液。②予抗组胺药、激素或肾上腺素药物治疗。③如出现呼吸循环障碍,立即予心脏呼吸支持治疗。

(2)明确病因:主要是患者对与血液接触的体外循环管路、透析膜等物质发生变态反应所致,可能的致病因素包括透析膜材料、管路和透析器的消毒剂(如环氧乙烷)、透析器复用的消毒液、透析液受污染、肝素过敏等。另外,有过敏病史及高嗜酸细胞血症、血管紧张素转换酶抑制药(ACEI)应用者,也易出现 A 型反应。

(3)预防措施:依据可能的诱因,采取相应措施。①透析前充分冲洗透析器和管路。②选用蒸汽或γ射线消毒透析器和管路。③进行透析器复用。④对于高危人群可于透前应用抗组胺药物,并停用 ACEI。

2.B 型反应

常于透析开始后 20～60 分钟出现,发病率为 3～5 次/100 透析例次。其发作程度常较轻,多表现为胸痛和背痛。其诊疗过程如下。

(1)明确病因:透析中出现胸痛和背痛,首先应排除心脏等器质性疾病,如心绞痛、心包炎等。如排除后考虑 B 型透析器反应,则应寻找可能的诱因。B 型反应多认为是补体激活所致,与应用新的透析器及生物相容性差的透析器有关。

(2)处理:B 型透析器反应多较轻,予鼻导管吸氧及对症处理即可,常不需终止透析。

(3)预防:采用透析器复用及选择生物相容性好的透析器可预防部分 B 型透析器反应。

(九)心律失常

多数无症状。其诊疗程序如下。

(1)明确心律失常类型。

(2)找到并纠正诱发因素,常见的诱发因素有血电解质紊乱,如高钾血症或低钾血症、低钙血症等,酸碱失衡如酸中毒,心脏器质性疾病等。

(3)合理应用抗心律失常药物及电复律对于有症状或一些特殊类型心律失常如频发室性心律失常,需要应用抗心律失常药物,但应用时需考虑肾衰竭导致的药物蓄积。建议在有经验的心脏科医师指导下应用。

(4)严重者需安装起搏器,对于重度心动过缓及潜在致命性心律失常者可安装起搏器。

(十)溶血

表现为胸痛、胸部压迫感、呼吸急促、腹痛、发热、畏寒等。一旦发生应立即寻找原因,并采取措施予以处置。

1.明确病因

(1)血路管相关因素:如狭窄或梗阻等引起对红细胞的机械性损伤。

(2)透析液相关因素:如透析液钠过低,透析液温度过高,透析液受消毒剂、氯胺、漂白粉、铜、锌、甲醛、氟化物、过氧化氢、硝酸盐等污染。

(3)透析中错误输血。

2.处理

一旦发现溶血,应立即予以处理。

(1)重者应终止透析,夹闭血路管,丢弃管路中血液。

(2)及时纠正贫血,必要时可输新鲜全血,将 Hb 提高至许可范围。

(3)严密监测血钾,避免发生高钾血症。

3.预防

(1)透析中严密监测血路管压力,一旦压力出现异常,应仔细寻找原因,并及时处理。

(2)避免采用过低钠浓度透析及高温透析。

(3)严格监测透析用水和透析液,严格消毒操作,避免透析液污染。

(十一)空气栓塞

一旦发现应紧急处理,立即抢救。其处理程序如下。

1.紧急抢救

(1)立即夹闭静脉血路管,停止血泵。

(2)采取左侧卧位,并头和胸部低、脚高位。

(3)心肺支持,包括吸纯氧,采用面罩或气管插管。

(4)如空气量较多,有条件者可予右心房或右心室穿刺抽气。

2.明确病因

与任何可能导致空气进入管腔部位的连接松开、脱落有关,刺针脱落、管路接口松开或脱落等,另有部分与管路或透析器破损开裂等有关。

3.预防

空气栓塞一旦发生,死亡率极高。严格遵守血透操作规章操作,如动脉穿刺避免发生空气栓塞。

(1)上机前严格检查管路和透析器有无破损。

(2)做好内瘘针或深静脉插管的固定,透析管路之间、管路与透析器之间的连接。

(3)透析过程中密切观察内瘘针或插管、透析管路连接等有无松动或脱落。

(4)透析结束时不用空气回血。

(5)注意透析机空气报警装置的维护。

(十二)发热

透析相关发热可出现在透析中,表现为透析开始后1～2小时出现;也可出现在透析结束后。

一旦血液透析患者出现发热,应首先分析与血液透析有无关系。如由血液透析引起,则应分析原因,并采取相应的防治措施。

1.原因

(1)多由致热原进入血液引起,如透析管路和透析器等复用不规范、透析液受污染等。

(2)透析时无菌操作不严,可引起病原体进入血液或原有感染因透析而扩散,而引起发热。

(3)其他少见原因如急性溶血、高温透析等也可出现发热。

2.处理

(1)对于出现高热患者,首先予对症处理,包括物理降温、口服退热药等,并适当调低透析液温度。

(2)考虑细菌感染时做血培养,并予抗生素治疗。通常由致热源引起者24小时内好转,如无好转应考虑是感染引起,应继续寻找病原体证据和抗生素治疗。

(3)考虑非感染引起者,可以应用小剂量糖皮质激素治疗。

3.预防

(1)在透析操作、透析管路和透析器复用中应严格规范操作,避免因操作引起致热原污染。

(2)有条件可使用一次性透析器和透析管路。

(3)透析前应充分冲洗透析管路和透析器。

(4)加强透析用水及透析液监测,避免使用受污染的透析液进行透析。

(十三)透析器破膜

1.紧急处理

(1)一旦发现应立即夹闭透析管路的动脉端和静脉端,丢弃体外循环中血液。

(2)更换新的透析器和透析管路进行透析。

(3)严密监测患者生命体征、症状和体征情况,一旦出现发热、溶血等表现,应采取相应处理措施。

2.寻找原因

(1)透析器质量问题。

(2)透析器储存不当,如冬天储存在温度过低的环境中。

(3)透析中因凝血或大量超滤等而导致跨膜压过高。

(4)对于复用透析器,如复用处理和储存不当、复用次数过多也易发生破膜。

3.预防

(1)透析前应仔细检查透析器。

(2)透析中严密监测跨膜压,避免出现过高跨膜压。

(3)透析机漏血报警等装置应定期检测,避免发生故障。

(4)透析器复用时应严格进行破膜试验。

(十四)体外循环凝血

1.原因

寻找体外循环发生凝血的原因是预防以后再次发生及调整抗凝剂用量的重要依据。凝血发生常与不用抗凝剂或抗凝剂用量不足等有关。另外如下因素易促发凝血,包括以下几个方面。

(1)血流速度过慢。

(2)外周血 Hb 过高。

（3）超滤率过高。

（4）透析中输血、血制品或脂肪乳剂。

（5）透析通路再循环过大。

（6）使用了管路中补液壶（引起血液暴露于空气、壶内产生血液泡沫或血液发生湍流）。

2.处理

（1）轻度凝血：常可通过追加抗凝剂用量，调高血流速度来解决。在治疗中仍应严密检测患者体外循环凝血变化情况，一旦凝血程度加重，应立即回血，更换透析器和管路。

（2）重度凝血：常需立即回血。如凝血重而不能回血，则建议直接丢弃体外循环管路和透析器，不主张强行回血，以免凝血块进入体内发生栓塞。

3.预防

（1）透析治疗前全面评估患者凝血状态、合理选择和应用抗凝剂是预防关键。

（2）加强透析中凝血状况的监测，并早期采取措施进行防治。包括：压力参数改变（动脉压力和静脉压力快速升高、静脉压力快速降低）、管路和透析器血液颜色变暗、透析器见小黑线、管路（动脉壶或静脉壶内）小凝血块出现等。

（3）避免透析中输注血液、血制品和脂肪乳等，特别是输注凝血因子。

（4）定期监测血管通路血流量，避免透析中再循环过大。

（5）避免透析时血流速度过低。如需调低血流速度，且时间较长，应加大抗凝剂用量。

八、血液透析充分性评估

对终末期肾病患者进行充分的血液透析治疗，是提高患者生活质量，减少并发症，改善预后的重要保证。对血液透析进行充分性评估是改进透析，保证透析质量的重要方法。

（一）血液透析充分性评价指标及其标准

广义的透析充分性指患者通过透析治疗达到并维持较好的临床状态，包括血压和容量状态、营养、心功能、贫血、食欲、体力、电解质和酸碱平衡、生活质量等。狭义的透析充分性指标主要是指透析对小分子溶质的清除，常以尿素为代表，即尿素清除指数 Kt/V［包括单室 Kt/V（spKt/V）、平衡 Kt/V（eKt/V）和每周标准 Kt/V（std-Kt/V）］和尿素下降率（URR）。

1.评价指标

（1）临床综合指标：临床症状如食欲、体力等；体征如水肿、血压等；干体重的准确评价；血液生化指标如血肌酐、尿素氮、电解质、酸碱指标；营养指标包括血清清蛋白等；影像学检查如心脏超声波检查等。

（2）尿素清除指标：URR、spKt/V、eKt/V 和 std-Kt/V。

2.充分性评估及其标准

达到如下要求即可认为患者得到了充分透析。

（1）患者自我感觉良好。

（2）透析并发症较少，程度较轻。

（3）患者血压和容量状态控制较好。透析间期体重增长不超过干体重 5%，透析前血压低于 18.7/12.0 kPa（140/90 mmHg），透析后血压低于 17.3/10.7 kPa（130/80 mmHg）。

（4）血电解质和酸碱平衡指标基本维持在正常范围。

（5）营养状况良好。

(6)血液透析溶质清除较好。具体标准见后。小分子溶质清除指标单次血透 URR 达到 65%,spKt/V 达到 1.2;目标值 URR 70%,spKt/V 1.4。

(二)采取措施达到充分透析

(1)加强患者教育,提高治疗依从性,以保证完成每次设定透析时间及每周透析计划。

(2)控制患者透析间期容量增长。要求透析间期控制钠盐和水分摄入,透析间期体重增长不超过干体重的 5%,一般每日体重增长不超过 1 kg。

(3)定期评估和调整干体重。

(4)加强饮食指导,定期进行营养状况评估和干预。

(5)通过调整透析时间和透析频率、采用生物相容性和溶质清除性能好的透析器、调整透析参数等方式保证血液透析对毒素的有效充分清除。

(6)通过改变透析模式(如进行透析滤过治疗)及应用高通量透析膜等方法,努力提高血液透析对中大分子毒素的清除能力。

(7)定期对心血管、贫血、钙磷和骨代谢等尿毒症合并症或并发症进行评估,并及时调整治疗方案。

(三)Kt/V 测定及评估

Kt/V 是评价小分子溶质清除量的重要指标。主要是根据尿素动力学模型,通过测定透析前后血尿素水平并计算得来。目前常用的是 spKt/V、eKt/V 和 std-Kt/V,其中 spKt/V 因计算相对简单而应用较广。

1.spKt/V 计算

spKt/V=-In[透后血尿素/透前血尿素-0.008×治疗时间]+[4-3.5×透后血尿素/透前血尿素]×(透后体重-透前体重)/透后体重

治疗时间单位:小时(h)。

2.eKt/V 计算

这是基于 spKt/V 计算得来。根据血管通路不同,计算公式也不同。

(1)动静脉内瘘者:eKt/V=spKt/V(0.6×spKt/V)+0.03。

(2)中心静脉置管者:eKt/V=spKt/V-(0.47×spKt/V)+0.02。

3.Kt/V 评价标准

当 Kru<2 mL/(min·1.73 m²)时,每周 3 次透析患者达到最低要求 spKt/V 1.2(或 eKt/V 1.0,不包括 Kru),相当于 stdKt/V 2.0;如每次透析时间短于 5 小时,达到 URR 65%。目标值是 spKt/V 1.4(或 eKt/V 1.2,不包括 Kru),URR 70%。当 Kru 2 mL/(min·1.73 m²)时,spKt/V 的最低要求可略有降低(表 5-5),目标值应该比最低要求高 15%。

表 5-5　不同残肾功能和透析频率时 spt/V 最低要求

透析次数(次/周)	Kru 2 mL/(min·1.73 m²)	Kru 2 mL/(min·1.73 m²)
2	不推荐	2.0 *
3	1.2	0.9
4	0.8	0.6
6	0.5	0.4

* 一般不推荐每周 2 次透析,除非 Kru>3 mL/(min·1.73 m²)。

(1)残肾尿素清除率(Kru)2 mL/(min・1.73 m²)时[相当于 GFR 4.0 mL/(min・1.73m²)]，spKt/V 的最低要求。①每周 3 次透析：spKt/V 需达到 1.2。②每周 4 次透析：spKt/V 需达到 0.8。

(2)Kru≥2 mL/(min・1.73 m²)时，spKt/V 的最低要求。①当 Kru 3 mL/(min・1.73 m²)时，可考虑每周 2 次透析，spKt/V 需达到 2.0。②每周 3 次透析，spKt/V 需达到 0.9。③每周 4 次透析，spKt/V 需达到 0.6。

为保证透析充分，要求无残肾功能、每周 3 次透析患者每次透析时间最少不能低于 3 小时，每周透析时间需 10 小时以上。

4.血标本的留取

采取准确的抽血方法是保证精确评价患者 Kt/V 的前提。根据患者血管通路及抽血时间等的不同，操作规程如下。

(1)透析前抽血。①动静脉内瘘者：于透析开始前从静脉端内瘘穿刺针处直接抽血。②深静脉置管者：于透析前先抽取 10 mL 血液并丢弃后，再抽血样送检。避免血液标本被肝素封管溶液等稀释。

(2)透后抽血：为排除透析及透后尿素反弹等因素影响尿素氮水平，要求在透析将结束时，采取如下抽血方法。①方法 1：首先设定超滤速度为 0，然后减慢血流速度至 50 mL/min 维持 10 秒，停止血泵，于 20 秒内从动脉端抽取血标本。或首先设定超滤速度为 0，然后减慢血流速度至 100 mL/min，15～30 秒后从动脉端抽取血标本。②方法 2：首先设定超滤速度为 0，然后将透析液设置为旁路，血流仍以正常速度运转 3～5 分钟后，从血路管任何部位抽取血标本。

5.Kt/V 监测

对于透析稳定患者，建议至少每 3 个月评估 1 次；对于不稳定患者，建议每月评估 1 次。

6.Kt/V 不达标的原因及处理

(1)原因分析。①治疗时间没有达到透析处方要求。如：透析中出现并发症而提前停止或中间暂停透析；患者晚到或因穿刺困难而影响治疗时间；透析机是否因报警等原因而使实际透析时间短于处方透析时间；提前终止透析。②分析绝对血流速度是否达到透析处方要求：因血管通路或透析并发症原因，透析中减慢了血流速度；血流速度相对降低如血管通路因素导致血流速度难以达到透析处方要求，此时虽然设定血流速度较高，但很大部分为再循环血流，为无效血流。③血标本采集不规范可影响 Kt/V 的估算：检查透前血标本采集是否规范，如是否在开始前采血、中心静脉导管患者抽取送检的血标本前是否把封管液全部抽出并弃除；检查透后抽血是否规范，如是否停止了超滤、血流速度是否调低或停止血泵、是否把透析液设置为旁路、血流调低后是否有一定的稳定时间再抽血；抽血部位是否正确。④应对透析器进行分析及检测：透析器内是否有凝血；透析器选择是否合适(如选择了小面积或 KoA 小的透析器)；是否高估了透析器性能，如透析器说明书上的清除率数据高于实际清除性能。⑤血液检测：如怀疑血液检测有问题，应该再次抽血重新检测，或送检其他单位；抽取的血样应尽快送检，否则会影响检测结果。⑥其他：透析液流速设置错误；错误关闭了透析液(使透析液旁路了)；患者机体内尿素分布异常，如心功能异常患者外周组织中尿素蓄积量增大。

(2)透析方案调整流程。①保证每次透析时间，必要时需要适当延长透析时间。②保证透析中血流速度达到处方要求。③严格规范采血，以准确评估 Kt/V。④定期评估血管通路，检测血流量及再循环情况。至少每 3 个月检测 1 次。⑤合理选用透析器。⑥治疗中严密监测，包括管路和透析器凝血、各种压力监测结果、各种透析参数设置是否正确等。

(胡国星)

第六章

内分泌科常见病的诊疗

第一节 侏 儒 症

一、垂体性侏儒症

垂体性侏儒症是指在青春期生长发育以前,因下丘脑-垂体功能缺陷,生长激素释放激素(GHRH)-生长激素(GH)-生长介素(SM)任一环节分泌缺乏或生物效应不足所致的生长发育障碍,又称 GH 缺乏症(GHD)。按病因可分为特发性和继发性两类;按病变部位可分为垂体性和下丘脑性两种;按受累激素的多少可分为单一性 GH 缺乏和伴垂体其他激素缺乏症的不同类型。

(一)病因及发病机制

1.特发性

特发性占 60%~70%,男性多见,原因不明,可分为单一性 GH 缺乏和伴垂体其他激素缺乏症的不同类型。

2.继发性

继发于下丘脑-垂体及其附近肿瘤、感染、创伤、手术等。使下丘脑-腺垂体或垂体门脉系统中断,GHRH 不能到达腺垂体,致 GH 释放减少。儿童期长期大剂量应用肾上腺皮质激素也可引起。

3.遗传性

可分为遗传性单一 GH 缺乏,遗传性多种腺垂体激素缺乏,GH 增多性侏儒症(如 Laron 综合征)等。

(二)临床表现

1.生长迟缓

大多数患儿出生时身高、体重正常,1~2 岁后生长节律逐渐变慢,与同龄正常人平均身高的差距随年龄增长而越来越明显。至成年时低于 130 cm。骨龄延迟 2 年以上,身体比例似儿童,即上半身长于下半身。垂体性矮小者的智力与年龄相符,学习成绩与同龄者无差别。垂体性矮小症者的身材矮小,匀称协调,至成人后仍保持儿童外貌和矮小体型,皮肤较细腻而干燥,有皱纹,皮下脂肪丰满,身高不到 130 cm。

2.骨骼发育不全长

骨短小,骨化中心发育迟缓,骨龄相当于身高年龄,比年龄晚 4 年以上。骨骼延迟融合,常至30 岁仍不融合,有的患者甚至终身不融合。

3.性器官不发育

至青春期后仍无第二性征出现,男性生殖器小似幼儿,睾丸小而软,常伴有隐睾;女性有原发性闭经,乳房不发育,臀部不发达,无女性体型,无腋毛及阴毛,外阴幼稚,子宫小。

4.特殊面容面

容幼稚,皮下脂肪丰富,成年后呈特征性"老小孩"模样。

5.智力

智力与年龄相等,虽然身材短小,性器官发育不良,但智力发育正常,学习成绩与同龄同学相仿。但久病后可有少数患者出现抑郁、反应迟钝、长期血糖偏低可使智力减退。

6.垂体病变表现

特发性患者无垂体压迫症状表现,如系肿瘤引起,可有垂体、垂体周围组织或下丘脑受压的临床表现,如头痛、视力下降或视野缺损、尿崩、嗜睡、肥胖及垂体功能低下等表现。

(三)实验室检查

1.一般常规检查

主要包括血常规、尿常规及相关生化检查以了解全身基本情况。注意有无血吸虫病和肠寄生虫病。由于 GH 分泌呈脉冲式,峰值与谷值相差较大,故不能仅靠基础 GH 值来诊断本病。一般可根据需要和重点怀疑的病因选择必要的检查,如 T_3、T_4、FT_3、FT_4、TSH、ACTH、皮质醇、LH、FSH、PRL、睾酮、雌二醇等。

2.糖代谢紊乱

在口服糖耐量试验(OGTT)中,不少患者在服糖后 2~3 小时血糖偏低。部分患者可表现为糖耐量减退。OGTT 示糖尿病样曲线,血浆胰岛素分泌反应较正常差。用 GH 治疗后,糖耐量改善,胰岛素分泌增加。

3.垂体功能检查

对垂体性矮小症的诊断,常须做 GH 兴奋试验,如胰岛素低血糖试验、精氨酸兴奋试验、左旋多巴试验、可乐定试验等,一般选择两项。精氨酸和精氨酸与 GHRH 序贯联合试验。血清IGF-1、IGFBP-3 测定对本病诊断亦有一定帮助。

(1)胰岛素低血糖-GH 刺激试验。①原理:低血糖刺激脑内葡萄糖受体,激活单胺类神经元通过 α 受体促进 GHRH 分泌,同时抑制 SS 分泌。②方法:普通胰岛素 0.1 U/kg 体重加入 2 mL生理盐水中一次静脉注射。采血测 GH 的同时测血糖,血糖低于 2.78 mmol/L 或比注射前血糖值降低 50% 以上为有效刺激。试验前试验后 30、60、90 分钟采血测 GH、血糖。③结果判断:刺激后 GH 峰值 10 μg/L 以上时为正常反应,<5 μg/L 为反应低下。

(2)左旋多巴-GH 刺激试验。①原理:左旋多巴通过刺激 GHRH 促进 GH 的分泌。②方法:患者餐后服左旋多巴制剂 500 mg,体重 15~30 kg 者服 250 mg。服药前及服药后 30、60、90、120 分钟分别采血测 GH 值。③结果判断:正常人 60~120 分钟时 GH≥7 μg/L,垂体性矮小者无反应。于口服左旋多巴前 20 分钟内上下楼梯 20 次左右可提高试验的反应性,称运动-左旋多巴试验。

4.其他检查

特发性侏儒症垂体可缩小,或垂体不发育;肿瘤引起者可有蝶鞍扩大,鞍上钙化;骨化中心发育迟缓,骨龄幼稚,一般延迟 4 年以上,有 TSH 和 GnH 缺乏者至 30 岁骨骺仍不融合。

(四)诊断依据

垂体性矮小症主要依据其临床特点和血清 GH 明显降低做出诊断,必要时可进行 GH 兴奋试验,如血清 GH 仍无明显升高(<7 μg/L)则符合本病的诊断。在临床上,本病须与其他疾病相鉴别。

1.全身性疾病所致的矮小症

患者在儿童时期患有心、肝、肾、胃、肠等慢性疾病或各种慢性感染,如结核病、血吸虫病、钩虫病等都可因生长发育障碍而致身材矮小。

2.呆小症(克汀病)

甲减发病于胎儿或新生儿,可引起患者的生长发育障碍。患儿除身材矮小外,常伴甲减表现及智力低下。

3.Turner 综合征

Turner 综合征为性染色体异常所致的女性分化异常,其性染色体核型常为 45,XO。除身材矮小外,伴有生殖器官发育不全,原发性闭经,亦可伴有颈蹼、肘外翻、盾形胸等畸形,患者血清 GH 正常。

4.青春期延迟

生长发育较同龄儿童延迟,常到 16~17 岁以后才开始第二性征发育,智力正常,无内分泌系统或慢性疾病依据。一旦开始发育,骨骼生长迅速,性成熟良好,最终身高可达正常人标准。

5.Laron 矮小症

患者的血清 GH 免疫活性测定正常或升高,但 IGF-1 低下(由于 GH 受体缺陷)。先天性 IGF-1 抵抗患者的血清 GH 基础值及兴奋试验均为正常反应。

(五)治疗

肿瘤引起者或有明显病因者应进行病因治疗。特发性病因不明者应进行内分泌治疗。垂体性侏儒症的治疗目的是使患儿尽量达到正常身高。

1.GH 治疗

对 GHD 最理想的治疗是用 GH 替代治疗。早期应用可使生长发育恢复正常。身高及体重增加,使骨纵向生长,但骨龄及性征不变。rhGH 治疗剂量多按临床经验决定。近年来用药剂量已至每周0.5~0.7 U/kg体重。增加剂量会提高生长反应。多数认为每日给药疗效优于每周注射治疗,间歇治疗(治疗 6 个月停药 3~6 个月)治疗效果不如连续治疗好。临睡前注射使血中 GH 浓度升高,采用夜晚注射具有更佳的效果。

2.GHRH 治疗

目前认为,GHRH 治疗仅应用于 GH 分泌障碍较轻的下丘脑性 GHD 患儿,但其剂量、用药途径,包括鼻吸用药及注射频率尚未确定,严重的 GHD 儿童仍用 rhOH 治疗。

3.性激素

多年来临床试用合成类固醇来促进患儿的生长,常用人工合成的蛋白同化苯丙酸诺龙,对蛋白质合成有强大的促进作用,能促进骨的纵向生长,对性征和骨骼融合影响小。一般 14 岁开始治疗,剂量为每月1~1.5 mg/kg体重,每 1~2 周肌内注射 1 次,连用 3 个月后停用 3 个月,共用

1~3 年。女性患者剂量不宜过大。治疗 2~3 年后生长减慢,并最终因骨骺融合而停止生长,开始治疗时一般一年可增高 10 cm 左右。

4.绒促性素(HCG)

在接近发育年龄后开始应用,每周 2 次,每次 500~1 000 U,以后可增至 1 500~2 000 U,连用2~3 个月为 1 个疗程,停药 3 个月后再开始第二个疗程,可用 4~6 个疗程,对性腺及第二性征有促进作用。多与雄性激素交替使用。

5.甲状腺素

对于伴有甲状腺功能减退症者应用甲状腺片,在补足 GH 的同时,补充小量的甲状腺片,有促进生长和骨骺融合的作用,剂量从每日 15 mg 开始,1~2 周后加量至 30~60 mg 维持,并长期应用。

6.其他

部分 GHD 患者可有多发性垂体激素缺乏。GH 治疗可使潜在的下丘脑性甲减病情加重。若患儿对 GH 反应不理想,或血清 T$_4$ 水平降至正常值以下,应及时补充甲状腺素。确有肾上腺皮质功能减退者应长期补充可的松。必要时可给小剂量的促性腺激素或性激素以诱发青春发育。近年来又研制了可口服或鼻内吸入的 GHRH 制剂,它们的促 GH 分泌作用是特异的,不激活垂体的腺苷环化酶,不抑制 GH 的分泌。但其效果有待进一步观察。

二、特殊类型侏儒症

(一)原基因性侏儒症

原基因性侏儒症属遗传性疾病,可能由隐性基因遗传。患儿在出生时即有体重轻、瘦小,酷似早产儿,出生后生长缓慢,比同龄儿童小,全身成比例的矮小,骨龄、骨骼比例、外貌、智力、性发育与年龄大致相一致。成年以后呈特征性的"缩小成人"。各内分泌腺功能、激素水平正常。个别患者可能有"鸟头"等其他畸形。

(二)家族性侏儒症

本病身材矮小,骨骼比例、骨龄、智力、牙龄成熟、性发育等与年龄一致,内分泌功能正常,家族中有类似患者。

(三)体质性矮小症

本病患者的身高和性发育比正常儿童略晚 2~3 年,而有的同正常人无区别,为矮小的成年人,一旦青春期发动,身高、体格发育及性发育迅速加快,最终一切同正常人,仅在家族中有类似生长发育延迟的家族史。

(孟 亮)

第二节 巨人症与肢端肥大症

一、巨人症

(一)病因及发病机制

主要是由于腺垂体 GH 细胞瘤或细胞增生发生在青少年期,由于骨骺未融合,在大量生长激素的作用下,引起机体迅速生长而形成巨人症。在少年期起病的巨人症患者,有的病例在骨骺融合后可继续发展,成为肢端肥大性巨人症。该病在本质上与肢端肥大症为发病时间不同,而病因及发病机制一致。

(二)临床表现

本病较少见,病程可分为形成期和衰退期两个阶段,临床特点如下。

1.形成期

(1)过度生长:从儿童期起生长非常迅速,至 20 岁时身高可超过 2 m。由于骨龄多延迟,骨骺一直不融合,可持续至 30 岁,此时身高可达 2.5 m,肌肉发达,臂力过人,由于四肢生长快,指距大于身长,内脏器官如心、肝、脾、胃、肠、胰、肾均呈肥大。

(2)内分泌代谢变化:①大部分患者由于促性腺激素不足,引起性腺发育不良,男性表现睾丸、阴茎小,女性表现为乳房、阴道发育不良,阴毛稀少;②甲状腺和肾上腺早期功能正常,晚期可有继发性减低;③糖代谢的形成期糖耐量一般在正常范围内,部分患者晚期可有糖耐量减低甚至发生糖尿病。

2.衰退期

患者生长至最高峰期以后,逐渐开始过早衰退,表现为精神不振、疲乏无力、肌肉松弛、毛发脱落、性腺萎缩、性欲减退、不育、智力低下、体温低、心率慢、血糖异常、合并显性糖尿病。此期历时 4~5 年后,患者一般早年死亡,平均寿命 20 岁。由于抵抗力下降,患者多因感染而死亡。

(三)实验室检查

GH 明显升高,大多数患者在 10 μg/L 以上,个别高达 100 μg/L 以上,且不被高血糖所抑制;血磷、血钙升高,尿钙排泄增加;基础代谢率升高。

(四)诊断依据

凡具备以下特点可确诊:①过度生长或合并肢端肥大。②蝶鞍扩大,骨龄延迟。③GH 在 20 μg/L 以上且不被高血糖抑制。④12 岁以后仍有高血磷。

(五)治疗

同肢端肥大症。

有人主张女性患者身高超过 1.65 m 者即应开始性激素治疗,14 岁以后再用性激素治疗一般疗效不满意。

二、肢端肥大症

肢端肥大症是由于腺垂体持久地分泌过多生长激素(GH)引起的疾病,其病理基础为垂体前叶 GH 瘤或垂体 GH 细胞增生,但肿瘤或增生的病因未明。也有少数为下丘脑分泌生长激素抑制激素(SS)不足所致。多在青春期以后骨骼已融合者表现为肢端肥大症,发展慢,以骨骼、软组织、内脏的增生肥大为主要特征;少数患者起病于青春期,至成人后继续发展形成肢端肥大性巨人症。本症早期体格、内脏普遍性肥大,垂体前叶功能亢进,晚期多有体力衰退,腺垂体受 GH 瘤压迫而引起继发性垂体前叶功能减退,尤其是促性腺激素受累最为明显。

(一)病因及发病机制

1.垂体前叶 GH 瘤

多数为 GH 腺瘤,少数为腺癌,肿瘤导致 GH 分泌过多。很多证据支持垂体腺瘤为单克隆来源。一些证据提示,约 40% 的 GH 瘤与体细胞的 G 蛋白(Gs)异常有关。

2.增生

垂体前叶 GH 细胞增生。

3.下丘脑功能紊乱

下丘脑分泌 GIH 不足或 GHRH 过多,也可引起肢端肥大症。

4.异源性 GHRH 分泌综合征

近几年来,报道了数例无垂体肿瘤,但有胰腺、肺、肾上腺、乳腺、卵巢和神经节等部位肿瘤的肢端肥大症患者。经过手术切除这些肿瘤后,GH 过度分泌状况以及由此产生的临床表现(如过度出汗、肥胖、关节增大)随之缓解。这些垂体外肿瘤大多数能分泌 GHRH。

(二)临床表现

1.特殊体貌

(1)头面部:面部增长变阔,眉弓及双颧隆突,巨鼻大耳,厚唇肥舌,下颌突出,牙列稀疏,鼻旁窦与喉头增大,言语不清,浊音明显。

(2)四肢:手指足趾明显增粗,肥大,掌跖肥厚,渐觉手套、鞋子紧小。

(3)其他:全身皮肤粗厚,多汗,多脂,皮肤毛孔增大,胸椎后凸,脊柱活动受限,胸廓增大,晚期因骨质疏松而成佝偻。因肋骨与肋软骨交界处增生而成明显串珠样改变。

2.内分泌代谢变化

(1)甲状腺:约 20% 的患者有弥漫性甲状腺肿大,个别呈结节样肿大,基础代谢率增高,但 ^{131}I 吸收率、T_3、T_4 正常,少数患者有甲状腺功能亢进症表现。晚期可因垂体功能低下出现继发性甲减。

(2)肾上腺:皮质肥大而髓质正常,皮质束状带及网状带增生,个别可有腺瘤形成,尿 17-酮升高,17-羟正常。女性可有多毛和阴蒂增大,但一般无肾上腺皮质功能亢进表现。晚期亦可出现继发性肾上腺皮质功能减退症。

(3)性腺:男性睾丸肥大,疾病早期性欲亢进,但以后多逐渐减退,发展成阳痿。女性性欲减退、月经紊乱,闭经不育。性腺功能减退主要是垂体肿瘤压迫所致,促性腺激素的分泌减少。

(4)泌乳:肢端肥大症患者有 20%～50%PRL 水平升高,泌乳者占 4% 左右。男性可有乳房发育。高 PRL 血症可能是由于肿瘤压迫垂体柄及垂体门脉系统,使 PRL 抑制素不能到达腺垂体而导致腺垂体分泌 PRL 增加,也可能是由于同时合并有 PRL 瘤所致。另外,GH 的分子结构同 PRL 存在一定的同源性,故 GH 有溢乳活性。

(5)糖代谢:肢端肥大症患者常伴有糖代谢异常。50% 患者表现为糖耐量减低,25%～35% 出现继发性糖尿病。

3.内脏肥大

在过度 GH 的作用下,心、肝、肾、胃、肠等脏器均呈肥大性改变,尤其是心血管系统病变如心脏肥大、高血压、高血脂、动脉硬化及心力衰竭是本病致死致残的主要原因之一。

4.肿瘤压迫症状

(1)头痛:约 60% 的患者诉头痛,多为两颞侧或额部的胀痛。后期肿瘤增大致颅内压升高,可有全头痛,并伴有恶心、呕吐、视盘水肿等颅内高压表现。

(2)视力障碍及视野缺损:40% 左右的患者存在视力改变,以视野缺损多见,最常见的视野缺损为双眼颞侧半盲(视交叉中心受压)、单眼颞侧半盲或全盲,久之另一眼颞侧半盲(视交叉前方受压)、双眼同侧半盲(视交叉后方受压)等。常由肿瘤对视神经或血管的压迫,视神经萎缩导致。

（3）下丘脑受损症状：若肿瘤增大，下丘脑受压时即有尿崩症、嗜睡、多食、肥胖等表现。

（三）实验室检查

1.血清 GH 测定

人 GH 呈脉冲式分泌，具昼夜节律分泌特征，受运动、应激及代谢变化的影响，正常人一般在 5 μg/L 以内。肢端肥大症患者的 GH 分泌丧失昼夜节律性，血 GH 基础值增高，可在 15 μg/L 以上，活动期可高达 100～1 000 μg/L，且不受高血糖抑制，甚至高血糖抑制后反常升高。

2.血 IGF-1 测定

GH 通过促进肝脏合成 IGF-1，而一般认为肢端肥大的临床表现主要是由于 IGF-1 的作用增强所致；IGF 呈持续性分泌，半衰期长，不受取血时间、进餐与否、睾酮和地塞米松等的影响；因此血清 IGF-1 水平是反映慢性 GH 过度分泌的最优指标。当血清 IGF-1 水平高于同性别、同年龄的正常人均值 2 个标准差以上时，判断为血清 IGF-1 水平升高。

3.其他垂体激素测定

ACTH、TSH 多为正常，PRL 正常或升高，GnH 下降。血 PRL 升高提示肿瘤分泌 PRL 或压迫了垂体柄。

4.钙、磷测定

少数患者血清钙、磷升高，尿排钙增多，尿磷减少，AKP 一般正常。PTH 和降钙素水平正常。若有持续高钙血症者应警惕合并甲状旁腺功能亢进症或多发性内分泌腺瘤的可能。

5.其他靶腺激素测定

约 50% 的患者有基础代谢率升高，但 T_3、T_4、血皮质醇、17-羟、17-酮均正常，疾病晚期可有各种促激素及相应靶腺激素水平低下。

6.血糖

本病患者血糖可高于正常，可出现糖耐量曲线异常，甚至出现显性糖尿病的血糖改变。

7.血 IGF 结合蛋白-3（IGFBP-3）

IGFBP-3 的分子量为 150 $\times 10^3$D 的三元复合物，由于 IGFBP-3 是由 GH 通过 IGF-1 诱导产生的，因此 IGFBP-3 的浓度有助于肢端肥大症和巨人症的生化评估。大多数正常成人的血 IGFBP-3 浓度为2～4 mg/L，而病情活动的本病患者常超过 10 mg/L。

8.血 GH 结合蛋白（GHBP）持续低血 GHBP 水平

提示肢端肥大症处于活动期。

9.口服葡萄糖抑制试验

该试验为临床确诊肢端肥大症和巨人症最常用的试验，亦为目前判断各种药物、手术及放射治疗疗效的金标准。患者口服 75 g 葡萄糖，分别于口服葡萄糖前 30 分钟，服葡萄糖后 30、60、90 分钟和 120 分钟采血测 GH 浓度。正常人于服糖120分钟后，GH 降至 2 μg/L 或更低。多数肢端肥大症患者 GH 水平不降低，呈矛盾性升高，GH 水平对葡萄糖无反应或部分被抑制。

10.影像学表现

巨人症 X 线检查示全身骨骼均匀性增长变粗，二次骨化中心出现及愈合均可延迟，但骨皮质与骨松质密度及结构一般正常。该病在颅骨及手足骨具有较典型的 X 线表现。前者表现为内外板增厚、以板障增厚为著；后者以末节指骨骨丛增生呈花簇状为特征，可并有手足骨增粗、骨皮质增厚、关节间隙增宽、掌骨与近侧指骨头部小的外生骨疣。其他尚可见椎体增大、椎体边缘骨质增生，肋骨呈串珠样改变。MRI 和 CT 扫描可了解垂体 GH 腺瘤的大小和腺瘤与邻近组织的关系,MRI 优于 CT。

(四)诊断依据

肢端肥大症凭临床征象及 X 线表现即能确诊,不必再行其他影像学检查来协助诊断。但因其大部分患者系垂体肿瘤所致,为了发现较小的垂体肿瘤,应尽早行垂体 CT 或 MRI 检查。

凡有以下表现者证明病情处于活动期:①肢端呈进行性增大。②视野呈进行性缩小。③持久或进行性头痛加重。④糖耐量试验异常或合并糖尿病。⑤GH 水平明显升高,且不被高血糖抑制。⑥高血磷或高血钙。⑦基础代谢升高。⑧多汗、溢乳。

(五)治疗

主要治疗方案是手术、放射、药物和联合治疗。本病的治疗需要多学科专家小组权衡利弊和风险,制定个体化治疗方案,并遵循规范的治疗流程:多数患者将手术作为一线治疗,如果手术未能治愈,则可接受药物治疗。如果最大剂量的 SSA 或多巴胺受体激动药仍不能充分地控制病情,则应根据疾病的临床活动性和生化指标,考虑进行放射治疗,或者再次手术。肢端肥大症的治疗目的主要是根除 GH 瘤,解除垂体肿瘤对正常组织的压迫症状,减少生长激素的过度分泌,以及对糖尿病等内分泌紊乱的相应治疗和处理。

1.手术治疗

大部分垂体 GH 腺瘤的首选治疗方法。主要手术方法为经蝶窦腺瘤切除术,主要适用于肿瘤较小者,经 CT 扫描定位并诊断为微腺瘤者,术后并发症少。部分患者可达根治效果。对于向鞍上或鞍外生长的巨大肿瘤、有严重而发展迅速的视力障碍、垂体卒中,可考虑采用经额入路方式摘除垂体肿瘤。确诊患者原则上均适于手术治疗;部分患者经药物治疗后可适合手术治疗,改善手术效果。手术禁忌证:①鼻部感染、蝶窦炎、鼻中隔手术史(相对)。②巨大垂体腺瘤明显向侧方侵入海绵窦、颅中窝,向额叶底、向鞍背后方斜坡发展者(相对)。③有凝血机制障碍或其他严重疾病而不能耐受手术者。

2.放射治疗

目前不建议作为垂体 GH 腺瘤的首选治疗方法,最常用于术后病情缓解不全和残余肿瘤的辅助治疗。目前采用垂体放射治疗方法有超高压放射治疗、α粒子放射治疗、伽马(γ)刀、^{90}Y 丸植入治疗或立体成像放射治疗(SCRT)等。其中以 SCRT 效果最好,治疗效果与手术相近。垂体放射治疗的主要不良反应是在放射治疗后可出现垂体前叶功能减退症,有时对视交叉和下丘脑腹侧有损害。垂体放射的剂量为 4~5 周内给予 40~50 Gy,每周放疗 5 天。

3.药物治疗

药物治疗包括生长抑素类似物(SSA)、多巴胺受体激动药以及 GH 受体拮抗药。SSA 是目前药物治疗的首选,在本病治疗中的 5 个阶段均发挥作用:一线治疗;术前治疗,以缩小肿瘤体积;肿瘤切除后残余肿瘤的辅助治疗;放射治疗后的过渡治疗;并发症治疗。

(1)多巴胺能药物:多巴胺能药物对正常人可兴奋 GH 的释放,对肢端肥大症患者可使血浆GH 下降。约半数肢端肥大症患者的 GH 分泌可被多巴胺及其激动药所抑制,其抑制机制尚不清楚。临床上应用的多巴胺能激动药有溴隐亭、长效溴隐亭、培高利特(硫丙麦林,pergolide)、麦角乙胺、卡麦角林及 CV209-502。国内主要应用溴隐亭,一般小剂量渐加至每次 5 mg,每天 3~4 次。可有恶心、呕吐、腹痛、直立性低血压等不良反应,治疗一段时间后可消失。溴隐亭只是通过抑制 GH 的分泌而起治疗作用,并不破坏肿瘤,所以停药后,患者 GH 可迅速上升,肿瘤增大,若同时用放射治疗,复发率要低得多。故建议应用溴隐亭治疗同时给予放射治疗。

(2)SSA：生长抑素对 GH 释放具有抑制作用，可抑制垂体瘤分泌 GH。天然生长抑素的半衰期太短，并有抑制胰岛素、胰高血糖素、促胃液素等多种激素的分泌，停用后 GH 分泌有反跳，不适于临床应用。八肽生长抑素类似物(奥曲肽)是一种长效生长抑素类似物，对 GH 的释放抑制作用强而持久，适合临床应用治疗肢端肥大症。起始剂量 50 μg，每日 2～3 次，以后根据血 GH 水平调整剂量，最高剂量可达每日 1 500 μg，治疗 1～2 周后多数患者症状可明显改善，GH 浓度不同程度地减少，75% 病例可达正常值。

(3)赛庚啶：是 9-羟色胺拮抗药，20 世纪 90 年代用于治疗肢端肥大症，其药理机制不十分清楚。可能使血 GH 水平降低，推测可能是通过直接抑制垂体分泌 GH，也可能作用于下丘脑，减少 GHRH 的分泌或增加 GH 释放抑制激素的分泌。一般每日服用 4～32 mg，可使症状好转，糖代谢有所改善，但对较严重者及伴有重型糖尿病者的效果不满意。

(4)性激素：性激素有对抗 GH 的外周作用，并且还可抑制 GH 的释放，对部分患者的病情有一定程度的缓解。常用甲羟孕酮 10 mg，每日 3～4 次，可与雌激素交替使用。雌激素不能减少 GH 的分泌，但长期使用可使症状有所改善。

(5)其他治疗：合并糖尿病等按并发症予以相应治疗。疾病晚期并发垂体前叶功能减退时应以相应激素进行替代治疗。

(孟　亮)

第三节　尿　崩　症

尿崩症是由于抗利尿激素(ADH)分泌和释放不足，或肾远曲小管、集合管上皮细胞对 ADH 失去反应所导致的以多尿、低比重尿和低渗尿为特征的临床综合征。由于下丘脑-神经垂体病变导致 ADH 分泌不足者称为中枢性尿崩症(CDI)，由于肾脏病变导致 ADH 受体不敏感或受体后信息传导障碍者称为肾性尿崩症(NDI)。

一、发病机制

抗利尿激素也称为精氨酸加压素(AVP)，是自由水排泄的主要决定因素。抗利尿激素由下丘脑的视上核及室旁核合成，然后经由核神经元的轴突向下延伸进入垂体后叶，并以囊泡形式存储到神经垂体束末梢中，在血浆渗透压升高等刺激下，神经冲动下传至神经垂体的神经末梢，囊泡以胞吐方式将 AVP 释放到血循环中发挥抗利尿作用。

研究表明，视上核与室旁核合成的最初产物为 AVP 的前体分子(AVP-NPⅡ)，包括信号肽、AVP 序列、神经垂体后叶素转运蛋白Ⅱ(NPⅡ)序列及一个由 39 个氨基酸残基组成的多肽。信号肽在信号肽酶作用下从前体裂解下来后，AVP 和 NPⅡ 结合形成分泌颗粒沿着轴突向垂体后叶运输。AVP 和 NPⅡ 基因异常可导致产生变异型 AVP-NPⅡ 蛋白，变异型 AVP-NPⅡ 蛋白生物活性下降，而且不被正常降解而具有毒性，可导致细胞死亡。AVP 和 NPⅡ 基因异常为常染色体显性遗传，其引起的尿崩症属中枢性尿崩症之一。

AVP 的受体是一类 G 蛋白偶联受体，根据其结构和功能情况，分为 V1、V2 受体，V1 受体主要分布于血管和垂体 ACTH 细胞，介导血管收缩，促进 ACTH 释放；V2 受体主要分布于肾小管,参与调节体内水代谢。抗利尿激素与肾脏远曲小管和集合管细胞膜上的 V2 受体结合后,使 Gs 蛋白与腺苷酸环化酶耦联,导致细胞内的 cAMP 增加,从而激活蛋白激酶 A。蛋白激酶 A 活化水通道蛋白 2(AQP-2),使其附着在管腔膜上,形成水通道,使水分顺着渗透压差从管腔进入渗透压较高的肾间质中,从而保留水分,浓缩尿液。当抗利尿激素缺乏时,管腔膜上的水通道蛋白可在细胞膜的衣被凹陷处集中,后者形成吞饮小泡进入胞浆,导致管腔膜上的水通道消失,对水再吸收作用消失。近年来发现肾小管上皮细胞膜上至少存在 5 种水通道蛋白,其中水通道蛋白 2(AQP-2)基因突变导致 AQP-2 生成减少或活性下降是肾性尿崩症的主要原因之一,其他水通道蛋白突变也可能导致肾性尿崩症。

AVP 分泌的调节:①血浆渗透压感受性调节动物研究显示下丘脑前部的终板血管器(OVLT)和穹隆下器细胞是主要的渗透压感受器。渗透压感受器以阈值或调定点形式控制 AVP 分泌。当禁水或失水时,血浆渗透压在调定点以上时,渗透压感受器细胞内水分外移,细胞脱水,导致神经冲动传导至视上核和室旁核,引起 AVP 释放及血浆 AVP 上升,使肾脏重吸收水增多,尿量减少,体液平衡得以维持或恢复。②容量或血压感受性调节冠状动脉,主动脉,颈动脉窦和心房中存在压力感受器,血容量或血压发生剧烈变化时,压力感受器受刺激,发出神经冲动经由迷走神经和舌咽神经投射到下丘脑,从而促进 AVP 合成和释放,使血管收缩,产生升压作用。妊娠期,血压或血容量大幅度降低时,容量感受器调定点可下降。③化学感受性调节颈动脉体存在化学感受器,当血氧分压低于 8.00 kPa(60 mmHg)或二氧化碳分压升高时,化学感受器兴奋,神经冲动传入下丘脑,促进 AVP 释放增加。④神经介质和药物调节下丘脑乙酰胆碱、组织胺、缓激肽、去甲肾上腺素、前列腺素、血管紧张素 II 等神经介质和神经肽调节 AVP 合成分泌,同时尼古丁、吗啡、长春新碱、环磷酰胺、氯贝丁酯、氯磺丙脲、氯丙嗪、苯妥英钠及一些三环类抗惊厥药和抗抑郁药也可影响 AVP 释放。⑤糖皮质激素具有拮抗 AVP 的作用,其增高 AVP 释放渗透压阈值。此外,糖皮质激素也能直接作用于肾小管,降低水的通透性,促进水的排泄。因此,尿崩症患者若合并糖皮质激素缺乏,则尿量减少,在糖皮质激素替代治疗后,尿量增多,症状加重。

综上所述,当某种原因导致下丘脑视上核、室旁核合成分泌 AVP 和 NPII 减少或异常,或视上核、室旁核的神经元到垂体后叶的轴突通路受损以及垂体后叶受损时便引起中枢性尿崩症。而肾脏 AVP 受体或水通道蛋白作用减少引起肾性尿崩症。

二、病因

(一)中枢性尿崩症

中枢性尿崩症是指各种病因导致的下丘脑视上核和室旁核 AVP 合成、分泌与释放受损,具体病因如下。

1.特发性中枢性尿崩症

无明确病因的中枢性尿崩症定义为特发性尿崩症。现研究发现特发性尿崩症患者血循环中存在针对下丘脑神经核团的自身抗体,导致下丘脑视上核及室旁核细胞功能损伤,Nissil 颗粒耗尽,AVP 合成释放减少。采用针对 AVP 分泌细胞的抗体进行免疫组化染色和成像技术研究发现,特发性尿崩症发病率占中枢性尿崩症的 30% 左右。淋巴细胞性垂体炎患者存在针对 AVP 分泌细胞的抗体,可归为特发性尿崩症。

2.继发性中枢性尿崩症

肿瘤、手术和外伤是导致下丘脑垂体后叶损害的常见原因。其中肿瘤所致的中枢性尿崩症约占 25%,常见肿瘤包括颅咽管瘤、生殖细胞瘤、松果体瘤和垂体瘤等。手术导致的尿崩症占中枢性尿崩症发病率的 20% 左右,经蝶手术腺瘤切除术术后发生中枢性尿崩症概率为 10%～20%,而传统开颅手术切除大腺瘤术后中枢性尿崩症发病概率为 60%～80%,但其中大部分为一过性中枢性尿崩症。如手术造成正中隆突以上的垂体柄受损,则可导致永久性中枢性尿崩症。头部外伤或蛛网膜下腔出血导致的尿崩症约占中枢性尿崩症的 15% 左右,其他引起中枢性尿崩症的原因包括肉芽肿、结节病、组织细胞增多症、脑炎、结核、梅毒、动脉瘤、淋巴瘤等。

3.遗传性中枢性尿崩症

约 10% 的中枢性尿崩症为家族遗传性尿崩症,可为 X 连锁隐性、常染色体显性或常染色体隐性遗传。研究表明,染色体 20p13 上的 AVP-NP Ⅱ 基因突变可导致 AVP-NP Ⅱ 变异蛋白产生,其对 AVP 神经元细胞具有毒性并破坏神经元。此外,编码 wolframin 四聚体蛋白的 WFS1 基因突变也可引起中枢性尿崩症。Wolframin 作为一种新型的内质网钙通道蛋白存在于胰岛 β 细胞和下丘脑视上核和室旁核神经元中。WFS1 基因突变导致的尿崩症可以是 Wolfram 综合征或称 DIDMOAD 综合征的一部分,其临床综合征包括尿崩症、糖尿病、视神经萎缩和耳聋,极为罕见。AVP 前体基因突变,AVP 载体蛋白基因突变可产生无活性 AVP,也可导致中枢性尿崩症。

（二）肾性尿崩症

肾性尿崩症病因有遗传性和获得性两种。

1.遗传性肾性尿崩症

约 90% 遗传性肾性尿崩症与 X 染色体 q28V2 受体基因突变有关,由于为 X 性连锁隐性遗传,大多患者为男性。女性携带者通常无症状,少数携带者尿渗透压下降。迄今为止,超过 200 个 V2 受体突变位点被报道。另外,10% 遗传性肾性尿崩症是由于染色体 12q13 编码 AQP-2 的基因突变所致,可为常染色体隐性或显性遗传。

2.继发性肾性尿崩症

多种疾病导致的肾小管损害可导致肾性尿崩症,如多囊肾、阻塞性尿路疾病、镰状细胞性贫血、肾淀粉样变、慢性肾盂肾炎、干燥综合征、骨髓瘤等。代谢紊乱如低钾血症、高钙血症也可致肾性尿崩症。多种药物可导致肾性尿崩症,如锂盐、地美环素、两性霉素 B、西多福韦、庆大霉素、诺氟沙星、奥利司他等。其中用于治疗精神性疾病的锂盐可导致尿素转运蛋白和 AQP-2 减少,是最多见的引起肾性尿崩症的药物。

（三）妊娠性尿崩症

妇女妊娠时,血容量增加 1.4 倍,血浆渗透压降低 8～10 mmol/L,妊娠期分泌更多抗利尿激素,但胎盘会产生氨肽酶,这种酶水平第 10 周可增高,第 22～24 周达高峰。氨肽酶可降解 AVP 和催产素,由于 AVP 降解增多,患者出现尿崩症症状,在妊娠中晚期开始有多尿、口渴,直至妊娠终止。有人认为此类患者未妊娠时即有很轻的中枢性尿崩症,每天尿量为 2.0～2.5 L,妊娠时尿量可增加至 5～6 L/d。

三、临床表现

尿崩症的主要症状是多尿,同时伴有烦渴与多饮。一般起病缓慢,也有突然起病者。患者每天尿量多为 2.5～20 L,超过 20 L 的较少,同时夜尿显著增多。患者尿比重多在 1.001～1.005,不超过 1.010。多数患者因口渴中枢完整,除了因饮水、小便次数多、夜尿增多影响生活质量外,可正常生活。长期多尿可导致膀胱容量增大,因此排尿次数有所减少。若患者因呕吐、意识丧失、短期内断绝饮水供应或口渴障碍不能充分补充水分,可导致脱水和严重高钠血症,进一步损伤中枢神经系统,引发昏迷、癫痫、颅内出血等严重后果。

不同病因所致的尿崩症有不同的临床特点。遗传性中枢及肾性尿崩症常幼年起病,表现为尿布更换频繁,喝奶增加,若治疗不及时,饮水量不充分,可出现脱水及高钠血症,严重者可出现高渗性脑病,表现为呕吐、发热、呼吸困难、抽搐,重者昏迷死亡。如能幸存,多存在智力和体格发育迟缓,成年后多尿症状可减轻。

肿瘤导致的中枢性尿崩症有头痛、视野缺损等占位效应,若影响到下丘脑可产生睡眠障碍、体温改变、进食增加等下丘脑综合征表现。生殖细胞瘤可有性早熟。若压迫腺垂体可出现激素分泌低下表现,如畏寒、纳差、乏力等。若合并糖皮质激素或甲状腺激素缺乏则多尿症状减轻,使用上述激素替代后,多尿症状可加重。

下丘脑或垂体部位的手术、肿瘤及炎症等,导致中枢性尿崩症同时可能损伤下丘脑渴感中枢。由于渴感障碍,中枢性尿崩症患者不能及时摄入足够水分,极易导致严重脱水和高钠血症。慢性高钠血症可出现为淡漠、嗜睡、抽搐等。肿瘤还可能同时破坏下丘脑渗透压感受器,若强制摄入大量水分,可导致水中毒和低钠血症,出现头痛、恶心、呕吐、精神错乱、惊厥、昏迷以至死亡。

颅脑手术或外伤性中枢性尿崩症可为一过性尿崩症、永久性尿崩症或典型三相变化:多尿-抗利尿-多尿。第一期多尿是由于垂体柄阻断,AVP 运输障碍,可在术后头 2 天发生,维持 1 天至数天。第二期抗利尿期是由于储存在神经垂体中的 AVP 释放入血,患者尿量减少,可维持 1～2 天。由于储存神经垂体的 AVP 分泌不受渗透压感受器调控,若此期大量输液可能会导致水中毒。第三期多尿期在储存 AVP 释放完毕后出现。多数三相性尿崩症在手术损伤导致的下丘脑垂体柄出血控制、炎性水肿消退后可恢复正常。少数患者由于手术导致视上核-神经束损毁,AVP 分泌细胞坏死、萎缩,转为永久性尿崩症。

尿崩症患者合并妊娠时,由于糖皮质激素分泌增加,拮抗 AVP 作用,可使尿崩症的病情加重,分娩后尿崩症病情减轻。妊娠尿崩症多在妊娠中晚期出现多尿、低比重尿、烦渴、多饮、恶心、乏力等症状,主要由于氨肽酶分泌在中晚期更明显。

部分患者症状较轻,每天尿量在 2.5 L 左右,如限制水分致严重脱水时,尿比重可达 1.010～1.016,尿渗透压可超过血浆渗透压,达 290～600 mOsm/(kg·H_2O),称为部分性尿崩症。

甲状腺功能减退症时,尿溶质的排泄减少,也可使多尿症状减轻。

四、实验室和辅助检查

(一)实验室检查

1.尿液检查

尿量超过 2.5 L,可达 10 L 以上,中枢性尿崩症比重常在 1.005 以下,肾性尿崩症尿比重在 1.010以下。部分性尿崩症患者尿比重有时可达 1.016。

2.血、尿渗透压测定

患者血渗透压正常或稍高[血渗透压正常值为 290～310 mOsm/(kg·H_2O)],中枢性尿崩症尿渗透压多低于 200 mOsm/(kg·H_2O),尿渗透压/血渗透压比值<1.5。肾性尿崩症尿渗透

压多低于 300 mOsm/(kg·H_2O),尿渗透压/血渗透压比值<1.0,但严重脱水或部分性尿崩症患者可正常。

3.血生化检查

中枢性尿崩症患者严重脱水可导致血钠增高,尿素氮、肌酐升高。继发于肾脏疾病的肾性尿崩症也可出现尿素氮、肌酐、胱抑素升高或酸碱平衡障碍。

4.血浆 AVP 测定(放射免疫法)

正常人血浆 AVP(随意饮水)为 2.3~7.4 pmol/L,禁水后可明显升高。中枢性尿崩症患者 AVP 水平下降,禁水后无明显变化。肾性尿崩症患者 AVP 水平增高,禁水时可进一步升高。由于血浆 AVP 不稳定,且大多与血小板结合,致测定准确度不高。现推荐测定 Copeptin 反映 AVP 水平。Copeptin 来源于 AVP 前体,前血管升压素原。由于血浆 Copeptin 稳定,故测定准确度高、敏感性好。

5.AVP 抗体和抗 AVP 细胞抗体测定

有助于特发性尿崩症的诊断。

(二)禁水-加压素试验

禁水-加压素试验是尿崩症的确诊试验。试验原理为禁饮时血容量下降,血浆渗透压升高,刺激下丘脑 AVP 合成及垂体后叶释放 AVP 增加,使肾脏水重吸收增加,尿量减少,尿渗透压、尿比重升高,而血浆渗透压和血容量保持稳定。尿崩症患者因 AVP 缺乏或受体后通道障碍导致禁饮时远端肾小管对水分的重吸收障碍,尿量不减少,尿渗透压、尿比重没有明显升高。禁水试验可鉴别尿崩症与精神性烦渴多饮;阴性者,皮下注射血管升压素,可鉴别中枢性或肾性尿崩症。

试验方法:试验前先测体重、血压、心率、血尿渗透压。试验后不能喝水和进食,禁饮时间视患者多尿程度而定,一般试验前晚 8~10 点开始禁水,尿量>10 000 mL/24 h 者,可于清晨0点或 2 点开始禁饮。禁饮开始后每小时留尿,测尿量、比重、和尿渗透压,同时测体重和血压,当尿渗透压(或尿比重)达到平顶,即继续禁饮不再增加尿量时,此时再抽血测血渗透压、尿渗透压,然后皮下注射血管升压素 5 U,注射后仍继续每小时留尿,测尿量、尿比重、尿渗透压共 2 次,停止试验。禁水总时间 8~18 小时不等,但如患者排尿量甚多,虽禁饮不到 18 小时,体重已较原来下降 3%~5%或血压明显下降,也应停止试验。

临床意义:正常人不出现明显的脱水症状,禁饮以后尿量明显减少,尿比重>1.020,尿渗透压一般>800 mOsm/L。精神性烦渴,禁饮前尿比重低,尿渗透压<血渗透压,但禁饮-加压素反应如正常人。完全性中枢性尿崩症患者禁水后尿量仍多,尿比重多数<1.010,尿渗透压<血渗透压,部分性中枢性尿崩症患者尿比重有时可>1.010,但<1.016,尿渗透压>血渗透压。注射血管升压素后,部分性尿崩症患者尿渗透压增加达注射前的 10%~50%,完全性尿崩症增加 50%以上。肾性尿崩症患者注射血管升压素后尿量不减少,尿比重、渗透压不增加。

(三)高渗盐水试验

正常人静脉滴注高渗盐水(2.5%~3.0%氯化钠注射液)后,血浆渗透压升高,AVP 分泌增多,尿量减少,尿比重增加。中枢性尿崩症患者滴注高渗盐水后尿量不减少,尿比重不增加,注射加压素后,尿量明显减少,尿比重明显升高。肾性尿崩症则尿量减少。试验过程中注意血压监测,高血压和心脏病患者慎行此项检查。

（四）其他检查

继发性尿崩症需确立病因或原发病。考虑继发性中枢性尿崩症需要进行颅脑和垂体 MRI、CT 或 X 线检查。MRI 对颅内肿瘤、感染、血管性病变都有很好的鉴别能力，而且可以发现垂体容积、垂体柄状态、垂体后叶高信号区变化。垂体后叶高信号区消失是中枢性尿崩症的特征性变化，有助于中枢性尿崩症诊断。继发性肾性尿崩症需要进行肾脏 B 超、CT，肾脏 ECT，血气分析等检查。考虑肾淀粉变时可行肾脏病理检查。

针对 AVP（包括 AVP-NPⅡ）基因、AVP 受体基因、AQP-2 基因等突变分析可明确部分遗传性尿崩症的分子机制。对 X 连锁的隐性遗传携带者胎儿进行基因检测有助于早期发现患儿，及时治疗，避免夭折。

五、诊断和鉴别诊断

（一）诊断

典型的尿崩症诊断不难，根据临床表现和禁水加压素试验及血尿渗透压测定多可明确诊断。尿崩症诊断成立后，应进一步确立中枢性或肾性，确立尿崩症的病因或原发疾病，确立为部分性尿崩症或完全性尿崩症。其中禁水-加压素试验是确定诊断、鉴别中枢性尿崩症和肾性尿崩症，区分部分性或完全性的关键。

（二）鉴别诊断

尿崩症应与下列以多尿为主要表现的疾病相鉴别。

1.精神性烦渴

精神性烦渴可出现类似尿崩症症状，如烦渴、多饮、多尿与低比重尿等，但 AVP 并不缺乏，禁水-加压素试验正常。如果发现患者上述症状与精神因素相关，并伴有其他神经官能症状，可排除尿崩症。

2.糖尿病

糖尿病有多尿、烦渴症状，但血糖升高，尿糖阳性，容易鉴别。

3.慢性肾脏疾病

慢性肾脏疾病可影响肾脏浓缩功能而引起多尿、口渴等症状，同时也可引起 AVPV2 受体和 AQP-2 合成障碍导致肾性尿崩症，主要鉴别有赖于禁水-加压素试验。

4.干燥综合征

除明显口干、多饮、多尿外，同时合并眼干和其他外分泌腺及腺体外其他器官的受累而出现多系统损害的症状，其血清中有多种自身抗体和高免疫球蛋白血症，免疫学检查有助于诊断。

5.高尿钙症

高尿钙症见于甲状旁腺功能亢进症、结节病、维生素 D 中毒、多发性骨髓瘤、癌肿骨转移等病，有原发病症状和禁水-加压素试验有助鉴别。

6.高尿钾症

高尿钾症见于原发性醛固酮增多症、失钾性肾病、肾小管性酸中毒、Fanconi 综合征、Liddle 综合征、Bartter 综合征等，测定血尿电解质和禁水-加压素试验有助于诊断。

7.颅脑手术后液体滞留性多尿

颅脑手术时，患者因应激而分泌大量 AVP，当手术应激解除后，AVP 分泌减少，滞留于体内的液体自肾排出，如此时为平衡尿量而输入大量液体，即可导致持续性多尿而误认为尿崩症。限制液体入量,如尿量减少血钠仍正常,提示为液体滞留性多尿;如尿量不减少且血钠升高,给予AVP后尿量减少,血钠转为正常,尿渗透压增高,则符合损伤性尿崩症的诊断。此外,尿崩症患者因血液浓缩和AVP V1受体功能障碍而致尿酸清除减少,血尿酸升高,而液体滞留性多尿以及精神性多饮患者血液被稀释,尿酸清除正常,所以尿酸无升高。据报道,血尿酸$>50\ \mu g/L$有助于两者的鉴别,并强烈提示为损伤性尿崩症。

六、治疗

(一)一般治疗

患者应摄入足够水分,并根据季节和气候进行调整,在可能导致水源供应障碍的场合应携带水。若患者同时存在渴感中枢障碍或渗透压感受器受损,应合并使用AVP替代治疗的同时通过血钠、血浆渗透压、尿量确定饮水量。若要经历手术及麻醉,应告知手术和麻醉医师尿崩症病史,以保证手术和麻醉期间足够液体输入,同时术中密切观察生命体征、血浆渗透压、血钠水平和尿量以调节液体输入量。宜低盐饮食,避免使用溶质性利尿剂,限制咖啡、茶和高渗饮料的摄入。

(二)去除诱因

部分获得性中枢性尿崩症和肾性尿崩症在原发病因解除后,多饮、多尿症状可缓解或减轻。如合并脑炎、脑膜炎、结核、真菌感染等,抗感染、抗病毒等,相应治疗可改善症状。下丘脑-垂体肿瘤通过手术治疗后,多尿症状缓解。淋巴性垂体炎采用激素治疗后,多数患者多尿症状减轻。肾盂肾炎、尿路梗阻疾病、药物导致的肾性尿崩症通过控制感染、解除梗阻、停用药物可缓解多尿症状。因此,应积极治疗获得性尿崩症的原发疾病。

(三)中枢性尿崩症可使用AVP替代疗法

1.1-脱氨-8-右旋-精氨酸血管升压素

1-脱氨-8-右旋-精氨酸血管升压素(DDAVP)是目前最常用的抗利尿剂替代方案。DDAVP为天然精氨盐加压素的结构类似物,系对天然激素的化学结构进行两处改动而得,即1-半胱氨酸脱去氨基和以8-D-精氨酸取代8-L-精氨酸。通过上述结构改变,DDAVP的血管加压作用只有天然AVP的1/400,而抗利尿增强3倍,抗利尿/升压作用比从天然AVP的1:1变为2 400:1,抗利尿作用强,升压作用弱,是目前最理想的抗利尿剂。DDAVP有口服、肌内注射、鼻喷3种给药方式。常用为口服制剂,用法为每天1～3次,每次0.1～0.4 mg。剂量应个体化,具体剂量可根据尿量确定,调整药物剂量使尿量控制在1～2.5 L之间。过量使用可导致水中毒,因此对于婴幼儿、渴感中枢障碍、渗透压感受器受损的患者还需要通过血钠、血浆渗透压、每天液体出入量精确调整药物剂量和饮水量,维持渗透压平衡。由于价格昂贵,也可采取睡前口服以减少夜尿,改善睡眠,白天通过饮水维持血浆渗透压。

2.垂体后叶素

作用仅维持3～6小时,皮下注射,每次5～10 U,每天需要多次注射,主要用于脑损伤或神经外科术后尿崩症的治疗,长期应用不便。

3.长效尿崩停(鞣酸加压素油剂)

每毫升油剂含AVP 5 U,深部肌内注射,从0.1 mL开始,可根据每天尿量情况逐步增加到每次0.5～0.7 mL,注射一次可维持3～5天。长期应用可产生抗体而减轻疗效,过量可引起水中毒。

（四）中枢性尿崩症可选用的其他药物

1.氢氯噻嗪

每次 25 mg,每天 2~3 次,可使尿量减少约一半。其作用机制可能是由于尿中排钠增加,体内缺钠,肾近曲小管水重吸收增加,到达远曲小管的原尿减少,因而尿量减少。长期服用可引起缺钾、高尿酸血症等,应适当补充钾盐。

2.卡马西平

机制可能为增加肾远曲小管 cAMP 的形成,也可能增加 AVP 释放。用量为每次 0.125~0.25 g,每天 1~2 次,服药后 24 小时起作用,尿量减少。不良反应为低血糖、白细胞计数减少或肝功能损害,与氢氯噻嗪合用可减少低血糖反应。

3.氯磺丙脲

治疗机制可能为刺激 AVP 合成和释放,同时有改善渴感中枢的功能,可用于合并有渴感障碍的中枢性尿崩症患者。用法为每次 0.125~0.25 g,每天 1~2 次,250 mg/d。不良反应为低血糖、白细胞计数减少、肝功能损害等。

4.氯贝丁酯

机制可能是增加 AVP 释放,与 DDAVP 合用可减少 DDAVP 耐药发生。用量为每次 0.2~0.5 g,每天 3 次。长期应用有肝损害、肌炎及胃肠道反应等不良反应。

由于 AVP 制剂的广泛使用,上述药物已经较少用于中枢性尿崩症的治疗。

（五）肾性尿崩症治疗

肾性尿崩症治疗困难,主要依赖充分水分摄入来预防脱水。少数患者对大剂量 AVP 有反应。低钠饮食和氢氯噻嗪对肾性尿崩症有帮助。在肾性尿崩症中,氢氯噻嗪抗利尿作用可能由于细胞外液容量体积减小,GFR 下降,肾近曲小管钠和水重吸收增加,到达远曲小管的原尿减少,从而降低尿量。此外,还发现氢氯噻嗪可增加 AQP2 表达。长期服用可引起缺钾、高尿酸血症等,应适当补充钾盐或合用保钾利尿剂。具体用法为每次 25 mg,每天 2~3 次,可使肾性尿崩症尿量减少约一半。同时使用非甾体消炎药物,如吲哚美辛、布洛芬等可增加氢氯噻嗪疗效,这类药物可能是通过抑制肾脏中前列腺素合成,从而使腺苷环化酶活性增强,cAMP 生成增多而使 AVP 作用增强,但应注意长期使用的胃肠道不良反应。

吲达帕胺作用机制类似于氢氯噻嗪,每次 2.5~5 mg,每天 1~2 次。阿米洛利,氨苯蝶啶也可用于肾性尿崩症的治疗,机制不完全清楚,作用类似于氢氯噻嗪,可和氢氯噻嗪联用,防治低钾血症出现。

遗传性肾性尿崩症根据 V2 受体变异程度分为 5 种类型,其中二型变异 V2 受体仅有 1 个氨基酸错配,错误折叠的 V2 受体蛋白被陷于内质网中,使用 V2 受体拮抗剂可作为分子伴侣和错误折叠的受体结合,从而改变受体构象并稳定其结构,然后该受体可以通过内质网运输到质膜,被抗利尿激素激活发挥抗利尿作用。

（六）颅脑外伤或术后尿崩症治疗

未使用利尿剂情况下,颅脑外伤或手术后出现严重多尿（>250 mL/h）提示尿崩症可能。在第一期多尿期,需防止脱水和高钠血症,除适当补充液体,可根据病情注射垂体后叶素,每次 5~10 U,第二次加压素注射应在第一次加压素作用消失后使用。在第二期多尿期,则要控制补液量,以免引起水中毒。第三期多尿期,可用垂体后叶素或 DDAVP 治疗。外伤或手术后尿崩症多为一过性,可由于神经轴突末梢与毛细血管联系重建而自行缓解恢复。转为永久性尿崩症者需要长期服用 DDAVP。

(七)妊娠伴尿崩症治疗

妊娠中晚期出现多尿、多饮时应考虑尿崩症诊断。由于妊娠妇女不适合行禁水-加压素试验,诊断依赖临床表现、实验室检查和试验性治疗。若尿比重为 1.001～1.005,尿渗透压低于 200 nmol/L,并低于血浆渗透压,尿崩症可能性大。首选药物为 DDAVP,因其不被血浆中的氨肽酶降解。DDAVP 具有 5%～25% 的催产素活性,需注意子宫收缩状况。分娩后,血浆中的氨肽酶活性迅速下降,患者的多尿症状可明显减轻或消失,应及时减量或停药。若肾性尿崩症合并妊娠,可谨慎使用氢氯噻嗪,并注意补钾,维持电解质平衡。

（孟　亮）

第四节　高泌乳素血症

高泌乳素血症是各种原因引起的垂体泌乳素细胞分泌过多,导致血循环中泌乳素(PRL)升高为主要特点,表现为非妊娠期或非哺乳期溢乳,月经紊乱或闭经。高泌乳素血症在生殖功能失调中 9%～17%。

一、PRL 生理功能

泌乳素(PRL)是垂体前叶分泌的一种多肽激素,由于人泌乳素单体的糖基化及单体的聚合呈多样性,所以人泌乳素在体内以多种形式存在,包括小分子泌乳素、糖基化泌乳素、大分子泌乳素、大大分子泌乳素,其生物活性与免疫反应性由高至低以此类推。由于泌乳素在体内呈多样性,因此出现血泌乳素水平与临床表现不一致的现象。有些女性尽管体内血泌乳素水平升高,但却无溢乳、月经失调等症状;而部分女性尽管血泌乳素不升高,但出现溢乳、月经失调等症状。前者可能是大分子或大大分子泌乳素增加所致,后者可能是小分子泌乳素的分泌相对增加,而大分子或大大分子泌乳素分泌相对减少所致。

泌乳素的生理作用极为广泛复杂。在人类,主要是促进乳腺组织的发育和生长,启动和维持泌乳、使乳腺细胞合成蛋白增多。泌乳素能影响下丘脑-垂体-卵巢轴,正常水平的 PRL 对卵泡发育非常重要,然而过高水平 PRL 血症不仅对下丘脑 GnRH 及垂体 FSH、LH 的脉冲式分泌有抑制作用,而且还可直接抑制卵泡发育,导致排卵障碍,影响卵巢合成雌激素及孕激素,临床上表现为月经稀发或闭经。另外,PRL 和自身免疫相关。人类 B、T 细胞、脾细胞和 NK 细胞均有 PRL 受体,PRL 与受体结合调节细胞功能。PRL 在渗透压调节上也有重要作用。

二、PRL 生理变化

(一)昼夜变化

PRL 的分泌有昼夜节律,睡眠后逐渐升高,直到睡眠结束,因此,早晨睡醒前 PRL 可达到一天 24 小时峰值,醒后迅速下降,上午 10 点至下午 2 点降至一天中谷值。

(二)年龄和性别的变化

由于母体雌激素的影响,刚出生 1 周的婴儿血清 PRL 水平高达 100 μg/L 左右,4 周之后逐渐下降,3~12 个月时 PRL 降至正常水平。青春期 PRL 水平轻度上升至成人水平,可能与雌激素分泌相关。成年女性的血 PRL 水平始终比同龄男性高。妇女绝经后的 18 个月内,体内的 PRL 水平逐渐下降 50%,但接受雌激素补充治疗的妇女下降较缓慢。在高 PRL 血症的妇女中,应用雌激素替代疗法不引起 PRL 水平的改变。

（三）月经周期中的变化

在月经周期中 PRL 水平有昼夜波动,但周期性变化不明显,卵泡期与黄体期相仿,没有明显排卵前高峰,正常 PRL 值<25 μg/L。

（四）妊娠期的变化

孕 8 周血中 PRL 值仍为 20 μg/L,随着孕周的增加,雌激素水平升高刺激垂体 PRL 细胞增殖和肥大,导致垂体增大及 PRL 分泌增多。在妊娠末期血清 PRL 水平可上升 10 倍,超过 200 μg/L。正常生理情况下,PRL 分泌细胞占腺垂体细胞的 15%~20%,妊娠末期可增加到 70%。

（五）产后泌乳过程中的变化

分娩后血 PRL 仍维持在较高水平,无哺乳女性产后 2 周增大的垂体恢复正常大小,血清 PRL 水平下降,产后 4 周血清 PRL 水平降至正常。哺乳者由于经常乳头吸吮刺激,触发垂体 PRL 快速释放,产后4~6 周内哺乳妇女基础血清 PRL 水平持续升高。6~12 周基础 PRL 水平逐渐降至正常,随着每次哺乳发生的 PRL 升高幅度逐渐减小。产后 3~6 个月基础和哺乳刺激情况下 PRL 水平的下降主要是由于添加辅食导致的哺乳减少。如果坚持哺乳,基础 PRL 水平会持续升高,并有产后闭经。

（六）应激导致 PRL 的变化

PRL 的分泌还与精神状态有关,激动或紧张时泌乳素明显增加。许多生理行为可影响体内泌乳素的水平。高蛋白饮食、性交、哺乳及应激等均可使泌乳素水平升高。情绪紧张、寒冷、运动时垂体释放的应激激素包括 PRL、促肾上腺皮质激素(ACTH)和生长激素(GH)。应激可以使得 PRL 水平升高数倍,通常持续时间不到 1 小时。

三、病因

（一）下丘脑疾患

下丘脑分泌的催乳素抑制因子(PIF)对催乳素分泌有抑制作用,PIF 主要是多巴胺。颅咽管瘤压迫第三脑室底部,影响 PIF 输送,导致催乳素过度分泌。其他肿瘤如胶质细胞瘤、脑膜炎症、颅外伤引起垂体柄被切断、脑部放疗治疗破坏、下丘脑功能失调性假孕等影响 PIF 的分泌和传递都可引起泌乳素的增高。

（二）垂体疾患

垂体疾患是高催乳素血症最常见的原因。垂体泌乳细胞肿瘤最多见,空蝶鞍综合征、肢端肥大症、垂体腺细胞增生都可致催乳素水平的异常增高。按肿瘤直径大小分微腺瘤(肿瘤直径<1 cm)和大腺瘤(肿瘤直径≥1 cm)。

（三）其他内分泌、全身疾患

原发性和(或)继发性甲状腺功能减退症,如假性甲状旁腺功能减退症、桥本甲状腺炎、多囊卵巢综合征、肾上腺瘤、GH 腺瘤、ACTH 腺瘤等,以及异位 PRL 分泌增加如未分化支气管肺癌、胚胎癌、子宫内膜异位症、肾癌可能有 PRL 升高。肾功能不全、肝硬化影响到全身内分泌稳定时也会出现 PRL 升高。乳腺手术、乳腺假体手术后、长期乳头刺激、妇产科手术如人工流产、引产、死胎、子宫切除术、输卵管结扎术、卵巢切除术等 PRL 也可异常增高。

（四）药物影响

长期服用多巴胺受体拮抗剂如吩噻嗪类镇静药（氯丙嗪、奋乃静）、儿茶酚胺耗竭剂抗高血压药（利血平、甲基多巴）、甾体激素类（口服避孕药、雌激素）、鸦片类药物（吗啡）、抗胃酸药[H_2-R 拮抗剂-西咪替丁（甲氰咪胍）、多潘立酮（吗丁啉）]，均可抑制多巴胺转换，促进 PRL 释放。药物引起的高 PRL 血症多数血清 PRL 水平在 100 μg/L 以下，但也有报道长期服用一些药物使血清 PRL 水平升高达 500 μg/L，而引起大量泌乳、闭经。

（五）胸部疾患

如胸壁的外伤、手术、烧伤、带状疱疹等也可能通过反射引起 PRL 升高。

（六）特发性高催乳激素血症

催乳素多为 60～100 μg/L，无明确原因。此类患者与妊娠、服药、垂体肿瘤或其他器质性病变无关，多因患者的下丘脑-垂体功能紊乱，从而导致 PRL 分泌增加。其中大多数 PRL 轻度升高，长期观察可恢复正常。血清 PRL 水平明显升高而无症状的特发性高 PRL 血症患者中，部分患者可能是巨分子 PRL 血症，这种巨分子 PRL 有免疫活性而无生物活性。临床上当无病因可循时，包括 MRI 或 CT 等各种检查后未能明确泌乳素异常增高原因的患者可诊断为特发性高泌乳素血症，但应注意对其长期随访，对部分伴月经紊乱而 PRL 高于 100 μg/L 者，需警惕潜隐性垂体微腺瘤的可能，应密切随访，脑部 CT 检查发现许多此类疾病患者数年后常发展为垂体微腺瘤。

四、临床表现

（一）溢乳

患者在非妊娠和非哺乳期出现溢乳或挤出乳汁，或断奶数月仍有乳汁分泌，轻者挤压乳房才有乳液溢出，重者自觉内衣有乳渍。分泌的乳汁通常是乳白、微黄色或透明液体，非血性。仅出现溢乳的占27.9％，同时出现闭经及溢乳者占 75.4％。这些患者血清 PRL 水平一般都显著升高。部分患者催乳素水平较高但无溢乳表现，可能与其分子结构有关。

（二）闭经或月经紊乱

高水平的泌乳素可影响下丘脑-垂体-卵巢轴的功能，导致黄体期缩短或无排卵性月经失调、月经稀发甚至闭经，后者与溢乳表现合称为闭经-溢乳综合征。

（三）不育或流产

卵巢功能异常、排卵障碍或黄体不健可导致不育或流产。

（四）头痛及视觉障碍

微腺瘤一般无明显症状；大腺瘤可压迫蝶鞍隔出现头痛、头胀等；当腺瘤向前侵犯或压迫视交叉或影响脑脊液回流时，也可出现头痛、呕吐和眼花，甚至视野缺损和动眼神经麻痹。肿瘤压迫下丘脑可以表现为肥胖、嗜睡、食欲异常等。

（五）性功能改变

部分患者因卵巢功能障碍，表现低雌激素状态，阴道壁变薄或萎缩，分泌物减少，性欲减低。

五、辅助检查

（一）血清学检查

血清 PRL 水平持续异常升高，＞1.14 nmol/L（25 μg/L），需除外由于应激引起的 PRL 升高。FSH 及 LH 水平通常偏低。必要时测定 TSH、FT_3、FT_4、肝、肾功能。

（二）影像学检查

当血清 PRL 水平高于 4.55 nmol/L（100 μg/L）时，应注意是否存在垂体腺瘤，CT 和 MRI 可明确下丘脑、垂体及蝶鞍情况，是有效的诊断方法。其中 MRI 对软组织的显影较 CT 清晰，因此对诊断空蝶鞍症最为有效，也可使视神经、海绵窦及颈动脉清楚显影。

（三）眼底、视野检查

垂体肿瘤增大可侵犯和（或）压迫视交叉，引起视盘水肿；也可因肿瘤损伤视交叉不同部位而有不同类型视野缺损，因而眼底、视野检查有助于确定垂体腺瘤的部位和大小。

六、诊断

根据血清学检查 PRL 持续异常升高，同时出现溢乳、闭经及月经紊乱、不育、头痛、眼花、视觉障碍及性功能改变等临床表现，可诊断为高泌乳素血症。诊断时应注意某些生理状态如妊娠、哺乳、夜间睡眠、长期刺激乳头、性交、过饱或饥饿、运动和精神应激等，PRL 会有轻度升高。因此，临床测定 PRL 时应避免生理性影响，在 10～11 时取血测定较为合理。PRL 水平显著高于正常者一次检查即可确定，当 PRL 测定结果在正常上限 3 倍以下时至少检测 2 次，以确定有无高 PRL 血症。诊断高泌乳激素血症后必须根据需要做必要的辅助检查，以进一步明确发病原因及病变程度，便于治疗。

七、治疗

应该遵循对因治疗原则。控制高 PRL 血症、恢复女性正常月经和排卵功能、减少乳汁分泌及改善其他症状（如头痛和视功能障碍等）。

（一）随访

对特发性高泌乳素血症、泌乳素轻微升高、月经规律、卵巢功能未受影响、无溢乳且未影响正常生活时，可不必治疗，应定期复查，观察临床表现和 PRL 的变化。

（二）药物治疗

垂体 PRL 大腺瘤及伴有闭经、泌乳、不孕不育、头痛、骨质疏松等表现的微腺瘤都需要治疗，首选多巴胺激动剂治疗。

1.溴隐亭

为麦角类衍生物，为非特异性多巴胺受体激动剂，可直接作用于垂体催乳素细胞，与多巴胺受体结合，抑制肿瘤增殖，从而抑制 PRL 的合成分泌，是治疗高泌乳素血症最常用的药物。为了减少药物不良反应，溴隐亭治疗从小剂量开始渐次增加，即从睡前 1.25 mg 开始，递增到需要的治疗剂量。如果反应不大，可在几天内增加到治疗量。常用剂量为每天 2.5～10 mg，分 2～3 次服用，大多数病例每天 5～7.5 mg 已显效。剂量的调整依据是血 PRL 水平。达到疗效后可分次减量到维持量，通常每天1.25～2.50 mg。溴隐亭治疗可以使 70％～90％ 的患者获得较好疗效，表现为血 PRL 降至正常、泌乳消失或减少、垂体腺瘤缩小、恢复规则月经和生育。若 PRL 大腺瘤在多巴胺激动剂治疗后血 PRL 正常而垂体大腺瘤不缩小，应重新审视诊断是否为非 PRL 腺瘤或混合性垂体腺瘤、是否需改用其他治疗（如手术治疗）。溴隐亭治疗高 PRL 血症、垂体 PRL 腺瘤不论降低血 PRL 水平还是肿瘤体积缩小，都是可逆性的，只是使垂体 PRL 腺瘤可逆性缩小，长期治疗后肿瘤出现纤维化，但停止治疗后垂体 PRL 腺瘤会恢复生长，导致高 PRL 血症再现,因此需长期用药维持治疗。

溴隐亭不良反应主要有恶心、呕吐、眩晕、疲劳和直立性低血压等,故治疗应从小剂量开始,逐渐增加至有效维持剂量,如患者仍无法耐受其胃肠道反应,可改为阴道给药,经期则经肛门用药。阴道、直肠黏膜吸收可达到口服用药同样的治疗效果。约 10% 的患者对溴隐亭不敏感、疗效不满意,对于药物疗效欠佳,不能耐受药物不良反应及拒绝接受药物治疗的患者可以更换其他药物或手术治疗。

新型溴隐亭长效注射剂克服了因口服造成的胃肠道功能紊乱,用法是 50～100 mg,每 28 日 1 次,是治疗泌乳素大腺瘤安全有效的方法,可长期控制肿瘤的生长并使瘤体缩小,不良反应较少,用药方便。

2.卡麦角林和喹高利特

若溴隐亭不良反应无法耐受或无效时可改用具有高度选择性的多巴胺 D_2 受体激动剂卡麦角林和喹高利特,它们抑制 PRL 的作用更强大而不良反应相对减少,作用时间更长。对溴隐亭抵抗(每天 15 mg 溴隐亭效果不满意)或不耐受溴隐亭治疗的 PRL 腺瘤患者改用这些新型多巴胺激动剂仍有 50% 以上有效。喹高利特每天服用 1 次,75～300 μg;卡麦角林每周只需服用 1～2 次,常用剂量 0.5～2.0 mg,患者顺应性较溴隐亭更好。

3.维生素 B_6

作为辅酶在下丘脑中多巴向多巴胺转化时加强脱羟及氨基转移作用,与多巴胺受体激动剂起协同作用。临床用量可达 60～100 mg,每日 2～3 次。

(三)手术治疗

若溴隐亭等药物治疗效果欠佳者,有观点认为由于多巴胺激动剂能使肿瘤纤维化形成粘连,可能增加手术的困难和风险,一般建议用药 3 个月内实施手术治疗。经蝶窦手术是最为常用的方法,开颅手术少用。手术适应证包括以下几点。

(1)药物治疗无效或效果欠佳者。

(2)药物治疗反应较大不能耐受者。

(3)巨大垂体腺瘤伴有明显视力视野障碍,药物治疗一段时间后无明显改善者。

(4)侵袭性垂体腺瘤伴有脑脊液鼻漏者。

(5)拒绝长期服用药物治疗者。

(6)复发的垂体腺瘤也可以手术治疗。

手术后,需要进行全面的垂体功能评估,存在垂体功能低下的患者需要给予相应的内分泌激素替代治疗。

(四)放射治疗

分为传统放射治疗和立体定向放射外科治疗。传统放射治疗因照射野相对较大,易出现迟发性垂体功能低下等并发症,目前仅用于有广泛侵袭的肿瘤术后的治疗。立体定向放射外科治疗适用于边界清晰的中小型肿瘤。放射治疗主要适用于大的侵袭性肿瘤、术后残留或复发的肿瘤;药物治疗无效或不能坚持和耐受药物治疗不良反应的患者;有手术禁忌或拒绝手术的患者以及部分不愿长期服药的患者。放射治疗疗效评价应包括肿瘤局部控制以及异常增高的 PRL 下降的情况。通常肿瘤局部控制率较高,而 PRL 恢复至正常则较为缓慢。即使采用立体定向放射外科治疗后,2 年内也仅有 25%～29% 的患者 PRL 恢复正常,其余患者可能需要更长时间随访或需加用药物治疗。传统放射治疗后 2～10 年,有 12%～100% 的患者出现垂体功能低下;

1‰～2‰的患者可能出现视力障碍或放射性颞叶坏死。部分可能会影响瘤体周围的组织而影响垂体的其他功能,甚至诱发其他肿瘤,损伤周围神经等,因此,放射治疗一般不单独使用。

（五）其他治疗

由于甲状腺功能减退症、肾衰竭、手术、外伤、药物等因素引起的高泌乳素血症,则对因进行治疗。

八、高泌乳素血症患者的妊娠相关处理

（一）基本的原则

基本的原则是将胎儿对药物的暴露限制在尽可能少的时间内。

（二）妊娠期间垂体肿瘤生长特点

妊娠期间 95％微腺肿瘤患者、70％～80％大腺瘤患者瘤体并不增大,虽然妊娠期泌乳素腺瘤增大情况少见,但仍应该加强监测,垂体腺瘤患者怀孕后未用药物治疗者,约 5％的微腺瘤患者会发生视交叉压迫,而大腺瘤出现这种危险的可能性达 25％以上,因此,于妊娠 20 周、28 周、38 周定期复查视野,若有异常,应该及时行 MRI 检查。

（三）垂体肿瘤妊娠后处理

在妊娠前有微腺瘤的患者应在明确妊娠后停用溴隐亭,因为肿瘤增大的风险较小。停药后应定期测定血 PRL 水平和视野检查。正常人怀孕后 PRL 水平可以升高 10 倍左右,患者血 PRL 水平显著超过治疗前的 PRL 水平时要密切监测血 PRL 及增加视野检查频度;对于有生育要求的大腺瘤妇女,需在溴隐亭治疗腺瘤缩小后再妊娠较为安全。目前认为溴隐亭对妊娠是安全的,但仍主张一旦妊娠,应考虑停药。所有患垂体 PRL 腺瘤的妊娠患者,在妊娠期需要每 2 个月评估 1 次。妊娠期间肿瘤再次增大者给予溴隐亭仍能抑制肿瘤生长,一旦发现视野缺损或海绵窦综合征,立即加用溴隐亭可望在 1 周内改善缓解,但整个孕期须持续用药直至分娩。对于药物不能控制者及视力视野进行性恶化时,应该经蝶鞍手术治疗需要并根据产科原则选择分娩方式。高 PRL 血症、垂体 PRL 腺瘤妇女应用溴隐亭治疗,怀孕后自发流产、胎死宫内、胎儿畸形等发生率在 14％左右,与正常妇女妊娠情况相似。

（四）垂体肿瘤哺乳期处理

没有证据支持哺乳会刺激肿瘤生长。对于有哺乳意愿的妇女,除非妊娠诱导的肿瘤生长需要治疗,一般要到患者想结束哺乳时再使用 DA 激动剂。

临床特殊情况的思考和建议如下。

（1）溴隐亭用药问题:在初始治疗时,血 PRL 水平正常、月经恢复后原剂量可维持不变 3～6 个月。微腺瘤患者即可开始减量;大腺瘤患者此时复查 MRI,确认 PRL 肿瘤已明显缩小(通常肿瘤越大,缩小越明显),PRL 正常后也可开始减量。减量应缓慢分次(2 个月左右 1 次)进行,通常每次 1.25 mg,用保持血 PRL 水平正常的最小剂量为维持量。每年至少 2 次血 PRL 随诊,以确认其正常。在维持治疗期间,一旦再次出现月经紊乱或 PRL 不能被控制,应查找原因,如药物的影响、怀孕等,必要时复查 MRI,决定是否调整用药剂量。对小剂量溴隐亭维持治疗 PRL 水平保持正常、肿瘤基本消失的病例 5 年后可试行停药,若停药后血 PRL 水平又升高者,仍需长期用药,只有少数病例在长期治疗后达到临床治愈。

（2）视野异常治疗问题:治疗前有视野缺损的患者,治疗初期即复查视野,视野缺损严重的在初始治疗时可每周查 2 次视野(已有视神经萎缩的相应区域的视野会永久性缺损)。药物治疗满

意,通常在 2 周内可改善视野;但是对药物反应的时间,存在个体差异,视力视野进行性恶化时应该经蝶鞍手术治疗。

(3)手术治疗后随访问题:手术后 3 个月应行影像学检查,结合内分泌学变化,了解肿瘤切除程度。视情况每半年或 1 年再复查 1 次。手术成功的关键取决于手术者的经验和肿瘤的大小,微腺瘤的手术效果较大腺瘤好,60%～90%的微腺瘤患者术后 PRL 水平可达到正常,而大腺瘤患者达到正常的比例则较低。手术后仍有肿瘤残余的患者,手术后 PRL 水平正常的患者中,长期观察有 20%患者会出现复发,需要进一步采用药物或放射治疗。

(孟 亮)

第五节 原发性醛固酮增多症

一、概述

醛固酮增多症分为原发性和继发性两大类。原发性醛固酮增多症(以下简称原醛症)指肾上腺皮质自主性分泌过多醛固酮,病因多数为单侧肾上腺腺瘤,较少为双侧肾上腺皮质增生。继发性醛固酮增多症的病因在于肾上腺皮质以外的因素,如血容量减少或肾脏缺血等原因引起肾素-血管紧张素系统活动增强,导致继发性醛固酮分泌增多。

二、病因与发病机制

(一)醛固酮瘤

醛固酮瘤也叫 Conn 综合征,占原醛症的 35%,以单侧肾上腺腺瘤最多见,双侧或多发性腺瘤较少,本病患者可为一侧腺瘤伴对侧增生。腺瘤直径多为1～2 cm,有完整包膜,切面呈金黄色,腺瘤同侧和对侧肾上腺组织可以正常、增生或伴结节形成,亦可发生萎缩。醛固酮瘤的成因不明,患者血浆醛固酮浓度与血浆 ACTH 的昼夜节律平行,而对血浆肾素的变化无明显反应。在产生醛固酮腺瘤中,有一种特殊类型,称为肾素反应性腺瘤,此种腺瘤在立位动态试验中的反应不同于一般醛固酮腺瘤,而与特发性增生型原醛症相同,即站立位所引起的血浆肾素变化使血醛固酮明显升高。

(二)特发性醛固酮增多症(特醛症)

近年来国内、外文献报道的特醛症有增多趋势,约占本病 60%。特醛症患者肾上腺病变为双侧球状带细胞增生,有时可伴有结节。低血钾较轻,血浆肾素活性不如醛固酮瘤患者那么低,立位时稍见升高。肾上腺全切除不能治愈特醛症的高血压,而醛固酮瘤切除后血压可很快降至正常。特醛症病因不明,发病机制可能是由某种肾上腺外的可兴奋醛固酮分泌的因子所引起;另一种看法认为,特醛症是患者对血管紧张素 Ⅱ 敏感性增高的结果。有一种特殊类型,称为原发性增生,其病理变化为双侧性肾上腺结节样增生,在病理生理上却不同于伴肾上腺增生的特醛症而类似腺瘤,对兴奋肾素-血管紧张素系统的试验及抑制性试验均无反应。

(三)糖皮质激素可抑制性醛固酮增多症

糖皮质激素可抑制性醛固酮增多症是一种特殊类型的原醛症,较罕见,约占 1%。有显著的家族发病倾向,可能为常染色体显形遗传,肾上腺呈大、小结节性增生,血浆醛固酮浓度与血浆ACTH的昼夜节律平行,用生理替代性的糖皮质激素数周后可使醛固酮分泌量、血压、血钾恢复正常。从分子生物学研究方面有学者认为,其与醛固酮合成酶基因的异位表达有关,导致产生一种 11β-羟化酶-醛固酮合成酶嵌合体。正常时醛固酮合成酶在肾上腺小球状带表达,11β-羟化酶在束状带表达,后者受 ACTH 兴奋性调控。上述嵌合型基因的形成导致醛固酮合成酶在束状带异位表达,并受 ACTH 的调控。

（四）醛固酮癌

肾上腺癌引起原醛症者少见。肿瘤在组织学上与腺瘤的区别是在整个肿瘤内有特征性的厚壁血管。癌组织除分泌大量醛固酮外,往往还分泌其他激素,造成混合性综合征。患者血醛固酮可异常增高,而且对立卧位、ACTH 兴奋均无反应。癌的体积甚大,直径常超过 6 cm。

（五）异位醛固酮分泌腺瘤或癌

很罕见,可发生在肾、肾上腺的其余部分或卵巢。

三、临床表现与并发症

（一）高血压

高血压为最常出现的症状,一般不呈恶性演进,少数可表现为恶性进展,随着病情进展,血压渐高,大多数在 22.66/13.33 kPa(170/100 mmHg)左右,高时可达 28.00/17.33 kPa(210/130 mmHg)。

（二）钾耗损

大量醛固酮作用于肾远曲小管,使钠重吸收和钾排泄增加,钾从尿中丢失,尿钾增高,血清钾下降。低血钾可引起以下临床表现:①肌无力及周期性瘫痪,血钾愈低,肌肉受累愈重;②心律失常,可为期前收缩或阵发性心动过速,严重时可出现室颤;③尿多、夜尿多、烦渴,由于长期严重缺钾,肾小管空泡变性使肾浓缩功能障碍造成。

（三）碱中毒

细胞内大量钾离子丢失后,钠、氢离子从细胞内排出的能力下降,导致细胞内钠、氢离子增加,细胞内 pH 下降;细胞外液氢离子减少,pH 升高,出现代谢性碱血症。细胞外液碱中毒时,游离钙减少,可出现肢体麻木及手足搐搦。

（四）其他

儿童患者有生长发育障碍,与长期缺钾等代谢紊乱有关。缺钾时胰岛素释放减少、作用减弱,可出现糖耐量减低。糖皮质激素可抑制性醛固酮增多症患者多数有家族史,常在青少年时发病,有明显的遗传倾向,儿童期发病则影响其生长发育。

四、诊断与鉴别诊断

原醛症患者醛固酮分泌过多可造成肾小管对钠离子的重吸收和钾离子排出的增加,引起水、钠潴留及低血钾。血尿醛固酮测定值增高是本病的特征性表现和诊断的关键指标,但多种因素会影响其测定值,因此血肾素、血管紧张素Ⅱ测定、螺内酯试验、低钠试验、高钠试验等可用于辅助诊断。

（一）诊断

1.血(尿)钠、钾、血气分析

(1)大多数患者出现低血钾、高尿钾、高血钠,血钾多为 2～3 mmol/L,严重者更低,可低至

1.5 mmol/L 以下,低血钾多呈持续性,血钾<3.5 mmol/L,尿钾>25 mmol/L,血钾<3 mmol/L,尿钾>20 mmol/L,提示尿路失钾;血钠一般在正常高限或略高于正常。

(2)碱血症:血 pH 和二氧化碳结合力为正常或高于正常。持续性或间歇性低钾血症,血钠在正常范围上界或稍高,血 pH 轻度升高,尿 pH 中性或偏碱。尿钾增多,经常超过 25 mmol/24 h(胃肠道丢失钾所致低钾血症者,尿钾均低于15 mmol/24 h),肾脏浓缩功能减退,夜尿多>750 mL。唾液 Na^+/K^+ 比率<1,如 Na^+/K^+ 比率<0.4,则有醛固酮增多症的诊断意义(健康人唾液 Na^+/K^+ 比率>1)。

2.血浆肾素、血管紧张素Ⅱ测定

(1)测定方法:放射免疫法、高效液相-荧光检测法、酶联免疫吸附法。

(2)标本:血浆。首先在清晨静卧 4 小时后采血,测定基础值。继而患者立位 4 小时,并肌内注射呋塞米 20 mg,测血肾素活性和血管紧张素Ⅱ水平。肘静脉取血5 mL,拔出针头后注入酶抑制剂抗凝管中(采血管应有盖或塞),将管口封好后上下颠倒数次,混匀后即刻放入冰水浴中或 4 ℃冰箱中 1~2 小时,取出后4 ℃离心,分离血浆。

(3)参考值和参考范围。

1)肾素活性。①普通饮食:卧位肾素活性为 0.05~0.79 $\mu g/(L \cdot h)$;立位肾素活性为 1.95~3.99 $\mu g/(L \cdot h)$;②低钠饮食:卧位肾素活性为 0.70~5.96 $\mu g/(L \cdot h)$;立位肾素活性为 1.13~8.10 $\mu g/(L \cdot h)$。

2)血管紧张素Ⅱ。①普食:卧位时血管紧张素Ⅱ参考值为 15~97 pg/mL;立位时血管紧张素Ⅱ参考值为 19~115 pg/mL;②低钠:卧位时血管紧张素Ⅱ参考值为 36~104 pg/mL;立位时血管紧张素Ⅱ参考值为 45~240 pg/mL。

(4)临床诊断价值与评价。

1)醛固酮/肾素活性是目前最可靠的原醛症筛查实验室指标。目前大多数学者提出用血浆醛固酮与肾素活性的比值来鉴别原醛症或原发性高血压,如 PAC(ng/dL)/PRA[ng/(mL · h)]>25,高度提示原醛症的可能;而 PAC/PRA>35,则可确诊原醛症。如果同时满足 PAC/PRA>30且 PAC>20 ng/dL,其诊断原醛症的灵敏性为 90%,特异性为 91%。但是腺瘤患者醛固酮分泌也具有波动性,因此计算 PAC/PRA 比值时,最好采用立位 2 小时测定值,其诊断符合率较卧位值高。

2)患者清晨静卧 4 小时后测定 PRA 和血管紧张素Ⅱ水平均明显低于正常范围。立位 4 小时后测血 PRA 和血管紧张素Ⅱ水平,两者均无显著升高。健康人两者均显著升高。

3)原醛症患者血浆醛固酮水平增高而 PRA、血管肾张素Ⅱ均降低,在低钠饮食、利尿剂及站立体位等因素刺激下,PRA 也可无明显升高。

4)药物影响:β受体阻断滞剂、血管扩张剂、利尿剂及甾体激素、甘草、甲基多巴、可乐定、利血平等药物均影响体内肾素水平,一般要在停药 2 周后测定 PRA。若用利血平等代谢缓慢的药物,则应在停药 3 周后测定 PRA。不宜停药的患者可改服胍乙啶等降压药。

5)肾素分泌呈周期性变化,高钠饮食时 PRA 分泌减少,低钠饮食时 PRA 分泌增多;同一体位时早晨分泌量最多,中午至下午分泌量最少;肾素的分泌随年龄增加而减少;成年女性卵泡期最少,黄体期最多,并随年龄增加分泌量减少。

3.血、24 小时尿醛固酮测定

(1)测定方法:放射免疫法。

(2)标本:血清,血浆;24 小时尿液,留取 24 小时尿液,内加浓盐酸 10 mL 防腐。

(3)参考范围。

1)血液醛固酮参考范围如下。①卧位:男(218.8±94.2)pmol/L,女(254.8±110.8)pmol/L;②立位:男(537.4±177.3)pmol/L,女(631.6±246.5)pmol/L。

2)24 小时尿液醛固酮参考范围如下:①正常钠饮食:6～25 μg/24 h;②低钠饮食:17～44 μg/24 h;③高钠饮食:0～6 μg/24 h。

(4)临床诊断价值与评价。①血浆中醛固酮含量存在昼夜节律性分泌,一般晨起之前血浆中醛固酮水平最高。原醛症表现为血浆醛固酮明显增高,增生型原醛症患者立位时醛固酮明显增加。说明增生型患者醛固酮对肾素血管紧张素反应增强,而醛固酮瘤者立位时增加不明显,甚至下降。原醛症患者血、尿醛固酮均明显增高,可为参考值的 2～4 倍。②部分原醛症与原发性高血压患者的血浆醛固酮浓度有重叠,因此,仅用 PAC 作为筛选试验具有局限性。③继发性醛固酮增多症如肾性高血压、Bartter 综合征、充血性心力衰竭、肾病综合征、肝硬化腹水和肾素瘤等均可引起继发性醛固酮增多,与原醛症鉴别有赖于血浆肾素活性和血管紧张素水平的测定。④24 小时尿醛固酮:醛固酮降解后的主要产物为四氢醛固酮,均从尿中排出,其水平分别与卧位、立位血醛固酮以及卧位、立位醛固酮/肾素活性比值有较好的相关性。

4.18-羟皮质酮

(1)检测方法:放射免疫分析、高效液相色谱。

(2)标本:血清(浆)或 24 小时尿液。

(3)18-羟皮质酮参考范围:①血浆为 115～550 ng/L;②尿液为 1.5～6.5 μg/24 h。

(4)临床诊断价值与评价:18-羟-皮质酮为盐皮质激素,其分泌功能受 ACTH 和肾素-血管紧张素系统双重调节,生物效应主要为潴钠排钾。该结果对鉴别原醛症病理类型有重要价值。腺瘤型原醛症患者血浆 18-羟皮质酮较增生型原醛高;上午立位 4 小时,腺瘤型患者血浆 18-羟皮质酮明显下降,而增生型患者明显上升。原醛症患者的血浆 18-羟皮质酮水平升高,醛固酮腺瘤患者可见浓度＞1 000 ng/L;特发性醛固酮增多症患者仅为 550～1 100 ng/L。

5.18-羟皮质醇

(1)测定方法:放射免疫分析、高效液相色谱。

(2)标本:血清或血浆。

(3)18-羟皮质醇参考范围如下:成人普通饮食为 36～168 ng/L;钠钾平衡饮食(上午 8 时)为 36～105 ng/L。

(4)临床诊断价值与评价:普遍认为,18-羟皮质醇来源于肾上腺。研究发现,体外 18-羟皮质醇与糖皮质激素和盐皮质激素受体的亲和力约为 0.1%,18-羟皮质醇本身无生理活性。国外关于原醛症的研究发现,血浆 18-羟皮质醇水平在糖皮质激素可抑制性醛固酮增多症患者中可升高至正常值的 20～40 倍,腺瘤患者升高 2～10 倍;尿液的含量在 GSH 患者可升高 5～10 倍,腺瘤可升高 1.5～4 倍;而特发性醛固酮增多症的水平与正常值相重叠。原醛症三种亚型的 18-羟皮质醇水平无明显重叠,因此 18-羟皮质醇的测定有助于原醛症亚型之间的鉴别诊断,在原醛症的诊断和鉴别诊断中具有比较重要的意义。手术前后 18-羟皮质醇的变化也为原醛症腺瘤患者的手术治疗效果提供了一个较好的随访指标。另外,作为一种简便、快速的方法,18-羟皮质醇的测定有望成为在高血压人群中大规模筛选原醛症腺瘤和 GSH 患者的指标,以期早期诊断和治疗这类疾病。

6.18-氧皮质醇

(1)测定方法:放射免疫法。

(2)标本:血浆。

(3)18-氧皮质醇参考范围如下。普食:36～168 ng/L;成人(上午8时)钠钾平衡饮食:36～105 ng/L。

(4)临床诊断价值与评价:皮质激素可抑制性醛固酮增多症,一种常染色体显性病,糖皮质激素可抑制醛固酮分泌,18-氧皮质醇明显增多。

(二)鉴别诊断

原醛症主要需和以下一些可引起高血压和低血钾的疾病相鉴别。

1.原发性高血压因某种原因发生低血钾

原发性高血压因某种原因发生低血钾常见的病因是为降血压应用排钾利尿剂,引起尿钾丧失而未补钾或补钾量不足。需停药1个月并补钾,随后再观察药物影响是否清除。

2.伴高血压、低血钾的继发性醛固酮增多症

(1)因肾血管、肾实质性病变引起的肾性高血压,急进型恶性高血压致肾脏缺血而引起伴有高血压的继发性醛固酮增多症,其大部分患者也可有低血钾。一般来说,此种患者高血压病程进展较快,眼底改变较明显,肾动脉狭窄时腹部可闻到血管杂音,恶性高血压者常有心、脑、肾并发症,测定血浆醛固酮及肾素水平均增高。

(2)分泌肾素的肿瘤,因肾脏存在分泌肾素的肿瘤而致高肾素性醛固酮增多症,多见于青年人,高血压、低血钾甚为严重,血浆肾素活性极高。测定血浆醛固酮水平及肾素活性、行肾脏影像学检查等可确诊。

3.非醛固酮所致盐皮质激素过多综合征

患者呈高血压、低血钾性碱中毒,肾素-血管紧张素系统受抑制,但血、尿醛固酮不高,反而降低。

4.利德尔综合征

利德尔综合征为一种常染色体显性遗传性家族性疾病,表现为肾脏潴钠过多综合征,是因肾小管离子转运异常所致。临床表现为高血压、低血钾、碱中毒、尿钾排泄增多,但醛固酮分泌正常或稍低于正常,口服醛固酮拮抗剂螺内酯不能纠正低钾血症,仅有肾小管钠离子转运抑制剂氨苯蝶啶才可使尿排钠增加,排钾减少,血压恢复正常。故可用上述两种药物的治疗效果来进行鉴别。

五、治疗

(一)饮食治疗

低盐饮食。

(二)手术治疗

肾上腺肿瘤患者应做病侧肾上腺切除术,术前应给予短期低钠饮食和螺内酯治疗,以纠正高血压和低血钾的临床症状,增加手术的安全性和有助于术后肾素-血管紧张素-醛固酮轴的功能恢复。

(三)药物治疗

1.螺内酯

螺内酯为醛固酮的拮抗剂,并有轻度的类固醇合成酶抑制作用,由于特发性醛固酮增多症。

开始剂量:250 mg/(m^2·d),分 3～4 次口服,血压和电解质正常后减至维持量。主要不良反应为高血钾、低血钠、消化道症状和男性乳房发育,女性月经紊乱等。少数有皮疹,嗜睡及运动失调。

2.卡托普利

卡托普利为血管紧张素转化酶抑制剂,主要用于治疗特发性醛固酮增多症。一般剂量:开始量每天 1 mg/kg,最大量每天 6 mg/kg,分 3 次服用。

3.氨苯蝶啶

氨苯蝶啶为钠转运抑制剂,可抑制远曲小管对钠的回吸收,阻抑小管排钾,引起钠利尿,尿钾排出减少。常用剂量:2～4 mg/(kg·d),分 2 次服。主要不良反应是高血钾,偶见眩晕,变态反应,长期服用偶可导致肾结石。

4.硝苯地平

硝苯地平为钙通道阻滞剂,可阻断血管紧张素Ⅱ促进细胞外钙离子进入细胞内的作用,故可减少醛固酮的合成。一般剂量:0.1～0.2 mg/kg,每天 3 次。

5.地塞米松

地塞米松主要用于地塞米松可抑制性醛固酮增多症。剂量:每次 50 μg/kg,每天 3 次,最大量不超过 2 mg/d,服药 10～15 天即可见效,减量维持,需长期服用。多数患者需同时补充盐和小量降压药。

(孟　亮)

第六节　继发性醛固酮增多症

继发性醛固酮增多症(继醛症)是由于肾上腺外的原因引起肾素-血管紧张素系统兴奋,肾素分泌增加,导致醛固酮继发性的分泌增多,并引起相应的临床症状,如高血压、低血钾和水肿等。

一、病因

(一)有效循环血量下降所致肾素活性增多的继醛症

(1)各种失盐性肾病:如多种肾小球肾炎、肾小管性酸中毒等。

(2)肾病综合征。

(3)肾动脉狭窄性高血压和恶性高血压。

(4)肝硬化合并腹水以及其他肝脏疾病。

(5)充血性心力衰竭。

(6)特发性水肿。

(二)肾素原发性分泌增多所致继醛症

(1)肾小球旁细胞增生(Bartter 综合征)、Gitelman 综合征。

(2)肾素瘤(球旁细胞瘤)。

(3)血管周围细胞瘤。

(4)肾母细胞瘤。

二、病理生理特点

(一)肾病综合征、失盐性肾脏疾病

由于缺钠和低蛋白血症,有效循环血量减少,球旁细胞压力下降,使肾素-血管紧张素系统激活,导致肾上腺皮质球状带分泌醛固酮增加。

(二)肾动脉狭窄

肾动脉狭窄时,入球小动脉压力下降,刺激球旁细胞分泌肾素。

(三)醛固酮

85%在肝脏代谢分解,当患有肝硬化时,对醛固酮的清除能力下降,血浆醛固酮半衰期延长,有30分钟延长至60~90分钟。同时由于腹水的存在,刺激球旁细胞肾素分泌增多,两者均可导致患者醛固酮水平明显增高。

(四)特发性水肿

特发性水肿是由于不明原因的水盐代谢紊乱所致,水肿所产生的有效循环血量下降刺激肾素分泌增多,导致醛固酮水平增高。

(五)心力衰竭

心力衰竭可以使醛固酮的清除能力下降,且有效循环血量不足,均可兴奋肾素-血管紧张素系统,使醛固酮的分泌增加。

(六)Batter综合征(BS)

BS系常染色体显性遗传疾病,是Batter于1969年首次报道的一组综合征,主要表现为高血浆肾素活性,高血浆醛固酮水平,低血钾,低血压或正常血压,水肿,碱中毒等。病理显示患者的肾小球旁细胞明显增多,主要是肾近曲小管或髓袢升支对氯离子的吸收发生障碍,并伴有镁、钙的吸收障碍,使钠、钾离子重吸收被抑制,引起体液和钾离子丢失,导致肾素分泌增加和继发性醛固酮增多;前列腺素产生过盛;血管壁对血管紧张素Ⅱ反应缺陷;肾源性失钠、失钾;血管活性激素失调。

目前临床上将BS分为3型。

1.经典型

幼年或儿童期发病,有多尿、烦渴、乏力、遗尿(夜尿增多),有呕吐、脱水,肌无力,肌肉痉挛,手足搐搦,生长发育障碍。不治疗者可出现身材矮小。尿钙正常或增高,肾脏无钙质沉着。

2.新生儿型

多发病于新生儿,也可在出生前被诊断。胎儿羊水过多,胎儿生长受限,大多婴儿为早产。出生后几周可有发热、脱水,严重时可危及生命。部分患儿伴有面部畸形,生长发育障碍,肌无力,癫痫,低血压、多饮、多尿。儿童早期被诊断前通常有严重的电解质紊乱和相应的症状。常因高尿钙,早期即有肾脏钙质沉着。

3.变异型

变异型即Gitelman综合征(GS)。发病年龄较晚,多在青春期后或成年起病,症状轻。有肌无力,肌肉麻木,心悸,手足搐搦。生长发育不受影响。部分患者无症状,可有多饮、多尿症状,但不明显。部分患者有软骨钙质沉积,表现为受累关节肿胀疼痛。是BS的一个亚型,但目前也有人认为GS是一个独立的疾病。

（七）Gitelman 综合征（GS）

1966 年 Gitelman 等报道了 3 例不同于 BS 的生化特点的一种疾病，除了有低血钾性代谢性碱中毒等外，还伴有低血镁、低尿钙、高尿镁。血总钙和游离钙正常。尿钙肌酐比（尿钙/尿肌酐）≤0.12，而 BS 患者尿钙肌酐比＞0.12。GS 患者 100％有低血镁，尿镁增多，绝大多数 PGE_2 为正常。

（八）肾素瘤

肿瘤起源于肾小球旁细胞，也称血管周细胞瘤。肿瘤分泌大量肾素，可引起高血压和低血钾。本病的特点：①患者年龄轻，但高血压严重。②有醛固酮增多症的表现，有低血钾。③肾素活性明显增加，尤其是肿瘤一侧肾静脉血中。④血管造影可显示肿瘤。

（九）药源性醛固酮增多症

甘草内含有甘草次酸，具有潴钠排钾作用。服用大量甘草者，可并发高血压，低血钾，血浆肾素低，醛固酮的分泌受抑制。

三、临床表现

继发性醛固酮症由多种疾病引起，各有其本身疾病的临床表现，下述为本症相关的表现。

（一）水肿

原有疾病无水肿，出现继醛症时一般不引起水肿，因为有钠代谢"脱逸"现象。原有疾病有水肿（如肝硬化），发生继醛症可使浮肿和钠潴留加重，因为这些患者钠代谢不出现"脱逸"现象。

（二）高血压

因各种原因引起肾缺血，导致肾素-血管紧张素-醛固酮增加，高血压发生。分泌肾素的肿瘤患者，血压高为主要的临床表现。而肾小球旁细胞增生的患者，血压不高为其特征。其他继醛症患者血压变化不恒定。

（三）低血钾

继醛症的患者往往都有低血钾。

四、实验室检查与特殊检查

（1）血清钾为 1.0～3.0 mmol/L，血浆肾素活性多数明显增高，在 27.4～45.0 ng/（dL・h）〔正常值 1.02～1.75 ng/（dL・h）〕；血浆醛固酮明显增高。

（2）24 小时尿醛固酮增高。

（3）肾上腺动脉造影，目的是了解有否肿瘤压迫情况。

（4）B 型超声波探查对肾上腺增生或肿瘤有价值。

（5）肾上腺 CT 扫描，磁共振检查是目前较先进的方法，以了解肿瘤的部位及大小。

（6）肾穿刺，了解细胞形态，能确定诊断。

五、治疗

（一）手术治疗

手术切除肾素分泌瘤后，可使血浆高肾素活性、高醛固酮症、高血压和低血钾性碱中毒所致的临床症状恢复正常。

（二）药物治疗

1.维持电解质的稳定

低钾的患者补充钾盐是简单易行的方法,口服或静脉输注或肛内注入。手足搐搦或肌肉痉挛者可给予补钙、补镁。

2.抗醛固酮药物

螺内酯剂量根据病情调整,一般每天用量 $60\sim200$ mg。螺内酯可以拮抗醛固酮作用,在远曲小管和集合管竞争抑制醛固酮受体,增加水和 Na^+、Cl^- 的排泄,从而减少 K^+、H^+ 的排出。

3.血管紧张素转换酶抑制药

ACEI 应用较广,它可有效抑制肾素-血管紧张素-醛固酮系统,阻断 AT I 向 AT II 转化,有效抑制血管收缩,减少醛固酮分泌,帮助预防 K^+ 丢失。同时还可降低蛋白尿,降高血压等作用。

4.非甾体消炎药

吲哚美辛应用较广,它可抑制 PG 的排泄,并有效抑制 PG 刺激的肾素增高,保持血压对血管紧张素的反应性。另外,还有改善患儿生长发育的作用。GS 患者因 PGE_2 为正常,故吲哚美辛 GS 无效。

六、预后

BS 和 GS 两者均不可治愈,多数患者预后较好,可正常生活,但需长期服药。

（孟　亮）

第七节　库欣综合征

一、概述

库欣综合征是由于肾上腺皮质分泌过量的糖皮质激素（主要是皮质醇）所致,主要临床表现为满月脸、多血质、向心性肥胖、皮肤紫纹、痤疮、高血压和骨质疏松等。病因有多种,因垂体分泌 ACTH 过多所致者称为库欣病。

二、病因与发病机制

（一）垂体性库欣综合征

垂体性库欣综合征即库欣病,因垂体分泌过量的 ACTH 引起。库欣病患者占库欣综合征患者总数的 70％。70％～80％患者存在垂体 ACTH 微腺瘤（直径＜10 mm）,大部分病例发病位置在垂体,切除微腺瘤可治愈;其余为下丘脑功能失调,切除微腺瘤后仍可复发。ACTH 微腺瘤并非完全自主性,此组肿瘤分泌皮质醇可被大剂量地塞米松抑制。约 10％患者存在 ACTH 大腺瘤,可有蝶鞍破坏,并可侵犯邻近组织,极少数为恶性肿瘤,伴远处转移。少数患者垂体无腺瘤,而呈 ACTH 细胞增生,增生的原因尚不清楚,有些可能为下丘脑功能紊乱,CRH 分泌过多所致。此型患者肾上腺增生为双侧性,极少数为单侧性。

（二）异位 ACTH 综合征

垂体以外的肿瘤组织分泌过量有生物活性的 ACTH，使肾上腺皮质增生并分泌过量皮质醇，由此引起的库欣综合征为异位 ACTH 综合征。异位 ACTH 综合征占库欣综合征患者总数的 10%～20%。随着人们对本病认识的提高，本病的发生率会更高。异位分泌 ACTH 的肿瘤可分为缓慢发展型和迅速进展型两种。迅速进展型肿瘤瘤体大，恶性程度高，发展快，肿瘤较易发现。但常常因病程太短，典型的库欣综合征临床表现尚未显现患者已死亡。缓慢发展型肿瘤瘤体小，恶性程度低，发展慢，这类患者有足够的时间显现出典型的库欣综合征临床表现，临床上难以和垂体性库欣综合征鉴别。最常见的是肺癌（约占 50%），其次为胸腺癌和胰腺癌（各约占 10%）。

（三）原发性肾上腺皮质肿瘤

原发性肾上腺皮质肿瘤可为腺瘤（约占 20%）或腺癌（约占 5%）。这些肿瘤的生长和分泌功能为自主性，不受垂体 ACTH 的控制，此组肿瘤分泌皮质醇一般不被大剂量地塞米松抑制。肿瘤分泌大量皮质醇，反馈抑制垂体 ACTH 的释放，患者血中 ACTH 降低，肿瘤外同侧及对侧肾上腺皮质萎缩。引起皮质醇增多症的腺瘤一般较引起原发性醛固酮增多症者为大，直径多为 2～5 cm。引起皮质醇增多症的皮质腺癌一般体积较大，晚期可转移至淋巴结、肝、肺等处。切面常具坏死、出血，往往也有核异型和核分裂，但是不能只根据细胞的形态来决定肿瘤是否为恶性，而必须看肿瘤细胞是否浸润或穿过包膜，或侵入淋巴结、血管中。

（四）肾上腺皮质结节样增生

根据发病机制及病理变化特点可分为以下几种。①不依赖 ACTH 性双侧肾上腺皮质小结节样增生：此病又称原发性色素性结节性肾上腺病或皮质增生不良症。此病少见，患者多为儿童或青年，一部分为家族性。肾上腺皮质总重量不大，有多个小结节。皮质醇分泌过量，超大剂量地塞米松不能将其抑制；血 ACTH 低或测不到。目前认为此病是一种肾上腺的自身免疫性疾病。②不依赖 ACTH 性双侧肾上腺皮质大结节样增生：又称腺瘤样增生。表现为双侧性，体积可大于腺瘤，多个结节融合在一起。原因不明，多数学者认为是由于 ACTH 的过量分泌导致肾上腺皮质在增生的基础上形成结节。这些结节往往具有很强的自主性，血 ACTH 低或测不到，皮质醇的分泌一般不被大剂量地塞米松抑制。

三、临床表现与并发症

典型的病例比较容易诊断。患者有特殊的外貌，望诊即可明确诊断。有些病例需经过比较详细的实验室检查才能确诊。有些患者可在疾病早期以严重的生殖系统功能障碍为主，如女性出现闭经，男性出现勃起功能障碍。大多数患者因肥胖、乏力就诊。少数患者以高血压及糖尿病起病。以下分述各系统的表现。

（一）特征性外貌

患者大多呈特征性外观：满月面，向心性肥胖，腹部膨出，而四肢显得相对细小，锁骨上及颈背部有脂肪堆集，形成所谓"水牛"背。本病患者呈向心性肥胖者约占 60%，其余患者虽有不同程度肥胖，但不呈典型向心性，少数患者体形正常。大多数患者面部红润光泽，皮脂溢出现象明显，呈多血质外观。多血质外观的主要原因是由于蛋白质分解过度，皮肤变薄，血色易于显露。蛋白质分解过度使毛细血管壁抵抗力减低，皮肤容易发生瘀点及瘀斑。紫纹也为本病特征性表现之一，发生部位多见于下侧腹部、臀部、大腿部。紫纹的形状为中央宽、两端细，呈紫红或淡红色,常为对称性分布。

(二)心血管系统

约75%的库欣综合征患者有高血压。高血压的严重程度不一,50%以上患者舒张压超过13.33 kPa(100 mmHg)。一般在疾病早期,血压只轻微升高。病程长者,高血压的发生率增加,且严重程度也成比例增加。长期高血压可导致心、肾、视网膜的病理变化,心脏可肥大或扩大,但心力衰竭并不多见。经适当治疗,病愈之后,血压下降或恢复正常。

(三)精神症状

约有2/3患者有精神症状。轻者表现为情绪不稳定、烦躁易怒、焦虑、抑郁、注意力不集中及记忆力减退,欣快感较常见,偶尔出现躁狂。患者大多有失眠或早醒。严重者可出现精神变态,包括严重忧郁、幻觉、幻想、妄想狂,甚至企图自杀。

(四)性腺功能障碍

女性多数有月经紊乱或闭经,且多伴有不孕。男性患者睾丸小而软,男性特征减少,性欲减退,勃起功能障碍及前列腺缩小。如肾上腺皮质雄性激素分泌增多,可导致痤疮、女子多毛,严重者表现为女性男性化。

(五)糖代谢紊乱

糖代谢紊乱为本病重要表现之一,约70%病例有不同程度的糖代谢紊乱。其中一部分患者空腹血糖即高于正常,其余患者糖耐量试验显示糖耐量减退。糖皮质激素过多所致糖尿病的特点是,即使血糖很高,发生酮症者甚少,患者对胰岛素不敏感,微血管病变极罕见。皮质醇增多症被控制后,糖耐量可恢复正常。

(六)电解质紊乱

大量的皮质醇有潴钠排钾作用,从而引起高血压、水肿、多尿、低血钾。但明显的低血钾性碱中毒主要见于肾上腺皮质癌和异位ACTH综合征,可能与其分泌大量具有盐皮质激素作用的去氧皮质酮有关。

(七)骨质疏松

由于皮质醇促进蛋白分解,骨基质减少,钙沉着受影响,导致骨质疏松。骨质疏松以胸椎、腰椎及骨盆最为明显,患者常诉腰痛及全身疼痛。骨质疏松严重者,可出现脊椎压缩性骨折。

(八)对感染抵抗力减弱

皮肤真菌感染多见。化脓性细菌感染不易局限化,感染后炎症反应往往不显著,发热不高,易于漏诊。

(九)皮肤色素沉着

多见于异位ACTH综合征患者,因肿瘤产生大量的ACTH、人β-促脂解素、ACTH前身物氨基端肽,其内均包含有促黑色素细胞活性的肽段,使皮肤色素明显加深。

四、诊断与鉴别诊断

(一)临床诊断

库欣综合征的诊断一般分两步:①确定是否为库欣综合征,必须有高皮质醇血症的实验室依据;②进一步检查明确库欣综合征的病因。患者若有满月面、向心性肥胖、水牛背、皮肤紫纹、多血质、皮肤薄等典型临床表现,则可为库欣综合征的诊断提供重要线索。有典型临床表现者约占80%,其余的可只有其中的几项。有些患者表现不典型,须和其他疾病如单纯性肥胖、高血压、糖尿病、多囊性卵巢综合征等相鉴别。有典型临床表现者,亦应除外因长期应用糖皮质激素或饮用乙醇饮料引起的类库欣综合征。

影像检查对库欣综合征的病因鉴别及肿瘤定位是必不可少的。首先应确定肾上腺是否有肿瘤。目前,肾上腺 CT 薄层扫描及 B 超检查已为首选。肾上腺放射性核素[131]I-胆固醇扫描对区别双侧肾上腺增生还是单侧肾上腺肿瘤有较大价值。若影像学检查提示肾上腺双侧增生,则应检查是否有垂体瘤或垂体以外的异位 ACTH 分泌瘤的可能。垂体 ACTH 瘤中 80%~90% 为微腺瘤,目前分辨率最好的蝶鞍 CT 的微腺瘤发现率为 60%,蝶鞍 MRI 检查优于 CT。放射介入技术的引入对库欣综合征的病因和定位诊断更为精确。选择性双侧岩下窦取血测定 ACTH、肾上腺静脉取血测定皮质醇和醛固酮,以及分段取血测定 ACTH 技术能更加明确垂体 ACTH 瘤、异位 ACTH 瘤或肾上腺肿瘤的诊断。

(二)检验诊断

各型库欣综合征均有糖皮质激素分泌异常、皮质醇分泌增多,失去昼夜分泌节律,且不能被小剂量地塞米松抑制。24 小时尿游离皮质醇和尿 17-羟皮质类固醇排泄升高。血尿常规和生化测定可为本病的诊断提供线索,但确诊依赖皮质醇与 ACTH 的实验室结果与动态试验。

1.血液常规

库欣综合征患者的红细胞和血红蛋白增多,中性粒细胞增高,嗜酸性粒细胞、淋巴细胞减少。

2.血糖、电解质

库欣综合征患者的血清钾偏低,血糖偏高,葡萄糖耐量试验减退。

3.血、唾液皮质醇的测定及其昼夜节律变化

(1)测定方法:放射免疫分析、化学发光免疫分析。

(2)标本:血清、血浆、唾液。血清标本在室温下放置不宜超过 8 小时;如血清标本 8 小时内不能进行检测,则应置 2~8 ℃保存,2~8 ℃冷藏不宜超过 48 小时。超过 48 小时不能检测的标本应置−20 ℃以下保存。避免反复冻融。

(3)参考范围。①血皮质醇在上午 8 时的参考值为 140~690 nmol/L,下午 4 时:80~330 nmol/L;②唾液皮质醇为 8.39~8.99 nmol/L,午夜超过 7.5 nmol/L(0.27 μg/dL),清晨超过 26.7 nmol/L(1.0 μg/dL)即可诊断;但各实验室应建立自己的正常值范围。

(4)临床诊断价值和评价。①库欣综合征患者血浆皮质醇水平增高。②血皮质醇浓度的变化有节律,一般上午最高,下午逐渐下降,夜间及清晨最低。库欣综合征时血中皮质醇虽基本维持正常的昼夜节律形式,但波动甚大,而基础水平高于正常。③因唾液中只存在游离状态的皮质醇,并与血中游离皮质醇浓度平行,且不受唾液流率的影响,故唾液皮质醇水平的昼夜节律改变和午夜皮质醇低谷消失是库欣综合征患者较稳定的生化改变。④血浆皮质醇水平实际上反映体内 ACTH 的水平。因此除近期服用氢化可的松或可的松外,影响血 ACTH 水平的因素如昼夜节律、应激状态、生活事件及激素类用药均可导致血浆皮质醇水平的异常波动。而血浆皮质醇的半衰期为 80 分钟,长于 ACTH,因此血浆皮质醇对外来刺激反应稍滞后于 ACTH。这可影响血浆皮质醇和 ACTH 同步测定的意义。⑤由于雌激素可诱导肝脏皮质醇结合蛋白合成增加,因此孕妇和口服避孕药者日间皮质醇水平往往可达 50 μg/dL,但皮质醇和皮质类固醇结合球蛋白解离速度很快,故应以入睡后 1 小时皮质醇测定值为准。⑥甲状腺素可调节皮质醇的代谢速度,但不影响下丘脑-腺垂体-肾上腺轴的反馈,因此甲亢和甲减时均不影响血浆皮质醇的水平。⑦体重对皮质醇无很大影响,但严重营养不良可影响皮质醇的代谢,使血皮质醇水平升高。年龄与血

浆皮质醇水平无关,但出生9个月到1年的婴儿体内尚未建立昼夜节律,且刚出生几天内血皮质醇水平低于皮质酮,故此时血浆皮质醇水平偏低。

4.24小时尿游离皮质醇

(1)检测方法:同血皮质醇。

(2)标本:24小时尿液。塑料容器中预先加入33％乙酸或盐酸20 mL,置冰块上,准确留取24小时尿,记录尿量,混合后用有盖试管取约10 mL置冰盒内送检。

(3)参考范围:88.3～257.9 nmol/24 h。

(4)临床诊断价值和评价。①体内的游离型和结合型皮质激素及它们的代谢产物90％以上从尿中排泄,未被蛋白结合的部分(包括葡萄糖醛酸苷、硫酸酯和游离皮质醇)都从尿排出。尿游离皮质醇测定对诊断高皮质醇血症的患者灵敏度高,且患者与健康人的数值几乎没有重叠,仅1％～2％可能有重叠,尿游离皮质醇排出与血皮质醇呈正比。增多见于皮质醇增多症、甲状腺功能亢进症、部分单纯性肥胖者及先天性肾上腺增多症。减少则见于肾上腺皮质功能减退症、垂体前叶功能减退、甲状腺功能减退症、全身消耗性疾病、恶病质和肝硬化等,结果<27.6 nmol/24 h可排除库欣综合征,但低值不能诊断皮质功能低下,因留取标本、肾脏疾病等因素可导致错误结果,应做兴奋试验。②24小时尿游离皮质醇在诊断皮质醇症方面,其特异性及准确性远较17-羟类固醇及17-酮类固醇为优。24小时尿游离皮质醇测定可以避免血皮质醇的瞬时变化,也可以避免血中皮质类固醇结合球蛋白浓度的影响,对库欣综合征的诊断有较大的价值,诊断符合率达90％～100％。值得注意的是,非库欣综合征中也有7％～8％患者的24小时尿游离皮质醇升高,且利尿剂和进高盐饮食,也可使尿游离皮质醇增高。

5.血浆ACTH

(1)测定方法:放射免疫分析、化学发光免疫分析。

(2)标本:血清、血浆。血浆标本应用塑料管分装,不应用玻璃试管,血清标本在室温下保存不应超过8小时,2～8 ℃冷藏不应超过48小时,可在－20 ℃以下长期保存,避免反复冻融。血浆ACTH的半衰期仅为8分钟左右,在室温下不稳定,可被血细胞和血小板的酶降解,并可黏附于玻璃和塑料表面致使所测值偏低。

(3)参考范围:0～18.9 pmol/L。

(4)临床诊断价值和评价:库欣综合征可引起血中ACTH升高。患者处于如发热、疼痛、外伤等急性应激状态时,ACTH分泌均会升高。而严重抑郁症,尤其是老年患者体内的ACTH水平也高于健康人。

6.尿17-羟皮质类固醇(17-OHCS)

(1)方法:液相色谱法。

(2)标本:24小时尿,以醋酸或盐酸10 mL防腐,记录尿量。

(3)参考范围:8岁以下<4.1 μmol/24 h尿(1.5 mg/24 h尿);8～12岁<12.4 μmol/24 h尿(4.5 mg/24 h尿);12～18岁为6.4～29.7 μmol/24 h尿(2.3～10.9 mg/24 h尿);成年男性为8.3～33.2 μmol/24 h尿(3.1～12 mg/24 h尿);成年女性为6.9～27.6 μmol/24 h尿(2.5～10 mg/24 h尿)。

(4)临床诊断价值和评价。

1)17-OHCS增多见于:①库欣病、库欣综合征、异位ACTH肿瘤;②肾上腺性征异常综合征、11-β羟化酶缺乏症;③甲状腺功能亢进症、肥胖症、手术、各种应激。

2)17-OHCS 减少见于：①肾上腺皮质功能减退（原发或继发）、艾迪生病，血浆 ACTH 升高，ACTH 刺激试验无反应或反应减低；②垂体功能减退症，如 ACTH 单独缺乏、希恩综合征；③先天性肾上腺皮质增生症如 21-羟化酶缺陷症、17-羟化酶缺陷症；④医源性皮质功能减退症，如长期使用类固醇皮质激素、肾上腺皮质失用性萎缩；⑤其他原因，如甲状腺功能减退症、肝硬化、肾功能不全等。

（三）鉴别诊断

1.单纯性肥胖

肥胖可伴有原发性高血压、糖耐量减低、月经稀少或闭经，皮肤也可能出现皮纹、痤疮、多毛，24 小时尿 17-OHCS 和 17-KS 排出量比正常升高，与库欣综合征表现相似。但单纯性肥胖脂肪分布不是向心性，而是分布对称均匀，无皮肤菲薄及多血质改变，皮纹大多为白色，有时可为淡红色，但一般较细。血浆皮质醇、24 小时尿游离皮质醇、24 小时尿检查均在正常范围；小剂量地塞米松抑制试验大多能被抑制；X 线检查蝶鞍无扩大，亦无骨质疏松；B 超检查双侧肾上腺无异常发现。

2.2 型糖尿病性肥胖

2 型糖尿病可有肥胖、高血压，检查有糖耐量降低、24 小时尿 17-OHCS 偏高，需与之鉴别。但与库欣综合征有下列不同：血浆皮质醇正常，正常昼夜节律存在；24 小时尿游离皮质醇正常；其肥胖亦非向心性。

3.颅骨内板增生症

多见于女性，临床表现有肥胖、多毛症、高血压及神经精神症状，需与之鉴别。但与库欣综合征不同在于：其肥胖以躯干及四肢显著；无皮质醇分泌过多引起的代谢紊乱表现；颅骨 X 线片显示额骨及其他颅骨内板增生，而无蝶鞍扩大改变；无骨质疏松改变。

五、治疗

库欣综合征治疗的目标为：①将每天皮质醇分泌量降至正常范围；②切除任何有害健康的肿瘤；③不产生永久性内分泌缺陷；④避免长期激素替代。

库欣综合征是由脑垂体 ACTH 分泌过多造成的，直接处理垂体似乎更合理，以使库欣综合征患者的临床征象、ACTH 和皮质醇的水平恢复到正常。实际上，除肾上腺皮质腺瘤手术切除有良好的效果外，还没有一种疗法是完美无缺的。当前的主要治疗手段包括手术、放疗及药物治疗。

（一）垂体性库欣综合征

垂体切除术主要用于那些具有较大垂体瘤的库欣综合征患者。如果保留垂体，可能会侵犯视神经或由于压迫周围组织造成神经学上的损伤。全垂体切除的不利之处为常规通过前额途径，是一个大手术，而且随着垂体的切除会导致垂体其他功能的低下。早在 1970 年经蝶垂体瘤摘除术开展前已广泛开展，该手术如果由有经验的外科医师施行，治愈率提高，并发症非常小，而且很少复发。

垂体手术前应先行垂体 CT 检查，做好垂体肿瘤的定位诊断。部分垂体较大腺瘤以及可由 CT、MRI 定位的微腺瘤均可通过经鼻经蝶鞍垂体微腺瘤摘除。有人报道 CT 扫描未能找到垂体微腺瘤者，经鼻经蝶手术探查时，90％患者仍能发现微腺瘤。术前测定岩窦下静脉血和周围静脉血 ACTH 比值，以及进一步测定双侧岩窦静脉血 ACTH 的差别，则能帮助确定是否存在垂体微腺瘤及定位垂体腺瘤。患者术后可能出现激素撤退症状,需补充生理剂量的肾上腺糖皮质激素直到下丘脑-垂体-肾上腺(HPA)轴恢复正常;对于症状严重者,可短期静脉内使用超生理剂量的肾上腺糖皮质激素治疗。建议在术后第1周内停用肾上腺糖皮质激素或改用小剂量地塞米松,测定上午的血清皮质醇浓度以评估手术效果。如停用激素,必须密切观察患者是否出现肾上腺皮质功能不全症状。

垂体放射治疗一直是作为库欣综合征行肾上腺切除术后,对垂体肿瘤的一种补充治疗。对怀疑垂体肿瘤手术切除不彻底或晚期垂体肿瘤合并心肾功能不全、糖尿病、年老体弱者,也可考虑放射治疗。垂体放射治疗的类型有两种,一种是外照射,通常采用高能直线加速器治疗,也可应用^{60}Co行大剂量垂体照射,此法虽然有一定的疗效,但远期并发症多,如放射性脑病、脑软化等;另一种是内照射,将^{198}Au或^{90}Y植入垂体内行内照射,有效率为65%,一般对垂体功能无明显不良影响。总之,垂体放疗照射定位不精确,照射剂量无法准确控制,容易损伤垂体周围组织,疗程长,疗效出现慢,并发症多,常不被患者所接受。近年来,国内、外兴起的立体定向放射外科治疗技术为垂体腺瘤的治疗开辟了新途径。立体定向放射外科是利用立体定向的方法,选择性地确定正常及病变组织的颅内靶点,使用大剂量管束电离射线,精确地集中照射靶点而产生局灶性组织破坏,达到治疗疾病的目的。

对库欣综合征,在有条件的地区应首选针对垂体ACTH瘤进行治疗,可采用经鼻、经蝶手术或立体定向放射治疗。对垂体手术疗效不满意者或影像学无垂体瘤表现的患者,可针对ACTH的靶器官肾上腺进行手术治疗,通常采取一侧肾上腺全切、另一侧大部切除+垂体放射治疗。这样一方面去除皮质醇的来源,使库欣病得到缓解;另一方面保留的部分肾上腺仍具有分泌功能,可免除长期替代治疗。垂体肿瘤的积极治疗或放疗又可以预防术后Nelson综合征的发生。常将两侧肾上腺手术分两期进行,先行病变明显的一侧肾上腺全切除,再观察随访。此法既明确了诊断,又可经腰部切口手术,手术风险小。如术后内分泌症状基本缓解,可继续随访;如临床症状和实验室检查指标显示皮质醇增多仍很明显,则应择期对另一侧肾上腺再行大部切除(80%)。有学者主张,在双侧肾上腺全切除后再行部分肾上腺组织自体移植术。但因难以做到带血管蒂移植,往往以组织块种植为主,所以成活率不高。随着临床移植技术的提高,近年来肾上腺组织自体种植的成活率已有所提高。有报道显示,种植成活的肾上腺组织也能有效地分泌部分皮质激素,至少能减少糖皮质激素的替代治疗量。

(二)肾上腺病变的处理

1.肾上腺肿瘤

肾上腺肿瘤包括肾上腺皮质腺瘤和腺癌。

腺瘤的治疗方法简单,只要诊断明确,可行腺瘤切除。术前定位明确者经腰部第10或11肋间切口,术前定位不明确者可经腹切口行双侧肾上腺探查。腺瘤大多有包膜,容易分离,可完整摘除。如边界不清,可行同侧肾上腺切除术。目前,大多数肾上腺腺瘤可行经腹或经后腹腔途径的腹腔镜手术。腹腔镜手术具有创伤小、恢复快等优点,已逐步替代开放性手术成为肾上腺手术的金标准。腺瘤多数为单侧性,而对侧肾上腺往往是萎缩的,所以术后恢复期激素的调整非常重要。由于术中解决应激状态及术后的替代治疗常使用大剂量糖皮质激素,使下丘脑及垂体进一步遭受抑制,所以术后在了解肾上腺皮质功能的条件下,逐渐减少激素用量。单侧肾上腺切除者术中给予氢化可的松100 mg静脉滴注,术后维持1~2天。若对侧肾上腺萎缩者,则在补充皮质激素的同时应用ACTH。一侧全切另一侧部分切除者,应用氢化可的松从300 mg/d逐步减量,1周后改为口服泼尼松,25 mg/d,逐步减量到12.5 mg/d,视情况维持2~3周。在停止替代治疗前应全面了解肾上腺皮质功能,如化验尿17-OHCS、17-KS以及血尿皮质醇等。如1年以上肾上腺功能仍不能恢复者,恐怕需要终身替代治疗。双侧肾上腺全切除者需终身服用皮质激素。

肾上腺皮质腺癌也以手术治疗为主,越早越好,早期尚未转移者疗效为佳。对肿瘤局限于肾上腺区域者,行单侧肾上腺根治性切除术;若肿瘤已发生远处转移,原发肿瘤组织和转移处均应尽力切除,这样可提高药物治疗和局部放疗的效果。对肿瘤小、边界清晰者,可经腰背切口。肿瘤较大、界限不清或有浸润者,可取胸腹联合切口或单侧肋缘下弧形切口,将肿瘤、肾上腺、同侧淋巴结一并切除。对侵犯肾脏、下腔静脉壁或腔静脉有瘤栓者,应做同侧肾切除、腔静脉壁的部分切除和腔静脉瘤栓取出术。肾上腺皮质癌发展快,淋巴转移早,发现时约2/3患者已有周围组织的浸润,患者术后5年存活率仅25%,预后差。

2.原发性肾上腺皮质增生

这类患者往往血ACTH降低,而影像学检查又无法发现肾上腺区域明显的占位性病变。有学者认为对这类患者应首先行病变严重(即体积较大侧)一侧肾上腺全切除术,如症状缓解满意,则可继续随访观察;如症状仍较严重,可再行另一侧肾上腺大部切除术。此类患者术后预后比较好,常不需终身激素替代措施。

(三)异位ACTH综合征

对于异位ACTH综合征,首选的治疗方法是切除原发肿瘤,切断异位ACTH分泌的来源。但往往明确诊断时,肿瘤已无法切除。此时,一方面可行肿瘤的化疗、放疗,另一方面可应用药物治疗减轻库欣综合征的症状。在以下情况,也可选用双侧肾上腺全切或一侧全切、另一侧次全切以缓解症状:①异位ACTH综合征诊断明确,但未找到原发肿瘤;②异位ACTH肿瘤已广泛转移,无法切除,而高皮质醇血症症状严重;③异位ACTH肿瘤已经找到,但无法切除,患者情况尚能接受肾上腺手术。

(四)药物治疗

药物治疗是库欣综合征治疗的一个重要方面,但只是一种辅助治疗,适用于衰弱或新近心肌梗死不能手术者,以及垂体、异位ACTH肿瘤或肾上腺肿瘤未能成功切除者。影响肾上腺分泌的有酮康唑、氨鲁米特、美替拉酮和米妥坦;影响ACTH分泌的有赛庚啶和溴隐亭。无论是作用于垂体或肾上腺,均需长期服药,且有一定的不良反应,不能达到完全治愈的效果。

1.皮质醇合成抑制剂

(1)酮康唑:是咪唑类似物,对碳链酶及17-羟化酶均有抑制作用。用法:每次0.3 g,每天3次口服。皮质醇水平降至正常后适当减量。不良反应:肾上腺皮质功能不足、肝功能异常和肝脏毒性反应。

(2)氨鲁米特:是格鲁米特的衍生物,主要作用是阻断胆固醇向孕烯醇酮的转变,同时也阻断甲状腺素的合成。用法:每次0.25 g,每天3次口服。用药1~2周后,库欣综合征的临床表现可获得不同程度的缓解。不良反应:头痛、头晕、皮疹及胃不适等。

(3)美替拉酮:甲吡酮,为11β-羟化酶的抑制剂。价格昂贵,国内很少应用。用法:每天1~2 g,分4次口服。

2.ACTH抑制剂

(1)赛庚啶:为5-羟色胺受体拮抗剂。垂体性库欣综合征患者ACTH分泌增加可能与5-羟色胺的紊乱有关。Krieger 等首先提出用赛庚啶治疗库欣综合征,每天服用 24 mg,3～6 个月后可见血浆 ACTH 及皮质醇下降,临床症状缓解,但不是全部患者都有效。文献曾报道 40 例,取得满意缓解的达 60%。在体外已证实,该药对肿瘤或分泌 ACTH 的异位肿瘤有直接效应。用法:每次 8 mg,每天 3 次口服,连续 6 个月以上。不良反应:嗜睡、口干、恶心、眩晕等,大剂量时可出现精神错乱和共济失调。

(2)甲磺酸溴隐亭:为多巴胺受体激动剂,大剂量能抑制 CRF、ACTH 分泌。一项研究中,口服 2.5 mg 溴隐亭之后,13 例患者中有 6 例血浆 ACTH 和皮质醇明显下降。1 例异位 ACTH 分泌的支气管类癌患者,ACTH 亦被抑制。用法:5～10 mg,每天分 3～4 次口服。不良反应:口干、恶心、呕吐、便秘、头晕、直立性低血压、失眠、小血管痉挛等。

(孟　亮)

第八节　糖尿病乳酸性酸中毒

体内的碳水化合物代谢产生两种乳酸同分异构体,即左旋乳酸(L-乳酸)和右旋乳酸(D-乳酸)(图 6-1)。因此,乳酸性酸中毒应分为 L-乳酸性酸中毒和 D-乳酸性酸中毒两类。但是,一般情况下的乳酸性酸中毒仅指 L-乳酸性酸中毒。机体乳酸产生过多和(或)其清除减少引起血 L-乳酸明显升高($\geqslant 5$ mmol/L),导致代谢性酸中毒(血碳酸氢盐$\leqslant 10$ mmol/L,动脉血气 pH $\leqslant 7.35$),称为 L-乳酸性酸中毒(简称乳酸性酸中毒),而 D-乳酸性酸中毒是指血清 D-乳酸 $\geqslant 3$ mmol/L 的临床状态。血乳酸增高而无血 pH 降低称为高乳酸血症。在糖尿病基础上发生的乳酸性酸中毒称为糖尿病乳酸性酸中毒(DLA),亦应包括糖尿病 L-乳酸性酸中毒(常见)和糖尿病 D-乳酸性酸中毒(少见)两种。糖尿病乳酸性酸中毒的发病率在 0.25%～4%,多发生于服用大量苯乙双胍伴肝肾功能不全和心力衰竭等的糖尿病患者,虽不常见,但后果严重,死亡率高。

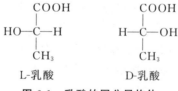

图 6-1　乳酸的同分异构体

一、病因与分类

乳酸性酸中毒可分为 L-乳酸性酸中毒和 D-乳酸性酸中毒两类,其病因与分类见表 6-1。

表 6-1　乳酸性酸中毒的病因与分类

L-乳酸性酸中毒(常见)	药物
组织缺氧型	双胍类
心力衰竭	果糖
心源性休克	山梨醇/木糖醇
窒息	反转录蛋白酶抑制剂(AIDS)

续表

脓毒败血症	中毒
非组织缺氧型	甲醇/乙二醇
糖尿病	一氧化碳中毒
恶性肿瘤	D-乳酸性酸中毒(少见)
肝衰竭	生成过多
肾衰竭	胃肠手术
严重感染	短肠综合征
先天性代谢疾病	肠外营养
1型糖原贮积症	代谢障碍(亚临床酸中毒)
丙酮酸脱氢酸缺陷症	糖尿病
丙酮酸羟化酶缺陷症	新生儿
果糖1,6-二磷酸酶缺陷症	严重缺血缺氧
线粒体呼吸链病	创伤

(一)L-乳酸和D-乳酸的来源和代谢不同

1.L-乳酸来源与代谢

正常人血清中的L-乳酸来源于细胞代谢,以左旋乳酸为主,葡萄糖分解代谢生成的丙酮酸大部分经三羧酸循环氧化供能,但在缺氧或氧利用障碍时,大部分丙酮酸则在乳酸脱氢酶的作用下还原为乳酸。机体内产生乳酸的部位主要为红细胞(无线粒体)、骨骼肌、皮肤和神经等代谢活跃的组织;在氧供不充足时,人体绝大多数组织都能通过糖酵解途径生成乳酸。当人体在剧烈运动时,组织处于相对缺氧的生理状态;一些疾病(休克、心功能不全造成组织低灌注以及窒息或严重贫血造成低氧状态)也可导致机体处于缺氧的病理状态,均可使体内无氧糖酵解增强,乳酸生成增多。

2.D-乳酸来源与代谢

人类缺乏D-乳酸脱氢酶,仅能通过D-α-羟酸脱氢酶生成丙酮酸(图6-2)。由甲基乙二醛途径生成的D-乳酸很少,仅11～70nmol/L,尿D-乳酸＜0.1 μmol/h。但在某些情况下,肠道细菌可产生大量D-乳酸,使血清D-乳酸升高数百至数千倍。此外,外源性D-乳酸或L-乳酸可来源于发酵食品(如腌菜和酸奶等)。D-乳酸在组织中的转运依赖于质子-依赖性单羧酸盐转运体(MCT1～8),表达MCT的组织很多,如视网膜、骨骼肌、肾脏、肝脏、脑组织、胎盘、血细胞、毛细血管内皮细胞、心肌细胞和肠黏膜细胞等。

(二)肝/肾是利用和清除L-乳酸的主要器官

正常情况下,肝脏可利用机体代谢过程中产生的乳酸为底物,通过糖异生合成葡萄糖,即所谓的Cori循环,或转变为糖原加以储存,少量乳酸经肾自尿液排出,机体乳酸的产生和利用之间保持平衡,血乳酸浓度相对恒定。若血乳酸明显升高,大大超过肝脏的处理能力,同时超过乳酸肾阈值(7.7 mmol/L),则可通过肾脏由尿中排泄,因此在肝肾功能不全时,易出现高乳酸血症,严重时可发生乳酸性酸中毒。

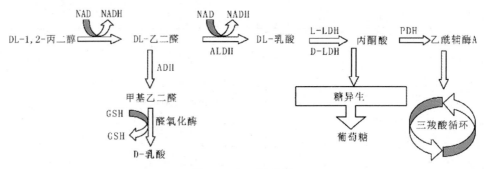

图 6-2　乙二醇代谢

注：glycol：乙二醇；ADH：alcohol dehydrogenase，醇脱氢酶；ALDH：aldehyde dehydrogenase，醛脱氢酶；GSH：reduced glutathione，还原型谷胱苷肽；PDH：pyruvate dehydrogenase，丙酮酸脱氢酶；L-LDH：L-lactate dehydrogenase，L-乳酸脱氢酶；D-LDH：D-lactate dehydrogenase，D-乳酸脱氢酶

乳酸产生过多见于：①休克和左心功能不全等病理状态造成组织低灌流；②呼吸衰竭和严重贫血等导致动脉血氧合降低，组织缺氧；③某些与糖代谢有关的酶系（葡萄糖-6-磷酸脱氢酶、丙酮酸羧化酶和丙酮酸脱氢酶等）的先天性缺陷。乳酸清除减少主要见于肝肾功能不全。临床上，大多数的乳酸性酸中毒患者均不同程度的同时存在着乳酸生成过多及清除的障碍。

（三）缺氧/疾病/药物/中毒引起 L-乳酸性酸中毒

L-乳酸性酸中毒可分为组织缺氧型（A 类）和非组织缺氧型（B 类）两类。

1.组织缺氧型乳酸性酸中毒（A 类）

A 类常见于心力衰竭、心源性休克、窒息、一氧化碳中毒或脓毒败血症等，此时因缺氧导致了大量乳酸产生，远超过机体的清除能力，同时也可能伴有清除能力下降。T2DM 患者常并发心血管疾病，因此也可表现为此类。在各种休克的抢救过程中，常需使用较大剂量的儿茶酚胺类升压药。许多缩血管药物可恶化组织灌注，细胞缺血、缺氧更为严重。细胞内，尤其是线粒体的呼吸链缺氧可导致严重的高乳酸血症。有些患者的血乳酸升高不明显，但乳酸/丙酮酸或乳酸/酮体总量比值明显升高，这部分患者的死亡率更高。乳酸/丙酮酸比值升高及高乳酸血症持续的时间越长，多器官衰竭和死亡的概率也越高。

2.非组织缺氧型乳酸性酸中毒（B 类）

B 类即无明显低氧血症或循环血量不足。B 类又可分为 B-1、B-2 和 B-3 型。

（1）B-1 型：见于糖尿病、恶性肿瘤、肝功能衰竭、严重感染及肾衰竭等情况。

（2）B-2 型：多由于药物及毒物引起，主要见于双胍类口服降糖药、果糖、山梨醇、木糖醇、甲醇和乙二醇等的中毒。用反转录蛋白酶抑制剂治疗 HIV 感染时，常发生继发性脂肪营养不良（外周性脂肪萎缩伴中枢性肥胖）和肝损害，患者往往还并发乳酸性酸中毒（NRTI-LD 综合征）。长期使用抗反转录病毒治疗时，还可发生严重的多器官衰竭-乳酸性酸中毒综合征。有人用大剂量硫胺（维生素 B₁）治疗取得较好效果。

（3）B-3 型：由于先天性代谢疾病所致，常见者为葡萄糖-6-磷酸酶缺陷（Ⅰ型糖原贮积症）、丙酮酸脱氢酸缺陷、丙酮酸羟化酶缺陷、果糖 1,6-二磷酸酶缺陷及线粒体呼吸链的氧化磷酸化障碍等情况。细胞的氧化磷酸化在线粒体呼吸链上进行。参与呼吸链氧化磷酸化的酶类很多，这些酶可因先天性缺陷或后天性病变及毒物中毒而发生功能障碍。这类疾病是线粒体病中的一种类型——线粒体呼吸链病（MRCD）。线粒体呼吸链病可为局限性（如仅发生于肝脏）或泛发性（肝、脑和肌肉细胞等）。局限于肝脏的线粒体呼吸链病的最优治疗是肝移植,但必须选择好肝移植的受体对象。

此外,无论是儿童或成年人的短肠综合征患者均易发生乳酸性酸中毒,其发生机制未明。

二、常见诱因和临床表现

糖尿病存在乳酸利用缺陷。当感染、糖尿病酮症酸中毒、高渗性高血糖状态或缺氧时容易造成乳酸堆积和乳酸性酸中毒。糖尿病患者易发生糖尿病乳酸性酸中毒是因为:①糖尿病患者常伴有丙酮酸氧化障碍及乳酸利用缺陷,平时即有血乳酸轻度升高,因此在存在乳酸性酸中毒诱因时,更易发生乳酸性酸中毒;②糖尿病性急性并发症如感染、脓毒血症、糖尿病酮症酸中毒（DKA）和非酮症高渗性糖尿病昏迷等时可造成乳酸堆积,因此乳酸性酸中毒可与糖尿病酮症酸中毒或非酮症高渗性糖尿病昏迷同时存在;③糖尿病患者可合并心、肝、肾脏疾病或（和）并发心、肝、肾脏损害,可造成组织器官血液灌注不良和低氧血症;同时由于糖化血红蛋白增高,血红蛋白携氧能力下降,更易造成局部缺氧,这些均可引起乳酸生成增加。此外,肝脏及肾脏功能障碍又可影响乳酸的代谢、转化及排出,进而导致乳酸性酸中毒。

（一）双胍类药物诱发 L-乳酸性酸中毒

糖尿病患者常服用双胍类药物,因其能增强糖的无氧酵解,抑制肝脏和肌肉对乳酸的摄取,抑制糖异生作用,故有致乳酸性酸中毒的作用,特别是高龄,合并心、肺、肝和肾疾病的糖尿病患者长期、大剂量服用苯乙双胍（用量＞100 mg/d）时,易诱发乳酸性酸中毒,但在国内因苯乙双胍导致乳酸性酸中毒的报道较少,其原因可能与用量较小有关。二甲双胍仅使血乳酸轻度升高,多＜2 mmol/L,二甲双胍致乳酸性酸中毒的发生率与死亡率分别为（0～0.8）/1 000 和（0～0.024）/10 000,仅为苯乙双胍的 1/20,两者的差异可能与二甲双胍的半衰期（1.5 小时）较苯乙双胍明显缩短（12 小时）有关。有研究表明,与接受其他降糖药治疗的糖尿病患者相比,服用二甲双胍的患者的血乳酸水平和乳酸性酸中毒的发病率并无显著差异。Pongwecharak 等在泰国南部的 Hatyai 观察了门诊糖尿病患者的二甲双胍使用情况,有 80% 以上的患者存在该药的禁忌证（如慢性肝病、心力衰竭和慢性肾病）,但并未增加乳酸性酸中毒的发生率,说明二甲双胍引起的乳酸性酸中毒并非常见。

鉴于苯乙双胍易诱发糖尿病乳酸性酸中毒,目前临床上已基本不用,而以二甲双胍代替。如用苯乙双胍,每日剂量最好≤75 mg。

糖尿病患者使用二甲双胍前,应首先评价肾功能,评价的方法是:①如果血清肌酐高于96.5 μmol/L,即列为二甲双胍的禁忌证;②因为肾功能正常者使用该药亦可诱发高乳酸血症,ALT 和 BMI 是引起高乳酸血症的独立相关因素,ALT 和 BMI 越高,发生高乳酸血症的可能性越大,因此应同时考查 ALT 和 BMI 状况;③肾小球滤过率（GFR）60～90 mL/min 者可以使用二甲双胍,但应减量,并避免使用经肾排泄的其他药物。

（二）缺氧/感染/糖尿病酮症酸中毒/高渗性高血糖状态/肺心病/酗酒/一氧化碳中毒诱发糖尿病乳酸性酸中毒

糖尿病伴有感染、各种休克、脓毒败血症、糖尿病酮症酸中毒和高渗性非酮症高血糖性昏迷综合征等急性并发症的糖尿病患者,常因微循环障碍、组织器官灌注不良、组织缺氧、乳酸生成增加和排泄减少而诱发糖尿病乳酸性酸中毒。糖尿病患者合并大血管和微血管慢性并发症,如心肌梗死、糖尿病肾病和脑血管意外,可造成或加重组织器官血液灌注不良,出现低氧血症以及乳酸清除减少,导致乳酸性酸中毒。

此外,糖尿病合并严重肺气肿、肺心病、肺栓塞和白血病等也可引起组织缺氧,使血乳酸升高。或因酗酒、一氧化碳中毒、水杨酸、儿茶酚胺、硝普钠和乳糖过量诱发乳酸性酸中毒。二甲双胍中毒可因诱发顽固性 L-乳酸性酸中毒而导致死亡。

(三)糖尿病乳酸性酸中毒的表现常被基础疾病/糖尿病酮症酸中毒/高渗性高血糖状态掩盖

在临床上,糖尿病乳酸性酸中毒不如糖尿病酮症酸中毒常见,主要发生于长期或过量服用苯乙双胍(降糖灵)并伴有心、肝和肾疾病的老年糖尿病患者,在发病开始阶段,这些基础疾病的症状常掩盖了糖尿病乳酸性酸中毒的症状,以致难以确定。其临床症状和体征无特异性。一般发病较为迅速,主要表现为不同程度的代谢性酸中毒的临床特征,当血乳酸明显升高时,可对中枢神经、呼吸、消化和循环系统产生严重影响。

乏力、食欲降低、嗜睡、腹痛、头痛、血压下降、意识障碍、昏迷及休克是糖尿病乳酸性酸中毒的常见表现。轻症可仅有乏力、恶心、食欲降低、头晕、嗜睡和呼吸稍深快。中至重度可有腹痛、恶心、呕吐、头痛、头晕、疲劳加重、口唇发绀、无酮味的深大呼吸至潮式呼吸、血压下降、脱水表现、意识障碍、四肢反射减弱、肌张力下降、体温下降和瞳孔扩大,最后可导致昏迷及休克。值得注意的是糖尿病酮症酸中毒及高渗性非酮症高血糖性昏迷综合征的患者,尤其是老年患者也常同时并发乳酸性酸中毒,导致病情更加复杂和严重,治疗更加困难。糖尿病乳酸性酸中毒是糖尿病最严重的并发症之一,病死率高达 50% 以上。血乳酸越高,病死率越高。血乳酸 >9.0 mmol/L 者病死率高达 80%;血乳酸 >15 mmol/L,罕有抢救成功的患者。在治疗过程中血乳酸持续升高不降者,其存活后的预后也差。

三、诊断和鉴别诊断

(一)不能用糖尿病酮症酸中毒或高渗性高血糖状态解释的意识障碍提示糖尿病乳酸性酸中毒

临床上糖尿病患者出现意识障碍和昏迷,并有服用苯乙双胍史及伴有肝肾功能不全和慢性缺氧性疾病者,而不能用糖尿病酮症酸中毒或高渗性非酮症高血糖性昏迷综合征解释者,应高度怀疑本病的可能性,尽快作血乳酸测定以确诊。

(二)根据血乳酸明显升高和代谢性酸中毒确立诊断

诊断糖尿病乳酸性酸中毒的要点是:①糖尿病:患者已经诊断为糖尿病或本次的临床资料能确立糖尿病的诊断;②血乳酸明显升高:血乳酸 ≥5 mmol/L 者可诊断为乳酸性酸中毒,血乳酸/丙酮酸 ≥30;血乳酸 >2 mmol/L 但小于 5 mmol/L 者可诊断为高乳酸血症;③代谢性酸中毒:动脉血气 pH<7.35,血 HCO_3^- <10 mmol/L,阴离子隙 >18 mmol/L;④排除糖尿病酮症酸中毒和尿毒症。因此,为了早期明确诊断,应进行如下检测。

1.必检项目

作为代谢性酸中毒的病因鉴别依据,血糖、血酮体、尿酮体和血渗透压为必检项目。糖尿病乳酸性酸中毒时,血糖多偏低或正常,血酮体及尿酮体一般正常,若患者进食少及反复呕吐时,也可略高;若与糖尿病酮症酸中毒并存时,则可明显升高。血浆渗透压正常或略高。血 Na^+ 和 K^+ 正常或稍高,血 Cl^- 正常。血尿素氮和肌酐(Cr)常升高。血白细胞轻度增多。

2.阴离子隙和清蛋白校正的阴离子隙

应用碱缺乏（BD）和阴离子隙诊断乳酸性酸中毒不准确。阴离子隙的正常值为 $10\sim12mq/L$，其预测乳酸性酸中毒的敏感性为 63%，特异性为 80%。在不能测定乳酸的情况下，清蛋白校正的阴离子隙（ACAG）预测乳酸性酸中毒有一定价值，其敏感性达 94.4%，但特异性不足 30%。阴离子隙 $=[Na^+]-(Cl^-+HCO_3^-)$；计算的 ACAG（Figge 方程）$=(4.4-[$测定的清蛋白$(g/dL)])\times2.5+AG$。清蛋白和乳酸校正的阴离子隙（ALCAG）$=\{[4.4-$测定的清蛋白$(g/dL)]\times0.25\}+AG-[$血乳酸$(mmol/L)]$。因此，阴离子隙和清蛋白校正的阴离子隙主要用于乳酸性酸中毒(尤其是 D-乳酸性酸中毒)的排除诊断。由于 AG、ACAG 和 BD 预测乳酸性酸中毒的敏感性不高，尤其存在低蛋白血症时仅能作为诊断的参考依据，因此应该强调直接测定血清乳酸含量。

3.血乳酸测定

正常情况下，乳酸是体内葡萄糖无氧酵解的终产物。正常情况下，机体代谢过程中产生的乳酸可由肝脏代谢及肾脏排泄，血乳酸为 $0.5\sim1.6$ mmol/L（$5\sim15$ mg/dL），$\leqslant1.8$ mmol/L。糖尿病乳酸性酸中毒时，血乳酸$\geqslant5$ mmol/L，严重时可高达 $20\sim40$ mmol/L，血乳酸/丙酮酸$\geqslant30$，血乳酸浓度显著升高是诊断糖尿病乳酸性酸中毒的决定因素。2 mmol/L$<$血乳酸<5 mmol/L，可认为是高乳酸血症。但是，通常用于检测 L-乳酸的方法不能测出 D-乳酸，因此，当血清乳酸值与临床表现不符时，应考虑 D-乳酸性酸中毒可能。

4.血气分析

动脉血气 pH<7.35，常在 7.0 以下，血 $HCO_3^-<10$ mmol/L，碱剩余（BE）为负值，缓冲碱（BB）降低，实际碳酸氢盐（AB）与标准碳酸氢盐（SB）均减少，阴离子间隙（AG）>18 mmol/L。

（三）L-乳酸性酸中毒与 D-乳酸性酸中毒鉴别

如果乳酸性酸中毒的临床表现典型，阴离子隙和清蛋白校正的阴离子隙均明显升高，但血清乳酸不升高或仅轻度升高时，应想到 D-乳酸性酸中毒可能。胃肠手术（尤其是空场-回肠旁路术）后，容易发生 D-乳酸性酸中毒（血清 D-乳酸$\geqslant3$ mmol/L）。由于手术切除了较多的肠段，摄入的碳水化合物不能被及时消化吸收，潴留在结肠。而结肠的厌氧菌（主要是乳酸杆菌）将这些碳水化合物分解为右旋乳酸(D-乳酸)。D-乳酸具有神经毒性，可引起中毒性脑病。在肾功能正常情况下，中毒性脑病症状较轻，且具有一定自限性；但严重肾衰竭患者可能出现 D-乳酸性酸中毒。此外，血清 D-乳酸升高而未达到 3 mmol/L 的现象称为亚临床 D-乳酸性酸中毒，多见于严重的糖尿病肾病、缺血缺氧或创伤性休克。

（四）糖尿病乳酸性酸中毒与糖尿病酮症酸中毒/酒精性酮症酸中毒/高渗性高血糖状态/低血糖症鉴别

1.糖尿病酮症酸中毒或糖尿病酮症酸中毒合并糖尿病乳酸性酸中毒

糖尿病酮症酸中毒患者有血糖控制不良病史，临床表现有明显脱水、呼气中可闻及酮味、血糖高、血酮明显升高及血乳酸<5 mmol/L，可资鉴别。另一方面，糖尿病酮症酸中毒合并糖尿病乳酸性酸中毒的情况并不少见，应引起高度重视。当糖尿病酮症酸中毒抢救后酮症已消失，而血 pH 仍低时要考虑糖尿病乳酸性酸中毒的合并存在。

2.高渗性高血糖状态或高渗性高血糖状态合并糖尿病乳酸性酸中毒

多见于老年人，起病较慢，主要表现为严重的脱水及进行性的精神障碍，血糖、血钠及血渗透压明显升高，但血 pH 正常或偏低，血乳酸正常。同样应注意少数患者也可同时伴有糖尿病乳酸性酸中毒,如果在无酮血症时,碳酸氢盐≤15 mmol/L,应该考虑到同时合并糖尿病乳酸性酸中毒的可能。

3.低血糖症

低血糖症也可有神志改变,但有过量应用降糖药和进食不及时等病史,出现饥饿感和出冷汗等交感神经兴奋症状,血糖≤2.8 mmol/L,补糖后症状好转,血乳酸不高,可资鉴别。

4.酒精性酮症酸中毒

有长期饮酒史,血阴离子间隙增大,动脉血 CO_2 分压降低而血酮和 β-羟丁酸/乙酰乙酸比值升高。酒精性糖尿病酮症酸中毒患者有长期饮酒史,血阴离子隙和血清渗透压隙增大,动脉血 CO_2 分压($PaCO_2$)降低而血酮和 β-羟丁酸/乙酰乙酸比值升高。有的患者伴有肝功能异常、乳酸性酸中毒、急性胰腺炎、Wernicke 脑病和心力衰竭。

四、预防及治疗

糖尿病乳酸性酸中毒是糖尿病急性并发症之一。其在临床中发病率较低,易误诊,但一旦发生,病情严重,预后差,死亡率高达 50%,因为这些患者多伴有肝肾功能不全、感染和休克等严重并发症,目前尚无满意的治疗方法,加强糖尿病的宣传教育,加强医师与患者间的联系,注重预防,早期发现,及时治疗。

为安全考虑,在临床中严格掌握双胍类药物的适应证和禁忌证,尽可能不用苯乙双胍。糖尿病患者若并发心、肝和肾功能不全,或在缺氧、过度饮酒和脱水时,应尽量避免使用双胍类药物。美国糖尿病协会已建议当血肌酐(Cr)>125 μmol/L 时,应避免使用双胍类药物。使用双胍类药物时,应定期监测肝肾功能。

(一)去除糖尿病乳酸性酸中毒诱因并治疗原发病

目前仍缺乏统一的诊疗指南,其治疗很不规范,疗效差异大。在连续监测血乳酸,及时判断疗效的前提下,进行如下治疗。

1.诱因和原发病治疗

一旦考虑糖尿病乳酸性酸中毒,应立即停用双胍类等可导致乳酸性酸中毒的药物、保持气道通畅和给氧。对于由肺部疾病导致缺氧者,应针对原发病因及时处理,必要时作气管切开或机械通气,以保证充分氧分;如血压偏低、有脱水或休克,应补液扩容改善组织灌注,纠正休克,利尿排酸,补充生理盐水维持足够的心排血量与组织灌注,必要时可予血管活性药及行中心静脉压监护,但尽量避免使用肾上腺素或去甲肾上腺素等强烈收缩血管药物,以防进一步减少组织的灌注量。补液量应根据患者的脱水情况和心肺功能等情况来决定;如病因不明的严重乳酸性酸中毒患者,应着重先考虑有感染性休克的可能,及早行病原体培养,并根据经验,尽早选用抗生素治疗。

西柚子汁似乎可改善胰岛素抵抗,降低体重,但可能增加二甲双胍致乳酸性酸中毒的风险。

2.糖尿病酮症酸中毒和高渗性高血糖状态治疗

当糖尿病酮症酸中毒或高渗性高血糖状态患者合并高乳酸血症时,一般按糖尿病酮症酸中毒或高渗性高血糖状态的治疗即可,高乳酸血症将在治疗过程中自然消退;如果糖尿病酮症酸中毒或高渗性高血糖状态患者合并有严重的乳酸性酸中毒,则应该在治疗的同时更积极地处理原发病、改善循环、控制血糖和维持水电解质平衡,但补碱的原则仍与糖尿病酮症酸中毒相同,禁忌大量补充碱性溶液。

3.糖尿病治疗

控制血糖采用小剂量胰岛素治疗,以 0.1 U/(kg·h)速度持续静脉滴注,不但可降低血糖,而且能促进三羧酸循环,减少乳酸的产生并促进乳酸的利用,如血糖正常或偏低,则应同时予葡萄糖及胰岛素,根据血糖水平调整糖及胰岛素比例。监测血钾和血钙,视情况酌情补钾和补钙,以防低血钾和低血钙。

(二)纠正酸中毒并维持水电解质平衡

1.纠正酸中毒

目前对乳酸性酸中毒使用碱性药物仍有争议。一般认为过度的血液碱化可使氧离曲线左移,加重组织缺氧,而且可以使细胞内液和脑脊液进一步酸化和诱发脑水肿,并无确切证据表明静脉应用碳酸氢钠可降低死亡率,故补碱不宜过多和过快。当 pH < 7.2 和 HCO_3^- < 10.05 mmol/L时,患者肺脏能维持有效的通气量以排出蓄积的二氧化碳,以及肾功能足以避免水、钠潴留,应及时补充 5%碳酸氢钠 100~200 mL(5~10 g),用生理盐水稀释到 1.25%的浓度。酸中毒严重者(血 pH<7.0,HCO_3^- <5 mmol/L)可重复使用,直到血 pH 达>7.2,则停止补碱。24 小时可用碳酸氢钠 4.0~170 g。如补碱过程中血钠升高,可予呋塞米,同时也将有助于乳酸及药物的排泄。若心功能不全或不能大量补钠,可选择使用三羟甲基氨基甲烷(THAM),应注意不可漏出血管。二氯乙酸盐(DCA)可通过增加氧摄取,激动丙酮酸脱氢酶复合物,促进乳酸氧化,降低血乳酸,缓解酸中毒症状,对多种原因引起的乳酸性酸中毒有较好的疗效,日剂量在 100~1 500 mg/kg 之间,短期应用无不良反应。

2.透析疗法

多用于伴肾功能不全或严重心力衰竭及血钠较高的危重患者,应使用不含乳酸钠的透析液,可清除药物,加快乳酸的排泄,可采用血液透析或腹膜透析。

3.支持和对症处理

积极改善心功能、护肝、保护肾功能及加强营养和护理等综合治疗。

(李春花)

第九节　糖尿病酮症酸中毒

糖尿病酮症酸中毒(DKA)是由于胰岛素不足和升糖激素不适当升高引起的糖、脂肪、蛋白质和水盐与酸碱代谢严重紊乱综合征。糖尿病酮症酸中毒的发生与糖尿病类型有关,T1DM 有发生糖尿病酮症酸中毒的倾向,有的 T1DM 患者以糖尿病酮症酸中毒为首发表现;T2DM 患者亦可被某些诱因诱发糖尿病酮症酸中毒。常见的诱因有急性感染、胰岛素不适当减量或突然中断治疗、饮食不当(如过量或不足、食品过甜和酗酒等)、胃肠疾病(如呕吐和腹泻等)、脑卒中、心肌梗死、创伤、手术、妊娠、分娩和精神刺激等。有时可无明显诱因,严重者有神志障碍,可因并发休克和急性肾衰竭等而导致死亡。

随着糖尿病防治水平的提高,糖尿病酮症酸中毒的总体发病率和发病密度逐年下降。根据医疗保险索赔的记录,我国台湾省糖尿病酮症酸中毒住院人数从 1997 年的每年 6/1 000 人下降到了 2005 年的 5/1 000 人,但是除了年龄是影响发病密度的重要因素外,≤35 岁的年轻女性因糖尿病酮症酸中毒而住院者反而增加,其原因可能主要与糖尿病酮症酸中毒的预防不力有关。

一、病因与发病机制

糖尿病酮症酸中毒的发病机制主要涉及两个方面。一是胰岛素绝对缺乏(T2DM 发生糖尿病酮症酸中毒时与 T1DM 一样)。有人检测 T2DM 和 T1DM 患者发生糖尿病酮症酸中毒时的血清 C 肽,均为不可检出。二是拮抗胰岛素的升糖激素(如胰高血糖素、生长激素和皮质醇等)分泌增多。任何诱因均可使此两种情况进一步加重。

(一)T1DM 因严重胰岛素缺乏导致糖尿病酮症酸中毒

胰岛素缺乏是发生糖尿病酮症酸中毒的病因和发病基础。胰岛素缺乏时,伴随着胰高血糖素等升糖激素的不适当升高,葡萄糖对胰高血糖素分泌的抑制能力丧失,胰高血糖素对刺激(精氨酸和进食)的分泌反应增强,导致肝和肾葡萄糖生成增多和外周组织利用葡萄糖障碍,加剧血糖的进一步升高,并使肝脏的酮体生成旺盛,出现酮症或酮症酸中毒。除了胰高血糖素外,升高血糖的激素还包括儿茶酚胺、糖皮质激素和生长激素等,这些升糖激素在糖尿病酮症酸中毒的发展中起了重要作用。

T1DM 和 T2DM 均可发生糖尿病酮症酸中毒,但 T1DM 比 T2DM 常见。近年来的研究及临床观察发现,成人隐匿性自身免疫性糖尿病(LADA)可能以酮症起病。但 T1DM 和 T2DM 导致胰岛素缺乏的原因有所不同。T1DM 本身即有胰岛素绝对缺乏,依赖胰岛素而生存,中断胰岛素治疗、胰岛素泵使用不当、胰岛素泵发生障碍而"停止"胰岛素治疗或加上诱发因素都可诱发糖尿病酮症酸中毒,严重患者可在无任何诱因的情况下发生糖尿病酮症酸中毒。

(二)T2DM 因急性应激诱发糖尿病酮症酸中毒

通常情况下,T2DM 的胰岛素分泌为相对不足,一般不会发生自发性糖尿病酮症酸中毒。T2DM 患者发生糖尿病酮症酸中毒时均存在 1 个或多个诱因,如严重外伤、手术、卒中、心肌梗死、器官移植和血液透析等,有时是因为使用了抑制胰岛素分泌或拮抗胰岛素作用的药物所致,如糖皮质激素、生长激素、二氮嗪、苯妥英钠、肾上腺素、氢氯噻嗪或奥曲肽等。

(三)其他原因引起或诱发糖尿病酮症酸中毒

引起糖尿病酮症酸中毒的其他原因均属少见。糖尿病与非糖尿病均可发生酮症酸中毒,但糖尿病患者发生的酮症酸中毒(即 DKA)往往更严重。

1.酮症倾向性糖尿病

酮症倾向性糖尿病(KPD)患者糖尿病酮症酸中毒发作时没有明确的诱因,主要见于 T1DM。

2.糖尿病酒精性酮症酸中毒

糖尿病患者饮用过量乙醇而引起酒精性酮症酸中毒,伴或不伴糖尿病酮症酸中毒;而非糖尿病者亦可因饮酒过量而引起酒精性酮症酸中毒。因此,单纯的酒精性酮症酸中毒应与糖尿病患者的糖尿病酮症酸中毒鉴别,因为前者只需要补液即可,一般不必补充胰岛素。

3.月经相关性糖尿病酮症酸中毒

女性 T1DM 患者在每次月经期发生糖尿病酮症酸中毒和高血糖危象,糖尿病酮症酸中毒发作与月经周期一致而无诱发糖尿病酮症酸中毒的其他因素存在(月经性糖尿病酮症酸中毒/高血糖症)。

4.药物所致的代谢性酸中毒

该病可危及生命。引起代谢性酸中毒的药物很多,如抗病毒制剂和双胍类等。根据酸中毒的病理生理特征,一般可分为以下几种类型:①肾脏排 H^+ 障碍,如 Ⅰ 型与 Ⅳ 型肾小管酸中毒;②H^+ 的负荷增加,如酸性药物和静脉营养支持治疗等;③HCO_3^- 丢失过多,如药物所致的严重呕吐与 Ⅱ 型肾小管性酸中毒等。药物所致的代谢性酸中毒的病因诊断主要依赖于药物摄入史,一般可根据动脉血气分析、血清阴离子隙和血清渗透隙等确定诊断。

5.恶性生长抑素瘤

该病罕见,患者因大量分泌生长抑素而出现抑制综合征,表现为酮症酸中毒、低胃酸症、胆石症、脂肪泻、贫血和消瘦,酮症酸中毒的发生与肿瘤分泌大分子生长抑素有关。

(四)过度脂肪分解导致酮体堆积和代谢性酸中毒

由于脂肪动员和分解加速,血液和肝脏中的非酯化脂肪酸(游离脂肪酸,FFA)增加。在胰岛素绝对缺乏的情况下,FFA 在肝内重新酯化受阻而不能合成三酰甘油(甘油三酯,TG);同时由于糖的氧化受阻,FFA 的氧化障碍而不能被机体利用;因此,大量 FFA 转变为酮体。糖尿病酮症酸中毒时,酮体被组织利用减少,肾脏因失水而使酮体排出困难,从而造成酮体在体内堆积。含产酮氨基酸的蛋白质分解也增加酮体的产生。血酮升高(酮血症)和尿酮排出增多(酮尿)统称为酮症。酮体中的乙酰乙酸(AcAc)和 β-羟丁酸(OHB)属有机酸性化合物,在机体代偿过程中消耗体内的碱储备。早期由于组织利用及体液缓冲系统和肺与肾的调节,pH 可保持正常;当代谢紊乱进一步加重,血酮浓度继续升高并超过机体的代偿能力时,血 pH 降低,出现失代偿性酮症酸中毒;当 pH<7.0 时,可致呼吸中枢麻痹和严重肌无力,甚至死亡。另一方面,酸中毒时,血 pH 下降使血红蛋白与氧亲和力降低(Bohr 效应),可使组织缺氧得到部分改善。如治疗时过快提高血 pH,反而加重组织缺氧,诱发脑水肿和中枢神经功能障碍,称为酮症酸中毒昏迷。所有以上因素均加重酮症。当酮体在体内堆积过多,血中存在的缓冲系统不能使其中和,则出现酸中毒和水、电解质代谢紊乱。

二、临床表现

酮体在体内堆积依程度的轻重分为酮症和糖尿病酮症酸中毒,前者为代偿期,后者为失代偿期。T1DM 合并糖尿病酮症酸中毒的患者多较年轻,可无诱因而自发;T2DM 合并糖尿病酮症酸中毒多为老年糖尿病患者,发病前多有诱发因素和多种并发症;酮症倾向性糖尿病和 LADA 患者可以糖尿病酮症酸中毒为首发临床表现。根据酸中毒的程度,糖尿病酮症酸中毒分为轻度、中度和重度 3 度。轻度仅有酮症而无酸中毒(糖尿病酮症);中度除酮症外,还有轻至中度酸中毒(DKA);重度是指酸中毒伴意识障碍(糖尿病酮症酸中毒昏迷),或虽无意识障碍,但二氧化碳结合力<10 mmol/L。

(一)糖尿病酮症酸中毒引起失水/电解质丢失/休克

糖尿病酮症酸中毒时,一方面使葡萄糖不能被组织利用;另一方面拮抗胰岛素作用的激素(其中主要是儿茶酚胺、胰高血糖素和糖皮质激素)分泌增多,肝糖原和肌糖原分解增多,肝内糖异生作用增强,肝脏和肌肉中糖释放增加。两者共同作用的后果是血糖升高。

1.失水

大量的葡萄糖从尿中排出,引起渗透性利尿,多尿症状加重,同时引起水和血清电解质丢失。严重失水使血容量减少,可导致休克和急性肾衰竭;失水还使肾血流量减少,酮体从尿中排泄减少而加重酮症。此外,失水使血渗透压升高,导致脑细胞脱水而引起神志改变,但糖尿病酮症酸中毒患者的神志改变与酸中毒程度无直接关系。一般认为,糖尿病酮症酸中毒是由下列因素的综合作用引起的:①血糖和血酮浓度增高使血浆渗透压上升,血糖升高的 mmol 值与血浆渗透压的增值(Δmmol)相等;细胞外液高渗时,细胞内液向细胞外转移,细胞脱水伴渗透性利尿。②蛋白质和脂肪分解加速,渗透性代谢物(经肾)与酮体(经肺)排泄带出水分,加之酸中毒失代偿时的厌食、恶心和呕吐,使水摄入量减少,丢失增多,故患者的水和电解质丢失往往相当严重。③在一般情况下,失水多于失盐;失水引起血容量不足,血压下降甚至循环衰竭。

2.电解质平衡紊乱

渗透性利尿、呕吐及摄入减少、细胞内外水分及电解质的转移以及血液浓缩等因素均可导致电解质平衡紊乱。血钠正常或减低,早期由于细胞内液外移引起稀释性低钠血症;进而因多尿和酮体排出致血钠丢失增加,失钠多于失水而引起缺钠性低钠血症;严重高脂血症可出现假性低钠血症。如失水超过失钠,血钠也可增高(缺钠性高钠血症)。由于细胞分解代谢增加,磷在细胞内的有机结合障碍,磷自细胞释出后由尿排出,引起低磷血症。低磷血症导致红细胞 2,3-二磷酸甘油减少,使血红蛋白与氧的亲和力增加,引起组织缺氧。

3.血压下降和休克

多数患者的多尿、烦渴多饮和乏力症状加重,但亦可首次出现。如未及时治疗,病情继续恶化,于2~4天发展至失代偿阶段,出现食欲减退、恶心和呕吐,常伴头痛、烦躁和嗜睡等症状,呼吸深快,呼气中有烂苹果味(丙酮气味)。病情进一步发展,出现严重失水,尿量减少、皮肤黏膜干燥和眼球下陷,脉快而弱,血压下降和四肢厥冷。到晚期,除食欲降低外,多饮、多尿和体重减轻的症状加重,患者常感显著乏力。失水较明显,血容量减少和酸中毒最终导致低血容量性休克。血压下降使肾灌注量降低,当收缩压<9.33 kPa(70 mmHg)时,肾滤过量减少引起少尿或无尿,严重时发生急性肾衰竭。各种反射迟钝甚至消失,终至昏迷。患者还可有感染等诱因引起的临床表现,但常被糖尿病酮症酸中毒的表现掩盖。

(二)其他临床表现依病情而定

1.消化道症状

多数患者有不同程度的消化道症状,如恶心、呕吐、腹痛或上消化道出血等。少数患者腹痛剧烈,酷似急腹症,以儿童及老年患者多见。易误诊,应予注意。其发病机制尚不明了,可能主要与酸中毒有关。

急性食管坏死综合征少见,但后果严重。病因与糖尿病酮症酸中毒、乙醇摄入、血栓栓塞、组织低灌注状态、胃内容物腐蚀、胃肠-食管麻痹、幽门梗阻、感染和血管病变有关。主要表现为上消化道出血、上腹部疼痛、呕吐、厌食和发热等;实验室检查可见贫血和粒细胞升高。食管镜检可见黏膜变黑和糜烂,黑色的食管与胃贲门的界线清晰。活检组织可发现坏死黏膜组织。

2.感染表现

有些患者可有体温降低而潜在感染,需要警惕。如果入院时为低体温,经治疗后,体温升高,常提示合并有感染。

3.脑水肿

糖尿病酮症酸中毒时的脑水肿是患者死亡的主要原因之一(20%~60%),发病机制未明,主要有两种见解,一种观点认为,脑水肿是糖尿病酮症酸中毒本身的表现之一,可能主要与个体差异和代谢紊乱的严重程度有关;但更多的学者认为,脑水肿是糖尿病酮症酸中毒治疗过程中的并发症,过度使用胰岛素和补水,导致血清与脑组织的渗透压失平衡,水分随渗透压差进入脑组织。在形成糖尿病酮症酸中毒的过程中,脑细胞内产生了多种渗透型物质,同时下丘脑分泌的 AVP 亦增多,以保存脑细胞的水分,但当血清葡萄糖浓度和渗透压下降时,这些物质便成为驱使水分向脑细胞转移的主要因素。

糖尿病酮症酸中毒的患者发生神志模糊和昏迷有多种可能。除糖尿病酮症酸中毒外,最常见的原因为脑水肿。脑水肿可分为症状性和无症状性(亚临床型)两种,症状性脑水肿见于约 1% 的糖尿病酮症酸中毒患者,而无症状性脑水肿相当常见,经 MRI 证实(脑室变窄)者高达 50% 以上,而且绝大多数是在治疗中发生的,提示目前的糖尿病酮症酸中毒治疗措施有促发脑水肿可能。引起脑水肿的主要原因是无溶质的自由水增加。自由水一般有 3 个来源,一是饮水(如入院前)使胃内潴留的自由水进入循环;二是使用了较大剂量的无电解质的葡萄糖溶液(如 5% 葡萄糖溶液);三是糖尿病酮症酸中毒治疗后,原来依靠脂肪酸供能的脑组织突然改为葡萄糖供能,结果因代谢而产生较多的自由水。严重失水使血液黏稠度增加,在血渗透压升高、循环衰竭以及脑细胞缺氧等多种因素的综合作用下,出现神经元自由基增多,信号传递途径障碍,甚至DNA 裂解和线粒体失活,细胞呼吸功能及代谢停滞,出现不同程度的意识障碍和脑水肿。

4.急性心血管事件和器官衰竭

老年人和病情严重或治疗不及时者,可诱发心肌梗死、脑卒中或心力衰竭。糖尿病酮症酸中毒所致的代谢紊乱和病理生理改变经及时、正确的治疗可以逆转。因此,糖尿病酮症酸中毒的预后在很大程度上取决于及时诊断和正确处理。但老年人、全身情况差和已有严重慢性并发症者的死亡率仍很高,主要原因为糖尿病所并发的心肌梗死、肠坏死、休克、脑卒中、严重感染和心肾衰竭等。妊娠并糖尿病酮症酸中毒时,胎儿和母亲的死亡率明显增高。妊娠期反复发作糖尿病酮症酸中毒是导致胎儿死亡或胎儿宫内发育迟滞的重要原因之一。

5.严重低体温

糖尿病酮症酸中毒患者出现严重低体温往往提示其预后极差,死亡率极高。病理生理变化的一个显著特征是发生肾近曲小管上皮细胞糖原蓄积现象(阿-埃细胞现象),肾近曲小管上皮细胞糖原蓄积并伴有核下肾小管上皮细胞空泡变性,其发生机制未明。主要见于糖尿病酮症酸中毒,可能与低体温和糖代谢严重紊乱有关。

三、诊断

糖尿病酮症酸中毒的诊断并不困难。对昏迷、酸中毒、失水和休克的患者,要想到糖尿病酮症酸中毒的可能性,并作相应检查。如尿糖和酮体阳性伴血糖增高,血 pH 和(或)二氧化碳结合力降低,无论有无糖尿病史,都可诊断为糖尿病酮症酸中毒。糖尿病合并尿毒症和脑血管意外时,可出现酸中毒和(或)意识障碍,并可诱发糖尿病酮症酸中毒,因此应注意两种情况同时存在的识别。

(一)从应激/饮酒/呕吐/表情淡漠患者中筛查糖尿病酮症酸中毒

临床上,当糖尿病患者遇有下列情况时要想到糖尿病酮症酸中毒的可能:①有加重胰岛素绝对或相对缺乏的因素,如胰岛素突然减量或停用、胰岛素失效、感染、应激、进食过多高糖、高脂肪食物或饮酒等;②恶心、呕吐和食欲减退;③呼吸加深和加快;④头晕、头痛、烦躁或表情淡漠;⑤失水;⑥心率加快、血压下降,甚至是休克;⑦血糖明显升高;⑧酸中毒;⑨昏迷。

（二）根据糖尿病病史/血糖-血酮明显升高/酸中毒确立糖尿病酮症酸中毒诊断

糖尿病酮症酸中毒临床诊断不难，诊断依据是：①糖尿病病史，以酮症为首发临床表现者则无；②血糖和血酮或血 β-羟丁酸明显升高；③呼气中有酮味；④呼吸深快、有失水征和神志障碍等。糖尿病酮症酸中毒的诊断流程如图 6-3 所示。临床上遇有昏迷者要首先想到糖尿病酮症酸中毒可能。

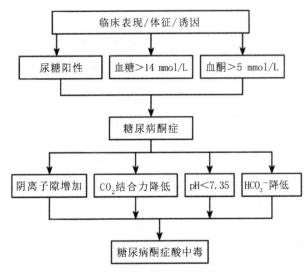

图 6-3　糖尿病酮症酸中毒的诊断流程

1.血酮明显升高

血酮明显升高伴 pH 和碳酸氢根降低是糖尿病酮症酸中毒典型特征。酮体包括乙酰乙酸（AcAc）、β-羟丁酸（OHB）和丙酮。正常情况下，葡萄糖无氧糖酵解的终产物为丙酮酸，在丙酮酸羧激酶的作用下，被氧化为乙酰乙酸。糖尿病酮症酸中毒时，三羧酸循环受阻，乙酰乙酸不能被氧化代谢，在还原型辅酶Ⅰ（NADH）的参与下被氧化为 β-羟丁酸，后者在肝细胞线粒体内自动地转化为丙酮，三者合称为酮体，其中，乙酰乙酸和 β-羟丁酸为强酸，可被血液中的缓冲系统所中和。如果所产生的酮体被全部中和，则只发生酮血症；如果不能被全部中和则引起酮症酸中毒。丙酮可经肺部排泄，使患者呼气中有酮味（烂苹果味）。血酮体升高定量检查常在 5 mmol/L 以上，严重病例可达 25～35 mmol/L。特别是 β-羟丁酸升高。正常时，血中 β-羟丁酸与乙酰乙酸比值为 1；而糖尿病酮症酸中毒时，则比值常在 10 以上。故直接测定血中 β-羟丁酸比测定酮体更为可靠。

目前糖尿病酮症酸中毒的诊断标准的定量指标（如血清 HCO_3^- 和 pH）和定性指标（如血酮体和尿酮体）均缺乏特异性，HCO_3^- 18mEq/L 相当于 β-羟丁酸 3.0 mmol/L（儿童）和 3.8 mmol/L（成人）。如果用β-羟丁酸诊断糖尿病酮症酸中毒，那么其与 HCO_3^-、pH 和血糖的不一致率在 20% 以上。糖尿病酮症酸中毒患者在入院时的 HCO_3^- 和血糖没有相关性，而血糖与 β-羟丁酸的相关性也不强。由于 HCO_3^-、pH 和血糖受许多因素（尤其是复合性酸碱平衡紊乱和高氯血症）的影响，因而只要可能，就应该用血清 β-羟丁酸（儿童 3.0 mmol/L，成人 3.8 mmol/L）作为糖尿病酮症酸中毒的诊断切割值。但是，硝基氢氰酸盐检测酮体不能测得 β-羟丁酸。急诊室一般只测 β-羟丁酸。糖尿病酮症酸中毒时，应同时测定酮体的 3 种组分或血 β-羟丁酸。酮症时要排除酒精中毒可能。异丙醇中毒者的血丙酮明显升高，可致血酮体阳性反应，但患者无酮尿，β-羟丁酸和乙酰乙酸不升高,血糖正常。

2.血糖升高

一般在 16.7～33.3 mmol/L(300～600 mg/dL),如血糖＞33.3 mmol/L 时多伴有高渗性高血糖状态或有肾功能障碍。

3.严重酸中毒

血二氧化碳结合力和 pH 降低,剩余碱负值(＞－2.3 mmol/L)和阴离子间隙增大与碳酸盐的降低程度大致相等。糖尿病酮症酸中毒患者偶见碱血症,多因严重呕吐、摄入利尿药或碱性物质补充过多所致。碳酸氢根(HCO_3^-)常小于 10 mmol/L,阴离子间隙(AG)因酮体堆积或同时有高乳酸血症而增大。

(三)其他检查有助于糖尿病酮症酸中毒病情和并发症判断

1.血电解质

血钠降低(＜135 mmol/L),但也可正常。当输入大量生理盐水后,常因高氯性酸中毒而加重糖尿病酮症酸中毒,因而建议使用平衡溶液。由于摄入不足和排出过多,糖尿病酮症酸中毒的钾缺乏显著,但由于酸中毒和组织分解加强,细胞内钾外移,故治疗前的血钾可正常或偏高,但在补充血容量、注射胰岛素和纠正酸中毒后,常发生严重的低钾血症,可引起心律失常或心搏骤停。糖尿病酮症酸中毒治疗前,因分解代谢旺盛、多尿和酸中毒等,虽然磷的丢失严重,但血磷多数正常。但是,在开始胰岛素治疗后至恢复饮食前的一段时间内,一方面因血磷得不到及时补充,另一方面又因血磷随葡萄糖一起进入细胞内,以及尿磷丢失,血磷可能迅速下降。血磷下降的程度与速度主要与以下因素有关:①禁食或饮食中缺乏磷的供应;②连续使用数日以上的大剂量葡萄糖液和胰岛素,如每日的胰岛素用量在 50～100 U 以上和葡萄糖在 200 g/d 以上;③肾功能相对较好,无肾衰竭并发症或严重感染等促进机体分解代谢的并发症(分解代谢时伴有软组织磷的输出);④酸中毒纠正过于迅速;⑤伴有临床型或亚临床型急性肾衰竭,且尿量在 2 500 mL/d 以上。

糖尿病酮症酸中毒产生过多的 β-羟丁酸、非酯化脂肪酸和乳酸等有机酸,抑制肾小管尿酸排泌,出现一过性高尿酸血症,但一般不会引起急性痛风性关节炎发作。

2.血白细胞计数

不论有无感染的存在,因为存在应激、酸中毒和脱水等情况,故糖尿病酮症酸中毒患者的周围血白细胞计数常升高,特别是中性粒细胞增高很明显,如无感染存在,治疗后常迅速恢复正常。

3.酶活性测定

血清淀粉酶、谷草转氨酶和谷丙转氨酶可呈一过性增高,一般在治疗后 2～3 天恢复正常。如果血清淀粉酶显著升高且伴有腹痛和血钙降低,提示糖尿病酮症酸中毒诱发了急性胰腺炎。肥胖、糖尿病神经病、严重高三酰甘油血症和高脂肪饮食是急性胰腺炎的主要危险因素。

4.血尿素氮和肌酐

可轻至中度升高(多为肾前性)或正常。一般为肾前性,经治疗后恢复正常。原有糖尿病肾病者可因糖尿病酮症酸中毒而加速肾损害的速度,恶化肾功能。

5.尿液检查

尿糖和尿酮阳性或强阳性。肾损害严重时,尿糖和尿酮阳性强度可与血糖和血酮值不相称,随糖尿病酮症酸中毒治疗恢复而下降,但肾脏有病变时可不下降或继续升高。此外,重度糖尿病酮症酸中毒缺氧时,有较多的乙酰乙酸被还原为 β-羟丁酸,此时尿酮反而阴性或仅为弱阳性,糖尿病酮症酸中毒病情减轻后,β-羟丁酸转化为乙酰乙酸,使尿酮再呈阳性或强阳性,对这种血糖-

酸中毒-血酮分离现象应予认识,以免错误判断病情。部分患者可有蛋白尿和管型尿,随糖尿病酮症酸中毒治疗恢复可消失。

6.其他特殊检查

胸部 X 线检查有助于确定诱因或伴发的肺部疾病。心电图检查可发现低钾血症、心律失常或无痛性心肌梗死等病变,并有助于监测血钾水平。

四、鉴别诊断

(一)糖尿病酮症酸中毒与饥饿性酮症及酒精性酮症鉴别

糖尿病酮症酸中毒应与饥饿性酮症和酒精性酮症酸中毒鉴别,鉴别的要点是饥饿性酮症或酒精性酮症时,血糖不升高。饥饿性酮症者有进食少的病史,虽有酮症酸中毒,但无糖尿病史,血糖不高和尿糖阴性是其特征。酒精性酮症酸中毒有饮酒史,但无糖尿病病史,血糖不高,尿糖阴性,易于鉴别。妊娠合并糖尿病酮症酸中毒时的血糖水平不一,多数明显升高,少数患者的血糖稍微升高、正常甚至在发生糖尿病酮症酸中毒之前有过低血糖病史。鉴别的要点是血酮体(β-羟丁酸)测定。

(二)糖尿病酮症酸中毒与高渗性高血糖状态/糖尿病乳酸性酸中毒/低血糖昏迷/水杨酸盐中毒/腹部急性并发症/脑卒中鉴别

糖尿病酮症酸中毒患者昏迷只占少数,此时应与低血糖昏迷、高渗性高血糖状态及乳酸性酸中毒等相鉴别(表 6-2)。

1.高渗性高血糖状态

以血糖和血渗透压明显升高及中枢神经系统受损为特征。糖尿病酮症酸中毒和高渗性高血糖状态(HHS)是高血糖危象的两种不同表现。高渗性高血糖状态的特点有:①血糖和血浆渗透压明显高于糖尿病酮症酸中毒的患者;②血酮体阴性或仅轻度升高;③临床上中枢神经系统受损症状比糖尿病酮症酸中毒的患者明显,故不难鉴别,应当注意的是糖尿病酮症酸中毒可与高渗性昏迷合并存在(如高钠性高渗性昏迷)。此种情况时,血钠升高特别明显。

表 6-2　糖尿病并发昏迷的鉴别

	酮症酸中毒	低血糖昏迷	高渗性高血糖状态	乳酸性酸中毒
病史	糖尿病及 DKA 诱因史	糖尿病,进餐少/活动过度史	多无糖尿病史,感染/呕吐/腹泻史	肝衰竭/心力衰竭/饮酒/苯乙双胍
起病症状	慢,1～4 天,厌食/恶心/口渴/多尿/嗜睡等	急,以小时计,饥饿/多汗/手抖等表现	慢,1～2 周,嗜睡/幻觉/抽搐等	较急,1～24 小时,厌食/恶心/昏睡
体征				
皮肤	失水/干燥	潮湿/多汗	失水	失水/潮红
呼吸	深而快	正常	快	深、快
脉搏	细速	速而饱满	细速	细速
血压	下降或正常	正常或稍高	下降	下降
化验				
尿糖	++++	阴性或+	++++	阴性或+
尿酮	+～+++	阴性	阴性或+	阴性或+

	酮症酸中毒	低血糖昏迷	高渗性高血糖状态	乳酸性酸中毒
血糖	16.0～33.3 mmol/L	降低，<2.5 mmol/L	>33.3 mmol/L	正常或增高
血钠	降低或正常	正常	正常或显著升高	正常或增高
pH	降低	正常	正常或稍低	降低
CO$_2$CP	降低	正常	正常或降低	降低
乳酸	稍升高	正常	正常	显著升高
血浆渗透压	正常或稍高	正常	显著升高	正常
血渗透压隙	稍升高	正常	正常或稍升高	明显升高

2.乳酸性酸中毒

一般发生在服用大量苯乙双胍或饮酒后。糖尿病乳酸性酸中毒(DLA)患者多有服用大量苯乙双胍(降糖灵)病史,有的患者在休克、缺氧、饮酒或感染等情况下,原有慢性肝病、肾病和心力衰竭史者更易发生。本病的临床表现常被各种原发病所掩盖。休克时,可见患者呼吸深大而快,但无酮味,皮肤潮红。实验室检查示血乳酸>5 mmol/L,pH<7.35或阴离子隙>18 mmol/L,乳酸/丙酮酸(L/P)>3.0。血清渗透压隙升高提示急性酒精中毒或其他有毒渗透性物质中毒可能。

3.低血糖昏迷

患者有胰岛素、磺胺类药物使用过量或饮酒病史及 Whipple 三联症表现,即空腹和运动促使低血糖症发作、发作时血浆葡萄糖<2.8 mmol/L 和供糖后低血糖症状迅速缓解。患者亦无酸中毒和失水表现。低血糖症反复发作或持续时间较长时,中枢神经系统的神经元出现变性与坏死,可伴脑水肿、弥漫性出血或节段性脱髓鞘;肝脏和肌肉中的糖源耗竭。低血糖症纠正后,交感神经兴奋症状随血糖正常而很快消失,脑功能障碍症状则在数小时内逐渐消失。但如低血糖症较重,则需要数天或更长时间才能恢复;严重而持久的低血糖昏迷(>6 小时)可导致永久性脑功能障碍或死亡。

4.水杨酸盐中毒伴肾损害

老年人常因心血管疾病及其他疾病长期服用阿司匹林类解热止痛药,有的患者可发生慢性中毒(用量不一定很大)。主要原因可能是老年人对此类药物的代谢清除作用明显下降,或伴有肾功能不全时,其慢性蓄积程度急剧增加,后者又可导致水杨酸盐性肾损害。其临床表现可类似于糖尿病酮症酸中毒,测定血浆药物浓度有助于诊断。治疗同糖尿病酮症酸中毒,活性炭可吸附胃肠道内未吸收的残存药物,严重患者或急性中毒可考虑血液透析。

5.腹部急性并发症

腹痛可见于 1/3～1/2 的糖尿病酮症酸中毒患者,慢性酒精中毒和麻醉药物成瘾为糖尿病酮症酸中毒腹痛的高危因素。糖尿病酮症酸中毒患者出现急性腹痛可能有多种原因,必须认真鉴别。

(1)糖尿病酮症酸中毒所致的腹痛:腹痛较轻,位置不定,伴或不伴恶心、呕吐和腹泻,此可能是糖尿病酮症酸中毒本身(尤其是酸中毒)的一种表现,血常规检查和粪便常规检查无特殊发现,并随着糖尿病酮症酸中毒的缓解而消失。

（2）腹部急性疾病：如急性阑尾炎、急性胰腺炎（尤其多见于高三酰甘油血症患者）、腹膜炎、肠梗阻、功能性/器质性肠套叠、弧菌性胃肠炎和坏死性筋膜炎等；值得注意的是，糖尿病酮症酸中毒合并急腹症时，后者的临床表现往往很不典型，因此对任何可疑对象均需要进行必要的实验室检查（如超声、胰淀粉酶和脂肪酶等），早期确立诊断。

6.糖尿病酮症酸中毒伴脑卒中

老年或原有高血压的糖尿病患者可因糖尿病酮症酸中毒而诱发脑血管意外，如果患者的酸中毒、失水与神志改变不成比例，或酸中毒已经基本纠正而神志无改善，尤其是出现神经定位体征时，要想到脑卒中可能。可有失语、神志改变和肢体瘫痪等体征，伴脑萎缩可表现智力下降、记忆力差和反应迟钝等。病史、定位检查及脑脊液检查有助于鉴别。CT 和 MRI 有重要鉴别意义。

大约 10％的糖尿病酮症酸中毒患者合并有糖尿病酮症酸中毒相关性脑卒中，除了最常见的脑水肿外，还包括动脉出血性脑梗死和缺血性脑梗死。同时，糖尿病酮症酸中毒因炎症和凝血机制障碍可合并弥散性血管内凝血（DIC）。在目前报道的病例中，糖尿病酮症酸中毒相关性脑卒中的主要表现形式有动脉缺血性脑卒中、脑静脉血栓形成和出血性脑卒中；临床鉴别均较困难，出凝血指标检查可提供诊断线索，影像检查以 MRI 为首选，其敏感性近 100％。CT 诊断的主要缺点是对脑水肿不敏感。

五、治疗

糖尿病酮症酸中毒患者的抢救应该在专科医师的持续指导下进行。抢救的措施与病情监测项目需要做到目的明确，预见性强。糖尿病酮症酸中毒所引起的病理生理改变，经及时正确治疗是可以逆转的。因此，糖尿病酮症酸中毒的预后在很大程度上取决于早期诊断和正确治疗。对单有酮症者，仅需补充液体和胰岛素治疗，持续到酮体消失。糖尿病酮症酸中毒是糖尿病的一种急性并发症，一旦确诊应住院治疗，严重者应立即进行抢救。治疗措施包括：纠正失水与电解质平衡；补充胰岛素；纠正酸中毒；去除诱因；对症治疗与并发症的治疗；加强护理与监测。

（一）迅速纠正失水与电解质紊乱

糖尿病酮症酸中毒常有严重失水，血容量与微循环灌注不足，导致一些危及生命的并发症，故失水的纠正至关重要。首先是扩张血容量，以改善微循环灌注不足，恢复肾灌注，有助于降低血糖和清除酮体。

1.补液总量

可按发病前体重的 10％估计。补液速度应先快后慢，如无心力衰竭，在开始 2 小时内输入 1 000～2 000 mL，以便较快补充血容量，改善周围循环和肾功能；以后根据血压、心率、每小时尿量及周围循环状况决定输液量和输液速度，在第 3～6 小时内输入 1 000～2 000 mL；一般第 1 个 24 小时的输液总量为 4 000～5 000 mL，严重失水者可达 6 000～8 000 mL。如治疗前已有低血压或休克，快速补液不能有效升高血压时，应输入胶体溶液，并采用其他抗休克措施。老年或伴心脏病和心力衰竭患者，应在中心静脉压监护下调节输液速度及输液量。患者清醒后鼓励饮水（或盐水）。

2.补液种类

补液的原则仍是"先盐后糖、先晶体后胶体、见尿补钾"。治疗早期，在大量补液的基础上胰岛素才能发挥最大效应。一般患者的失水在 50～100 mL/kg，失钠在 7～10 mmol/kg，故开始补液阶段宜用等渗氯化钠溶液。如入院时血钠＞150 mmol/L 或补液过程中血钠逐渐升高（＞155 mmol/L）时，不用或停用等渗盐溶液，患者无休克可先输或改输 0.45％半渗氯化钠溶液，输注速度应放慢。绝大多数伴有低血压的糖尿病酮症酸中毒患者输入等渗盐水 1 000～2 000 mL后，血压上升。如果血压仍＜12.00/8.00 kPa（90/60 mmHg），可给予血浆或其他胶体溶液100～200 mL，可获得明显改善。如果效果仍差，可静脉给予糖皮质激素（如地塞米松 10 mg 或氢化可的松 100 mg），甚至可适当予以血管活性药物（如多巴胺和多巴酚丁胺等），同时纠正酸中毒。应用糖皮质激素后，应适当增加胰岛素的剂量。当血糖降至 13.8 mmol/L，应改输 5％葡萄糖液。糖尿病酮症酸中毒纠正后，患者又可口服，可停止输液。

3.输液速度

脑水肿是导致患者死亡的最重要原因，输液速度过快是诱发脑水肿的重要原因之一。有心、肺疾病以及高龄或休克患者，输液速度不宜过快，有条件者可监测中心静脉压，以指导输液量和输液速度，防止发生肺水肿。如患者能口服水，则采取静脉与口服两条途径纠正失水。单纯输液本身可改善肾脏排泄葡萄糖的作用，即使在补液过程中不用胰岛素，也使血糖明显下降。在扩容阶段后，输液速度不宜过快，过快则因尿酮体排泄增快，可引起高氯性酸中毒和脑肿胀。

近年来，人们主张即使在严重失水情况下，也仅仅应用生理盐水（0.9％NaCl），并尽量少用或不用碱性液体纠正酸中毒。为了防止血糖的快速波动，可使用两套输液系统对血糖的下降速度进行控制，这是预防脑水肿的主要措施。

(二)合理补充小剂量胰岛素

糖尿病酮症酸中毒发病的主要病因是胰岛素缺乏，一般采用低剂量胰岛素治疗方案，既能有效抑制酮体生成，又可避免血糖、血钾和血浆渗透压下降过快带来的各种风险。给予胰岛素治疗前应评估患者的以下病情：①是否已经使用了胰岛素（与使用胰岛素的剂量相关）；②患者的有效循环功能和缺血缺氧状态（与胰岛素的使用途径有关）；③糖尿病酮症酸中毒的严重程度与血糖水平；④是否伴有乳酸性酸中毒或高渗性高血糖状态。有人用计算机系统来协助计算胰岛素的用量，认为有助于减少胰岛素用量和住院时间。

1.短效胰岛素持续静脉滴注

最常采用短效胰岛素持续静脉滴注。开始以 0.1 U/(kg·h)（成人 5～7 U/h）胰岛素加入生理盐水中持续静脉滴注，通常血糖可依 2.8～4.2 mmol/(L·h) 的速度下降，如在第 1 小时内血糖下降不明显，且脱水已基本纠正，胰岛素剂量可加倍。每1～2 小时测定血糖，根据血糖下降情况调整胰岛素用量。

当血糖降至 13.9 mmol/L(250 mg/dL)时，胰岛素剂量减至每小时 0.05～0.1 U/kg(3～6 U/h)，至尿酮稳定转阴后，过渡到平时治疗。在停止静脉滴注胰岛素前 1 小时，皮下注射短效胰岛素 1 次，或在餐前胰岛素注射后 1～2 小时再停止静脉给药。如糖尿病酮症酸中毒的诱因尚未去除，应继续皮下注射胰岛素治疗，以避免糖尿病酮症酸中毒反复。胰岛素持续静脉滴注前是否加用冲击量（负荷量）无统一规定。一般情况下，不需要使用所谓的负荷量胰岛素，而持续性静脉滴注正规(普通,速效)胰岛素(每小时 0.1 U/kg)即可。如能排除低钾血症，可用 0.1～0.15 U/kg 胰岛素静脉推注，继以上述持续静脉滴注方案治疗。

2.胰岛素泵治疗

按 T1DM 治疗与教育程序(DTTPs)给药，以取得更好疗效，降低低血糖的发生率。儿童患者在胰岛素泵治疗过程中，如反复发作糖尿病酮症酸中毒，建议检查胰岛素泵系统，排除泵失效的因素(如机械故障)。这样可达到安全控制血糖,避免糖尿病酮症酸中毒或低血糖的发作。目前应用的胰岛素泵大多采用持续性皮下胰岛素输注(CSII)技术。使用胰岛素或超短效胰岛素类似物,并可根据患者血糖变化规律个体化地设定1个持续的基础输注量及餐前追加剂量,以模拟人体生理性胰岛素分泌。新近发展的胰岛素泵采用螺旋管泵技术,体积更小,携带方便,有多种基础输注程序选择和报警装置,其安全性更高。

3.皮下或肌内注射胰岛素

轻度糖尿病酮症酸中毒患者也可采用皮下或肌内注射胰岛素。剂量视血糖和酮体测定结果而定。采用基因重组的快作用胰岛素类似物(如诺和锐等)治疗儿童无并发症的糖尿病酮症酸中毒也取得很好的效果。

4.5%葡萄糖液加胰岛素治疗

在补充胰岛素过程中,应每小时用快速法监测血糖1次。如果静脉滴注胰岛素2小时,血糖下降未达到滴注前血糖的30%,则胰岛素滴入速度加倍,达到目标后再减速。血糖下降也不宜过快,以血糖每小时下降3.9～6.1 mmol/L为宜,否则易引起脑肿胀。当血糖下降到13.8 mmol/L时,则改输5%葡萄糖液。在5%葡萄糖液中,按2:1[葡萄糖(g):胰岛素(U)]加入胰岛素。酮体消失或血糖下降至13.8 mmol/L时,或患者能够进食即可停止输液,胰岛素改为餐前皮下注射。根据血糖监测结果以调整胰岛素剂量。

(三)酌情补钾和补磷

糖尿病酮症酸中毒时的机体钾丢失严重,但血清钾浓度高低不一,经胰岛素和补液治疗后可加重钾缺乏,并出现低钾血症。一般在开始胰岛素及补液治疗后,只要患者的尿量正常,血钾<5.5 mmol/L即可静脉补钾,以预防低钾血症的发生。在心电图与血钾测定监护下,最初每小时可补充氯化钾1.0～1.5 g。若治疗前已有低钾血症,尿量≥40 mL/h时,在胰岛素及补液治疗同时必须补钾。严重低钾血症(<3.0 mmol/L)可危及生命,此时应立即补钾,当血钾升至3.5 mmol/L时,再开始胰岛素治疗,以免发生心律失常、心脏骤停和呼吸肌麻痹。

1.补钾

在输液中,只要患者没有高钾血症,每小时尿量在30 mL以上,即可在每500 mL液体中加入氯化钾(10%)溶液10 mL。每日补钾总量为4～6 g。在停止输液后还应口服钾制剂,每日3 g,连服1周以上,以完全纠正体内的缺钾状态。

2.补磷

糖尿病酮症酸中毒时,体内有磷缺乏,但血清磷可能降低、正常甚至升高。当血磷浓度<1.0 mg/dL时,可致心肌、骨骼肌无力和呼吸阻抑。如果患者的病情重,病史长且血磷明显降低应考虑补磷。补磷的方法主要是迅速恢复自然进食,尤其是及时进食富含无机磷的食物,如牛奶和水果等;如果血磷在0.4 mmol/L以下,可能诱发溶血和严重心律失常,应紧急口服中性磷制剂或静脉滴注无机磷。

国外有人主张补充磷酸钾,特别是儿童和青少年糖尿病酮症酸中毒患者。糖尿病酮症酸中毒患者的红细胞中因磷缺乏而有2,3-二磷酸甘油酸(2,3-DPG)缺乏,从而使红细胞氧离曲线右移,不利于组织获得氧供,但在糖尿病酮症酸中毒时存在的酸中毒可使血pH降低以代偿,一旦酸中毒被纠正,这种代偿功能即不存在而使组织缺氧加重。不过补磷未列为糖尿病酮症酸中毒的常规治疗。血磷显著降低,且在治疗过程中仍不上升者可一般每小时给予12.5 mmol/L的缓冲性磷酸钾,由于磷酸盐可明显降低血钙。应在补磷过程中监测血清钙和磷,以免引起低钙血症或严重的高磷血症。

(四)严重酸中毒时小量补碱

酮体产生过多可发生酸中毒。轻度酸中毒(血 pH>7.0)时,一般不需补充碱性药物。经补液和胰岛素治疗后即可自行纠正,不必补碱。重度酸中毒时,外周血管扩张,心肌收缩力降低,可导致低体温和低血压,并降低胰岛素敏感性,当血 pH 低至 7.0 时,可抑制呼吸中枢和中枢神经功能,诱发脑损伤和心律失常,应予以抢救。

1.补碱原则和方法

补碱宜少、宜慢。符合前述补碱标准者,可静脉滴注 5％碳酸氢钠 200 mL,当血渗透压很高时,可考虑配用 1.25％碳酸氢钠等渗溶液(3 份注射用水加 1 份 5％碳酸氢钠溶液)输注。补碱过多和过快易发生不良结果:①增加尿钾丢失;②二氧化碳透过血-脑屏障比 HCO_3^- 快,二氧化碳与水结合后形成碳酸,使脑细胞发生酸中毒;③补碱过多,可使脑细胞内外渗透压失衡而引起脑水肿;④补碱后,红细胞释氧功能因血 pH 升高而下降,使组织缺氧加重;⑤治疗后酮体消失,原来与酮体结合血液中的缓冲系统特别是碳酸/碳酸氢钠缓冲系统重新释放,加上所补的碳酸氢钠,故可引起反跳性碱中毒。如果糖尿病酮症酸中毒患者在治疗前神志不清,经治疗后神志恢复,而在补碱过程中又出现神志不清,要考虑补碱过多过快而引起的脑水肿可能;⑥补液治疗容易发生高氯性酸中毒,其原因与大量生理盐水引起氯负荷和高氯性酸中毒有关,高氯性酸中毒可能进一步加重原有的酸中毒。

当血 pH 降至 6.9~7.0 时,50 mmol 碳酸氢钠(约为 5％碳酸氢钠 84 mL)稀释于 200 mL 注射用水中(pH<6.9 时,100 mmol 碳酸氢钠加 400 mL 注射用水),以 200 mL/h 的速度静脉滴注。此后,以 30 分钟~2 小时的间隔时间监测血 pH,pH 上升至 7.0 以上停止补碱。

2.过多过快补碱的危害

过多过快补充碱性药物可产生不利影响:①二氧化碳透过血-脑屏障的弥散能力快于碳酸氢根,快速补碱后脑脊液 pH 呈反常性降低,引起脑细胞酸中毒,加重昏迷;②血 pH 骤然升高,而红细胞 2,3-二磷酸甘油降低和高糖化血红蛋白状态改变较慢,使血红蛋白与氧的亲和力增加,加重组织缺氧,有诱发和加重脑水肿的危险;③促进钾离子向细胞内转移,可加重低钾血症,并出现反跳性碱中毒,故补碱需十分慎重。

(五)抢救和处理其他并发症

1.休克、心力衰竭和心律失常

如休克严重且经快速输液后仍不能纠正,应考虑合并感染性休克或急性心肌梗死的可能,应仔细查找,给予相应处理。年老或合并冠状动脉病(尤其是急性心肌梗死)、输液过多等可导致心力衰竭和肺水肿,应注意预防,一旦出现,应予相应治疗。血钾过低和过高均可引起严重心律失常,应在心电监护下,尽早发现,及时治疗。

2.脑水肿

糖尿病酮症酸中毒性脑水肿可以发生于新诊断的 T2DM 治疗之前,但绝大多数的脑水肿是糖尿病酮症酸中毒的最严重并发症,病死率高,可能与脑缺氧、补碱过早过多过快、血糖下降过快和补液过多等因素有关。脑水肿易发生于儿童及青少年糖尿病并发糖尿病酮症酸中毒者。这些并发症在治疗过程中是可以避免的,如严密监测血糖、血钾、心电图以及观察神志改变等。关于脑水肿发生的原因及机制目前尚不清楚。临床有学者观察到儿童发生脑水肿与基础状态的酸中毒、血钠和血钾的异常以及氮质血症有关。糖尿病酮症酸中毒经治疗后,高血糖已下降,酸中毒改善,但昏迷反而加重,应警惕脑水肿的可能。可用脱水剂、呋塞米和地塞米松治疗。

严重的弥漫性脑水肿(恶性脑水肿)因最终形成脑疝而死亡。这些患者即使幸存,也多遗留广泛而严重的神经-精神-躯体并发症,如运动障碍、视力下降、健忘或植物人状态。因此,如果临床表现能确认存在严重的弥漫性脑水肿,并经 CT 证实,应该施行减压式双额颅骨切除术,紧急降低颅内压。

3.肾衰竭

糖尿病酮症酸中毒时失水和休克,或原来已有肾病变,以及治疗延误等,均可引起急性肾衰竭。强调预防,一旦发生,及时处理。

(六)防治和监测糖尿病酮症酸中毒并发症

1.对症治疗

酸中毒可引起急性胃扩张,用 5‰碳酸氢钠液洗胃,清除残留食物,以减轻呕吐等消化道症状,并防止发生吸入性肺炎和窒息。护理是抢救糖尿病酮症酸中毒的重要环节,按时清洁口腔和皮肤,预防褥疮和继发性感染与院内交叉感染,必须仔细观察和监测病情变化,准确记录生命体征(呼吸、血压和心率)以及神志状态、瞳孔大小、神经反应和水出入量等。

2.抗感染

感染常为糖尿病酮症酸中毒的诱因,也可以是其伴发症;呼吸道及泌尿系统感染最常见,应积极治疗。因糖尿病酮症酸中毒可引起低体温和白细胞升高,故不能单靠有无发热或血常规来判断感染。糖尿病酮症酸中毒的诱因以感染最为常见,且有少数患者可以体温正常或低温,特别是昏迷者,不论有无感染的证据,均应采用适当的抗生素以预防和治疗感染。鼻-脑毛霉菌病虽罕见,但十分严重,应早期发现,积极治疗。

存在免疫缺陷的糖尿病酮症酸中毒患者可能发生致命的接合菌感染,早期受累的软组织主要是鼻、眼球和脑组织,继而扩散至肺部及全身,两性霉素 B、卡泊芬净和泊沙康唑有较好疗效,配合高压氧治疗和免疫调节剂可增强疗效。

3.输氧

糖尿病酮症酸中毒患者有组织缺氧,应给予输氧。如并发休克、急性肾衰竭或脑水肿,应采取措施进行治疗。在治疗过程中需避免发生低血糖症或低钾血症。少见的并发症有横纹肌溶解症,可导致急性肾衰竭。

4.护理及监测

在治疗糖尿病酮症酸中毒的同时,应积极控制感染、降低颅内压和防治脑功能障碍。如果并发了脑卒中,除了大量出血患者需要手术治疗外,急性(24～36 小时)缺血性脑梗死采用溶栓剂治疗可取得很好效果,但动脉出血性脑卒中患者属于禁忌。急性期后,动脉缺血性脑卒中和脑静脉栓塞的儿童患者应长期使用抗凝治疗,一般建议首选低分子量肝素,继而口服华法林 3 个月。成年患者应控制高血压,重组的人Ⅶa 因子可能降低复发率。一般糖尿病酮症酸中毒病例不建议进行预防性抗凝治疗。

昏迷者应监测生命体征和神志改变,注意口腔护理,勤翻身,以防褥疮。定时监测血糖、酮体、血钾、CO_2CP 和经皮二氧化碳分压的变化,以便及时调整治疗措施。

(李春花)

第十节 糖尿病神经病

糖尿病神经病是糖尿病最常见的慢性并发症之一,病变可累及中枢神经及周围神经,以后者为常见。由于缺乏统一的诊断标准和检测方法,患病率在 10%～96%。在美国,病程在15～20 年的糖尿病患者有临床症状的周围神经病变患病率估计在 30%～50%。

一、发病机制与病理

糖尿病神经病的发病机制尚不清楚,主要有代谢学说和血管学说,但均无法单独对其发病机制做出圆满解释。因此,多元论的发病观点正被大家接受。糖尿病性神经病变的发病机制可总结如图 6-4 所示。

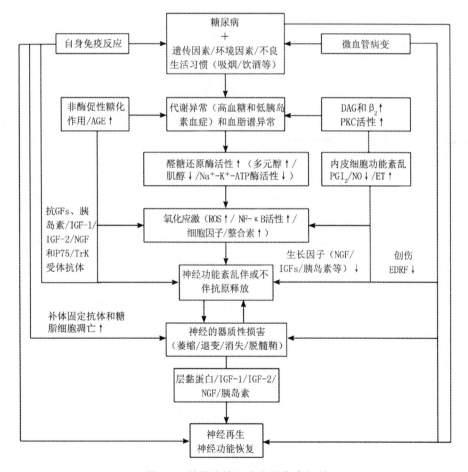

图 6-4 糖尿病神经病变的发病机制

注:AGE:终末糖化产物;DAG:二酰基甘油;EDRF:内皮细胞衍化松弛素;ET:内皮素;NF-κB:核因子 κB;NGF:神经生长因子;NO:一氧化氮;ROS:反应性氧自由基;PKC:蛋白激酶 C;PGI₂:前列腺素 I₂;Trk:NGF 受体;↑:升高;↓:下降

（一）多种因素与糖尿病神经病相关

目前认为，糖尿病神经病的发病与高血糖、醛糖还原酶-多元醇-肌醇途径开放、蛋白糖基化异常、氧化应激、脂代谢异常和低血糖发作等因素相关。

1.糖代谢异常

主要包括高糖毒性作用、醛糖还原酶-多元醇-肌醇途径开放和蛋白糖基化异常。

（1）高糖毒性作用：糖尿病控制与并发症研究（DCCT）和英国前瞻性糖尿病研究（UKPDS）等研究均证实，慢性高血糖是糖尿病神经病发生的主要病因。高血糖在众多发病机制中起主导作用，高血糖及其后发的一系列代谢紊乱直接或间接作用于神经组织而引起神经病变。在临床上，患者血清神经毒性的强度与神经的振动觉阈值、年龄、病程及 HbA1c 有关。在体外，高糖促进神经细胞凋亡，抑制细胞生长；用糖尿病患者的血清做实验，可导致 VSC4.1 神经母细胞瘤细胞和 NIE-115 细胞（分别代表运动神经元和感觉/自主神经元）的生长抑制或死亡；同样，T1DM 患者血清对感觉/自主神经和 VSC4.1 细胞有明显毒性作用。

（2）醛糖还原酶-多元醇-肌醇途径开放：高血糖状态下，醛糖还原酶活性增强，山梨醇旁路活跃，山梨醇生成增加，通过山梨醇脱氢酶形成果糖。高血糖通过竞争性抑制作用及细胞内增高的山梨醇使细胞外肌醇进入细胞内减少。细胞合成磷脂酰肌醇下降，转化生成二酯酰甘油（DG）及三磷酸肌醇（IP_3）减少，其结果是 Na^+-K^+-ATP 酶活性下降，细胞内钙离子积聚，神经传导速度减慢，有髓神经郎飞结肿胀，进一步发展为不可逆的轴突神经胶质病变及结旁脱髓鞘。Na^+-K^+-ATP酶活性下降还造成细胞摄取氨基酸和肌酸受阻，导致细胞功能及结构异常。

（3）蛋白糖基化异常：高血糖可致蛋白质与葡萄糖结合，形成糖基化终产物（AGEs），当其发生于血管壁时，导致血管壁增厚与管腔狭窄，并使神经发生缺血缺氧性损害。血红蛋白形成 HbA1c 时，影响其与 2,3-二磷酸甘油酸（2,3-DPG）的结合，造成氧与血红蛋白的亲和力增加，组织缺氧。非酶促糖基化异常影响神经纤维的结构蛋白，通过阻止微管蛋白的多聚过程而影响神经功能。糖基化终产物还造成有髓神经的髓鞘多层膜结构异常，使神经的再生修复受阻。此外，糖基化终产物过多还使氧化应激增强，自由基生成增加，并激活核结合因子-κB（NF-κB）造成血管神经受损。但也有学者认为，这些结论多来自动物实验（鼠、兔和狗），并不能很好地反映人类糖尿病神经病的实际情况。有学者用灵长类动物狒狒制成 T1DM 神经病变模型进行研究，用氨基胍治疗 3 年，对血糖控制无作用，神经传导速度和自主神经功能未见恢复，与大鼠的动物模型结果相反；故认为糖基化终产物积蓄不是神经病变的早期病因。因此，糖基化终产物在人类糖尿病进展中的作用还有待进一步证实。

2.脂代谢异常

糖尿病状态下，亚油酸-6 脱饱和缺陷而致体内 γ-亚麻酸减少，进而花生四烯酸减少，由后者生成的扩血管性前列腺素 E_1（PGE_1）、前列腺素 E_2（PGE_2）及前列环素（PGI_2）下降。其结果是出现缺血和缺氧性神经损害。多不饱和脂肪酸不足还造成生物膜的磷脂和与信号传导有关的磷脂酰肌醇合成减少，导致第二信使三磷酸肌醇和二酯酰甘油下降，从而出现代谢性神经病变。另外，糖尿病时，神经内的乙酰肉毒碱减少，该物质在脂肪代谢中起促进细胞液中长链脂肪酸转运至线粒体的作用，其量减少导致细胞液中长链脂肪酸蓄积，干扰神经细胞膜的正常功能，减少前列腺素生成，神经血流减少。有学者研究发现，血三酰甘油升高使得腓肠肌有髓鞘神经纤维密度（MFD）降低，神经传导速度减慢，且与糖尿病病程、年龄、血糖控制情况和体重指数等无关。

3.高凝状态

凝血和血小板激活的程度、纤维蛋白原的水平增高导致的高凝状态均与微血管病变和神经病变相关。von Willebrand(血管性血友病)因子和细胞黏附分子能预测神经病变的发生。微血管结构异常表现为动脉变细、静脉扩张、动-静脉分流和新生血管形成,毛细血管内皮细胞增生、肥大,基底膜增厚,管腔狭窄。多普勒或荧光血管造影证实,糖尿病神经病患者神经内的血流量和氧张力降低,MRI 检查可发现神经水肿。现认为,血管的这些改变与内皮功能缺陷有关。血管活性因子如一氧化氮(NO)和前列环素的生成与释放减少,或功能受损直接导致血管舒张障碍,局部血流灌注不足,造成神经组织的结构或功能损伤。有学者用乙酰胆碱离子灌注法证明,一氧化氮介导的前臂内皮依赖性血流在糖尿病患者受损,并认为血流受损继发于氧化应激和自由基活性增加,后者导致受损的内皮一氧化氮合成与释放减少。

4.氧化应激

糖尿病状态下,活性氧(ROS)的产生及氧化应激水平升高,同时机体抗氧化防御能力下降,可直接引起生物膜脂质过氧化、细胞内蛋白及酶变性和 DNA 损害,最后导致细胞死亡或凋亡。研究提示,ROS 亦是重要的细胞内信使,可以活化几乎所有已知的信号传导通路。在高糖状态下,线粒体电子传递链产生过多的 ROS,通过抑制还原型辅酶Ⅱ(NADPH)活性,激活包括蛋白激酶(PKC)旁路、多元醇旁路、己糖胺旁路以及糖基化终产物形成等机制,进而促使糖尿病并发症的发生。ROS 还通过改变特异性细胞功能来影响内皮功能,对外周神经元和 Schwann 细胞也有影响,并导致轴突变性和脱髓鞘病变。

5.其他因素

(1)神经生长因子与神经轴突转运异常:神经生长因子(NGF)包括 IGF-1、IGF-2 和神经营养素(NT)等。IGF-1 可通过影响细胞信号传导通路,高表达 BCL-XL、三磷酸肌醇激酶及 caspases(凋亡蛋白酶)级联反应,从而阻断氧化应激而保护神经。这些生长因子来源于神经纤维支配的靶细胞或支持细胞,各种生长因子作用于特定的受体,调节核酸和蛋白质的代谢,促进神经结构蛋白质的合成,因而对神经生长发育及保护有重要意义。糖尿病时,胰岛素缺乏和高血糖山梨醇相关的 Schwann 细胞损害,均使 NGF 合成减少,使神经微丝和微管合成减少,最终导致神经轴索营养障碍及再生受损,严重者纤维萎缩和脱落。

(2)神经纤维营养及保护因素缺乏:用核素标记的方法测定轴突转运功能,发现糖尿病神经病患者神经轴突转运的正向慢转运的慢成分 a(Sca)、慢成分 b(Scb)及逆向轴突转运异常,促使神经病变的发生。Schwann 细胞与神经元轴突之间的联系异常在糖尿病神经病的发展中也起着重要作用。

(3)低血糖发作:一般认为,高血糖(直接或间接)导致神经病变,但低血糖也同样引起神经损害。在糖尿病的治疗过程中或在 T2DM 早期,可因各种原因发生低血糖症,如反复发作,将加重神经病变的病情或加速其发展。

(4)C 肽缺乏:神经病变与 C 肽是否有关未明。C 肽能激活 Na^+-K^+-ATP 酶和一氧化氮合酶(NOS),通过改善神经营养、纠正代谢异常、促进神经纤维的再生和减轻神经细胞的凋亡等,延缓糖尿病神经病的病理生理改变。临床观察到,T1DM 患者应用 C 肽治疗 3 个月后,深呼吸过程中的心率变异性明显好转,温度觉阈值下降,神经功能改善,并且基础 C 肽缺陷越严重者,治疗效果越明显。

(5)青春期发育因素:青春期前发病的糖尿病患者在进入青春发育期后,发生心脏神经病变的危险性明显增加,原因未明。许多患者无临床表现,但经仔细检查可有异常(亚临床型糖尿病性神经病变)发现。Massin 等发现,在青春发育早期(年龄≥11岁),心率可变性(HRV)指数下降,HRV 与 HbA1c(4年均值)有相关关系;而更年轻的糖尿病患儿的 HRV 指数正常,HRV 与4年的 HbA1c 均值无明确关系;病期和微量蛋白尿也与 HRV 指数相关,但短期的代谢控制状况(近期的 HbA1c)与 HRV 指数无关,这提示在青春期发育的早期存在某种(些)危险因素,可促进心脏自主神经病变的发生发展,故青春期发育时期患病的糖尿病患者要用 HRV 分析来筛查心脏神经病变。

(6)自身免疫因素:通过间接免疫荧光法发现,伴有神经病变的糖尿病患者循环血中存在抗运动神经和感觉神经的自身抗体,抗体和补体在腓肠肌不同成分中沉积,相关的抗体包括谷氨酸脱羧酶65(GAD65)抗体、神经节苷脂 GM_3 抗体、抗胰岛素抗体和抗磷脂抗体(anti-PLAs)等。

(二)糖尿病神经损害与微血管病变相关

早期表现为神经纤维脱髓鞘、轴突变性以及 Schwann 细胞增生,轴突变性和髓鞘纤维消失,在髓鞘纤维变性的同时有再生神经丛,随着病变的进展,再生神经丛密度降低,提示为一种不恰当修复,此种现象尤其在 T2DM 中常见。有时,糖尿病神经病的临床资料和电生理检查提示为慢性炎症性脱髓鞘性多神经病变(CIDP),其主要改变是炎性浸润、脱髓鞘和轴突丧失,与特发性 CIDP 很难鉴别。自主神经受累时,主要表现为内脏自主神经及交感神经节细胞变性。

微血管病变主要表现为内皮细胞增生肥大、血管壁增厚、管腔变窄、透明变性、毛细血管数目减少和小血管闭塞。脑部病变主要累及脑血管,易发生卒中,尤其是脑梗死,有些可发生脑萎缩和脑硬化。脊髓病变以后索损害为主,主要为变性改变。

二、临床表现与辅助检查

(一)按病变性质和部位分类有利于指导治疗

神经系统的许多疾病均与神经细胞的钙离子动态平衡紊乱有关,常见的神经病性疼痛和糖尿病多神经病是神经细胞的钙离子动态平衡紊乱的典型例子,而钙离子动态平衡紊乱的原因又与线粒体功能障碍有关。临床上,不同类型的神经病变征象往往重叠,它们是否存在相同或不同的发病机制,以及这些不同的临床类型究竟是否为不同的疾病,或仅仅反映疾病连续过程的不同侧面,这些问题仍无明确解释。

1.慢性隐匿性感觉神经病变

慢性隐匿性感觉神经病变(CISN)常见(80%左右),起病隐匿,与血糖控制不良无明显关系。患者诉感觉异常、感觉减退或有麻痛、刺痛和烧灼等感觉,症状以夜间为重,四肢裸露可使症状减轻。此型神经病变一般呈进行性发展。检查时可发现四肢的位置觉和振动觉受损,肌肉萎缩(以四肢的远端肌肉为明显,尤以拇指虎口肌肉最先受累而最严重),男性伴有勃起功能障碍。

2.急性近端运动神经病变

急性近端运动神经病变常突然发病,以一侧大腿严重疼痛为多见,糖代谢控制往往不良,一些患者双侧远端运动神经同时发病,伴迅速进展的肌无力与肌萎缩。此型对糖代谢控制治疗的反应良好。糖尿病周围神经病变容易并发足病,而大神经纤维性周围神经病变(LFPN)的发病率从23%急剧上升到79%。较敏感的方法是用128Hz引叉振动觉检查,用5.07 Semmes-Weinstein 单丝检查压感。周围感觉神经病变可能并发 Charcot 神经-骨关节病,导致骨关节畸形甚至截肢,体表感觉减退引起平衡功能障碍。

3.弥漫性运动神经病变

弥漫性运动神经病变累及多处运动神经,肌萎缩明显,常急性发病。老年 T2DM 患者的表现常与 CISN 相似,起病隐袭,但不易恢复。

4.急性痛性神经病变

急性痛性神经病变少见,主要发生于病情控制不良的糖尿病患者,患者诉泛发性肢体或躯干疼痛。肌无力往往十分明显,有些患者呈神经病性恶病质。此型对胰岛素治疗的效果较好,但恢复的时间较长。

5.胰岛素性神经病变

胰岛素性神经病变常发生于胰岛素治疗后 6 周左右,起病突然,但无须因为神经炎发作而停用胰岛素。一般经对症处理,在继续胰岛素治疗过程中逐渐减轻。这些患者常伴有严重的微血管病变,血管床出现广泛的动-静脉短路和新生血管形成,类似于视网膜的微血管病变改变。

6.局限性单神经病变

局限性单神经病变的发病机制较为复杂,一般认为与下列因素有关:①神经受压迫(如糖尿病足、糖尿病性腕管综合征和僵硬性关节病等);②神经血管闭塞,单神经病变几乎可累及所有的外周和中枢脑神经纤维,如第Ⅲ对脑神经受累时导致眼肌瘫痪、眼球疼痛和眼睑下垂,但瞳孔对光反射正常,又称糖尿病性痛性眼肌麻痹。

7.糖尿病性腰骶神经丛神经根病变

糖尿病性腰骶神经丛神经根病变(DLSRPN)是一种严重的神经病变。缺血性微血管炎导致神经缺血和缺血性病理变化,其中,多灶性和节段性脱髓鞘可能是神经轴突营养不良所致。病理检查显示,主要为血管缺血性损害。神经病变的特点是多灶性和节段性脱髓鞘。临床上出现相应的神经肌肉功能障碍,可累及大腿、小腿和臀部等处。病变对称或不对称,严重者腰骶神经丛、神经根和周围神经均受累,累及的神经种类可为运动神经、感觉神经和自主神经纤维。另外,脑神经的微血管病变可导致神经性瘫痪,出现相应的表现,较多发生于中东地区(如阿拉伯)的糖尿病患者群。

8.假性跛行

假性跛行表现为间歇性跛行,伴步行时的局部疼痛,但足背动脉搏动正常。发生机制未明,可能与动-静脉分流和短路有关。因而,在活动时因血液供应减少而发生缺血性疼痛和运动障碍。

9.皮肤渐进性坏死

皮肤渐进性坏死多发生于下肢远端的前部,以女性多见。出现不规则圆或卵圆形硬皮病样斑块,边缘清楚,表面光滑呈釉状,中央凹陷呈硫黄色,构成硬的黄色斑块,外围呈紫红或淡红色。在黄色部位有无数毛细血管扩张和小而深色的斑,常有鳞屑或结痂。约 1/3 病例可在红斑基础上发生局限性逐渐加重的皮肤溃疡,可能是由于局部的神经病变而丧失功能,缺乏神经支配所致。

10.足瘫痪

足瘫痪是外周神经和自主神经病变所致,也是引起神经病变性足部溃疡的重要原因。

(二)自主神经病变的表现依病变部位而定

1.消化系统

最常见,表现为便秘、上腹饱胀和胃部不适等,严重者表现为顽固性便秘或腹泻,或便秘与腹泻交替,甚至大便失禁,较多地发生于糖尿病控制差的年轻男性 T1DM 病例,常伴有其他慢性并发症。胃电图有助于明确诊断,并为鉴别诊断提供依据。食管功能障碍表现为食管蠕动减少,食物通过时间延长,食管远端异常的蠕动压力波,并因此引起胸部不适、吞咽困难和呃逆等症状,食管测压可见压力波的振幅降低。胆囊功能障碍主要表现为脂肪餐后收缩减弱,一般仅在进行 B 超检查或胆囊造影时意外发现。肛门直肠功能紊乱的表现多种多样,常见的症状为局部不适、大便不净、异物感、痒痛、便秘或失控性"腹泻"等,严重者可伴下腹或骶部胀痛,最常发生于晚间睡眠中。检查可发现静息与加压后肛门内压下降,肛门与直肠的抑制性反射及肛周皮肤反射减退或消失,肛门括约肌松弛或舒缩功能障碍。直肠对充盈与扩张不敏感,并可发现局部末梢神经病变的电生理异常。

2.泌尿生殖系统

膀胱感觉减退和收缩力减弱是糖尿病膀胱病变(DC)最主要的表现。膀胱感觉的丧失是最早出现的症状,膀胱内尿量可以积到 1 000 mL 或以上而毫无尿意,排尿次数减少;其次是出现逼尿肌功能减弱,排尿无力,残余尿量增多,超声检查常可发现残余尿量在 150 mL 以上,晚期则出现大而无力的膀胱、排尿失禁、继发感染和膀胱输尿管反流。Mitsui 等的观察结果显示,神经传导速度是确立糖尿病尿道-膀胱功能障碍的较好指标。生殖系统表现为男性性欲减退、阴茎勃起障碍(ED)和逆行射精等。有些患者甚至以 ED 为首发症状就诊。糖尿病性 ED 主要是神经病变所致,尤其是阴茎自主神经病变,血管性因素往往也起重要作用。

3.心血管自主神经病变

心血管自主神经病变(CAN)常见于病程长和并发症多的糖尿病患者,以往认为它是糖尿病的晚期并发症,现认为在糖尿病确诊时就可能已经存在。典型的临床表现包括静息时心动过速、直立性低血压、对运动及某些药物耐受性差、无症状性心肌缺血或无痛性心肌梗死、心率变异小和 QT 间期延长等,其中以无痛性心肌梗死引起的后果最严重,可发生心律失常、心力衰竭甚至猝死。如出现不能解释的疲乏、倦怠、水肿、恶心、呕吐、出汗、心律失常、咳嗽、咳血痰或呼吸困难,均提示糖尿病患者有无痛性心肌梗死可能。用 24 小时动态心电图记录进行频域分析和时域分析,高频(HF)反映副交感神经兴奋,低频(LF)反映交感神经兴奋,LF/HF 则代表交感与副交感的平衡状态。有周围神经病变或自主神经病变的 T2DM 患者,LF 和 HF 明显受抑,而且 LF 和 HF 的昼夜节律消失。在其他诊断指标中,24 小时心率可变性(HRV)的意义较大,但必须考虑 HRV 的正常值、变化范围和评价的有效性问题。表示 HRV 的方法很多,其中以几何参数的可重复性最好。用心率做判断时,因其特异性较差,并需要排除非糖尿病性心脏神经病变以外的其他原因。

4.呼吸系统

糖尿病神经病很少累及呼吸功能。糖尿病患者对缺氧、二氧化碳过高、吸入寒冷空气以及吸入胆碱能药物的呼吸反应减弱,而对枸橼酸引起咳嗽反射的阈值却有所提高。这些呼吸功能障碍与全身麻醉意外、睡眠呼吸暂停及猝死之间的可能联系值得进一步探讨。

5.体温调节和出汗异常

50%T1DM 患者有出汗障碍,而在患有周围神经病变的糖尿病患者中,83%～94%有出汗障碍,表现为少汗甚至无汗,半身出汗而半身无汗等。可有发热,体温随外界温度波动,皮肤温度过低或过高。出汗障碍可造成皮肤干燥瘙痒,最终发生溃疡。

6.神经内分泌障碍

在病史较长的病例中,针对低血糖症的胰高血糖素与肾上腺素反应障碍,可发生严重的低血糖症而毫无症状。因此,在糖尿病治疗当中应密切注意低血糖发生的危险性。

(三)根据症状和体征评价神经病变的性质与部位

有学者将神经功能检查与感觉主诉等结合起来进行反复试验。用皮肤热温差(TDTw)和皮肤冷温差(TDTc)判断感觉神经纤维功能,用感觉和运动神经传导速度(SNCV 和 MNCV)和振动感觉阈值(VPT)来检查大神经纤维功能。发现神经病变性疼痛与小神经纤维无关,而感觉变化与大、小神经纤维的功能均有关。症状严重程度(标化后)、SNCV、MNCV 以及 VPT 均是观察多神经病变的有用指标。

1.糖尿病性远端对称性多神经病

糖尿病性远端对称性多神经病是最常见的临床类型,并根据大神经纤维的功能再分为若干种类别。评价大神经纤维功能的方法有周围触觉鉴别器钢珠滚动试验和神经传导速度测定等,评价小神经纤维的方法有 NeuroQuick 和 Neuropad。

下肢对称性神经病变起病隐匿,进展缓慢,表现为感觉障碍(对称性肢体麻木、疼痛、感觉异常、蚁走感和烧热感等)或感觉过敏,或呈手套或袜套样感觉,后期可表现为感觉减退甚至消失。少数患者的肢体疼痛剧烈难忍,严重影响工作和休息。这些患者的疼痛诉说具有明显的心理精神特征,机制未明。若为单一神经受累,则呈片状感觉障碍,但少见。也可表现运动障碍、肌无力和肌萎缩,以近端肌受累多见。

2.糖尿病痛性多神经病变

疼痛性质多为烧灼样、电击样、针刺样或钝性疼痛,多数在夜间疲劳或兴奋时加重,而且似乎有明显的遗传倾向和家族发病倾向。

3.糖尿病脑神经病变

最常见的是动眼神经瘫痪,其典型表现是突然发病的眼肌瘫痪,眼球处于外展位置(如果展神经未受影响),眼球的垂直向与内收动作均发生障碍,而且还伴有眼睑下垂。大约50%病例在眼肌瘫痪出现前1～7天有剧烈的眶后疼痛。一般在6～12周内自发恢复,但可复发或进展为双侧病变。其他如面神经、展神经、三叉神经麻痹及听力障碍(表现为神经性耳聋或突聋)较少见。

糖尿病患者发生缺血性脑卒中的危险性较非糖尿病病例提高2～4倍。高血糖又可导致乳酸性酸中毒,引起蛋白质结构改变和细胞功能障碍,从而加重缺血性脑卒中的严重程度。糖尿病还可引起认知障碍和大脑神经生理及结构的改变,称为糖尿病性脑病。临床表现以获得性认知和行为缺陷为特征,也可表现为精神障碍、情绪易波动、焦虑、烦躁不安、苦闷、视力障碍、记忆力减退、注意力不集中、腱反射活跃和病理反射阳性等。神经生理学和神经放射学特点提示,糖尿病性脑病可能是大脑加速老化的表现。脊髓可表现为横贯性感觉障碍。在临床上,多数患者无中枢神经受损的症状和体征,但事实上不少患者经仔细检查有阳性发现(亚临床型糖尿病中枢神经病变)。

(四)尼龙丝试验/自主神经功能检测/神经肌电图评价神经功能

1.尼龙丝皮肤触觉检查

取特制的10 g尼龙丝,一头接触于患者的大足趾、足跟和前足底内外侧,用手按尼龙丝另一头轻轻施压,正好使尼龙丝弯曲,患者能感到足底尼龙丝则为正常,否则为不正常。这是评价神经病变最简单方法,发现率40%以上。128 Hz音叉检查时,首先将音叉放在被检测者的踝关节处或大足趾、手部、肘部和前额等处，音叉应与皮肤表面垂直，并应持压力不变。此外，还可以用棉签、铁石或橡皮等检查温度觉。

2.自主神经功能检查

（1）交感神经皮肤反应（SSR）：是指通过刺激传入末梢神经并经传出交感神经无髓鞘细胞纤维的汗腺反应，汗腺反应为"体性"——交感神经反射。糖尿病自主神经病变患者与健康人相比，振波少，潜伏时间延长。有报道认为 SSR 比心脏自主神经检查能更早、更敏感地反映糖尿病是否有自主神经受累。

（2）瞳孔检查对光反射：瞳孔周期时间（PCT）是测定迷走神经功能的敏感方法，糖尿病自主神经病变者 PCT 明显延长。电子闪光人造偏光板摄影方法测量暗适应的暗孔直径为交感神经支配纤维的定量测量。如瞳孔对光反射结果用红外线瞳孔测量仪测量更能早期发现异常。

另外，膀胱功能检测有助于糖尿病膀胱病变的诊断（膀胱超声测定显示残余尿量增加）。动力学测定有膀胱内压、尿流和尿道压力测量等。膀胱内压测量显示一段长的感觉缺失曲线，直至达到逼尿肌低张力状况下的膀胱充盈量为止。

3.神经肌电图检查

神经肌电图检查为非侵入性检查方法，其有良好的客观性、量化性和可靠性，在糖尿病早期，甚至在临床症状出现之前就已有明显的变化，故有早期诊断价值，同时也可用作临床疗效的评估。其中，感觉神经传导速度（SCV）较运动神经传导速度（MCV）减慢出现更早，且更为敏感。近端周围神经受累以应用M波及H波同时测定法较为方便，患者痛苦小，结果准确，且可及早发现病变。肌电图检测有助于区分神经源性和肌源性损害。糖尿病患者肢体远端肌肉中以神经源性损害为主，在肢体近端肌肉中则以肌源性损害为主。除交感神经皮肤反应（SSR）试验外，肌电图上的 RR 间期变化（RRIV）为评价自主神经功能的简便而较可靠的方法。也有人认为，测量神经电兴奋的不应期比传导速度更敏感。

（五）特殊检查用于疑难病例诊断

1.诱发电位检查

诱发电位（EP）检查包括有视觉诱发电位（VEP）、脑干听觉诱发电位（BAEP）、躯体感觉诱发电位（SEP）和运动诱发电位（MEP）。VEP记录视觉冲动经外侧膝状体投射到枕叶距状裂后部与枕后极的电活动。主要的视觉皮质电位有 N_1、P_1（P100）和 N_2 3 个主波，其中最有诊断价值的是 P_1 波潜伏期延长。VEP 异常也可因屈光间质异常、侵及黄斑的视网膜病变、视神经通路及视区皮质损害引起。BAEP记录听神经（Ⅰ波）、脑干耳蜗神经核至中脑下丘（Ⅱ～Ⅴ波）、丘脑内膝状体（Ⅵ波）和听放射（Ⅶ波）的电活动。其中Ⅲ和Ⅴ波为最主要的波，凡Ⅰ波波峰潜伏期（PL）延长或波幅（AMP）降低，甚至分辨不清或不能显示波形者，表明有外周听力减退。波峰间期（IPL）延长常反映脑干病变导致其听觉通路传导受累。SEP 分别刺激左、右腕部正中神经及踝部胫后神经，由相应神经及脊髓后索传导至顶叶皮质，并在通路的不同部位直至颅顶部记录诱发电位。如潜伏期延长，常提示相应部位（从周围到中枢）的感觉传导功能受损，测定各波峰潜伏期可基本反映整个传导通路各部位的功能状态，明确病变部位，从而区分中枢神经病变还是外周神经病变。磁刺激无电刺激产生的疼痛不适，且操作方便，已逐渐应用于中枢运动传导功能检查；改用激光来诱发电位。糖尿病神经病者常缺乏 EP，或 P_1 波潜伏期正常或延长，振幅下降，可能更有助于发现早期糖尿病神经病。复合性神经动作电位（NAP）、复合性肌肉动作电位（CMAP）和多发性神经病变指数（PNI）之间存在一定关系，PNI 和 CMAP 有密切关系。神经传导速度（以

PNI代表)下降与CMAP振幅或其振幅降低量呈正相关,以胫总神经为代表,可用CMAP振幅来判断糖尿病周围神经病变的严重程度。

2.神经定量感觉检查

与上述检查不同,神经定量感觉检查主要是针对细神经纤维功能。该检查通过温度觉测试细神经纤维(Aδ和C类)的功能,通过振动觉测试Aβ类神经纤维的功能,因此能够准确判定感觉病变的特征和程度,通过对不同部位的检测可以发现解剖学上节段性的感觉神经损伤,具有定位价值。

3.胃肠自主神经功能检查

该检查包括闪烁图法——固体和(或)液体餐、放射法——不透X线标记物(胃肠钡餐)、实时超声显像法、磁共踪法、电阻抗法、对乙酰氨基酚吸收率和插管法等,目前以胃排空的闪烁图法最敏感且能用于临床。闪烁图扫描技术是胃排空测定的金标准,表现为对固体和液体食物排空延迟。钡餐可见胃扩张、钡剂存留时间延长和十二指肠部张力降低。对乙酰氨基酚吸收试验测定胃液体排空时间,方法简便,可靠实用,易于推广。实时超声显像法有容积法、胃窦面积法和胃窦体积法。容积法——沿胃长轴作一系列横切面,计算整个胃体积,用于测定胃液体排空,此法较烦琐,受气体干扰明显,较少应用。胃窦面积法——取平卧位或膝肘位,测得空腹胃窦面积,进餐后多时点测定胃窦面积直到胃窦面积恢复到空腹大小的时间距离,或进餐后至液餐图像完全消失的时间距离为胃全排空时间。胃窦体积法——测定A、B和C的3个径,算出胃窦体积,从胃窦体积变化观察排空时间。实时超声显像法较可信,且方便、简单和廉价,为临床及科研较常用的方法,其局限性为不能观察固体排空。胃窦面积测定不能完全代表胃窦真正的生理形态,因此不如核素扫描精确。

此外,以可用测压法、胃电图和胆囊收缩功能测定等检查胃肠自主神经功能。

三、诊断与鉴别诊断

(一)从病期长和已有心血管风险因素病例中筛查糖尿病神经病

糖尿病神经病的主要危险因素是糖尿病病期、血糖水平和已经存在的心血管风险因素。在临床上,下列表现有助于糖尿病性神经病变的早期筛选:①感觉障碍或感觉异常;②肌肉萎缩;③糖尿病足、腕管综合征和僵硬性关节病;④眼肌瘫痪和眼睑下垂;⑤间歇性跛行;⑥皮肤溃疡;⑦足瘫痪;⑧消化、泌尿生殖和心血管系统功能障碍或体温调节和出汗异常;⑨脑缺血发作和认知障碍。糖尿病神经病的诊断程序如图6-5所示。

ADA推荐用针刺痛觉、温度觉、音叉振动觉、10 g单丝压力觉和踝反射筛查神经病变。首先根据感觉障碍的程度、肌力试验和反射检查结果对审计病变进行计分(密歇根糖尿病审计病变计分,MDNS)(表6-3),并根据MDNS和神经传导结果进行病变分级(表6-4)。

糖尿病神经病的诊断依据是:①糖尿病的病期超过5年或老年糖尿病患者;②感觉、运动或自主神经病变的临床表现,其特点是通常在疾病的早期,下肢的周围神经最先受累,感觉纤维比运动纤维受累重,振动觉的障碍比触觉和温度觉更重;③神经电生理检查的异常改变,如运动或感觉神经传导速度延迟、波幅降低、肌电图出现纤颤电位或正相电位等失神经电位、体感诱发电位发现早期的潜伏期延长、微神经图技术发现肌肉传入活动消失以及交感神经活动低下或消失。

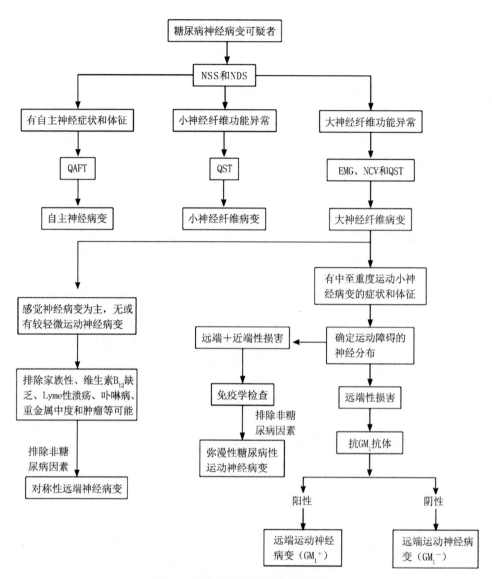

图 6-5 糖尿病神经病变的诊断程序

注:NSS:神经系统症状计分;NDS:神经功能障碍计分;EMG:肌电图;QAFT:自主神经功能定量试验;QST:感觉神经功能定量试验;NCV:神经传导速度;GM1:gangliosid,神经节苷脂

表 6-3 密歇根糖尿病审计病变计分法

	0分	1分	2分	3分
感觉障碍				
大拇指振动觉	正常	减退	缺乏	
10 g 细丝触觉	正常	减退	缺乏	
大拇指针刺痛觉	正常	减退或缺乏		
肌力试验				
手指伸展活动	正常	轻度受限	严重受限	缺乏

续表

	0分	1分	2分	3分
大树指伸展活动	正常	轻度受限	严重受限	缺乏
踝背屈曲	正常	轻度受限	严重受限	缺乏
反射检查				
肱二头肌反射	正常	减退	缺乏	
跟腱反射	正常	减退	缺乏	

表 6-4　糖尿病神经病分级

分级	异常神经传导数目	MDNS 计分
0 级(无神经病变)	0～1	0～6
1 级(轻度神经病变)	2	7～12
2 级(中度神经病变)	3～4	13～29
3 级(重度神经病变)	5	30～45

神经活检可帮助明确诊断、评估疗效及病因判断;多取外踝后方的腓肠神经活检。但由于是侵入性检查,故不作为糖尿病神经病的常规手段。采用皮肤活检对神经轴性标志——蛋白基因产物 9.5 进行免疫组织化学定量来检查皮肤神经形态的方法已逐渐应用于临床。该法为微创性,仅需直径 3 mm 的活检皮肤,便能观察到小神经纤维改变。

糖尿病神经病的分类见表 6-5。在临床工作中,考虑方便与实用性,诊断中可将前述的分类与分型结合起来进行。

表 6-5　糖尿病神经病分类

快速可逆性神经病变
高血糖神经病变
持续对称性多发性神经病变
末梢躯体感觉运动病变
自主神经病变
小纤维神经病变
病灶/多灶性神经病变
头面部神经病变
胸腹神经根病变
局限性肢体神经病变
肌萎缩
压迫性或嵌入性神经病变
混合性神经病变

(二)糖尿病神经病与非糖尿病性神经受损鉴别

糖尿病患者发生神经病变不一定都是糖尿病所致;调查发现,10%～50%的神经病变是其他原因所致,部分患者存在多种病因,如神经毒药物、乙醇成瘾、维生素 B_{12} 缺乏、慢性肾病、慢性炎性脱髓鞘神经病、遗传性神经病和脉管炎等,因此必须注意鉴别。

1.对称性周围神经受损

应注意与中毒性末梢神经病变或感染性多发性神经根炎鉴别,前者常有药物中毒(如呋喃类药物)或农药接触史,疼痛症状较突出;后者常急性或亚急性起病,病前多有呼吸道或肠道感染史,表现为四肢对称性弛缓性瘫痪,运动障碍重,感觉障碍轻,1~2 周后有明显的肌萎缩。脑脊液蛋白定量增高,细胞数正常或轻度增高。

2.非对称性周围神经损伤

应与脊髓肿瘤和脊椎骨质增生或转移癌鉴别,相应节段脊椎照片或 CT 检查和 MRI 检查有助于诊断。

3.胃肠神经病变

需与吸收不良综合征/慢性感染/神经性厌食鉴别,糖尿病腹泻一般以"五更泻"明显,无黏液和脓血,腹泻前可有痉挛性腹痛伴肠鸣增多,排便后症状可好转,腹泻可持续数小时至数天或数周,然后自发缓解,缓解时间数周或数月不定。大便常规及培养无炎性成分及细菌生长。必要时,肠镜等检查有助于鉴别。胃动力瘫痪严重的病例可表现出厌食与体重减轻。在年轻的女性糖尿病患者当中,需注意与神经性厌食相鉴别。心脏自主神经功能紊乱应与其他心脏器质性病变鉴别,后者无糖尿病史,血糖正常而常存相应疾病的病状及体征。

4.甲亢性肌病

甲亢患者可出现多种肌病,可见于 Graves 病或其他类型的甲亢。主要表现有慢性甲亢性肌病、急性甲亢性肌病、特发性炎性肌病、甲亢性低钾性周期性瘫痪、突眼性眼肌麻痹和甲亢伴重症肌无力等。

四、治疗

主要针对糖尿病神经病的发病机制和危险因素进行治疗,并合理应用纠正代谢紊乱、增加神经血流和改善神经营养等药物。

(一)严格控制血糖能延缓神经病变进程

血糖快速从低血糖升到高血糖可能诱导和加重糖尿病神经病的疼痛,因此,提出稳定的血糖控制比快速血糖控制改善糖尿病神经病的疼痛更重要。对中老年发病居多的 T2DM 患者,如饮食控制和口服降糖药能达到满意控制血糖,则不要用胰岛素治疗,以免发生低血糖而加重糖尿病神经病。DCCT/EDIC 研究提供了 T1DM 神经病变的发生发展特征,并提示严格控制高血糖的重要性。

(二)急性近端运动神经病变/痛性神经病变/单神经病变用胰岛素治疗

尽量使血糖控制在要求范围内,即使出现胰岛素神经炎也不必停用胰岛素。如口服降糖药不能满意控制血糖,应尽早应用胰岛素,尤其在出现急性近端运动神经病变、急性痛性神经病变和局限性单神经病变时,更要尽量使血糖控制在要求范围内。

(三)其他药物治疗糖尿病神经病

1.神经生长因子/前列腺素 E_1/神经节苷脂 1

国内使用较多的是鼠神经生长因子(商品名金路捷),20 μg/d,肌内注射,4 周为 1 个疗程,对促进损伤神经的修复有一定作用。前列腺素 E_1 可扩张血管,抑制血小板聚集,减轻血液黏滞度。常用剂量100~200 μg/d静脉滴注,14天为1个疗程,该药在体内代谢快,产生的血管疼痛常使患者难以忍受。凯时为前列腺素 E_1 脂微球载体注射液,对病变血管有特殊亲和力,具有分解慢、用量小、作用持续时间长和不良反应少等特点。临床应用总有效率90%左右。常用剂量10 μg/d 静脉滴注,1次/日,14天为1个疗程,可重复使用。神经节苷脂1(GM_1)改善轴索形态,提高 Na^+-K^+-ATP 酶活性,促进损伤后神经再生,改善神经功能,常用剂量 10~40 mg/d 静脉滴注或 20 mg/d 肌内注射,14~28天为1个疗程。凯洛欣为多种神经节苷脂的复方制剂,常用剂量2~4 mL,肌内注射,2次/日。

2.醛糖还原酶抑制剂、蛋白糖化抑制剂、蛋白激酶 C(PKC)阻断剂和血管紧张素转化酶抑制剂

新型制剂如菲达瑞司(1 mg/d)具有促进神经再生的作用,对减轻疼痛和行走时皮肤的感觉异常以及改善电生理指标有效。在各种蛋白激酶 C 异构体中,βⅡ异构体的活性增加起重要作用。有报告称 PKCβ 特异性阻断剂用于糖尿病大鼠时,神经传导速度和神经血流状况均有所改善。群多普利拉治疗可使神经功能好转。

3.抗氧化剂

普罗布考、维生素 E、N-乙酰-L-半胱氨酸在实验动物中有一定疗效,但临床效果却不尽如人意。硫辛酸作为一种强抗氧化剂,近年来研究较多,在德国被广泛用于治疗痛性糖尿病神经病数十年,近期完成的多个评估也证实无论是静脉或口服给药都可改善神经病变的主要症状,而且具有良好的安全性。国内市场供应的产品有奥力宝,推荐剂量:静脉滴注 600 mg,每日 1 次;口服每次 600 mg,每日 3 次,可长期使用。

4.其他药物

主要有 γ-亚麻酸、钙拮抗剂、钴宾酰胺和丁咯地尔、肌醇、C 肽和乙酰-L-卡尼汀。补充 γ-亚麻酸能增加神经内血流,改善神经传导速度。

(1)钙拮抗剂尼莫地平能增加神经内毛细血管密度,促进微血管生长,阻滞钙内流,增加神经血流量,提高神经传导速度。常用剂量 30~60 mg/d,分 2~3 次服用。

(2)钴宾酰胺(甲钴胺)为维生素 B_{12} 的衍生物和蛋氨酸合酶的辅酶。外源性给药可顺利地渗入神经细胞及胞体内,促进细胞内核酸、蛋白和脂质形成,促进髓鞘形成和轴突再生。

(3)弥可保500~1 000 μg 肌内注射/静脉注射,每日 1 次或 500 μg 口服,3 次/天,2 周为1个疗程;对改善患者自发性肢体疼痛、肢体麻木和皮肤感觉减退等有效。

(4)同类产品有腺苷钴胺(商品名福欣康林),每次 0.5~1.5 mg 肌内注射,1 次/天。

(5)丁咯地尔为 α-肾上腺素能受体抑制剂,通过抑制毛细血管前括约肌痉挛而改善大脑及四肢微循环血流,还具有抑制血小板聚集和改善红细胞变形性的功能。

(6)弗斯兰(活脑灵)常用剂量 200 mg 加入 250 mL 液体中静脉滴注,2 周为 1 个疗程,以后可改为口服。

(7)肌醇的临床应用还需要进一步研究。

(8)应用 C 肽替代治疗可以改善 T1DM 患者周围神经病变的早期症状。但只对 C 肽缺乏的糖尿病患者有效。

(9)应用乙酰-L-卡尼汀治疗能降低多元醇活动,如能使神经内膜的乙酰-L-卡尼汀恢复正常,神经生理功能改善,并能增强抗氧化作用。

（四）对症处理减轻糖尿病神经病症状

1.胃轻瘫

（1）多潘立酮（吗丁啉）：多巴胺受体阻滞剂，10 mg，3 次/天，餐前 30 分钟服用。可引起泌乳等不良反应。

（2）西沙必利：为全消化道促胃肠动力学药物，通过刺激肠肌层神经丛，增加乙酰胆碱释放而起作用。5～15 mg，3～4 次/天。

（3）甲氧氯普胺（胃复安）：5～10 mg，3 次/日，此药兼有胆碱能和抗多巴胺能作用，易透过血-脑屏障而出现锥体外系反应，不宜长期用。

（4）红霉素：通过刺激胃动素释放和直接兴奋胃动素受体，促进胃排空，剂量 200～250 mg，3～4 次/日。

2.腹泻

可用洛哌丁胺（易蒙停），首剂 4 mg，以后每次 2 mg，同时加用维生素制剂或微生态调节剂，如培菲康（双歧三联活菌胶囊）、米雅（酪酸梭菌活菌片）和丽珠肠乐等。

3.直立性低血压

注意缓慢起立，穿弹力袜，适当增加血容量，可用生脉散或补中益气汤。许多药物如降压药、利尿药、三环类抗抑郁药、吩噻嗪类药物、血管扩张剂和硝酸酯类药物等都有可能加重直立性低血压的症状。心脏与肾脏功能障碍引起的液体潴留也可能掩盖直立性低血压的症状。外源性的胰岛素注射或内源性的胰岛素分泌都能引起内脏血管扩张与自主性低血压的加重，均应引起注意。

4.尿潴留

应尽量排空残余尿，可下腹热敷按摩，肌内或皮下注射新斯的明 0.25～0.5 mg，也可肌内注射甲氧氯普胺（胃复安）或口服西沙比利，重症者可采用间歇性导尿。目前有采用神经营养因子或其他因子与靶向基因相结合治疗。

5.阴茎勃起障碍

随着西地那非（万艾可）投入临床使用，口服药治疗现已成为 ED 的一线疗法。西地那非为一强有力的环磷酸鸟苷（cGMP）特异性 5 型磷酸二酯酶（PDE_5）抑制剂，通过抑制海绵体平滑肌中 cGMP 的降解，从而升高 cGMP 水平，增强内源性一氧化氮（NO）的作用，松弛阴茎动脉平滑肌，使阴茎获得高血流量和血液充盈而达到充分勃起，总有效率＞50%。同类产品伐地那非（艾力达）作用时间更短，强度更大，抑制 PDE_5 酶活性的作用是西地那非的 10 倍，而且不影响一氧化氮释放和 cGMP 活性，但在没有性刺激的情况下不发挥药理作用。该类药可使体循环血管舒张和血压一过性下降，而且性生活对已有严重心血管疾病的患者有一定的危险性，故使用前应先作安全性评价。新近研发的多巴胺受体激动剂舌下剂型及选择性 PDE_5 抑制剂亦取得满意疗效。其他如海绵体内注射血管活性药物、真空负压勃起系统、血管旁路手术治疗和阴茎假体植入等均可选用，而且应配合心理治疗。

6.泌汗异常的处理

尚无特殊治疗，有报道使用水电离子透入疗法和脉冲直流电水离子导入法治疗局部性多汗症。

（五）痛性神经病变应重点解除神经疼痛

1.止痛药物治疗

用于疼痛性神经病变治疗的药物很多，但疗效均有限。

(1)抗癫痫药物:加巴喷丁原是一种抗癫痫药物,但后来发现抑制神经痛的作用强大。一般可单药治疗或与鸦片类药物合用。经多中心、安慰剂和对照试验证明其疗效较佳,不良反应发生较低,且在体内不代谢,无药物间交叉反应,有效剂量范围在 900～3600 mg/d,推荐最大有效剂量 1800 mg/d,但剂量应个体化。

(2)三环类抗抑郁药:仍是治疗神经性疼痛的一线药物。机制可能是通过抑制神经轴突对 5-羟色胺或去甲肾上腺素的再摄取,提高疼痛的阈值而起止痛作用,并能阻止受损神经发放神经冲动。常用的有丙咪嗪,12.5 mg/次,2～3 次/天,1 周后增至 25 mg/次,2～3 次/天,也可用多塞平(多虑平)、阿米替林或去甲替林等。主要不良反应是嗜睡,因此,可于夜间给药,尤其适用于睡眠差和夜间疼痛的患者。抗抑郁剂对减轻纤维肌痛、慢性腰背痛、糖尿病神经痛和带状疱疹神经痛有效。文拉法辛疗效较佳,且无抗胆碱及抗组胺的不良反应。

(3)5-羟色胺和去甲肾上腺素双重再摄取抑制剂:盐酸度洛西汀较以往抗癫痫或抗抑郁药(加巴喷丁、阿米替林和文拉法辛)效果安全和患者耐受性好。

(4)抗惊厥药:抗惊厥药物自 20 世纪 60 年代开始用于疼痛的治疗,但属于经验型药物使用,仍缺少有力的循证依据,尤其缺乏畸形疼痛的治疗研究。因此抗惊厥药物不应使用于三叉神经痛,尽管加巴喷丁的使用量很大,但其效果并不优于卡马西平。理论上认为,抗惊厥药通过阻断钠/钙离子通道而稳定神经细胞膜,缓解疼痛,但疗效欠佳。常用的有苯妥英钠及卡马西平。其他新药如拉莫三嗪和托吡酯也被逐渐应用于临床。抗精神病药物可治疗慢性头痛、纤维性肌痛和神经病变痛。

(5)外用局部麻醉剂:5%的利多卡因药膏的直通效果与阿米替林、辣椒素、加巴喷丁和普瑞巴林相当。

(6)其他药物:托吡酯能提高糖尿病患者的表皮内神经纤维密度,延长树突长度,提高振幅,改善 C 纤维的功能。蛋白激酶 Cβ抑制剂 ruboxistaurin LY333531 的应用可增加神经外膜的血流量,有效地改善神经传导速度,正在进行Ⅲ期临床的多中心观察中,初步的结果显示,它对糖尿病神经病患者的异常性疼痛和针刺痛均具有明显的改善作用。值得注意的是,局部用药如硝酸异山梨酯喷剂、利多卡因胶或贴皮剂、可乐定霜剂或贴皮剂,作为近年治疗中的一种创新,因其有直接对病处起作用、无全身不良反应、无药物之间的交互作用及无须调整剂量等优点,今后有望成为糖尿病痛性神经病变的第一线药物。电势控闸钠通道调节细胞的兴奋性,而神经变性性疾病和神经病性疼痛存在电势控闸钠通道异构体的异常表达。因此钠通道阻滞剂可能成为开发止痛新药的靶点。另外,植物萃取类药可能有一定的止痛作用。

2.心理治疗

临床观察到疼痛的患者常伴有广泛而复杂的心理因素,有近半数的患者在获知被医师接受作为特殊药物治疗对象,但实际尚未开始真正的药物(或安慰剂)治疗之前,症状已开始有所改善。另外,有不少患者因疼痛一时不见好转,丧失信心,产生抑郁情绪,甚至于自杀。因此,配合心理治疗对缓解疼痛的症状也很有必要。

3.电疗

到 2009 年,文献上报道了 15 个痛性糖尿病周围神经病变电疗结果,经皮神经电刺激脉冲式和持续式电磁场治疗的使用较多,但方法有别,效果不一,其他如脉冲剂量式电刺激、高频式肌肉刺激或高张力肌肉刺激仅有小样本研究,因而目前不能对电疗的价值做出评价。

(李春花)

第十一节 糖 尿 病

　　糖尿病是以多饮、多食、多尿、形体消瘦为主要临床表现的一类疾病,中医称消渴,是由于先天禀赋不足,素体阴虚,复加过食肥甘,形体肥胖,活动减少,情志失调,外感六淫,劳欲过度所致。其病变过程可分为3个阶段,即脾瘅期(糖尿病前期)、消渴期(糖尿病期)、消瘅期(糖尿病并发症期)。脾瘅期大多表现为形体肥胖、食欲旺盛,其他症状不明显;典型的消渴期可出现多饮、多尿、多食、形体消瘦、疲乏无力等临床表现,但目前由于健康查体使消渴早期发现,大多症状不明显或无症状;消瘅期常伴有心、脑、肾、视网膜、神经及下肢血管病变,严重可导致失明、肾衰竭、截肢。其基本病机是阴虚燥热,以阴虚为本,燥热为标。故治疗以养阴生津,清热润燥为基本原则。

　　据统计目前全世界约有糖尿病患者1.94亿,预计到2025年将达3.33亿,20世纪80年代初中国糖尿病发病率为0.64%,1996年上升至3.2%,目前中国糖尿病患者约4 000万,糖耐量异常者约5 000万,两者加起来近1亿人。然而,更为严重的是糖尿病的多种慢性并发症已成为糖尿病患者致死致残的主要原因,其中糖尿病心脑血管并发症和糖尿病肾病是糖尿病患者的主要死因,糖尿病足和糖尿病视网膜病变是致残的主要原因。糖尿病的高发病率与并发症严重的致死致残率及由此带来的巨额医疗费已成为21世纪全球性的主要公共卫生问题之一。

　　中医预防与治疗糖尿病有悠久的历史,积累了较为丰富的经验,具有鲜明的特色,尤其在诊治糖尿病慢性并发症方面具有一定优势。形成了包括中药、针灸、食疗、体育、气功、推拿按摩等独特的治疗方法。

一、诊断标准

　　(1)口渴多饮,多食易饥,尿频量多,形体消瘦。

　　(2)初起可"三多"症状不著。病久常并发眩晕、肺痨、胸痹、中风、雀目、疮疖等。严重者可见烦渴、头痛、呕吐、腹痛、呼吸短促,甚或昏迷厥脱危象。

　　(3)查空腹、餐后2小时尿糖和血糖,尿比重,葡萄糖耐量试验。必要时查尿酮体,血尿素氮、肌酐、二氧化碳结合力及血钾、钠、钙、氯化物等。

二、鉴别诊断

(一)口渴症

　　口渴症是指口渴饮水的症状,可出现于多种疾病过程中,外感热病之实热证为多见,或失血后,或其他原因导致的阴液耗伤后,与本病的口渴有相似之处。但口渴症无多食、多尿、消瘦等临床表现,一般随原发病的好转,口渴能缓解或消失,且血糖、尿糖检查呈阴性。

(二)瘿病

　　瘿病中气郁化火、阴虚火旺型,以急躁易怒、多食易饥、形体日渐消瘦、心悸、眼突、颈前一侧或两侧肿大为特征。其中的多食易饥、消瘦,类似消渴的中消。但瘿病还有心悸、多汗、眼突、发热、颈部一侧或两侧肿大等症状和体征,甲状腺功能检查异常等,无明显的多饮、多尿症状及血糖偏高。二者一般不难区别。

三、证候诊断

为了便于临床诊治,根据《黄帝内经》记载,将本病分为Ⅲ期。发展到Ⅲ期即为并发症期,根据各种并发症的严重程度,又分为Ⅲ早、Ⅲ中、Ⅲ晚期。

（一）Ⅰ期

消渴(糖尿病)隐匿期(脾瘅)。

1.临床特征

多为肥胖形体,体质尚壮,食欲旺盛,耐久力有所减退,舌红,脉数。血糖偏高,常无尿糖,应激状态下血糖明显升高,出现尿糖。血脂多数偏高(胆固醇、甘油三酯,其中1项高即是)。

2.病机特点与证候

阴虚为主。常见以下3种证候。

(1)阴虚肝旺证:食欲旺盛,便干尿黄,急躁易怒,舌红苔黄,脉弦细数。

(2)阴虚阳亢证:阴虚加头晕目眩。

(3)气阴两虚证:气虚加阴虚。

（二）Ⅱ期

消渴(糖尿病)期(消渴)。

1.临床特征

(1)常有多尿、多饮、多食、消瘦、怕热,口舌咽干,尿黄便干,舌红苔黄,脉数。

(2)血糖、糖化血红蛋白、尿糖均高,血脂偏高。

2.病机特点与证候

阴虚化热为主。常见以下5种证候。

(1)胃肠结热证:大便干结,消谷善饥,口咽干燥,多饮多尿,怕热喜凉,舌红苔黄,脉数有力。

(2)湿热困脾证:胸脘腹胀,纳后饱满,渴不欲饮,肌肉酸胀,四肢沉重,舌胖嫩红,苔黄厚腻,脉滑数。

(3)肝郁化热证:胸胁苦满,急躁易怒,常有太息,口苦咽干,头晕目眩,易于疲乏,舌质黯红,舌苔薄黄,脉沉弦。

(4)燥热伤阴证:口咽干燥,多饮多尿,大便干结,怕热喜凉,舌红有裂,舌苔糙黄,脉细数。

(5)气阴两伤,经脉失养证:气虚＋阴虚＋肢体酸软、不耐劳作。

（三）Ⅲ期

消渴(糖尿病)并发症期(消瘅)由于个体差异并发症的发生不完全相同,可单一出现,也可两种以上并见,严重程度也不尽相同,可能心病在早期,而眼病已进入中期或晚期。所以在研究各种并发症时,尚需拟定各种并发症发展到早、中、晚期的具体指标,总体上以全身病变及主要脏器的损害程度分辨。

1.Ⅲ早期

(1)主要病机:气阴两虚,经脉不和。

(2)临床特征:气阴两虚加腰背或肢体酸疼,或有胸闷、心悸、心痛、记忆力减退,头晕,手足麻疼,性功能减退等。但其功能仍可代偿,即维持原有的工作和生活。

2.Ⅲ中期

(1)主要病机:痰瘀互结,阴损及阳。

（2）临床特征：神疲乏力，胸闷心悸，咳有黏痰，心悸气短，头晕目眩，记忆力减退，下肢浮肿，手足发凉，口唇舌黯，脉弱等。如视网膜病变进入Ⅲ～Ⅳ期，冠心病心绞痛频发，肾功能失代偿致血红蛋白下降，肌酐、尿素氮升高，脑血管病致脑供血不全而眩晕，记忆力减退不能正常工作，因神经疼痛，血管坏疽，肌肉萎缩致不能正常生活和工作。

3.Ⅲ晚期

（1）主要病机：气血阴阳俱虚，痰湿瘀郁互结。

（2）临床特征：在Ⅲ中期基础上发展成肢体残废，脏器严重受损甚至危及生命。如冠心病发展为心肌梗死、严重的心律失常、心力衰竭。肾衰竭尿毒症期。视网膜病变Ⅱ～Ⅳ期。脑血栓形成或脑出血等。

四、病因

消渴的发生与诸多因素有关，是一复合病因的综合病症。发病的内因为素体阴虚，禀赋不足。外因有饮食不节，过食肥甘；形体肥胖，体力活动减少，精神刺激，情志失调；外感六淫，邪毒侵害；化学毒物损害或嗜服温燥药物；劳欲过度，损耗阴精等。外因通过内因而发病。

（一）素体阴虚，五脏虚弱

素体阴虚，五脏虚弱是消渴发病的内在因素。素体阴虚是指机体阴液亏虚及阴液中某些成分缺乏。其主要原因是先天禀赋不足，五脏虚弱。后天阴津化生不足。

（二）饮食不节，过食肥甘

长期过食肥甘，醇酒厚味，损伤脾胃，脾胃运化失司，积热内蕴，消谷耗液，损耗阴津，易发生消渴。

（三）活动减少，形体肥胖

富贵人由于营养丰盛，体力活动减少，形体肥胖，故易患消渴。随着经济的发展，生活水平提高，由于长期摄取高热量饮食，或过多膳食，加之体力活动的减少，身体肥胖，糖尿病的发病率也逐渐增高。

（四）精神刺激，情志失调

长期过度的精神刺激，情志不舒，或郁怒伤肝，肝失疏泄，气郁化火，上灼肺胃阴津，下灼肾阴；或思虑过度，心气郁结，郁而化火，心火亢盛，损耗心脾精血，灼伤胃肾阴液，均可导致消渴的发生。

（五）外感六淫，毒邪侵害

外感六淫，燥火风热毒邪内侵散膏（胰腺），旁及脏腑，化燥伤津，亦可发生消渴。

（六）久服丹药，化燥伤津

在中国古代，自隋唐以后，常有人为了壮阳纵欲或养生延寿而嗜服用矿石类药物炼制的丹药，致使燥热内生，阴津耗损而发生消渴。现服石药之风不复存在，但长期服用温燥壮阳之剂，亦可导致燥热伤阴，继发消渴。

（七）长期饮酒，房劳过度

长期嗜酒，损伤脾胃，积热内蕴，化燥伤津；或房事不节，劳伤过度，肾精亏损，虚火内生，灼伤阴津可发生消渴。

五、病机

(一)发病

消渴可发生于任何年龄。中年以后发病者所占比例较大,多数起病缓慢,病势由轻渐重;青少年患消渴者所占比例较小,但发病急骤,病势较重。

(二)病位

病位在肺胃肾,涉及肝脾二脏,晚期则侵及五脏六腑,筋脉骨髓。

(三)病性

消渴以本虚标实、虚实夹杂为特点。本虚以气阴两虚为主,标实以燥热内结、瘀血内停和痰浊中阻为多见。

(四)病势

突发者重,缓发者轻;年少发病者重,年老发病者轻;单发本病者轻,出现变证者重。

(五)病机转化

1.病变早期,阴津亏耗,燥热偏盛

消渴是一个复合病因的病证。素体阴虚,五脏虚弱是消渴发病的内在因素;过食肥甘、形体肥胖、情志失调、外感六淫、房劳过度为消渴发病的重要环境因素。过食肥甘,醇酒厚味,损伤脾胃,积热内蕴;精神刺激,气郁化火;外感六淫,毒邪侵害,均可化燥伤津,发生消渴。消渴早期,基本病机为阴津亏耗,燥热偏盛,阴虚为本,燥热为标。

消渴虽有在肺、脾(胃)、肾的不同,但常相互影响,如肺燥津伤,津液失于敷布,则脾不得濡养,肾精不得滋助;脾胃燥热偏盛,上可灼伤肺津,下可耗损肾阴;肾阴不足则阴虚火旺,亦可上灼肺胃,终至肺燥胃热脾虚肾亏常可同时存在,而多饮、多食、多尿三多症状常可相互并见。

2.病程迁延,久病入络,气阴两伤,络脉瘀阻

若病程迁延,阴损耗气,燥热伤阴耗气而致气阴两虚,脏腑功能失调,津液代谢障碍,气血运行受阻,痰浊瘀血内生。消渴中阴虚的形成已如前述,气虚主要由于阴损耗气,燥热伤气,先天不足、后天失养,过度安逸,体力活动减少所致;痰浊主要由于过食肥甘厚味,损伤脾胃,健运失职,聚湿成痰所致;瘀血主要由于热灼津亏,气滞血瘀、气虚血瘀、阳虚寒凝、痰湿阻络而致。气阴两虚,痰瘀阻络,久病入络导致络病,从而产生络气郁滞、络脉瘀阻、络脉细急、络脉瘀塞、络脉瘀结、络虚失荣等主要病理变化,而导致多种慢性并发症的发生。

(1)消渴心病:气阴两虚,心之络脉瘀阻则出现胸痹、心痛、心悸、怔忡等心系并发症,上述并发症病位在心,继发于消渴,因此称为消渴心病。其病机特点是心络郁滞或心络虚滞为发病之本,基本病理环节为心络瘀阻、心络细急、心络瘀塞。气阴两伤,心络郁滞则气机不畅,故胸中憋闷;若心络虚滞则心痛隐隐,心悸、怔忡、气短、活动后加重;若心络瘀阻则心胸憋闷疼痛,痛引肩背内臂,胸痛以刺痛为特点;若受寒或情志刺激可诱发心络细急,猝然不通,则见突然性胸闷胸痛发作;若心络瘀塞则气血完全阻塞不通,则突发胸痛,痛势剧烈,不能缓解,伴有大汗淋漓、口唇青紫;若病情进一步发展,心气虚衰,血运无力,络脉瘀阻、津运失常,湿聚为水而见水肿,可伴有心悸、胸闷、呼吸困难、不能平卧。

(2)消渴脑病:肝肾气阴两虚,脑之络脉瘀阻则出现眩晕、中风偏瘫、口僻、健忘、痴呆等脑系并发症,上述并发症病位在脑,继发于消渴,因此称为消渴脑病。其基本病机为肝肾气阴两虚,风痰瘀血阻滞脑络所致,基本病理环节为脑络瘀阻、脑络细急、脑络瘀塞。若肝肾阴虚,水不涵木,肝阳上亢则头晕目眩；若痰瘀阻滞脑络，脑神失养，则健忘、反应迟钝或痴呆；若脑络绌急，气血一过性闭塞不通，脑神失用则偏身麻木、视物昏花、一过性半身不遂、语言謇涩；若脑络瘀塞，脑神失去气血濡养而发生功能障碍，而见半身不遂，口眼㖞斜，语言謇涩；若病程迁延日久，络气虚滞，络脉瘀阻，肢体筋脉失去气血濡养，则出现肢体瘫软无力，肌肉萎缩等后遗症。

(3)消渴肾病：肝肾气阴两虚，肾络瘀阻则出现尿浊、水肿、腰疼、癃闭、关格等肾系并发症，上述并发症病位在肾，继发于消渴，因此称为消渴肾病。其基本病机以肝肾气阴两虚，肾络瘀滞为发病之本，基本病理环节为肾络瘀阻、肾络瘀结。发病之初，病在肝肾，气阴两虚，肾络瘀滞。肾主水，司开阖，消渴日久，肾阴亏损，阴损耗气，而致肾气虚损，固摄无权，开阖失司，尿频尿多，尿浊而甜；肝肾阴虚，阴虚阳亢，头晕、耳鸣，血压偏高。病程迁延，阴损及阳，脾肾虚衰，肾络瘀阻。脾肾虚衰，肾络瘀阻，水液代谢障碍则水湿潴留，泛溢肌肤，则面足水肿，甚则胸腔积液、腹水；阳虚不能温煦四末，则畏寒肢冷。病变晚期，肾络瘀结，肾体劳衰，肾用失司，浊毒内停，五脏受损，气血阴阳衰败。肾阳衰败，水湿泛滥，浊毒内停，变证蜂起。浊毒上泛，胃失和降，则恶心呕吐，食欲不振；脾肾衰败，浊毒内停，血液化生无源，则见面色萎黄，唇甲舌淡，血虚之候；水湿浊毒上犯，凌心射肺，则心悸气短，胸闷喘憋不能平卧；肾元衰竭，浊邪壅塞三焦，肾关不开，则少尿或无尿，已发展为关格病终末阶段。

(4)消渴眼病：肝肾亏虚，目络瘀滞，则出现视物模糊，双目干涩，眼底出血，甚则目盲失明等眼部并发症，上述并发症病位在眼，继发于消渴，因此称为消渴眼病。肝肾亏虚，目络瘀滞，精血不能上承于目则视物模糊，双目干涩；病变早期，目络瘀滞，血流瘀缓，眼底可见目之络脉扩张形成葡萄珠样微血管瘤；病变中期，肝肾阴虚，阴虚火旺，灼伤目之血络，血溢脉外则眼底出血，视物模糊；病变晚期，肝肾亏虚，痰瘀阻塞目络，络息成积，目络瘀结，精血完全阻塞，不能濡养于目，则目盲失明。

(5)消渴痹痿：肝肾阴虚，络气虚滞，经脉失养，早期出现肢体麻木，疼痛，感觉障碍，晚期出现肌肉萎缩等肢体并发症，上述症状类似中医"痹证""痿证"，继发于消渴，因此称为消渴痹痿。肝肾阴虚，络气虚滞，则温煦充养功能障碍，可见下肢麻木发凉；痰浊瘀血瘀阻四肢络脉，不通则痛，故见肢体疼痛、窜痛、刺痛、电击样疼痛；病程日久，肾虚真精亏乏，肝虚阴血不足，肝主筋，肾主骨，络虚失荣，髓枯筋痿，则出现下肢痿软，肌瘦无力，甚则腿胫肉脱，步履全废。

(6)消渴脱疽：肝肾亏虚，肢体络脉瘀阻，则出现肢端发凉，患肢疼痛，间歇跛行，甚则肢端坏疽等足部并发症，上述症状类似于中医的"脱疽"，继发于消渴，因此称之为消渴脱疽。肝肾亏虚，肢体络脉瘀滞，筋脉失养，则肢端发凉，肤温降低；病程进展，肢体络脉瘀阻，血流不畅，则出现患肢疼痛，间歇跛行，肤色黯红；病程日久，肢体络脉瘀塞，气血完全阻塞不通，患肢缺血坏死，肢端焦黑干枯；若肢体络脉瘀阻，气血壅滞，热腐成脓，则出现肢端坏疽，腐黑湿烂，脓水臭秽，甚则腐化筋骨，足残废用。

综上所述，消渴慢性并发症是消渴日久，久病入络所致，络病是广泛存在于消渴慢性并发症中的病理状态，其病理环节虽有络气瘀滞、络脉瘀阻、络脉绌急、络脉瘀塞、络脉毒结等不同，但是"瘀阻"则是其共同的病机。因此，从络病论治消渴慢性并发症，应以通为用，化瘀通络是其重要治则，在消渴慢性并发症中，络病常是络虚与络瘀并存，治疗当以通补为宜。

3.病变后期，阴损及阳，阴阳俱虚

消渴之本在于阴虚，若病程迁延日久，阴损及阳，或因治疗失当，过用苦寒伤阳之品，终致阴阳俱虚。若脾阳亏虚，肾阳衰败，水湿潴留，浊毒内停，壅塞三焦则出现全身浮肿，四肢厥冷，纳呆呕恶,面色苍白,尿少尿闭等症;若心肾阳衰,阳不化阴,水湿浊邪上凌心肺则出现胸闷心悸,水肿喘促,不能平卧,甚则突然出现心阳欲脱,气急倚息,大汗淋漓,四肢厥逆,脉微欲绝等危候;若肝肾阴竭,五脏之气衰微,虚阳外脱,则出现猝然昏仆,神志昏迷,目合口张,鼻鼾息微,手撒肢冷,二便自遗等阴阳离决之象。临床资料表明消渴晚期大多因并发消渴心病、消渴脑病、消渴肾病而死亡。

另有少数消渴患者发病急骤,病情严重,迅速导致阴津极度损耗,阴不敛阳,虚阳浮越而出现面赤烦躁,头疼呕吐,皮肤干燥,目眶下陷,唇舌干红,呼吸深长,有烂苹果样气味。若不及时抢救,则真阴耗竭,阴绝阳亡,昏迷死亡。

六、辨证思路

(一)辨病位

本病病位在肺、胃、脾、肾,日久五脏六腑、四肢五官均可受累。口干舌燥,烦渴多饮,病在肺;多食善饥,多饮多尿,神疲乏力,病在脾胃;尿频量多,尿浊如膏,腰酸耳鸣,病在肾;病久视物模糊,雀目内障,病在肝;胸闷气短,胸痛彻背,病在心;神志昏迷,肢体偏瘫,偏身麻木,病在脑;肢体水肿,腰酸乏力,尿浊如膏,病在脾肾。

(二)辨病性

消渴之病性为本虚标实。阴津亏耗为本虚,燥热偏盛为标实。烦渴多饮,多食善饥,大便干结,舌红苔黄,为阴虚热盛;口干欲饮,腰酸乏力,舌胖有齿印,脉沉细,为气阴两虚;口干欲饮,倦怠乏力,舌胖质黯,舌有瘀斑瘀点,为气阴两虚兼瘀血阻络;尿频量多,腰膝酸软,头晕耳鸣,舌红少苔,为肾阴亏虚;饮多溲多,手足心热,畏寒肢冷,为阴阳两虚。

消渴的基本病机是阴虚燥热,以阴虚为本,燥热为标。故治疗以养阴生津,清热润燥为基本原则。治疗应在此基础上,根据肺、胃、脾、肾病位的偏重不同,阴精亏损,阴虚燥热,气阴两虚证候的情况,配合清热生津、益气养阴及润肺、养胃、健脾、滋肾等法为治。病久阴损及阳,阴阳俱虚者,则应阴阳俱补。夹瘀者则宜活血化瘀。合并心脑疾病、水肿、眼疾、痈疽、肺痨、肢体麻木等病证者,又当视具体情况,合理选用补肺健脾、滋养肝肾、益气养血、通络祛风、清热解毒、化瘀除湿等治法。

七、分证论治

(一)阴津亏虚

症舌脉:口干欲饮,尿频量多,形体消瘦,头晕耳鸣,腰膝酸软,皮肤干燥瘙痒,舌瘦红而干,苔薄少或黄或白,脉细。

病机分析:阴津亏虚不足,脏腑失去濡养,脾胃阴虚则见口干欲饮,脾主肌肉,病久则见形体消瘦;后天之本亏虚,则五脏失去精微物质濡养,日久则肝肾亏虚,头晕耳鸣,腰膝酸软;津液不能上达于肺,则见肺燥,肺主皮毛,见皮肤干燥瘙痒;舌瘦红而干,苔薄,脉细均为阴津亏虚之征象。

治法:滋阴增液。

1.方药运用

(1)常用方:六味地黄丸(《小儿药证直诀》)加减。生地、山萸肉、山药、牡丹皮、茯苓、泽泻、麦冬、北沙参。

(2)加减:阴虚肝旺,加柴胡、赤白芍、牡丹皮、栀子;阴虚阳亢加天麻、钩藤、赤白芍、菊花、枸杞子、石决明。

(3)常用中成药:六味地黄丸每次 20～30 粒,每日 2 次。滋阴补肾。用于肾阴亏损、头晕耳鸣、腰膝酸软、骨蒸潮热、盗汗遗精、消渴者。杞菊地黄丸每次 1 丸,每日 1 次。滋肾养肝。用于肝肾阴亏的眩晕,耳鸣,目涩畏光,视物昏花者。

2.针灸

(1)治法:滋阴生津。

(2)配穴:膈俞、脾俞、胰俞、肾俞、足三里、曲池、太溪。

(3)操作:平补平泻,得气为度,留针 15～20 分钟。

(4)方义:膈俞、脾俞、胰俞、肾俞等背阳穴从阳引阴,使阴生而燥热除,足三里为胃足阳明之合穴,可使气升津生,曲池、太溪泄热益阴。

临证参考:此证型多见于消渴前期,血糖偏高,多见于 40 岁以上的中老年患者,临床症状多不明显,仔细询问才有腰酸乏力,口干等症状,临床需结合舌象和脉象进行辨证。

(二)阴虚热盛

症舌脉:烦渴多饮,多食易饥,尿频量多,舌红少津、苔黄而燥,脉滑数。

病机分析:饮食不节,积热于胃,胃热熏灼于肺,肺热伤阴,阴津耗伤,欲饮水以自救,故烦渴多饮;胃主腐熟水谷,今胃热内盛,腐熟力强,则多食易饥;肺主宣发,今肺热内盛,则肺失宣降而治节失职,饮水虽多,但不能敷布全身,加之肾关不固,故而尿频量多;舌红少津、苔黄而燥,脉滑数,均为阴虚热盛征象。

治法:滋阴清热。

1.方药运用

(1)常用方:增液汤(《温病条辨》)加白虎汤(《伤寒论》)加减。生地、玄参、麦冬、生石膏、知母、葛根、花粉、黄连、枳实、甘草。

(2)加减:胃肠结热,合小承气汤;肝郁化热,合大柴胡汤。

(3)常用中成药:玉泉丸每次 9 g,每日 4 次,3 个月为 1 个疗程。生津消渴,清热除烦,养阴滋肾,益气和中。虚热烦咳,多饮,多尿,烦躁失眠等症。用于因胰岛功能减退而引起的物质代谢、碳水化合物代谢紊乱,血糖升高之糖尿病。麻仁软胶囊每次 3～4 粒,每日 2 次。润肠通便。用于津亏肠燥之便秘。

2.针灸

(1)治法:养阴清热。

(2)配穴:膈俞、脾俞、胰俞、肾俞、足三里、曲池、太溪、肺俞、胃俞、丰隆。

(3)操作:平补平泻,得气为度,留针 15～20 分钟。

(4)方义:膈俞、脾俞、胰俞、肾俞等背阳穴从阳引阴,使阴生而燥热除,足三里为胃足阳明之合穴,可使气升津生,曲池、太溪泄热益阴,肺俞生津止渴,胃俞、丰隆泄热通便。

临证参考:此证型多见于消渴血糖明显升高的患者,一般血糖在 13.9 mmol/L 以上,可出现明显的三多一少症状,但目前在城市中三多一少症状并不明显,可能与健康查体早期发现糖尿病有关,而在农村由于缺少健康查体,血糖升高明显,此证型多见。

(三)气阴两虚

症舌脉:典型的多饮、多尿、多食症状不明显,口干咽干,神疲乏力,腰膝酸软,心悸气短,舌体胖或有齿印、苔白,脉沉细。

病机分析:消渴日久,阴精亏虚,同时燥热日久伤及元气而致全身五脏元气不足,阴液不足,不能上承口咽而见口干咽干,脾气亏虚则神疲乏力,肾虚无以益其府故腰膝酸软,心气不足则见心悸气短;舌体胖或有齿印、苔白、脉沉细均为气阴两虚征象。

治法:益气养阴。

1.方药运用

(1)常用方:生脉散(《医学启源》)加增液汤(《温病条辨》)加减。黄精、太子参、麦冬、五味子、生地、玄参。

(2)加减:气虚明显者,加党参、黄芪;夹有血瘀证者,加桃仁、红花、丹参、赤芍、牡丹皮等活血化瘀药。

(3)常用中成药:消渴丸每日3次,初服者每次5丸,逐渐递增至每次10丸,出现疗效后,再逐渐减少为每日2次的维持量。滋肾养阴,益气生津,用于多饮,多尿,多食,消瘦,体倦无力,眠差腰痛,尿糖及血糖升高之气阴两虚型消渴症。注:每10丸消渴丸中含有2.5 mg格列本脲,服用本品时禁止再服用磺胺类降糖药。可乐定胶囊每次4粒,每日3次,3个月为1个疗程。益气养阴,生津止渴。用于2型糖尿病。降糖甲片每次6片,每日3次,1个月为1个疗程。补中益气,养阴生津。用于气阴两虚型消渴(2型糖尿病)。

2.针灸

(1)治法:益气养阴。

(2)配穴:中脘、气海、足三里、脾俞、肾俞、地机、三阴交。

(3)操作:平补平泻,得气为度,留针15~20分钟。

(4)方义:中脘、气海、足三里、脾俞健脾益气,肾俞、三阴交滋补肝肾。

临证参考:本型多见于血糖控制较好的消渴患者,是临床上消渴最常见的证型,本型多与瘀血阻络证候合并出现,此时大多有消渴早期并发症。临床研究显示,益气养阴,活血化瘀治则不仅可以治疗并发症,而且可以预防并发症。

(四)脾虚痰湿

症舌脉:形盛体胖,身体重着,困乏神疲,晕眩,胸闷,口干,舌胖,苔腻或黄腻,脉弦滑。

病机分析:形盛体胖,而肥人多痰湿,故湿浊内盛,湿郁肌肤故身体重着;湿浊内盛日久损伤脾气,故见困乏神疲;湿浊中阻,清阳不升,可致眩晕;消渴久入络,瘀血阻滞,气血运行不畅,阻于胸中则可见胸闷不舒;舌质黯、苔腻或黄腻,脉弦滑,均为湿浊痰瘀征象。

治法:健脾化湿。

1.方药运用

(1)常用方:六君子汤(《校注妇人良方》)加减。党参、白术、茯苓、生甘草、陈皮、半夏、砂仁、泽泻、瓜蒌。

(2)加减:化热加小陷胸汤。

2.针灸

(1)治法:健脾化痰。

(2)配穴:足三里、脾俞、胰俞、丰隆、中脘。

(3)操作:平补平泻,得气为度,留针15~20分钟。

(4)方义:中脘、胰俞、足三里、脾俞健脾益气,丰隆化痰。

临证参考:本证型多见于消渴早期及消渴并发症期,消渴早期空腹血糖或餐后血糖偏高,但达不到糖尿病诊断标准,辨证以体胖,苔腻,倦怠为主要辨证依据,在消渴并发症期多见于消渴腹泻和消渴肾病,辨证以苔腻,舌胖为主要辨证依据。

（五）阴阳两虚

症舌脉:小便频数,夜尿增多,浑浊如脂膏,甚至饮一溲一,五心烦热,口干咽燥,神疲乏力,耳轮干枯,面色黧黑,腰膝酸软,畏寒肢凉,阳痿,下肢水肿,舌淡,苔白,脉沉细无力。

病机分析:阴阳互根互用,病程日久,阴损及阳,造成阴阳两虚。阴阳两虚,肾之固摄失常,则见小便频数,夜尿增多,甚至饮一溲一;大量水谷精微下泄,则尿如膏脂;肾开窍于耳,五色主黑,肾阴阳两亏,可见耳轮干枯,面色黧黑;肝肾同源,肾阴阳两虚致肝主筋功能受到影响,则腰膝酸软,阳痿;肾损及脾,脾运化失司,则见神疲乏力,下肢水肿;肺主皮毛,卫阳不足则见畏寒肢凉;舌淡,苔白,脉沉细无力亦为阴阳亏虚的征象。

治法:滋阴补阳。

1.方药运用

（1）常用方:金匮肾气丸（《金匮要略》）加减。附子、肉桂、熟地、山萸肉、山药、牡丹皮、茯苓、泽泻。

（2）加减:阴虚明显者加生地、玄参、麦冬;阳虚明显者加重肉桂附子用量,选加鹿茸、仙茅、淫羊藿等;阳虚水泛者,合用真武汤。

（3）常用中成药:金匮肾气丸每次 20～30 粒,每日 2 次。温补肾阳,化气行水。用于肾阳虚之消渴,腰膝酸软,小便不利,畏寒肢冷。

2.针灸

（1）治法:滋阴补阳。

（2）配穴:气海、关元、中脘、足三里、地机、肾俞、脾俞、三阴交、尺泽。

（3）操作:均用补法,得气后留针 30 分钟。阳虚寒盛者灸气海、关元、中脘各 5 壮。

（4）方义:气海、中脘、关元为腹阴之穴,从阴引阳,壮阳补虚,肾俞、三阴交补益肝肾,足三里、地机、脾俞、尺泽助脾胃之运化,肺之输布,诸穴相配,共奏健脾温肾,调补阴阳之功效。

临证参考:本证型多见于消渴并发症的中晚期阶段,常见于消渴肾病、消渴眼病、消渴心病、消渴脱疽、消渴痹痿等多种并发症同时并见,临床治疗应根据各并发症的轻重程度,在调补阴阳的基础上,结合辨病遣方用药。

八、兼夹证

（一）血瘀

临床表现:肢体麻木或疼痛,下肢紫黯,胸闷刺痛,中风偏瘫,或言语謇涩,眼底出血,唇舌紫黯,舌有瘀点瘀斑,或舌下青筋显露,苔薄白,脉弦涩。

病机分析:消渴日久入络,气阴两虚,气虚无力推动血行,阴虚则血失化源,而致瘀血阻络。瘀阻于肢体,则见肢体麻木或疼痛,下肢紫黯;阻于清窍,则见中风偏瘫,或言语謇涩;阻于目络,则见眼底出血;阻于胸胁,则见胸闷刺痛;血瘀之象在舌脉则表现为舌有瘀点瘀斑,或舌下青筋显露,脉弦涩。

治法:活血化瘀。

1.方药运用

（1）常用方:桃红四物汤（《医宗金鉴》）加减。桃仁、红花、丹参、生地、当归、赤芍、牡丹皮。

(2)常用中成药:丹七片每次 2 片,每日 2～3 次。活血化瘀。用于血瘀气滞,心胸痹痛,眩晕头痛,经期腹痛。亦适用于消渴见血瘀证表现者。复方丹参滴丸每次 10 粒,每日 3 次。活血化瘀。理气止痛。用于胸中憋闷,心绞痛。亦适用于消渴见血瘀证表现者。苦碟子注射液 40 mL加入 0.9％氯化钠注射液 250 mL 中,静脉滴注,每日 1 次,14 天为1个疗程。苦碟子注射液适用于消渴瘀血闭阻者。

2.临证参考

血瘀证病机贯穿于消渴始终,随着消渴病程的延长,血瘀证的表现也越来越重,血瘀证常常与气阴两虚和阴阳两虚证同时并见,活血化瘀治法常常贯穿于消渴治疗的始终,临床上单独运用活血化瘀法比较少,常与益气养阴、健脾化痰、调补阴阳等治法配合使用。

(二)气滞

临床表现:胸闷不舒,喜叹息,以一呼为快,胁腹胀满,急躁易怒,或情志抑郁,口苦咽干,脉弦。

病机分析:消渴日久,痰浊、瘀血内生,阻碍气机;肝体阴而用阳,肝阴虚导致肝用失司,失于疏泄,肝郁气滞,可见胸闷不舒,胁腹胀满,喜叹息,以一呼为快,口苦咽干;肝主情志,肝郁则急躁易怒,或情志抑郁;脉弦亦为肝郁气滞的征象。

治法:疏肝理气。

1.方药运用

(1)常用方:四逆散(《伤寒论》)加减。柴胡、赤白芍、枳实、生甘草。

(2)常用中成药:逍遥颗粒每次 1 袋,每日 2 次。疏肝健脾,养血调经。用于肝气不舒所致胸胁胀痛,头晕目眩,食欲减退。

2.临证参考

气滞也是消渴最常见的兼夹证候之一,可见于消渴前期、消渴期和消渴并发症期,在消渴前期和消渴期以肝郁化热多见,而在消渴并发症期以肝郁脾虚为多见,临床研究证实,疏肝理气可以改善临床症状,同时可以降低血糖。

(赵　加)

第十二节　骨　质　疏　松

骨质疏松症是一种以骨量低下和骨组织微结构破坏为特征,导致骨脆性增加和易于骨折的代谢性疾病。按病因可分为原发性和继发性两类。继发性骨质疏松的原发病因明确,常由内分泌代谢疾病(如性腺功能减退症、甲亢、甲旁亢、库欣综合征、1 型糖尿病等)或全身性疾病引起。本文主要介绍原发性骨质疏松症。

骨质疏松症的病名在中医古籍中没有记载,类似名称有"骨痿""骨枯""骨痹"等。其病因病机为肾精亏虚,骨髓生化乏源,骨髓失养;脾胃功能衰弱,气化失司,枢机滞塞,而致骨痿;或脾肾内虚,复外邪入侵,而生寒湿、气滞血瘀诸症。本病病位在骨,主要涉及脾、肾两脏,为本虚标实之证。

一、诊断

参照世界卫生组织(WHO)推荐的诊断标准。基于双能 X 线吸收法(DXA)测定:骨密度值低于同性别、同种族健康成人的骨峰值不足 1 个标准差属正常;降低 1~2.5 个标准差为骨量低下(骨量减少);降低程度≥2.5 个标准差为骨质疏松;骨密度降低程度符合骨质疏松诊断标准同时伴有一处或多处骨折时为严重骨质疏松。现在也通常用 T-Score(T 值)表示,即 T 值≥−1.0 为正常,−2.5＜T＜−1 为骨量减少,T≤−2.5 为骨质疏松。

二、临床分类

(一)Ⅰ型(绝经后骨质疏松症)

骨丢失主要是由绝经后雌激素缺乏引起,常见椎骨压缩和桡骨远端骨折。

(二)Ⅱ型(老年性骨质疏松症)

是随着年龄的增长必然发生的一种生理性退行性病变,常累及 70 岁以上老年人,常见髋部和椎体骨折。

(三)特发性骨质疏松

主要发生在青少年,病因尚不明。

三、治疗

(一)一般治疗

清淡富有营养饮食,多进食富含钙的食物,避免嗜烟、酗酒,慎用影响骨代谢的药物。适当户外活动,35 岁时就应开始进行有规律的锻炼,最好是负重活动,增加骨量储备。采取防止跌倒的各种措施。

(二)中药治疗

1.辨证论治

(1)肾阳虚衰。

临床证候:腰酸腿软疼痛,阴部清冷,小便清长,夜尿频多,生殖功能减退,畏寒喜暖,四末不温,少气乏力,舌淡苔薄白,脉沉细。

主要治法:温补肾阳。

推荐方剂:右归饮(出自《景岳全书》)加减。

推荐处方:熟地黄、山药、山茱萸、枸杞、甘草、杜仲、肉桂、制附子、鹿角胶、当归、淫羊藿、骨碎补。

(2)肝肾阴虚。

临床证候:腰背酸痛,头晕目眩,耳鸣健忘,少寐多梦,五心烦热,咽干口燥,颧红盗汗,舌红苔少,脉细数。

主要治法:滋补肝肾,清热养阴。

推荐方剂:左归丸(出自《景岳全书》)加减。

推荐处方:熟地黄、山药、枸杞、山茱萸、川牛膝、鹿角胶、龟甲胶、菟丝子、泽泻、牡丹皮、茯苓、地骨皮。

(3)气滞血瘀。

临床证候:周身骨节疼痛,日轻夜重,腰背酸痛,活动不利,或四肢关节变形,胁肋胀闷,走窜疼痛,或胁下痞块,刺痛拒按,面色晦滞,舌暗或舌有瘀点、瘀斑,苔薄白,脉弦涩。

主要治法:理气活血,通络止痛。

推荐方剂:身痛逐瘀汤(出自《医林改错》)加减。

推荐处方:秦艽、川芎、桃仁、红花、甘草、羌活、没药、当归、五灵脂、香附、牛膝、地龙、威灵仙。

(4)脾肾阳虚。

临床证候:腰背酸软、疼痛,甚则弯腰驼背,畏寒喜暖,四肢乏力,食欲不振,面色㿠白,或五更泄泻,面浮肢肿,舌淡胖,脉沉弱。

主要治法:温补脾肾,助阳祛寒。

推荐方剂:真武汤(出自《伤寒论》)加减。

推荐处方:黄芪、茯苓、芍药、生姜、白术、附子、补骨脂、肉桂、狗脊、川续断。

(5)气血两虚。

临床证候:腰酸腿软疼痛,四肢乏力,关节酸痛,头目眩晕,心悸,自汗,失眠,面色淡白或萎黄,舌淡而嫩苔薄白,脉细弱。

主要治法:益气补血。

推荐方剂:十全大补汤(出自《太平惠民和剂局方》)加减。

推荐处方:人参、肉桂、川芎、地黄、茯苓、白术、甘草、黄芪、当归、白芍、熟地黄、鸡血藤、阿胶。

2.中成药

(1)强骨胶囊:主要成分为骨碎补总黄酮。功效:补肾壮骨,强筋止痛,适用于原发性骨质疏松症骨量减少属肾阳虚证的患者。一次1粒,每日3次。

(2)肾骨胶囊:由牡蛎提取物制作而成,主要用于预治因缺钙而引起的骨质疏松症。一次1～2粒,每日3次。

(3)健步虎潜丸:由熟地黄、龟甲、锁阳、枸杞、菟丝子、补骨脂、杜仲炭、人参、黄芪等组成。功效:补肝肾,强筋骨,祛风通络,适用于肝肾不足引起的骨质疏松。一次1丸,每日2次。

(三)针灸治疗

以病痛局部穴为主,结合循经及辨证选穴,以足太阳、足少阴、足少阳、督脉经腧穴为主。主穴:肾俞、命门、绝骨、阳陵泉、大杼、腰阳关、腰夹脊穴。配穴:根据病变部位选取邻近穴位。肝肾阴虚加太冲、太溪;气滞血瘀加膈俞、血海;脾肾阳虚加三阴交;气血两虚加足三里、气海。耳针穴位:内分泌、肾上腺、肝、肾、脾、三焦。

操作:毫针刺,肾俞、命门、足三里、气海、三阴交用补法,余穴用泻法或平补平泻法。可配合电针,得气后接脉冲电针治疗仪1～2对,疏密波,强度以局部肌肉轻微收缩为度。瘀血重者可配合刺络放血,循经取穴与局部取穴相结合,每次取穴2～4处,以出血2～3滴为度。可配合温针灸、艾条灸等方法。

(赵 加)

第十三节　围绝经期综合征

　　围绝经期是指妇女从有生育能力与性生活正常时期逐步进入老年期的一个过渡岁月。绝经是每一个妇女生命过程中必然经历的生理过程，然而，围绕着绝经前后这段时期，随着卵巢功能的逐渐衰退，不少妇女常出现不同程度的潮热、盗汗、心悸、心烦、头晕、失眠、疲惫乏力、精神萎靡、水肿等诸症，这称围绝经期综合征，中医也称绝经前后诸症。围绝经期正好是妇女一生中工作与事业有成、经验最丰富的时期，他们担负着工作、家庭的重任，正想大展宏图做一番事业，然而也正在此时他们在生理上、心理上、情绪上的改变造成一系列综合征群，大有心有余而力不足之感，重重地久久地困惑着这些妇女，甚至有的还有大难临头、重病缠身之感，因此解除这些妇女的痛苦，消除他们的种种困惑是很重要的，于国、于民、于家庭、于个人都是有益的。

　　对于围绝经期综合征的治疗，近 50 年来西医一直在探索应用激素补充治疗（HRT）治疗围绝经期综合征，此疗法近期疗效明显，能有效缓解大部分的围绝经期综合征症状，但不能排除其远期致癌危险。中医药治疗围绝经期综合征已有 2 000 多年的历史，大量临床实践证明只要正确应用中医理论进行审证求因，辨证论治，中医治疗围绝经期综合征疗效良好并无明显近期及远期不良反应。

一、围绝经期综合征的发病机制

　　有关围绝经期综合征发生的病因、发病机制研究，现代医学已从神经、内分泌、免疫功能等多方位多层面地进行了深刻、透彻的论述，且还在不断深入的探求中，这里主要谈中医对围绝经期综合征的认识。

　　围绝经期综合征中医称为绝经前后诸症，其发病机制中医认为肾虚是致病的源头（肾虚为致病之本），由于肾的阴阳亏损、平衡失调，又基于不同个体的体质及五行生克制约的关系即五脏相生相克的关系，出现肝、脾、心、肺功能的失调，故在不同个体发生不同类型的综合征的证型，因此围绝经期综合征的病因病机其本在肾虚，其标在肝、脾、心、肺功能失调的演变过程。

　　（一）肾虚致病——肾虚是绝经前后诸症发生发展的主要原因

　　《素问·上古天真论》曰："女子七岁，肾气盛，齿更发长；二七而天癸至，任脉通，太冲脉盛，月事以时下，故有子；三七，肾气平均，故真牙生而长极；四七，筋骨坚，发长极，身体盛壮；五七，阳明脉衰，面始焦，发始堕；六七，三阳脉衰于上，面皆焦，发始白；七七，任脉虚，太冲脉衰少，天癸竭，地道不通，故形坏而无子也"。此经文明确指出人的生长发育衰老（生长、壮、老、病、已）均与肾气虚衰有密切关系，同时肾通过冲任二脉管理着月经与生殖，年届七七以后，肾气虚衰，功能终止。一般来说，妇女从四十岁开始，肾气渐衰，冲任脉虚，天癸渐竭，至绝经的过渡阶段，此时若肾阳不足，肾阴亏损，或阴阳二虚，则出现头晕、腰痛、足跟痛、关节疼痛、尿频、尿有余沥、尿失禁等肾虚之证。

　　肾藏精是肾的主要生理功能之一，肾藏精有两个含义：一是肾藏先天之精，主管生长发育生殖，肾之虚损到衰竭，则月经断竭，生殖终止，肾藏精另一含义，即是藏五脏六腑之精，以温煦濡养全身机体脏腑。肾之精气虚衰，五脏六腑失养而产生一系列症状，所以肾之阴阳为五脏阴阳的根本。张景岳在《类经命门》条下曰："五脏之阴非此不能滋,五脏之阳非此不能发"即指此意。围绝经期妇女将届经断之年,肾气渐衰,冲任亏虚,精血不足,久之则阴阳俱虚衰,温煦濡养之功失职,其他脏腑必受其累。导致各脏腑之偏盛偏衰,功能失调。

(1)或肾阴不足(水不涵木),肝失涵养,肝阳上亢,或真阴亏损,阳失潜藏,致头晕目眩、耳鸣。阴亏火旺,心肝失养,致心悸、烦躁、易怒、情志失常、潮热汗出、颧红口干,甚至失眠、神不守舍。

(2)或肾阳不足(命门虚衰),脾失温煦,气不化水,水湿停滞。甚则日久蕴湿化痰,痰浊上蒙清窍,积久化热,则痰热互结,上扰清空。

(3)或脾虚肝郁,气滞瘀阻。

(4)或肾水不能上滋心火,导致心肾失交等一系列综合征,其证有虚、虚实夹杂、寒热错综等诸证,这些均为中医以肾为主论治本综合征提供了理论依据。

另外,中医的肾还包括脑的功能,肾主骨,骨生髓,脑为髓之海——肾上连于脑,肾开窍于耳和二阴,肾虚则记忆力减退、认知能力减退、行为动作迟钝、骨折、耳鸣耳聋、尿频。

(二)情志致病——情志变动常为本综合征的诱因

"一切顽固沉重的忧愁和焦虑足以给各种疾病大开方便之门"。中医有"百病生于气,怒则气上,喜则气缓,悲则气消,恐则气下,惊则气乱,思则气结。怒伤肝,思伤脾,恐伤肾,悲伤肺,喜伤心"。对于本综合征,因郁致病的因素尤为明显。由于家庭、社会、环境、人际关系的变动,经济问题、政治问题、工作问题等长期不能摆脱的心理压力而诱发精神情绪的变动,多见于性格拘谨、孤僻内向、固执、自尊心过强、不合群等人群中。中医认为肝喜条达平和,多种因素导致肝气郁积,太过则五志过极化火,不及则机体失于调畅、气滞血结等。此外喜怒忧思悲恐惊,七情的过度或不及的变化,均可导致机体气血失于和谐,而影响脏腑功能的正常运行而发病。因本综合征肾虚为本影响机体功能失调,情志影响使功能更失调,脏腑功能失调也产生情志变化,故情志与脏腑功能二者互为因果而发病。

(三)痰湿、瘀阻致病

痰湿、瘀阻是脏腑功能失调、虚弱而产生的病理产物,一旦形成则又成为本综合征的致病因素。

痰湿是机体功能失调产生的病理产物,往往由于肝经积郁,木郁克土,土虚水湿失运,或脾肾之阳不足,致脾运失职,水湿滞留,蕴久成痰,痰湿积久化热而成痰热。也可由于心肝火旺,炼液成痰所致,所以临床上又有痰浊、痰热之分,痰浊或痰热上扰,蒙闭清窍,则精神情志功能失调而不能自控。

瘀阻也是机体功能失调而产生的病理产物,又有因郁致瘀、因虚致瘀之分,肝郁气滞则瘀(气行则血行,气滞则血滞);气虚运行乏力,推动无力,瘀血阻滞为气虚致瘀。治疗时有所区分。瘀阻致病的观点与现代医学的人体微循环障碍是导致疾病和衰老的理论有相似之处,微循环功能随年龄增长而呈下降趋势,因此提示用活血化瘀治疗有一定疗效,临床上看到老年斑中医认为瘀,而且上述肾虚、情绪、痰湿病久必致瘀,治疗时必须兼顾。

上述三者中,肾虚致病为本,情志致病为诱因,机体功能失调致邪为续发,机体功能失调的病理产物痰湿、瘀阻等因素可以分别作用于机体,也可同时作用于机体,或者互为因果产生病证。总之,三者是密切相关的,所以本综合征患者往往主诉多,表现不一,出现错综复杂的症候。论治时必须分清脏腑阴阳的盛衰、寒热病邪夹杂,并权衡其孰轻孰重辨证治疗。

二、围绝经期综合征的辨证论治

围绝经期综合征的治疗原则是调理阴阳,以平为期(平衡阴阳),虚则补之,实则泻之,虚实兼顾,扶正祛邪或祛邪扶正,治疗过程中要根据张景岳《类经》曰"善补阴者,必于阳中求阴,则阴得阳升而泉源不竭"的理论,故治疗本综合征,立足于燮理阴阳,调和营卫,用药必须柔润,不宜刚燥,即使对心肝火旺,痰热上扰之证,也只能中病即止,太过、不及均不利于病症的治疗及体质的恢复,处方立法必须顾及脏腑阴阳的协调,审证求因,审因论治才能获得较满意的效果。

归纳临床常用的治法大约有以下几种。

(一)和营敛阴、泻热潜阳

用于肝肾阴虚,阴虚阳扰,少阳郁热,枢机和解失司之证。

症见:乍寒乍热,烘热潮红汗出,头晕目眩,腰脊酸楚,心烦不安等。舌苔薄,舌质边尖红,脉细弦数。

方药:左归饮(左归丸)、二仙汤合小柴胡汤出入。

左归饮(补力次)——熟地、山药、山萸肉、菟丝子、枸杞子、怀牛膝、鹿角(胶)、龟甲(胶)。

左归丸(补力强)——熟地、山药、山萸肉、枸杞子、炙草、茯苓。

均由六味地黄丸衍化而来。

二仙汤——当归、白芍、知母、川柏、仙茅、淫羊藿、巴戟。

功效:和营敛阴、泻热潜阳,以冀肾阴得复,少阳枢机得以运转,气机升降条达,阴阳得以调和,诸症自平。

(二)清泻心肝,涤痰宣窍

用于肝郁气滞,郁久化火,心肝火炽,炼液成痰,痰热互结,上蒙清窍之证。

症见:精神情绪紧张,喜怒无常或多思善虑,烦躁不宁、激动易怒,甚则不避亲疏,不能自控,若遇情绪有所激动更是一触即发,势若燎原,脉细弦滑数,舌苔薄黄腻或白糙,甚或大便干结,舌苔厚腻,舌质红或舌尖边红。

方药:丹栀逍遥散、地黄百合汤、礞石滚痰丸(礞石、沉香、大黄、黄芩、朴硝;涤痰热,用于痰热上扰,大便干结)、涤痰汤(半夏、陈皮、茯苓、甘草、竹茹、枳实、党参、菖蒲、南星、生姜、大枣)出入。

柴胡、当归、白芍、薄荷、夏枯草、黑山栀、姜川连、苏鲁子、生地、百合、礞石、菖蒲、茯苓、南星、生铁落、枳实、制军。

便秘加大黄或当归茯苓丸。

功效:清肝解郁,清心宁神,涤痰宣窍,以使积郁之火得以清泄,心肝之阴得以恢复(急下存阴之意),阴阳之气和谐,情绪也得以宁静自安。

(三)温肾健脾,调和营卫

用于脾肾阳虚,营卫不和,卫阳不固之证

症见:形寒畏冷,腰脊酸楚,汗出频多,纳少便溏,面浮肢肿,惊惕肉瞤,皮肤蚁行感或夜尿频多,或有气自下上冲或心慌失眠,惊恐不安等脉细软,舌苔薄,舌质淡胖。

方药:右归饮:三补药加枸杞子、杜仲、甘草、肉桂、附子。

右归丸:右归饮加菟丝子、当归、鹿角胶。

党参、附片、肉桂、当归、熟地、白芍、萸肉、山药、鹿角、炙草、仙茅、淫羊藿。

尿频加缩泉丸,腰酸加续断寄生,汗多加白术防风黄芪。

功效:温补肾阳、固摄调和收敛营卫,以冀肾阳得复,脾阳得以温煦,气阳充足,卫表得固,营卫和谐,摄纳有权,诸症自除。

(四)养血柔肝,宁心安神

用于肾精亏虚,心肝之阴暗耗之证。

症见:头晕目眩,头胀头痛,烦躁易怒,心悸怔忡,心烦失眠,梦扰纷纭,易于惊醒等,脉细数舌苔薄质红。

方药:六味、二仙合酸枣仁汤加减。

酸枣仁汤(金匮方):枣仁、知母、川芎、甘草、茯苓。

熟地、枸杞子、萸肉、当归、白芍、川芎、知母、麦冬、枣仁、茯神、五味子、淮小麦、仙茅、淫羊藿。

功效:平虚烦宁心神,枣仁补肝养血,川芎上行头目,疏肝散郁,知母滋阴降火,以清肝阳,茯苓佐枣仁,宁心安神,甘草缓急调中,用于肝气郁结化火引起失眠症,可加合欢皮、郁金、当归、白芍。滋养肾阴以复心肝之阴,以敛心肝之气,以冀心肝得养,阴阳和调,心神守舍,而得安宁,而诸症皆平。

(五)疏肝解郁,涤痰宣窍

用于肝郁气滞,木旺克土,脾虚失运,水湿停滞,蕴而成痰,痰湿上扰清窍之证。

症见:处世淡漠,沉默寡言,抑郁自责,无悲自泣,懊恼莫名,烦恼无尽,甚则厌世,常喜独自向隅而坐,脉细软,舌苔薄腻。

方药:逍遥散、二陈汤、二仙汤加减。

柴胡、当归、白芍、薄荷、娑罗子、广郁金、淮小麦、党参、熟附片、仙茅、淫羊藿、茯苓、香附、陈皮、礞石、菖蒲、远志。

功效:以冀肝经得疏泄,脾运得恢复,痰浊得化,而诸证渐平。

(六)交通心肾法

用于心肾不交,水火不济之证。

症见:失眠精神烦躁,心悸不宁,不能入睡,白天头昏思睡,睡则不寐,头晕目眩腰酸。

方药:交泰丸——黄连、肉桂。

功效:取心肾互相制约之意,治长期失眠。另外,远志、菖蒲,辛温开窍,与养血重镇相配安神。

三、中医药治疗妇女围绝经综合征的机制

近年来,通过应用现代科学技术手段研究和揭示临床观察有效的中药复方治疗妇女围绝经综合征的机制,取得了很多成果,归纳如下。

(一)对内分泌的调节作用

从血清 FSH、LH、E_2 观察显示补肾药物有类雌激素样作用,具有改善卵巢功能、抑制垂体释放促性腺激素、调整下丘脑-垂体-卵巢轴的功能。

廖氏等发现 18 月龄雌性大鼠血清 E_2 水平降低,LH 和 FSH 含量升高,经给予二仙汤(仙茅、淫羊藿、巴戟天、当归、知母、黄柏)后血清 E_2 水平升高,LH 和 FSH 含量下降。熊氏等研究表明更年平调液(枸杞子、何首乌、旱莲草、龙齿、白芍、肉苁蓉等)也有上述作用,并能改善卵巢、肾上腺皮质的形态和功能。黎氏等通过临床研究认为,更年安怡片(熟地、山药、茯神、菟丝子、杜仲、苁蓉等)能明显升高<50 岁患者血清 E_2 水平,对 LH、FSH 及>50 岁患者血清 E_2 水平无明显改

善,由此推测更年安怡片可以直接作用于卵巢组织,对尚未完全衰退仍可逆转的卵巢功能有促进和调节作用。但是王氏清心泻火药(黄连、麦门冬、白芍、酸枣仁)则无此作用。可见中药补肾、补心、泻心各种不同治疗原则,其作用环节可能不同,所以中医辨证实在是有道理的。

(二)对神经系统调节作用

更年安(熟地、泽泻、茯苓、丹皮、山药、萸肉、首乌、仙茅等)实验提示有明显的改进睡眠、安定镇静、增强记忆的作用,可能对中枢与自主神经系统有调节作用。吕氏报告,通过临床和实验研究观察到中药更年舒(熟地、山药、山茱萸、仙茅、淫羊藿、肉苁蓉、菟丝子、知母、枸杞子)能使更年期妇女下降的血β-内啡肽(β-EP)上升。俞氏等研究发现性减退期下丘脑 ER 和 ER mRNA 水平较性成熟期显著下降,而更年健方(生地、白芍、枸杞子、菟丝子、龟甲等)可使下降了的 ER 和 ER mRNA 明显升高,并通过上调下丘脑 ER 和 ER mRNA 使 P 物质明显下降,β-EP 显著升高,这与提高体内雌激素水平具有同样的效果。刘氏等认为,单胺类神经递质(5-HT 和 NE)缺乏是抑郁的生化病理基础,并通过实验证实甘麦大枣汤(甘草、小麦、大枣)能增加单胺类神经递质的合成。这三味药中都含有单胺前体——苯丙氨酸、酪氨酸和色氨酸。色氨酸是 5-HT 的前体,酪氨酸是 NE 的前体,而苯丙氨酸大部分在体内转化为酪氨酸,因此该方可促进 5-HT 和 NE 的合成,从而改善综合征的神经精神症状。王氏等研究发现:更年春方(GNC,既往曾称上述的更年健方)可提高大鼠切除卵巢后 Morris 水迷宫成绩;GNC 提高大脑湿重与体重的比值,并改善海马锥体细胞层、分子层和多形细胞层结构,缓解细胞浓缩、出现空泡及细胞排列紊乱现象。GNC可提高海马中 ERβ mRNA 和蛋白的表达、调节海马胆碱能指标,并可能由此改善学习和记忆能力低下。GNC 含药血清可以增强具有典型神经细胞特性的 PC12 细胞活力,抑制 Aβ 诱导的 PC12 细胞早期凋亡,提示更年春可能对阿尔茨海默病细胞模型有保护作用。GNC 含药血清能明显提高 PC12 细胞中 ERβ 表达,能提高 PC12 细胞 p-ERK1/2 含量,GNC 含药血清抑制 Aβ 致PC12 细胞凋亡的作用通过 ER 和 MAPK 途径调节 bax、bcl-2 的表达,ER 介导 GNC 激活MAPK 信号通路。

(三)对免疫功能的调节

随着年龄增长,机体的免疫功能亦随之出现衰退现象。神经-内分泌-免疫网络是机体主要的整合系统,中药复方对患者神经、内分泌有改善作用,同时也能提高患者的免疫功能。叶氏等实验研究提示本综合征患者免疫功能减退可能与雌激素撤退有关,雌激素撤退引起中枢神经递质(包括内源性鸦片肽、单胺神经递质)的改变,后者作用于淋巴细胞,使免疫功能减退。患者服用补肾助阳药甲蓉片(桂附地黄丸＋刺五加、首乌)有防衰老、提高免疫功能的作用,因此认为补肾药物治疗本综合征能调整机体免疫功能。张氏报告更年期综合征患者白细胞雌激素受体(ER)含量明显低于正常育龄期妇女,应用六味地黄丸治疗2个月后,除症状改善外,可使白细胞ER 含量明显增高,这可能是中药发挥疗效的基础。

(四)对骨质代谢的影响

骨质疏松是本综合征的严重并发症。叶氏研究发现用甲蓉片(温肾助阳药)治疗后能显著提高桡骨骨密度(BMD)。王氏等为评估中药复方"更年春(又称更年健)"防治原发性骨质疏松(POP)的疗效,将 10～12 月龄 SD 雌性大鼠100 只随机分成 5 组:假手术组、模型组、中药高剂量组、中药低剂量组、尼尔雌醇组,除假手术组做假性手术外,其余各组均行双侧卵巢切除术,分别于术后或术后 3 个月起灌药,均灌药 3 个月后取大鼠椎骨、胫骨,组织切片形态学观察显示,中药及尼尔雌醇组骨小梁比模型组粗壮饱满,结构较完整;形态计量分析显示,中药及尼尔雌醇组骨小梁面积均数明显高于模型组(P<0.01)。提示：中药更年春和雌激素一样可防治绝经后骨质疏松。所以补肾可改善骨代谢，为"肾主骨生髓，髓通于脑"的道理也。

（赵　加）

第十四节　肥　胖　症

一、概述

　　肥胖症是指体内脂肪堆积过多和(或)分布异常、体重增加，是包括遗传和环境因素在内的多种因素相互作用所引起的慢性代谢性疾病。肥胖症可分为两种：一种是单纯由于营养过度或能量消耗过少所造成的全身性脂肪过量积累，称为单纯性肥胖症；一种是继发于其他疾病如遗传性疾病、内分泌代谢疾病等的病理性肥胖，称为继发性肥胖症。肥胖症是代谢综合征的主要组成部分，与多种疾病如 2 型糖尿病、血脂异常、高血压、冠心病、卒中和某些癌症密切相关。目前我国采用的肥胖诊断标准为：BMI≥24 为超重，≥28 为肥胖；男性腰围≥85 cm、女性腰围≥80 cm 为腹型肥胖。临床上单纯性肥胖症较为多见，继发肥胖症所占比例甚少。

二、历代名家学说

（一）病因病机

1.先天禀赋

　　体型的胖瘦受先天禀赋的影响十分明显。《灵枢·寿夭刚柔》中说："余闻人之生也，有刚有柔，有弱有强，有短有长，有阴有阳"，认为体质阴阳刚柔的差异，是由先天禀赋决定的。《灵枢·阴阳二十五人》中指出："土形之人……其为人黄色，圆面，大头，美肩背，大腹，美股胫，小手足，多肉"，"水形之人……大头，廉颐，小肩，大腹"，前者为全身性肥胖，后者为腹大的中心性肥胖，二者均与先天禀赋有密切关系。

　　2.饮食不节

　　嗜肥甘饮食、醇酒滋腻，日久则使脾失健运，脾胃受损，水谷不化，水湿停聚，湿从内生，聚湿生痰，蓄积体内，停留肌肤、脏腑而发为肥胖。故饮食不节是肥胖症形成的重要原因。如《素问·奇病论》说："必数食甘美而多肥也。"《素问·通评虚实论》有"肥贵人则高粱之疾也"之说。清代叶天士《临证指南医案》对于肥胖的形成描述得更为具体、详细，认为："湿从内生，必其人膏粱酒醴过度，或嗜饮茶汤太多，或食生冷瓜果及甜腻之物。其人色白而肥，肌肉柔软……"还有人指出："厚味肥甘，可助阳生气、生阴。生阴者，转化为脂液，浸淫脉道，脉膜变异。"金代李杲《脾胃论》说："脾胃俱旺，则能食而肥。"这些都说明了饮食不节，过食肥甘可致痰湿停留肌肤、脏腑而成肥胖。

　　3.过度安逸

　　过食肥甘，又疏于劳作运动，甚或久坐久卧，使体内营养精微不能消耗，日久必积聚而成肥脂。如秦国吕不韦《吕氏春秋》指出"形不动则精不流，精不流则气郁"。《素问·宣明五气》说："久卧伤气，久坐伤肉。"气伤则虚，肉伤则脾损，气虚脾损则精微运化失司，代谢失调，体内精微不能消耗,脂膏痰浊内聚,发为肥胖。清代汪宏《望诊遵经》谓:"富贵者,身体柔脆,肌肤肥白,缘处深闺广厦之间。"均提示了过度安逸者深居简出,四体不勤可导致气血流行不畅,脾胃气机呆滞,运化功能失调,水谷精微输布失常,化为膏脂和痰浊,积聚于肌肤、脏腑之间,从而形成肥胖症。

4.情志不调

七情内伤,则肝失疏泄,气机不畅,肝气郁结化火,肝旺侮土,脾土失运,运化失调,水谷精微、膏脂聚集体内,停于肌肤,可致肥胖。如《素问·宝命全形论》有云:"土得木而达",清代唐宗海《血证论》则认为:"木之性主于疏泄,食气入胃,全赖肝木之气以疏泄之,而水谷乃化;设肝之清阳不升,则不能疏泄水谷,渗泄中满之证在所难免。"

5.年老体弱

肾主藏精,内寄元阴元阳,年老肾虚则命门火衰。人随着年龄的增长,肾中精气日损,则命门之火日衰,不能推动脾胃运化,脾胃渐渐失去肾阳的温煦,则津失输布,蓄积体内而为痰湿脂浊,则躯脂满溢。如《素问·阴阳应象大论》说:"年四十,而阴气自半也,起居衰矣;年五十,体重,耳目不聪明矣。"

(二)治法方药

肥胖症的辨证目前尚无统一意见,多数患者除了形体臃肿,其余多无所苦,因此给辨证带来一定的困难。但究其病因主要由先天禀赋、年老体弱、七情内伤及饮食劳倦引起,病位主要涉及脾胃、肝胆、肾,与痰、湿、瘀密切相关。故目前治疗多从这些方面着手。

1.从禀赋论治

先天禀赋在肥胖症的发生原因中占有重要地位,早在《黄帝内经》中已有论述。如在《灵枢·卫气失常》篇中,"伯高曰:人有脂、有膏、有肉。黄帝曰:别此奈何?伯高曰:腘肉坚,皮满者,肥。腘肉不坚,皮缓者,膏。皮肉不相离者,肉。黄帝曰:善。治之奈何?伯高曰:必先别其三形,血之多少,气之清浊,而后调之,治无失常经。"故治疗肥胖必先从禀赋着手。

2.从脾胃论治

胃主受纳,腐熟水谷,为"水谷之海",脾主运化,将水谷精微转输至全身。如《素问·经脉别论》所述"饮入于胃,游溢精气,上输于脾,脾气散精,上归于肺",《素问·厥论》"脾主为胃行其津液者也"。脾为生痰之脏,肥胖多责之痰浊,聚于肌肤、脏腑、经络。如元代朱震亨《丹溪心法》:"肥白人多痰""肥人多是痰饮"。清代喻昌《医门法律》:"肥人多湿。"故治疗可从调理脾胃入手。

3.从肝胆论治

肝主疏泄,为刚脏,主升、主动,是调畅全身气机、推动血液和津液运行的一个重要环节。气机的郁结,可致津液输布代谢障碍,产生痰湿等病理产物。如金代张子和《儒门事亲·九气感疾更相为治衍》:"怒气所至,为胸满胀痛,食则气逆不下,为喘渴烦心,为消瘅,为肥气。"另外,肝可促进脾胃的运化功能,与脾的升清和胃的降浊功能密切相关。如《素问·宝命全形论》所说:"土得木而达。"肝气郁结,失于疏泄,则影响脾胃的消化吸收功能,影响水液代谢,继而引发肥胖。由上述可知,肥胖的发生与肝气郁滞有关,临床上可以疏理肝气为主治疗肥胖症。

4.从肾论治

肾为先天之本,内藏先天之元阴元阳。肥胖的重要病因之一就与先天禀赋有关。如清代陈念祖《医学实在易》:"素禀之盛,由于先天……大抵素禀之盛,从无所苦,惟是痰湿颇多。"肾中之元阳能温煦人体各脏腑,推动各脏腑的气机运化,而且肾主水,对体内津液的输布和排泄、维持体内津液代谢的平衡起着重要的作用。如《素问·逆调论》:"肾者水脏,主津液。"而肾主水的功能有赖于肾中精气的蒸腾气化,肾中精气的蒸腾气化又有赖于肾阳的温煦推动。因此,肾阳的充沛与否影响着机体新陈代谢。但随着年龄的增长或其他原因,致肾阳渐衰,不能温养脾土,脾土运化水液功能下降,水湿停聚,聚而成痰,流溢肌肤而发为肥胖。故肥胖的发生与肾阳关系密切,治疗肥胖可从肾阳虚衰、水湿停聚不化入手。

三、现代临床应用研究

从历代名家学说到现代流行病学研究,肥胖症的中医治疗方法多种多样,以下将分别论述。

(一)内治法

内治法主要根据肥胖症病因病机,并结合患者的症状进行辨证论治,其治疗方向主要有以下3个。

1.健脾化痰

健脾化痰,淡渗利湿是治疗肥胖的常用方法。形体肥胖者多为营养过剩,因恣食肥甘,而内酿湿热,湿热困脾,健运失职,津液代谢障碍,加之热邪煎熬,湿邪凝聚为痰。累积皮下则肥胖臃肿;渗入血中则血液黏稠;痰湿蕴结、升降失常,则见身重乏力、胸闷气短、头晕、健忘诸症。治宜健脾化痰,淡渗利湿。乔保钧根据临床体会,常用自拟“化痰降脂饮”(基本组成:泽泻、猪苓、法半夏、橘红、山药、白术、山楂、薏苡仁、生首乌、车前草)实施临床,颇有效验。

运用化痰减肥汤(基本组成为:茯苓、桂枝各 10 g,白术 15 g,生山楂 30 g,大黄、泽泻各 10 g,甘草 6 g)治疗单纯性肥胖症,每日 1 剂,水煎服,有效率 72.2%,受试人群治疗前后比较,体重下降及腰围、臀围、体质指数(BMI)减小($P<0.05$)。

有学者认为肥胖形成的主要原因为脾失健运,痰湿内阻,采用健脾利湿、理气助运、消痰化饮的基本原则,选取苍术、香附、陈皮、枳壳、茯苓、泽泻、桂枝、法半夏、莱菔子等 9 味中药组成苍附清臃汤治疗,经较长时期临床应用取得了肯定效果,使血清胆固醇(TC)、甘油三酯(TG)含量显著降低,血清高密度脂蛋白胆固醇(HDL-C)显著升高,显示了促进机体脂肪分解代谢的良好效果。

2.疏肝理气

肝藏血,主疏泄,肝的生理功能失常可导致气机的郁结。气机运行受阻,则津液输布代谢障碍,产生痰湿等病理产物,从而形成肥胖。如《儒门事亲·九气感疾更相为治衍》:“怒气所至,为胸满胀痛,食则气逆不下,为喘渴烦心,为消瘅,为肥气。”而且肝脏能促进脾胃的运化功能,如《素问·宝命全形论》所说“土得木而达”,而胆汁的化生、排泄又有肝的疏泄功能控制调节。肝气郁结,失于疏泄,则影响脾胃的消化吸收功能,影响水液代谢,继而引发肥胖。

有学者认为,肝失疏泄,气机横逆犯脾,脾失健运,可内生痰浊;或者肾水不足,水不涵木,肝阳常亢,日久必炼津为痰,均可形成肥胖。前者多见于长期精神抑郁,情志不遂的患者,治重在疏肝调肝,宜逍遥降脂饮,基本组成为:柴胡、牡丹皮、白术各 9 g,当归、佛手各 15 g,白芍 20 g,茯苓、泽泻各 30 g,薄荷 5 g,山楂 15 g,甘草 6 g。后者多伴有高血压,治重平肝柔肝,育阴潜阳,方用育阴降脂饮,基本组成为:辽沙参、川牛膝、枸杞子、麦门冬各 15 g,生地黄 10 g,白芍、钩藤各 30 g,萝卜子、菊花各 9 g,决明子、当归、泽泻、地龙、夏枯草各 15 g。若头疼较剧者,加明天麻 15 g,葛根 30 g,丹参 10 g;头晕较重者,加生甲 30 g,蒸首乌 15 g;腰膝酸软者,加杜仲、桑寄生各 15 g,山茱萸 10 g;血压持续不降者,加罗布麻 30 g,羚羊角粉 1 g,磁石 15 g。

有学者从肝论治肥胖的原则,自拟疏肝消肥汤(基本组成为:柴胡、枳实、当归、香附、郁金、泽泻、丹参、生山楂、荷叶、水蛭、大黄),随症加减,先后治疗 158 例,显效 81 例,有效 58 例,无效 19 例,有效率 88.0%。

3.温补肾阳

肾为先天之本,藏元阴元阳。而肥胖病因之一就与先天禀赋有关。如清代陈念祖在《医学实在易》提出:"素禀之盛,由于先天……大抵素之盛,从无所苦,惟是痰湿颇多。"其中肾阳对各脏腑组织起着推动、温煦的作用,而且肾又主水,对体内津液的输布和排泄、维持体内津液代谢的平衡起着重要的作用。如《素问·逆调论》:"肾者水脏,主津液。"而肾主水的功能有赖于肾阳的温煦推动作用。因此,肾阳的充沛与否影响着机体新陈代谢。但随着年龄的增长,肾阳渐衰,无以温煦机体,人体的各项生理功能减退,而致机体津液代谢功能下降,聚湿成痰,而发肥胖。而且肾阳不能温煦脾土,则脾土运化水湿功能失调,致体内湿浊泛溢肌肤而致肥胖。可见,肥胖的发生与肾脏功能关系密切。

有学者自拟扶元温肾减肥汤(基本组成:黄芪、人参、淫羊藿、仙茅、巴戟天、肉苁蓉、胆南星、石菖蒲)治疗 54 例,体重显效 19 例、好转 35 例,症状显效 34 例、好转 20 例。患者血脂检查亦有明显改善。治疗前后查肝肾功能、血尿便常规均未发现异常改变。

(二)外治法

1.针灸疗法

取中脘、天枢、水道、带脉、足三里为主穴,脾虚湿阻加水分、阴陵泉;胃热湿阻加内庭、上巨虚;肝郁气滞加气海、血海、太冲;脾肾两虚加关元、太溪;阴虚内热加三阴交,电极置于腹部穴位神阙、水分或局部脂肪较多部位,留针 30 分钟,1 次/天,10 次为 1 个疗程,共治疗 3 个疗程,总有效率为 93.1%。

2.穴位埋线

用 95% 的乙醇溶液加入山楂、大黄、麝香适量泡得药线,取穴中脘、下脘、气海、关元、外陵、大横、足三里、丰隆及脂肪结节处,总有效率 98%。

3.耳穴疗法

有学者应用耳针治疗 418 例单纯性肥胖患者,耳穴取大肠、小肠、内分泌、交感,以揿针刺入并固定。3 天换针 1 次,两耳交替,10 次为 1 个疗程,以 3 个疗程为准。418 例患者中,针刺前后体重平均降低(3.7±1.0)kg,最多降低 11.5 kg。胸围平均减少 8.1 cm,而腰围平均减少 10.0 cm,疗效满意。

4.按摩推拿疗法

可根据不同部位及脂肪厚度选择不同的按摩方法。

腹部按摩以按、摩、推、振法为主,可结合捏、拍手法。按摩前用热毛巾擦局部皮肤或在浴后局部涂以减肥霜、减肥乳等以增加减肥效果。女性臀部容易堆积脂肪,按摩手法拟推、拿、拍、捏、按等为主,配合减肥霜、乳剂等用疗效更佳,每次 10~15 分钟,每日 2~3 次。

还可用点穴法进行按摩。腹部可选中脘、下脘、天枢、气海、关元、足三里等;臀部、下肢可取环跳、委中、承山、昆仑等;上肢可选三肩穴、曲池、手三里、内关等;头面部可选百会、率谷、颊车、风池、太阳、合谷等穴。

(于向慧)

第十五节　痛　风

一、概述

痛风是由于长期嘌呤代谢紊乱所致的疾病,其临床特点是高尿酸血症及因此引起的痛风性急性关节炎反复发作,痛风石沉积,痛风性慢性关节炎和关节畸形,常累及肾脏而引起慢性间质性肾炎和尿酸性肾结石形成。本病分为原发性和继发性两大类。原发性者病因除少数由于酶缺陷引起外,大多未阐明,继发性者可由肾脏病、血液病及药物等多种原因引起。

痛风的自然病程和临床表现大致可分为 4 期:无症状性高尿酸血症、急性痛风性关节炎发作期、痛风发作间歇期、慢性痛风石性关节炎期。急性痛风一般是指痛风性关节炎急性发作,但也有少数(约 10％)由于尿酸性肾结石而引起肾绞痛和血尿。

痛风是以踇趾、跖趾关节、足背、足跟、踝、指、腕等小关节红肿剧痛反复发作,关节畸形,形成"痛风石"为主要表现的肢体痹病类疾病,在中医文献中早有记载,属中医的"痹证""白虎历节""痛风""石淋"等范畴,多因饮食失宜,脾肾不足,外邪痹阻,痰瘀沉积于关节周围而致,可按"痹证"辨证论治。

二、历代名家学说

(一)病因病机

在中国古代医籍中有大量关于中医痛风的记载,"痛风"一词最早见于南朝梁·陶弘景的《名医别录·上品》:"独活,微温,无毒。主治诸贼风,百节痛风无久新者。"说明当时的痛风是指关节疾病的一种表现,而且是由于风邪所致。元代朱丹溪的《丹溪手镜》中,将痹列为十一,痛风为十三,清楚表明二者非同一病症。《丹溪心法》详细记载了痛风发病的临床症状,并对发病机制作出详细分析,提出多种诊治方法,形成一套较完整的朱丹溪痛风学说。虽然中医学中之"痛风"不能等同于现代医学的"痛风",但对现代医学的痛风性关节炎的诊治上有着现实意义。

中医学认为:痛风是以先天禀赋不足、后天调摄失养,造成脏腑功能失调为发病基础,以外感风、寒、湿、热之邪、跌打损伤为发病诱因,湿热、痰浊、瘀血互结为发病特点,以风、寒、湿、痰、血、热为基本辨证要素。初则属于实证,久则正虚邪实,或虚实夹杂。症状早期表现在肢体、关节经络,继则侵蚀筋骨,内损脏腑。

1.外邪侵袭是痛风发作的诱因

(1)风寒湿邪痹阻:痹证的病因早在《黄帝内经》中就有论述,《素问·痹论》言:"所谓痹者,各以其时重感于风寒湿之气也""风寒湿三气杂至,合而为痹也",把风、寒、湿邪作为痹证的主因;汉代张仲景在《伤寒论》中提出了"风湿相搏""汗出当风""久伤取冷""汗出入水中""饮酒汗出当风"等多种成因;元代朱丹溪创立了"痛风"病名,他的《格致余论》"痛风论"中指出"痛风者,大率因血受热,已自沸腾,其后或涉冷水,或立湿地,或扇风取凉,或卧地当风,寒凉外搏,热血得寒,污浊凝涩所以作痛,夜则痛甚,行于阴也,此处所阐述的"痛风"概念,因为血热当风遇湿受寒,湿浊凝滞阻于经脉,表现为"作痛,夜则痛甚",并"治以辛热之剂"。由此可见痛风性关节炎是由于正气不足,风寒湿邪乘虚侵入,阻滞经络,痹阻不通而致。

(2)风湿热邪痹阻:金元四大医家刘完素的"六气皆能化火""积湿生热"论为湿热学说的形成奠定了基础;张子和《儒门事亲》"痹病以湿热为源,风寒为兼",李东垣《脾胃论》"身体沉重走疰疼痛,盖湿热相搏,而风热郁而不得伸",皆强调了湿热之邪在痹证形成中的重要作用。清代尤在泾《金匮翼·热痹》专论热痹:"热痹者,闭热于内也,……脏腑经络先有蓄热而复感风寒湿邪客气,热为寒郁,气不得通,久之寒亦化热。"清代吴鞠通根据自己的观察和实践经验,得出痹病"热湿尤多"的结论。《温病条辨·中焦篇》指出"痹证有周、行、著之分,其原有风、寒、湿、热之异,奈古方多以寒湿论治,且多杂用风药,不知湿家忌汗,圣训昭然。寒湿固有,热湿尤多""湿聚热蒸,蕴于经络,寒战热炽,骨骱烦疼,舌色灰滞,面目痿黄,病名湿痹",湿痹即湿热痹。

2.正气虚弱脏腑失调是痛风的病理基础

《黄帝内经》云:"邪之所凑,其气必虚。"《素问·百病始生》曰:"风雨寒热,不得虚,邪不能独伤人,卒然逢疾风暴雨而不病者,盖无虚,故邪不能独伤人,此必因虚邪之风,与其生形,两虚相得,乃客其形。"进一步说明正气虚弱是疾病发生的前提。《诸病源候论·风湿痹候》论风湿痹"由血气虚,则受风湿,而成此病",指出:"此由风湿毒气,与血气相搏,正气与邪气交击,而正气不宜散,故疼痛";《金匮要略·中风历节病脉证并治》云:"少阴脉浮而弱,弱则血不足,浮则为风,风血相搏,既疼痛如掣",明确指出气血亏虚则卫外不固,腠理疏松,外邪乘虚而入,由表侵及血脉,正邪相搏,以致经脉痹阻,气血瘀滞而发为痹证。正气与邪气相搏日久势必引起机体的功能减退,若脾的运化功能失常,则分清别浊与传输功能失职,痰湿生成过多,可发为痛风;若肾虚,肾的气化作用失常,开合不利,则水湿内停,痰湿积聚过多,也可发为痛风。

3.湿热痰瘀浊毒痹阻经脉是本病的关键

(1)湿热内蕴:明代龚廷贤在《万病回春》中指出:"一切痛风肢体痛者,痛属火,肿属湿……所以膏粱之人,多食煎炒、炙、酒肉热物蒸脏腑,所以患痛风、恶毒痈疽者最多。"《景岳全书·脚气》:"外是阴寒水湿,今湿邪袭人皮肉筋脉;内由平素肥甘过度,湿壅下焦;寒与湿邪相结郁而化热,停留肌肤病变部位红肿潮热,久则骨蚀。"又如清代医家林佩琴的《类症治裁》亦曰:"痛风,痛痹之一症也,初因风寒湿郁痹阴分,久则化热致痛,至夜更剧。"元代朱丹溪《格致余论·痛风》中指出:"寒湿邪痹阴分,久则化热攻痛。"可见痛风是由于湿热之邪日久郁于关节,气血运行受阻而致。《千金方》认为:"热毒气从脏腑出,攻于手足,手足则热、赤、肿、疼痛也。"清代尤在泾在《金匮翼》中亦明确提出:"历节风……亦有热毒流入四肢者,不可不知。"可见脏腑积热是形成毒邪留注骨节的先决条件,积热日久,热郁为毒是发生本病的根本原因。

(2)痰浊痹阻:古代医家认为痰湿随气血运行周身不息,易造成经络不通,气血不畅,导致五脏六腑的相应病变,正如《素问·调经论》云:"五脏之道,皆出于经隧,气血不和,百病乃变化而生。"李东垣《医学发明》指出:"膏粱之人,或食已便卧,使湿热之气不得施化","久卧伤气,久坐伤肉",缺乏运动之人,易致气机不畅,血脉壅滞,渐生痰湿。

痛风多以外因引动内因而发,痰湿内蕴,壅滞气血是痛风发作的重要病机。朱丹溪首先提出了"风湿与痰饮流注经络而痛"的观点,丰富了痹病的病机理论,他指出:"肥人肢节痛,多是风湿与痰饮流注经络而痛……"明代张三锡《医学准绳·六要》认为:"今人多内伤,气血亏损,湿痰阴火,流注经络,或在四肢,或客腰背,痛不可当。"明代李梴《医学入门》认为痛风"形肥勇者,多外因风湿生痰;以其循历遍身,曰历节风,甚如虎咬,曰白虎风;痛必夜甚者,血行于阴也"。李东垣论述"脚气"病机亦指出:"今观此方爽垲,而无卑湿之地,况腠理致密,外邪难侵,而有此者,何也?

盖多饮乳酪醇酒水湿之属也,加以奉养过度,以滋其湿水之润下,气不能煦之,故下注于足,积久而作肿满疼痛,此饮之下流之所致也。"

(3)瘀血凝滞:痛风关节疼痛发作,夜半居多,说明其病在血,除湿热之外,当有瘀血。关节疼痛日久,常致关节漫肿畸形,此乃痰瘀胶固而致。《类证治裁》曰:"诸痹……良由营卫先虚,腠理不密,风寒湿乘虚内侵,正气为邪气所阻,不能宣泄,因而留滞,气血凝滞,久而成痹。"

朱丹溪在《格致余论·痛风》中指出:"痛风者,四肢百节走痛,书中谓之白虎历节风证是也……大率因血受热,已自沸腾,其后或涉冷水,或立湿地,或扇风取凉,或卧地当风,寒凉外搏,热血得寒,污浊凝涩所以作痛,夜则痛甚,行于阴也。"还指出:"肢节肿痛,脉涩数者,此是瘀血。"后医家皆宗其说,认为本病多由于素体不足,脾肾功能失调,复因感受风寒湿热之邪,或饮食不节,嗜酒肥甘,或劳倦过度,情志过极,致脾失健运,肝失疏泄,聚湿生痰,血滞为瘀,久蕴不解,酿生浊毒,湿热瘀毒外则流注经络关节,甚则痰瘀浊毒附骨,出现关节疼痛、痛风结节;内则流注脏腑,加重脾运失司,升降失常,穷则及肾,脾肾阳虚,浊毒内蕴发为石淋、关格。

(二)治法方药

1.祛风散寒除湿

痛风为风寒湿杂合而致,尤以湿邪为要。湿性黏滞,与风寒为伍而缠绵难愈。《丹溪心法·痛风附肢节痛》:"四肢百节走痛是也,他方谓之白虎历节风证……因于风者,小续命汤;因于湿者,苍术、白术之类,佐以竹沥……"桂枝芍药知母汤及乌头汤二方乃《金匮要略》治历节病之方,亦可用于痛风,原文曰:"诸肢节疼痛,身体魁羸,脚肿如脱,头眩短气,温温欲吐,桂枝芍药知母汤主之";"病历节不可屈伸,疼痛,乌头汤主之"。《金匮要略》还提出了"微汗法",曰:"风湿相搏,一身尽疼痛,法当汗出而解,值天阴雨不止,医云此可发汗,汗之病不愈者,何也? 盖发其汗,汗大出者,但风气去,湿气在,是故不愈也。若治风湿者,发其汗,但微微似欲出汗者,风湿俱去也。"其代表方为麻黄加术汤。

2.祛风清热利湿

从痛风性关节炎的临床表现看,本病乃湿热相搏,阻滞经脉,气血不通,郁在关节而成。因而在治疗本病的过程中,清热利湿是关键。《金匮要略》指出:湿痹以"关节疼痛而烦,脉沉而细"为主证,"病者一身尽疼,发热,日晡所剧者,名风湿……可与麻黄杏仁薏苡甘草汤。"又言:"湿痹之候,小便不利,大便反快,但当利其小便",痛风病多有红肿热痛表现,用麻杏薏甘汤利小便祛湿有消肿之效,同时体现了微汗法的原理,对痛风性肾病也有治疗作用。白虎加桂枝汤本治疗温疟,临床亦常用治热痹,"温疟者……身无寒但热,骨节疼烦……白虎加桂枝汤主之。"

3.化痰除湿通痹

朱丹溪在《金匮钩玄》中指出:"凡治痰,用利药过多,致脾气下虚,则痰反易生多。"他在《丹溪心法·痛风附肢节痛》指出:"……大率有痰、风热、风湿、血虚……因于痒者,二陈汤加酒炒黄芩、羌活、苍术。"并在《格物余论·痛风论》中记载了典型病例:"……又朱宅间内,年近三十,食味甚厚,性躁急。患痛风挛缩数月,医祷不应。予视之曰,此挟痰与气证,当和血疏气导痰,病自安。遂以潜行散入生甘草、牛膝、炒枳壳、通草、陈皮、桃仁、姜汁煎。服半年而安。"

4.行气活血化瘀

朱丹溪在继承前人思想的同时,结合临床观察,对痛风有了明确的阐述。他把从血分论治作为着眼点,对后世治疗痛风有着重要的指导意义,如《格致余论·痛风论》:"……又邻鲍六,年二十余,因患血痢,用涩药取效。后患痛风叫号撼邻。予视之曰,此恶血入经络证。血受湿热,久必凝浊,所下未尽,留滞隧道,所以作痛。经久不治,恐成偏枯。遂与四物汤加桃仁、红花、牛膝、黄芩、陈皮、生甘草,煎入生姜,研潜行散,入少酒,饮之数十贴。又与刺委中,出黑血近三合而安。"

《丹溪心法·痛风》中,尽管病因有寒、湿、热、痰之不同,但他所创的上中下通用痛风方,力求通治。从组方遣药看,是将清热燥湿之二妙散,泻火行水之龙胆、防己,活血祛瘀之桃仁、川芎,燥痰祛风之胆南星、白芷,祛风通络之桂枝、威灵仙,消积和胃之神曲熔于一炉,共奏疏风祛寒宣于上,清热利湿泄于下,活血祛瘀、燥痰消滞调其中,以达三焦同治的目的。

5.扶正补虚为本

对于本病的治疗,历代医家都非常重视扶正补虚,尤其重视补益气血与脾肾,《医宗必读·痹》强调了扶正的重要性:"治外者,散邪为急,治脏者,养脏为先。治行痹者,散风为主,御寒利湿仍不可废,大抵参以补血之剂,盖治风先治血,血行风自灭也。治痛痹者,散寒为主,疏风燥湿仍不可缺,大抵参以补火之剂,非大辛大温,不能释其凝寒之害也。治着痹者,利湿为主,祛风解寒亦不可换,大抵参以补脾补气之剂,盖土强可以胜湿,而气足自无顽麻也。"陈修园亦强调"治风先治血,血行风自灭",用四物汤加黄芪、防风、秦艽、桑枝、红花、炙甘草等养血息风,通络止痛。偏气血俱虚则常兼面色无华,心悸气短,倦怠乏力,自汗恶风,舌质淡白,脉沉细弱等,治宜益气养血,和络止痛,方予十全大补汤加桑寄生、防风、竹沥、姜汁。此类痛风,陈氏指出:"痛风久不能愈,必大补气血,以为胜邪之本,切不可徒用风药。"

三、现代临床应用研究

痛风从历代名家学说到现代流行病学研究,证实痛风的主要病机为风、寒、湿、热、痰、瘀、虚六端,由于临床辨证时病机错综复杂,根据患者的病情缓速,应掌握"急则治其标,缓则治其本"的治疗原则,在急性发作期,以祛邪为主;在静止期,以调营卫、养气血、补肝肾为主。现代临床众多医家辨证多集中清热解毒,清化湿邪,活血化瘀,化痰通络,甚或兼调阴液,调理脾肾,扶正祛邪等。

(一)散寒除湿宣痹

散寒除湿通络是痛风的常用治疗方法,代表方剂有防风汤、薏苡仁汤、乌头汤等。有学者认为,痛风患者素体阳虚脾弱,急性期为寒湿痹阻关节,用乌头汤合薏苡仁汤加减治疗,既可祛散骨节之寒湿以缓解急性关节疼痛,又可顾及运脾渗湿从而降低血尿酸水平,达到标本兼顾;至于寒湿郁久化热,寒热并见者,治疗可在温散宣通同时少佐清热之品。

(二)清热利湿通络

代表方如二妙散、四妙散、白虎桂枝汤等。二妙散是燥湿清热的一个经典方,历代医家以二妙散方为基础方的加减方颇多,最典型是加牛膝、薏苡仁而成"四妙散"。二妙散专于清热燥湿,适于一切湿热证;四妙散偏于利湿除痹,是治疗湿热痹证的主要方剂,应用于各种湿热浸淫偏虚疾患。四妙散中苍术苦温而能燥湿;黄柏苦寒,入下焦而祛湿热毒邪;牛膝活血化通络,且能补肝肾强筋骨;薏苡仁祛湿热而利筋络。全方具有清热燥湿,解毒消肿,化瘀止痛的功效,恰好针对了痛风急性期的病理特征。大量资料表明急性痛风的治疗常在四妙散的基础上加减。治疗痛风性关节炎急性发作期以清热泻浊通络为主,酌加健脾之品,药用黄柏、知母、苍术、川牛膝、土茯苓、虎杖、山慈菇、制大黄、白术、木瓜、蚕砂。有学者认为本病之邪来自脾胃湿热,久而酿生痰瘀,以致湿热痰瘀流注凝涩,故本病当属内伤实证之范畴,亦用四妙散加减治疗,取得较好的疗效。有学者将痛风按湿、热、浊、瘀分为4型,其中湿热蕴结型应用痛风1号方治疗,配合丹参注射液静脉滴注及自制中药痛风散外敷,对迅速缓解临床症状、缩短病程、减少复发有很好的疗效。有学者亦认为,痛风多为湿热蕴结,治宜清热祛湿、通络止痛,用滑石浸泡代茶饮,外用金黄散、住痛散敷患处。有学者治以清热利湿之法,药用四妙散加味配合外用金黄散治疗痛风性关节炎 65 例,痊愈 61 例,显效 4 例。

有学者观察白虎加桂枝汤治疗急性痛风性关节炎的临床疗效,发热重者加柴胡,重用生石膏;疼痛剧烈加延胡索;高血压头痛加夏枯草、龙胆草;口干咽燥加生地、玄参;大便秘结加大黄,结果总有效率97.06%。有学者用甘露消毒丹加减治疗湿热型痛风亦取得良效。

（三）化痰清热除痹

痰湿结聚在关节经络,郁而化热则发为痹证,故治疗上宜化痰清热通络,代表方为二陈汤。有学者采用清热化痰方(石斛、生薏苡仁、南沙参、虎杖、海金沙、连翘、车前子、鬼针草、白芥子、知母、丹皮、法半夏等)结合莫比可治疗痛风性关节炎 80 例,与对照组(纯用莫比可组)比较,治疗组疗效明显优于对照组,总有效率达 92.5%。有学者将痛风性关节炎辨证分风湿热型、风寒湿型、湿热下注型、痰湿流注型及瘀血滞留型,其中针对痰湿流注型,采用祛湿化痰,通络止痛,方用二陈汤加减:药用制半夏 18 g、陈皮 12 g、茯苓 18 g、炙甘草 12 g、桔梗 12 g、胆南星 12 g、乌梅 3 g、生姜 6 g、木瓜 18 g、防己 12 g、草薢 18 g,收到良好疗效。有学者以 30 mL 痰热清注射液加入 5%葡萄糖注射液或生理盐水 500 mL 静脉滴注,每日 1 次与西乐葆相比较,提示痰热清注射液比非甾体消炎药西乐葆能缩短痛风急性发作时的疼痛和局部红肿时间。有学者自拟王氏草苓汤(草薢 20 g,土茯苓 20 g,泽泻 15 g,丹参 20 g,虎杖 15 g,苍术 10 g,黄柏 10 g,威灵仙 10 g,桑枝 10 g,山慈菇 10 g)加减治疗痰湿阻络型痛风,实施临床,颇有效验。

（四）活血化瘀通络

现代医学认为,本病常伴发高血压、高脂血症、糖尿病、动脉硬化及冠心病,液流变学检查显示血黏度增高,因此,活血化瘀之法可用于间歇期和慢性关炎期,常选用桃仁、红花、川芎、蒲黄、五灵脂等。如有学者在清热利湿、活血化瘀的基础上加金钱草、海金沙、海藻、山慈菇、蜂房等,以泄浊解毒、化痰软坚法治疗痛风患者,其治愈率高于秋水仙碱组,并能明显降低高尿酸血症、高脂血症等并发症。有学者应用桃红四物汤合四妙散加减合别嘌醇治疗痛风患者 60 例,治愈 39 例,有效 17 例。

（五）扶正补虚治其本

肾虚为痛风发病之本,肾虚精气失充,经脉失养,御邪抗病力下降,肾泄浊之职低下,浊邪蓄积不化,发为本病。有学者认为痛风的防治,应针对其脾肾亏虚、湿热痹阻为主的基本病机,并考虑到其急性期以标实为主、兼有本虚以及间歇期和慢性期以本虚为主、兼有标实的不同,临床实践中应注意辨病辨证与临床分期相结合,以健脾补肾、清热利湿为治疗大法。有学者依据标本缓急的治则治疗痛风,慢性期以健运脾胃,调补肝肾为主。常用参苓白术散、六君子汤之类,根据辨证治疗上同时调补肝肾,补益气血,临床上常用独活寄生汤加减,偏于阴虚,常用左归丸加减;偏于阳虚,多用金匮肾气丸、右归丸等。

（六）其他疗法

1.外治法

外洗:有学者单纯采用中药(方药组成:防风、独活、当归、红花、白芷、延胡索、白芍、威灵仙、大黄、黄栀子、生地黄)外洗患处,治疗急性痛风患者,总有效率达 94.53%。

外敷:应用复方蚂蚁膏外敷治疗痛风。

2.针灸治疗

中医针灸治疗痛风疗效肯定,如采用刺络拔罐加针刺法治疗痛风患者,局部关节红肿热痛等症状全部消失,血尿酸复查正常,随访1年未复发,总有效率为97.4%。

3.内外合治

运用中药内服外洗,药用:四妙散加味,配合针灸治疗,局部取穴为主。

(于向慧)

第十六节 血脂异常

一、概述

血脂异常是由于脂肪代谢或运转异常使血浆脂质出现异常的一种病症,主要表现为血清总胆固醇、低密度脂蛋白胆固醇、甘油三酯升高,高密度脂蛋白胆固醇降低。除此之外,血脂异常临床表现包括两大方面:脂质在真皮内沉积所引起的黄色素瘤;脂质在血管内皮沉积引起的动脉粥样硬化。血脂异常已成为缺血性心脑血管病(包括冠心病和缺血性脑卒中)的独立危险因素之一。心血管病是我国城市和乡村人群的第一位死亡原因。因此,对血脂异常的防治必须及早给予重视。我国人群血脂平均水平低于发达国家,但其升高幅度却很惊人。据国家卫生部门近期披露,我国成人血脂异常患病率为18.6%,估计全国血脂异常现患人数1.6亿。不同类型的血脂异常患病率分别为:高胆固醇血症2.9%,高甘油三酯血症11.9%,低高密度脂蛋白血症7.4%,另有3.9%的人血胆固醇边缘升高。中医传统上没有血脂异常的病名,根据其病理特点,可归属在中医"痰浊""血瘀""肥胖"的范畴。

二、历代名家学说

(一)病因病机

血脂异常属于现代病名,由于其临床表现特征不明显,历代医家对其认识模糊,没有相关的临床表现、病因病机的记载,更无相应的病名。

中医虽无血脂的概念,但对人体脂肪组织则早已有所认识。如《黄帝内经》中有四处论及"脂",其意义有三,其一指脂肪、肥胖,如《素问·异法方宜论》曰:"西方者,金玉之域,沙石之处,天地之所收引也。其民陵居而多风,水土刚强,其民不衣而褐荐,其民华食而脂肥,故邪不能伤其形体,其病生于内,其治宜毒药。故毒药者亦从西方来。"《灵枢·卫气失常》:"黄帝曰:何以度知其肥瘦?伯高曰:人有肥、有膏、有肉。黄帝曰:别此奈何?伯高曰:䐃肉坚,皮满者,肥。䐃肉不坚,皮缓者,膏。皮肉不相离者,肉。黄帝曰:身之寒温何如?伯高:膏者,其肉淖而粗理者,身寒,细理者,身热。脂者,其肉坚,细理者热,粗理者寒。黄帝曰:其肥瘦大小奈何?伯高曰:膏者,多气而皮纵缓,故能纵腹垂腴。肉者,身体容大。脂者,其身收小。黄帝曰:三者之气血多少何如?伯高曰:膏者,多气,多气者,热,热者耐寒。肉者,多血则充形,充形则平。脂者,其血清,气滑少,故不能大。此别于众人者也。黄帝曰:众人奈何?伯高曰:众人皮肉脂膏,不能相加也,血与气,不能相多,故其形不小不大,各自称其身,命曰众人。黄帝曰:善。治之奈何?伯高曰:必先别其三形,血之多少,气之清浊,而后调之,治无失常经。是故膏人纵腹垂腴,肉人者,上下容大,脂人者,虽脂不能大者。"其二指肾精,如《素问·逆调论》曰:"帝曰:人有身寒,阳火不能热,厚衣不能温,然不冻栗,是为何病? 岐伯曰:是人者,素肾气胜,以水为事,太阳气衰,肾脂枯不长,一水不能胜两火。肾者水也,而生于骨,肾不生,则髓不能满,故寒甚至骨也。所以不能冻栗者,肝一阳也,心二阳也,肾孤脏也,一水不能胜二火,故不能冻栗,病名曰骨痹,是人当挛节也。"其三指皮肤色泽,如《灵枢·论疾诊尺》曰:"尺肤滑而泽脂者,风也。"脂乃人体的基本物质,属阴精范畴,表现于外为肌肤光滑润泽,过多则为形体肥胖。饮食水谷精微是脂质的主要来源,如《灵枢·五癃津液别》曰:"五谷之津液合而为膏者,内渗于骨空,补益脑髓,而下流于阴股。"而"华食"、过食膏粱厚味是导致脂肪过多肥胖的主要原因之一。如《素问·通评虚实论》曰:"凡治消瘅,仆击,偏枯萎厥,气满发逆,甘肥贵人,则膏粱之疾也。"此文也指出膏粱厚味、多脂肥胖可能成为中风等心脑血管疾病的发病因素。

后世医家关于"脂"的论述不多,也基本没有超出《内经》。隋代杨上善《黄帝内经太素·经脉之一》曰:"心外有脂,包裹其心,名曰心包。"此指组织器官。又如清代张志聪《灵枢集注·九针十二原》曰:"中焦之气,蒸津液,化其精微,溢于外则皮肉膏肥,余于内则膏肓丰满。"明代张景岳《类经·五癃津液别》曰:"精液和合为膏,以填补骨空之中,则为脑为髓,为精为血。"此是对《内经》观点的注释,说明膏脂与精血相关,为五谷精微所化。

关于脂质代谢异常的病因病机、证候治法与方药历代研究记述甚少,只能间接从肥胖、中风、胸痹心痛等相关疾病章节略见端倪。可以说中医关于血脂异常的研究历史并不长,其理法方药体系在近几十年内才逐渐形成。

(二)治法方药

由于血脂异常为现代病名,且临床症状不突出,以致古代医家对血脂异常少有研究,更无治法方药记载。近几十年来,关于血脂异常的治法方药研究报道逐渐增多,其中不乏名老中医的临床经验。名老中医经验正是现代临床研究的内容之一,其治法方药可参阅下述内容。

三、现代临床应用研究

血脂异常以脾、肝、肾功能失调而导致痰瘀形成为内在病因,而嗜食肥甘、膏粱厚味是化生痰浊的外因;痰瘀互结,脉道阻滞是血脂异常发展为心脑血管疾患的病理基础。本病属于本虚标实,以脾、肝、肾虚损为本,痰浊、瘀毒为标。青壮年以标实为主,中老年以本虚或虚实夹杂为多。治本常用益气健脾、养血柔肝、滋补肝肾、温补脾肾等法,治标多用祛痰化浊,通腑泄浊,清热利湿,疏肝理气,活血化瘀。

(一)从脾论治

《黄帝内经》"五谷之津液合而为膏""华食而脂肥"的观点确定了血脂与脾的关系。隋代杨上善《黄帝内经太素》"脾主身之脂肉"说更是明言人体脂质由脾所主。血脂异常与脾相关的主要理论基础是"脾主运化"与"脾为生痰之源"。脾胃为后天之本,主运化水谷。若因过食膏粱厚味或嗜酒过度损伤脾胃,脾气亏虚,失于健运,则水谷精微不能正常转输敷布,以致聚湿生痰,壅塞脉道,血运受阻,渐至痰浊瘀血互结而继发诸多病症。多数医者都认为脾是影响脂浊形成的关键。如有学者认为膏脂本是食物之精华,当脾胃功能失调时,食物的运化随之失常,精微物质转化为过多膏脂,即所谓"过则为淫,淫则为灾"。过多的膏脂及各种潴留体内的代谢产物,中医多将其归于痰的范畴,故有"肥人多痰"之说。有研究认为本病病机是脾失运化,水津停而成饮,凝聚成痰,人体之精微物质,无以输布全身,贯注血脉,而致精化为浊,痰浊内聚,病变乃生。本病病机关键在于脾虚脉道不固,脂浊渗入脉内。其本在脾,其标在脉,旁涉肝肾。

由于血脂异常与脾虚生痰有关,故从脾论治成为治疗的基本思路,或健脾益气,或以健脾为主兼以补肾、疏肝、化痰、活血。如有学者认为血脂异常属本虚标实之证,而脾虚是本,痰浊是标。其将 90 例血脂异常患者随机分成健脾降浊方(由党参、白术、茯苓、陈皮、半夏等组成)治疗组与血脂康对照组,治疗 8 周后观察,治疗组与对照组总有效率无明显差异,且治疗组治疗后甘油三酯(TG)、低密度脂蛋白胆固醇(LDLC)较对照组有明显下降,中医证候改善显著。也有学者认为血脂异常以脏腑功能失司,尤以脾胃失调为其关键因素,治疗当从脾论治。其本在脾,其标在脉。故治疗应以健脾益气,活血通络为原则。其将 60 例高脂血症患者随机分为治疗组和对照组,其中治疗组 30 例,采用自拟调脂饮治疗,处方:黄芪 15 g,白术 20 g,茵陈 15 g,红花 10 g,川芎 15 g,丹参 30 g,三七 10 g,山楂 15 g,绞股蓝 15 g,决明子 18 g,生大黄 6 g。每日 1 剂。对照组 30 例,采用血脂康治疗,每次 2 粒,每日 2 次。疗程均为 8 周。结果治疗组和对照组总有效率分别为 93.33% 和 83.33%,两组比较有显著差异(P<0.05)。运用健脾降脂丸治疗,总有效率达 86.7%,对照组服用血脂康,总有效率为 76.7%,对照组停药 1 个月后有效率降至 36.7%,而治疗组停药 1 个月后有效率仍然高达 66.7%,两组比较有显著差异。有学者观察了 140 例高脂血症患者,用随机的方法将患者分为两组:治疗组(87 例)和对照组(53 例)。治疗组给予自拟升清降浊汤(药用:党参 15 g,白术 15 g,麦芽 15 g,首乌 15 g,葛根 10 g,生山楂 30 g,泽泻 15 g,大黄 6 g,甘草 6 g,每天 1 剂,水煎,分 2 次服)治疗,对照组给予西药辛伐他汀片治疗,4 周判定疗效。结果:治疗组总有效率(88.51%)高于对照组(66.04%)(P<0.05);两组治疗前后血脂指标均有极显著性差异(P<0.05),两组疗效无显著性差异(P>0.05)。由此结论:自拟升清降浊汤治疗高脂血症能改善高脂血症患者各项血脂实验室指标,总有效率高于辛伐他汀片,不良反应小,且中药治疗高脂血症停药后不易反弹,明显降低高脂血症的复发率。有学者用 SD 大鼠建立血脂异常模型,造模同时予以苓桂术甘加味汤灌胃。15 天后测定血脂及血液流变学指标,结果提示该方能明显抑制大鼠血清胆固醇(TC)、TG、LDL-C、载脂蛋白 B100(apoB100)的增高,并明显升高高密度脂蛋白胆固醇(HDL-C)、载脂蛋白 AI(apoAI)的含量和 apoAI/apoB100 比值,同时还能有效改善血液流变学多项指标。

(二)从肾论治

《黄帝内经》"肾脂"说与膏脂"内渗于骨空,补益脑髓,而下流于阴股"的生理作用说明血脂与肾精关系非常密切。正常情况下,肾藏精,精化血,血养精,精血同源,相互转化。血脂则属于精血的成分之一。而在病理情况下,血脂过多,淫则为灾,血脂不是化精生髓,而是化为痰浊,成为了致病物质。在脂化为痰的病理过程中肾脏起着重要的作用。因此,血脂异常及其相关疾病多见于年逾四十,肾气由盛渐衰的中老年人。肾为先天之本,藏元阴元阳,主水,主津液。肾之精气亏虚,阴阳失调,气化不行,致水液代谢失常,痰湿内生;同时肾阳亏虚,脾阳失煦,失于健运,水谷精微不能化生气血,反而聚湿生痰;或肾阴亏虚,虚火内炽,炼液成痰。痰浊日久不去,瘀阻气血,痰瘀互结,从而导致中风、心痛等疾病的发生。补肾法是治疗血脂异常的常用方法之一,有以补肾为主者,有配合补肾者。有学者用调脂散(由淫羊藿、女贞子、何首乌、郁金、黄精等组成)治疗中老年血脂异常,与多烯康组对照,发现治疗组总有效率为 86.67%。在消除症状与体征,降低血清胆固醇(TC)、甘油三酯(TG)、升高高密度脂蛋白胆固醇(HDL-C)等方面优于对照组。也有学者运用补肾填精、活血化瘀之法,应用补肾降脂方(熟地黄、山茱萸、山药、生山楂、何首乌、大黄、丹参)治疗 55 例患者,连续治疗 4 周后,患者血中 TC、TG、LDL-C 水平明显降低($P < 0.05$),而 apoA、HDL-C 水平明显升高($P < 0.05$ 或 $P < 0.01$)。

（三）从肝论治

肝对血脂的影响与其主疏泄、藏血、生血的功能有关。肝以血为体,以气为用。其藏血与生血功能,调节着循环血量与血质,如《素问·六节藏象论》曰:"肝……其充在筋,以生血气。"血脂的产生与肝脏生血有关。另外,肝主疏泄调畅气机,对全身各脏腑组织的气机升降出入起着重要的疏通调节作用。清代周学海《读医随笔·证治类·平肝者舒肝也非伐肝也》曰:"凡脏腑十二经之气化,皆必藉肝胆之气化以鼓舞之,始能调畅而不病。"肝的疏泄功能正常,则气机调畅、气血和调、经络通利,脏腑功能正常协调。若肝胆疏泄无权,一则胆汁排泄不畅,难以净浊化脂;二则肝木克脾土,影响脾胃的升清降浊和运化功能,脾运失职,痰浊内生,无形之痰输注于血脉而成本病;三则肝主疏泄,气行则津行,气滞则湿阻。因此,肝可以通过直接与间接的途径影响血脂水平。有学者利用 CNKI 中文文献数据库,检出中医药防治高脂血症相关文献 3 254 篇,涉及中医辨证治疗 624 篇。在对其中常见证型、临床症状、舌、脉分别进行统计分析,并将按脏腑病位证素、病性证素进行统计分析后发现,本病病变脏腑归宿为肝脾肾心胃胆,与肝相关证型 4 840 例,占 31.3%,明显高于脾 18.86%、肾 18.58%,证型主要为肝肾阴虚、肝郁气滞、肝阳上亢、肝郁脾虚、肝胆湿热。其对 316 例高脂血症患者的临床调查则发现肝郁脾虚、肝肾阴虚、脾肾两虚、肝阳上亢、痰瘀内阻为常见的 5 个证型,以肝郁脾虚 112 例占 35.44% 为最多,与肝相关证型最多,占 61.39%。

近年来,从肝论治血脂异常的报道不少,有用柴胡疏肝散疏肝理气者,有用龙胆泻肝汤清利湿热者,有用天麻钩藤饮平肝潜阳者。有学者运用柴胡疏肝散加味治疗血脂异常 70 例,总有效率达 93%,治疗前后血脂有关指标差异明显,其临床症状也有显著改善。有学者用加味天麻钩藤饮治疗高脂血症 50 例,显效 35 例,有效 10 例,无效 5 例,总有效率 90%。其认为高脂血症证属肝阳偏亢、肾阴下足、虚实夹杂者,用平肝、清火、补肾、活血、健脾化痰之法,药与证合,疗效较为理想。有学者用龙胆泻肝汤加决明子 12 g、蒲公英、生地、虎杖、益母草、茵陈、赤芍、丹参各 25 g,黄连 6 g,治疗高脂血症 86 例,显效率(血脂化验指标中有任何一项达下述标准者:胆固醇下降≥20%,甘油三酯下降≥40%,高密度脂蛋白胆固醇升高≥0.25 mmol/L)60%）。

（四）从痰论治

痰饮是由水液代谢失常所形成的病理产物,又是一种致病动因,其病理变化和临床症状,不易察觉。血脂异常具有痰饮的病理特性,又多见于肥胖之人,故多数研究报道认为血脂异常属于中医"痰饮"范畴,为"血中之痰浊"。过食肥甘厚味,好逸少动,内伤七情,多病体虚,以致脾失健运,肝失疏泄,肾失气化,水液代谢失常,清不得升,浊不得降,清浊相混,聚湿生痰。痰饮形成实与饮食起居失常,脏腑功能失调有关。对血脂异常来说,痰为标,脏腑为本,但是痰又是动脉粥样硬化、血脉瘀阻的致病因素,相对后者,痰成为疾病之本。有学者认为痰浊是血脂异常整个病程中的基本病机,动脉粥样硬化表现出典型的血瘀证,而血脂异常表现为痰浊证。痰瘀胶着血脉是血脂异常的病理特点,贯穿血脂异常病程始终。

祛湿化痰一直是治疗血脂异常的主要方法之一,温胆汤、半夏白术天麻汤、茵陈五苓散、龙胆泻肝汤等方为临床所常用,均被报道治疗血脂异常有效。如用加味半夏白术天麻汤治疗高脂血症 80 例,结果显效 42 例,有效 31 例,无效 7 例,总有效率 91.3%。林素财等综述分析 5 篇用茵陈五苓散治疗高脂血症的报道,其有效率达 86%～93%,疗效优于烟酸肌醇、藻酸双酯钠、绞股蓝总甙胶囊等。茵陈五苓散能抑制高脂模型大鼠血清总胆固醇、甘油三酯、低密度脂蛋白胆固醇含量及低密度脂蛋白胆固醇/高密度脂蛋白胆固醇比值的升高。

（五）从瘀论治

痰与瘀之间存在着复杂的因果关系。《诸病源候论·诸痰候》云："诸痰者,此由血脉壅塞,饮水积聚而不消散,故成痰也。"而在血脂异常导致动脉粥样硬化的病理过程中,因痰致瘀是主要病机,痰瘀互结为病理特点。近年来采用活血化瘀法治疗血脂异常的报道日益增多,以血府逐瘀汤为代表方的活血化瘀法已经成为治疗血脂异常的主要方法之一。如有学者用血府逐瘀汤加减治疗213例高脂血症患者,30日为1个疗程,然后统计疗效。结果各项血脂指标均有改善,与治疗前比较差异显著。213例患者中达到临床控制者93例,显效69例,有效31例,无效20例,总有效率为90.6%,也没有发现明显毒副作用。有报道,用血府逐瘀汤加减治疗高脂血症100例,6周后血清总胆固醇水平从(7.13±0.55)mmol/L下降至(6.19±0.71)mmol/L;血清甘油三酯水平从(2.18±0.34)mmol/L下降至(1.67±0.28)mmol/L,治疗前后均显著降低,临床总有效率为81.82%,优于烟酸肌醇组。有学者用自拟活络化瘀汤(桃仁、红花、当归、制首乌、决明子等)加减治疗124例高脂血症患者,以15天为1个疗程,2个疗程后观察效果。结果:124例中显效83例,有效24例,无效17例,总有效率为86.2%。也有学者用活血化瘀方(由丹参、大黄等组成)给大鼠血脂异常模型灌胃40天,发现该方可显著降低高脂大鼠血清总胆固醇、甘油三酯、低密度脂蛋白胆固醇、极低密度脂蛋白水平,并能显著升高密度脂蛋白胆固醇水平。

（六）综合治疗

中医治疗血脂异常方法虽有从本从标,从脾从肾从肝之不同,但是对于本病的主要病机仍一致认为是本虚标实、脏腑虚损、痰瘀互结、脉络阻滞。有学者认为,本病本虚为脾运失职、肾虚、肝郁、心血瘀阻,标实为痰瘀阻络,其中脾为病之始,肾虚、肝郁为病之变,心为病之终。有学者则强调,本病是以脏腑功能失调为本,痰浊瘀血为标;初病在脾,多见脾虚湿阻,常兼痰热;中期可见痰瘀胶结;久病及肾,后期常见肝肾亏虚。在整个病程中常脏腑虚实相互兼夹。因此,多数报道治疗本病并不采用单一的治疗方法,而是辨证论治或综合治疗。

目前大多数文献和研究将本病分为5个证型,即痰浊阻遏型、肝肾阴虚型、阴虚阳亢型、脾肾阳虚型、气滞血瘀型。有学者通过分析1994—2006年175篇文献,统计出6 151例高脂血症的临床辨证分型,归纳出排在前3位的证型是气血瘀滞1 307例(21.25%)、痰湿阻遏1 300例(21.14%)、脾肾阳虚885例(14.39%)。有学者则对2 100例高脂血症进行回顾性分析,辨证分为6个证型,其中,脾肾两虚型最常见,有606例占28.86%,气血瘀滞型460例占21.90%,湿热壅滞型424例占20.19%,痰湿痹阻型302例占14.38%,气阴两虚型268例占12.76%,肝肾阴虚阳亢型40例占19.0%。

血脂异常的治疗思路多是从其主要病因病机着手,治本强调调理肝、脾、肾三脏功能,治标紧扣痰浊、血瘀与气滞,标本同治,攻补兼施。有学者持本病病机以肝脾肾亏虚为本,痰浊瘀血为标,治疗当健脾疏肝,化痰活血的观点,用自拟调脂汤结合西药治疗高脂血症120例,同时与单纯西药治疗组对照。西药治疗组根据血脂异常类型分别给予辛伐他汀或非诺贝特治疗,中西医结合治疗组则在西药治疗组基础上加用调脂汤(黄芪、茯苓、何首乌、决明子、生山楂、泽泻、丹参、葛根各15 g,枸杞子、柴胡、制半夏各10 g,陈皮、甘草各6 g。每日1剂,水煎,分2次温服)治疗。两组均以6周为1个疗程,1个疗程后判定疗效。结果:中西医结合治疗组显效64例,有效48例,无效8例,有效率93.33%,西药对照组显效40例,有效52例,无效28例,有效率76.67%。

中西药合用在降低血清总胆固醇、低密度脂蛋白胆固醇、甘油三酯与升高高密度脂蛋白胆固醇等方面均优于单用西药。有学者亦取标本兼治的方法治疗高脂血症患者120例,中西药结合组给予辛伐他汀与自拟降脂通脉汤(生山楂,生何首乌,泽泻,丹参,红花,水蛭,参三七,陈皮,柴胡,山茱萸肉,荷叶,大黄,茯苓),西药组单用辛伐他汀,连续服药4周后复查。结果中西药治疗组总有效率为95.38%,明显高于单用辛伐他汀组之61.82%;两组治疗前后胆固醇、甘油三酯比较有显著性差异。也有学者认为脾肾两虚是高脂血症的本质,瘀血、痰浊则是脾肾两虚的病理产物,并据此采用消脂汤(黄芪、茯苓、炒白术、何首乌、枸杞子、菟丝子、昆布、泽泻、防己、炒决明子、红花、丹参、赤芍、山楂)治疗高脂血症162例,同时设口服辛伐他汀胶囊组为对照。结果治疗组162例中,显效111例,有效40例,无效11例,有效率93.2%。对照组106例中,显效49例,有效29例,无效28例,有效率73.6%,两组比较有显著性差异。

关于不同治法之间比较的研究报道甚少,有研究共观察511例患者,设为补肾组91例,健脾组65例,化痰组89例,活血组82例,中药综合组184例,设泛硫乙胺130例为对照组。补肾组主要用地黄、山萸肉、怀山药、泽泻、丹皮、茯苓,阳虚明显者加用淫羊藿;健脾组用党参、白术、茯苓、甘草为主的四君子汤加减;化痰组以半夏、陈皮、茯苓、甘草为主的二陈汤加减;活血组以桃仁、红花、当归、地黄、芍药为主的桃红四物汤化裁;综合疗法以地黄、首乌、玉竹、石斛、南烛叶、郁金、丹参、生山楂、竹沥、生姜汁为主的方药加减。疗程为3个月。治疗前1周,各组停服任何影响血脂代谢药物,并保持原有的饮食生活习惯。结果:血清总胆固醇含量治疗后各组平均下降幅度分别为:补肾组11%、健脾组5%、化痰组6%、综合组27%、对照组28%。血清甘油三酯含量治疗后各组平均下降幅度分别为:补肾组25%、健脾组18%、化痰组15%、活血组17%、综合组42%、对照组42%。结果表明,各组血清胆固醇与甘油三酯含量经治疗后均有不同程度的降低,其中补肾组治疗前后比较(P<0.05),综合组、对照组(P<0.01)。并认为补肾、健脾、化痰、活血、中药综合治疗均能使血清胆固醇与甘油三酯含量降低,补肾疗效优于健脾、化痰、活血,中药综合治疗优于单一治疗,说明本病治疗要以补肾为主,健脾为辅,标本兼治,辨证和辨病相结合。

(七)现代中成药应用

已上市的调脂中成药品种较多,经多年的临床应用,多数药物疗效可靠,毒副作用较少,使用安全。如血脂康(红曲)含有多种天然他汀成分,其中主要是洛伐他汀。常用剂量为0.6g,2次/天。可使血清胆固醇降低23%,血清低密度脂蛋白胆固醇降低28.5%,甘油三酯降低36.5%,高密度脂蛋白胆固醇升高19.6%。其他还有脂必妥(红曲)、绞股蓝(绞股蓝总苷片)制剂、山楂制剂等。

(八)针刺治疗

针灸治疗为中医的独特疗法,已广泛应用于血脂异常的治疗,经临床研究证明其有效、安全。治疗方法可用针刺、电针、埋线、穴位注射与艾灸等。如有学者将符合诊断标准的69例原发性高脂血症痰浊型患者随机分为电针治疗组和药物对照组,电针组采用电针双侧丰隆、阴陵泉,用疏密波,患者能耐受的最大强度,每次治疗30分钟。疗程:每日1次,5次为1个疗程,共6个疗程,疗程间休息2天;药物组口服辛伐他汀,每次10mg,每日1次。进行6周的治疗后比较两组疗效。结果:电针组34例,临床控制19例,显效10例,有效3例,无效2例,总有效率94.12%;药物组31例,临床控制19例,显效7例,有效3例,无效2例,总有效率93.55%,两组比较无显著差异。但是两组对临床证候的改善有显著性差异,电针组优于药物组。有学者用穴位埋线疗法治疗高脂血症30例也收到较好疗效。方法:脾俞、丰隆穴位皮肤常规消毒后,将1号烙制手术缝和羊肠线(长约1.5cm)装入一次性使用埋线针前端内。在穴位局部下方局麻处向上斜刺,每个穴位进针约 1.2~1.5 寸行捻转得气后,边推针芯边退针管,使羊肠线埋入皮下肌层,线头不得外露,消毒针孔,外敷无菌敷料,胶布固定。每 2 周治疗 1 次,1 个月为 1 个疗程。结果:显效 9 例,有效 15 例,无效(未达到有效标准)6 例,总有效率为 80%。

(于向慧)

第十七节　甲状腺功能亢进症

一、概述

甲状腺功能亢进症,简称甲亢,是指甲状腺功能增高,分泌过多的甲状腺激素,引起机体高代谢状态,临床表现为心动过速、多食、消瘦、畏热、多汗、易激动及甲状腺肿大等一组症群的内分泌性疾病。病因多种,其中 Graves 病最常见。本病的发病主要是在遗传基础上因精神刺激等应激因素作用而诱发自身免疫反应所致。本病属常见病,常有明显家族性,可发生于任何年龄,但以青年女性最多见,男女之比为 1:(4~6),目前我国女性人群患病率达 2%,且有逐渐增高的趋势。本病可归属于中医的"瘿瘤""气瘿""忧瘿""食亦""瘿气""消渴"等范畴。

二、历代名家学说

(一)病因病机

1.忧忿气结

隋代巢元方《诸病源候论·瘿候》:"瘿者由忧恚气结所生,亦曰饮沙水,沙水气入于脉,搏颈下而成之。"心有不遂,或情志抑郁,或情绪紧张,或突遭剧烈的精神创伤,致肝气郁结,失于疏泄,气机郁滞,津液输布失常,停为浊气水湿,聚而不散成结。宋代太医院编《圣济总录·瘿瘤门》:"石瘿、泥瘿、劳瘿、忧瘿、气瘿是为五瘿……忧、劳、气则本于七情,情之所致,气则随之或上而不下,或聚而不散是也。"人身之阴阳气血津液,先必充足,脉道才能充盈;次则须循其常道升降出入,否则为病。明代李梴《医学入门·外科脑颈门·瘿瘤》论述:"原因忧恚所致,故又曰瘿气,今之所谓影囊者是也。"

2.痰瘀凝结

宋代严用和《济生方·瘿瘤论治》说:"夫瘿瘤者,多由喜怒不节,忧思过度,而成斯疾焉。大抵人之气血,循环一身,常欲无滞留之患,调摄失宜,气滞血滞,为瘿为瘤。"强调气滞血瘀是导致瘿瘤的重要原因。元代朱震亨《丹溪心法·六郁》说:"气血冲和,万病不生,一有怫郁,诸症生焉,故人生诸病多生于郁,诸郁终致气郁血郁。"又说"凡人体上中下有块者,多为痰。"情志怫郁,肝失条达,横逆犯脾,脾失健运,水谷不能化生津液,反酿生痰浊水湿,肝气夹痰上逆,痰气交凝于颈前肝经;痰气凝结,阻滞脉道,气血受阻,瘀血内生。痰浊、瘀血结聚,瘿瘤遂生。明代陈实功《外科正宗·瘿瘤论》亦有:"夫人生瘿瘤之症,非阴阳正气结肿,乃五脏瘀血、浊气、痰滞而成。"认识到瘀血、痰浊与瘿瘤的发生有密切的关系。

3.痰火交结

明代李梴《医学入门·瘿瘤篇》指出:"瘿气,今之所谓瘿囊者是也,由忧虑所生……肝火旺盛,灼伤胃阴,阴伤则热,热则消谷善饥,若肝旺犯脾……消瘦疲乏。"家有不睦,或工作不顺,五志过极,所愿不遂,日久必致肝气郁结,郁久化火,伤津劫液,致阴虚火旺,火盛动风,煎熬津液,凝聚成痰,痰火交结,聚而成瘿。肝火旺盛故心烦易怒;火劫伤阴则口干多饮,肌肤瘦削;肝气挟痰火上攻于目,则目睛红赤、外凸;肝火扰心,心血不足,心阴亏耗,则心烦夜不成寐;肝火伤阴,肾阴不足,水不涵木,火盛动风,故见手足震颤;风火相煽,气火挟痰气上逆,阻于颈部故见瘿瘤。

历代医贤论述"瘿瘤"的病因病机,不外乎虚、实两个方面。虚为本,实为标。本虚多为肝肾阴虚,心血不足,后期也可脾肾亏虚;标实则不离气、痰、瘀、风、火。一方面,气郁、痰结、瘀阻、风盛、火燔均是在虚的基础上产生和发展变化;另一方面,风火痰瘀又可反过来耗伤正气,损伤阴血,导致气郁、寒湿、痰浊、瘀血内生,进而凝结成块。

(二)治法方药

甲亢主要表现为消瘦、口渴、易饥、烦躁、多汗、手抖等,多属于阳证。历代医家对瘿瘤的辨治均有所论述,创制的一些方剂至今仍在临床上发挥着重要的作用。

1.行气开郁

对瘿瘤(甲亢)的论治,隋唐名医甄权《古今录验》第四十一卷载:"疗瘿有在咽喉初起,游气去来,阴阳气相搏,遂停住喉中前不去,肿起如斛罗,诸疗不瘥。小麦汤方。小麦,昆布,厚朴,橘皮,附子(炮),海藻,生姜,半夏,白前,杏仁。上十味,切,以水一斗,煮取三升半,分五服,相去一炊顷。"在温阳化痰行气的同时,注意用昆布、海藻等散结之品。唐代王焘《外台秘要》卷第二十三载:"夫瘿初结者,由人忧恚气逆,蕴蓄所成也。久饮沙石流水,毒瓦斯不散之所致也。皆是脾肺壅结,治颈卒生结囊,欲成瘿。宜服木通散方。木通,海藻,昆布,松萝,桂心。治瘿气初结,咽喉中壅闷,不治即渐渐肿大。宜服昆布丸方。昆布,诃黎勒皮,槟榔,松萝,干姜,桂心。上药捣为末,炼蜜和丸,如梧桐子大,每于食后,以温酒下二十丸。"《外台秘要》共记载疗气瘿方一十首,如疗冷气筑咽喉噎塞兼瘿气的昆布丸方:"昆布,干姜,犀角,吴茱萸,人参,马尾海藻,葶苈子,杏仁。上八味捣筛,蜜丸如梧子,空腹以饮服。"以及疗瘿气方:"昆布,马尾海藻,杏仁,通草,麦门冬,连翘,干姜,橘皮,茯苓,松萝。上十味捣末,以袋盛含之,乃以齿微微嚼药袋子,汁出入咽中,日夜勿停,有间荆加四分佳。忌噎及劳油腻粘食。"除基本必用的海藻、昆布之外,常用杏仁、厚朴、陈皮、槟榔等理气开郁,散结消肿。

2.化痰行瘀

唐代孙思邈《千金翼方》治五瘿方:"海藻、昆布、半夏、细辛、土瓜根、松萝、白蔹、龙胆草、海蛤、通草。上十味作散,酒服方寸匕,一日食二次。"宋代王怀隐《太平圣惠方·瘿瘤》载治疗瘿瘤之方:"小麦,海藻,昆布,文蛤,半夏,贝母,木通,松萝,连翘,白头翁,海蛤,生姜。"方中海藻能治瘿瘤、瘰疬、颈下核,破散结气,痈肿癥瘕坚气、睾丸肿痛。松萝清热解毒,止咳化痰,唐代甄权《药性论》谓其:"治气痰结满,疗疝气下坠,疼痛核肿,去腹中雷鸣,幽幽作声。"金代张从正《儒门事亲·瘿》:"夫瘿囊肿闷,稽叔夜养生论云:颈如险而瘿,水土之使然也,可用人参化瘿丹,服之则消也。又以海带、海藻、昆布三味,皆海中之物,但得二味,投之于水瓮中,常食亦可消矣。"

3.清热化痰

唐代孙思邈《千金方》治疗石瘿劳瘿泥瘿忧瘿气瘿方:"海藻、龙胆草、海蛤、通草、昆布、松萝、小麦曲、半夏。上九味作散,酒服方寸匕,日三。禁食鱼、猪肉、五辛、生菜、羊肉汤。十日知,二十日愈。"《外台秘要》针对痰热或痰火交结的气瘿,用下方治疗:"半夏,海藻,龙胆,昆布,上件药,捣细罗为散,每服不计时候,以生姜酒调下一钱。"又方:"羚羊角屑、昆布、桂心、川大黄、木通。上件药,捣罗为末,炼蜜和丸,如梧桐子大,每服,不计时候,以粥饮下二十丸。"痰热或痰火是瘿瘤患者常见证型之一,故用龙胆草、松萝清郁热,半夏、麦曲化痰,海藻、昆布、海蛤散结,共同起到清热化痰、散结消肿的作用。

三、现代临床应用研究

本病常是由于忧恼郁怒而引起,按其临床表现及证候类型,常采用益气养阴、清热化痰、理气解郁、祛瘀软坚等治法。临证时要辨明是气阴两伤之候,还是阴虚阳亢,或是痰火郁结及瘿肿之类,当分而治之,方可收效。

(一)疏肝解郁,化痰散结

气郁痰凝是甲亢的常见证型。早期或恢复期主要表现为颈前瘿肿,咽梗如炙,胸闷太息,两胁胀满,烦躁郁怒,失眠,饮食减少或恶心欲吐,大便溏泄,舌质淡红,苔白腻,脉弦或弦滑。治宜疏肝解郁,化痰消瘿。方先用柴胡疏肝散合二陈汤化裁。药用柴胡、枳壳、白芍、香附、赤芍、当归、制半夏、陈皮、茯苓、炙甘草等;若胸闷、胁胀;腹胀便溏者加白术、山药、扁豆等健脾益气。清代沈金鳌《杂病源流犀烛·痰饮源流》说:"其为物则流动不测,故其为害,上至巅顶,下至涌泉,随气升降,周身内外皆到,五脏六腑俱有。"有学者常以舒肝行气解郁,兼化痰散结之半夏厚朴汤合小柴胡汤加香附、郁金及川楝子等治疗。

(二)平肝清热,泻火和胃

此型表现为颈前瘿肿,眼突,目光炯炯,烦躁不安,性急易怒,恶热多汗,面红口苦,口渴多饮,心悸失眠,手指颤抖,舌红苔黄,脉弦数。治宜清肝泻火,散结消瘿,方选龙胆泻肝汤合栀子清肝汤化裁,药物龙胆草、栀子、黄芩、柴胡、生地黄、白芍、茯苓、丹皮、当归、甘草等;若病久伤阴,口苦且干,舌红少津者,加沙参、玄参、麦冬、花粉等养阴生津;汗多者加浮小麦、五味子等敛阴止汗;心烦失眠者加酸枣仁、夜交藤等养心安神。喜用酸枣仁汤合小柴胡汤加减:去半夏、姜、枣,重用黄芩,以清肝胆肺胃之热;酸枣仁、知母,以养阴润燥、清热除烦。还可加杭菊花、郁金、石决明和白芍等加强平肝养阴之效。有学者认为:传统瘿病的"肝火亢盛",是"胃火炽盛"。故治以疏肝解郁,清热泻火。方用白虎汤、白虎加人参汤合四逆散加减,常选用石膏、知母、怀山、太子参、柴胡、枳壳、白芍、生牡蛎。

(三)滋阴降火

此型多选天王补心丹化裁,药用太子参、玄参、生地黄、麦冬、五味子、茯苓、酸枣仁、黄芩、栀子、丹皮、当归、甘草等;若阴亏甚者,加枸杞、首乌、龟甲等滋阴息风;眼突、手抖者加钩藤、白蒺藜、白芍等平肝息风,或合大定风珠化裁治疗;若瘿肿久治不散者,加夏枯草、浙贝等散结化痰。有学者认为本病乃本虚标实,本虚以阴虚为主。临床注重滋补肝肾之阴,一方面"肝体阴而用阳",养阴柔肝可助肝气疏泄,以解肝郁;另一方面,"壮水之主以制阳光",滋下清上;阴虚者常以当归六黄汤为基础方养阴清热,其中当归、细生地育阴养血、培本清热;黄芩、黄连、黄柏泻火除烦、清热坚阴;黄芪益气固表;因恐熟地滋腻,临床多用细生地而慎用熟地。养阴药物喜用清润之品,如细生地、麦冬、玄参、白芍、女贞子等,避免滋腻之药阻碍气机。

(四)疏肝理气

肝气郁滞型甲亢,症见烦躁易怒、心悸胸闷、善叹息、失眠多梦、口干口苦、头晕头痛、舌红苔黄、脉弦数。甲亢多因七情所伤,与肝气不疏密不可分,肝失疏泄后气机的疏通和畅达受阻,气机郁结于颈前形成瘿瘤。有学者采用疏肝清热、软坚散结之法,方用消瘰丸合小柴胡汤加减。气滞日久,郁而化火伤阴可选丹栀逍遥散。有学者将甲亢性肝损害分为早、中、晚3个阶段,认为肝郁脾虚为本;气滞、湿热、瘀血互结为标。治疗上予疏肝解郁,方药用柴胡疏肝散加减(基本组成:柴胡15 g,陈皮6 g,川芎15 g,枳壳10 g,白芍15 g,甘草6 g,郁金15 g)。有学者认为,甲亢的病机为本虚标实,阴虚为本,郁火、痰浊与瘀血为标,因而治疗上以益气养阴为主,配以疏肝理气、清热泻火、活血化瘀、化痰软坚散结之品。基本方如下:黄芩、夏枯草、生地、丹皮、赤芍、白芍、五味子、白芥子、茯苓、天冬、麦冬、丹参、生牡蛎、生甘草。甲亢往往表现为急躁易怒,精神紧张,精神、情志异常,发病多与情志刺激有关,故早期多有肝气郁结,用药当以疏肝顺气为先,又因肝为藏血之脏,体阴用阳,故疏肝同时勿忘养血,临床以柴胡类方加味(如逍遥散、柴胡疏肝散、大小柴胡汤、柴胡加龙骨牡蛎汤以及四逆散等)能较快改善患者的症状。

(五)理气化痰,泻火逐瘀

甲状腺疾病的发生,多为气、火、痰为患。气是甲状腺疾病之根,气顺则肝能主疏泄,气血流畅,气郁则肝失条达,气血凝聚。火为甲状腺疾病之源,"气有余便是火","六气皆从火化",五志过极能化火,阴虚血燥亦能化火。痰是气,火为果。气郁则津凝成痰,火盛则炼液为痰,脾虚则痰湿内生。气、痰、火三者互为影响,治疗应着重掌握理、清、化三大原则。有学者认为"瘿病"多为"气、郁、痰、瘀",并特别强调瘀血在瘿病发生发展过程中的重要作用,主张"和血、活血、破血","和血"用四物汤、鸡血藤、丹参、丹皮等;"活血"用姜黄、三七、蒲黄、益母草、川芎、五灵脂、红花、郁金等;"破血"用三棱、莪术、穿山甲、桃仁、水蛭等。正如《丹溪心法·六郁》所说:"气血冲和,万病不生,一有怫郁,诸症生焉,故人生诸病多生于郁,诸郁终致气郁血郁。"

(六)滋阴降火,平肝息风

本证系因长期忿郁恼怒或忧虑,使气机郁滞或痰气壅结,气郁化火而致,可出现心烦汗多,急躁易怒,失眠多梦,口干口苦,舌质红苔黄,脉弦数等肝火旺盛之症。有学者认为情志不舒则肝郁化火,耗伤津液,易引起阴虚火旺或气阴两虚之证,火旺则易动风。治当清泻肝火、舒肝养阴息风,方以清肝汤加减:柴胡25 g,芍药25 g,栀子25 g,海藻30 g,昆布20 g,知母20 g,麦冬20 g,玄参20 g,牡蛎25 g,天花粉30 g,丹参20 g,川楝子15 g;眼球突出明显加白蒺藜、茺蔚子;心悸明显加龙骨、柏子仁、酸枣仁;四肢颤抖明显加天麻、钩藤;药取酸枣仁汤合小柴胡汤加减:去半夏、姜、枣,重用黄芩,以清肝胆肺胃之热;酸枣仁、知母,以养阴润燥清热除烦。还可加杭菊花、郁金、石决明和白芍等加强平肝养阴之效。平肝潜阳常用天麻、钩藤、珍珠母、代赭石、龟甲、鳖甲等;息风化痰常用:夏枯草、生龙牡、瓜蒌、石菖蒲;同时辅以养阴清肝之品如女贞子、旱莲草、枸杞子、白芍等。

(七)攻补兼施

近期,更有学者在综合多种中医传统辨证方法基础上,提出了甲亢标本虚实辨证方法。认为:甲亢之本虚证型,可分为阴虚、气阴两虚和阴阳俱虚,少数患者可表现为脾气不足,甲亢之标实证候则包括肝火、胃火、心火或胆热,也可表现为肝气郁结、肝风内动、痰火内郁、痰湿中阻、痰瘀互结等。观察发现:患者经常是具备本虚证型一证,同时具备标实证候一证或数证,或以某一标实证为主。甲亢辨证论治的关键是要处理好本虚和标实的关系。补虚多用生脉饮、沙参麦冬汤、一贯煎等,药用太子参、黄芪、麦冬、石斛、五味子、枸杞子、山萸肉、怀牛膝;化痰多以二陈汤、黄连温胆汤等;泻火多用龙胆泻肝汤;理气多用柴胡疏肝散、小柴胡汤等,根据病机的不同,选用相应的方剂。

（八）其他治疗

1.单药治疗

黄药子味苦辛性凉有毒，《本草纲目》谓其能"凉血、降火、消瘿、解毒"，被认为是治疗甲状腺疾病包括甲亢有效的单味药。动物实验研究发现：黄药子对缺碘和原因不明的甲状腺肿大有一定疗效。治疗甲状腺功能亢进症，绝大多数患者的临床症状，也可有明显的改善，颈围、基础代谢可有不同程度缩小、降低。但是作为甲状腺疾病治疗药物，一般服药时间较长，持续用量过大，容易发生药物性肝炎。所以有学者主张，在较长时间服药时，每日用量以不超过 12 g 为宜。其他单味药如雷公藤等，近年也时有报道。

2.气功治疗

外气治疗：取天突、天鼎、合谷、足三里、翳风。用点法发凉气，用抓法对准甲状腺连抓 10 次，用导引法作全身性导引，以期疏通经络、祛痰散结、消除瘿气。施功：用剑指站桩功，使气血调和，生理代谢机制增强；"嘘"字功（吸短呼长）以泻肝火；逍遥步（以嘘字口型长呼气，做慢步行功）以解郁祛痰散结；血压高时要做降压功。每晚盘坐深调息 1 次，持续 60 分钟。以上综合用功，可疏肝解郁、活血消瘿。也可合用月华功 60 分钟以剑指站桩功、八段锦，可达滋水涵木、平肝息风之效，见手足抖动或肢体搐搦等症，应以逍遥步"吹"字功为主。血压升高时，可意守丹田或涌泉，以收濡养筋脉、除烦息风之功。

3.针灸疗法

取人迎、足三里、合谷、间使等。肝郁痰结加肝俞、内关；肝阳上亢加行间、太冲；阴虚火旺，加肝俞、肾俞、心俞、三阴交。行平补平泻法，留针 20～30 分钟，每日或隔日 1 次，15 次为 1 个疗程。

（1）耳针疗法：耳针则取甲状腺、内分泌、肝、神门。每周 3 次，10 次为 1 个疗程。

（2）艾灸疗法：取天突、大椎、风池、天府、膻中等穴。每穴灸 10～20 分钟，每日 1 次，连灸 6 天；以后隔日 1 次，2 周为 1 个疗程。

（于向慧）

第十八节　甲状腺功能减退症

一、概述

甲状腺功能减退症，简称甲减，系甲状腺激素合成与分泌不足，或甲状腺激素生理效应发挥不良而致的临床综合征。随发病年龄不同而有不同的病名，功能减退始于胎儿或新生儿期，称为克汀病；始于性发育前儿童称幼年型甲减；始于成人称成年型甲减。其病因可分为原发性（先天性）及继发性（获得性）两类，近年来继发于甲状腺切除或碘治疗者居多。

目前临床上多见者常为成年型甲状腺功能减退症，其临床表现常因受损系统不一而各异，一般表现为怕冷，皮肤干燥粗厚，毛发稀疏干枯，颜面苍白而蜡黄，面部浮肿，目光呆滞，眼睑松肿，表情淡漠，少言寡语，疲劳、嗜睡、记忆力差、智力减退、反应迟钝，体重增加等。基于其临床主要表现为元气亏乏、气血不足、脏腑受损的症状，故应归属于中医学"虚劳"范畴。

二、历代名家学说

（一）病因病机

甲减大体属于中医"虚劳"范畴，无论内伤外感，多种病因均可导致脏腑气血阴阳亏虚，日久不复而为虚劳。故明代汪绮石《理虚元鉴·虚症有六因》曰："有先天之因，有后天之因，有痘疹及病后之因，有外感之因，有境遇之因，有医药之因。"对虚劳成因做了较为全面的概括。其基本病机乃正气亏虚，而气血阴阳源于先天而育于后天，故其病位本于脾肾而兼及他脏。就其发生发展过程来看，或因实致虚，或因虚招邪，在气血阴阳不足之余，常兼痰浊水饮乃至瘀血之表现。隋代巢元方《诸病源候论·虚劳病诸候上》曰："夫虚劳者，五劳、六极、七伤是也"，明确了虚劳的定义。虽然关于五劳、六极、七伤的表述不尽相同，然以五脏定位赅括气血津精之亏损的基本含义，仍为世所公认。

1.肾元不足

肾为先天之本，水火之脏，为元阳之根，元阴之源。甲减有始于胎儿期者，有始于年少未发育之时者，此皆与禀赋不足、胎元不充密切相关。《灵枢·本神》曰："生之来谓之精，两精相搏谓之神。"而《灵枢·经脉》亦曰："人始生，先成精，精成而脑髓生。"充分说明了肾元在人生之初形神发育的重要性。而在成年型甲减发病过程中，则多见因病久劳损、恣情纵欲而至肾虚者，多表现为阳痿、闭经、畏寒、神疲、水肿等象，故《金匮要略·血痹虚劳病脉证并治》云："男子脉浮弱而涩，为无子，精气清冷""脉弦而大，弦则为减，大则为芤，减则为寒，芤则为虚，虚寒相搏，此名为革。妇人则半产漏下，男子则亡血失精"。由此可知，无论哪一年龄阶段，肾元不足对甲减发病均有举足轻重的影响。

2.脾土失养

脾为后天之本，气血生化之源。人身气血，资于水谷，若饮食不周，脾虚不运，后天气血来源亏乏，日久则五脏失养，百脉皆衰，而为虚劳。《诸病源候论·虚劳候》曰："脾劳者，舌本苦直，不得咽唾……肌极，令人羸瘦无润泽，饮食不生肌肤……大饱伤脾。脾伤，善噫，欲卧，面黄。"从五劳六极七伤角度阐释了脾土失养对虚劳发病的意义。清代吴澄《不居集·上集》卷十："虚劳日久，诸药不效，而所赖以无恐者，胃气也。盖人之一身，以胃气为主，胃气旺则五脏受荫，水精四布，机运流通，饮食渐增，津液渐旺，以致充血生精，而复其真阴之不足。"其论虽以胃气立论，而实质仍难离脾土。盖据《素问·经脉别论》"饮入于胃，游溢精气，上输于脾，脾气散精，上归于肺，通调水道，下输膀胱，水精四布，五经并行"之论，胃所受纳之水谷，必经脾运乃化精微而养身。脾主肌肉，甲减患者手足无力，麻木酸痛，僵硬或痉挛，即为"脾主肌肉"之功能减退。而其面白神疲、月经量多等，则与脾虚不统血密切相关。

3.心肺气虚

甲减患者常以神疲气短、心动过缓、脉沉迟缓等一般性虚弱表现为主要见症，此与心肺阳气不足之征每多吻合。《伤寒论》第64条曰："发汗过多，其人叉手自冒心，心下悸，欲得按者，桂枝甘草汤主之。"即是心阳不足之典型。《金匮要略·血痹虚劳病脉证并治》云："脉沉小迟，名脱气，其人疾行则喘喝，手足逆寒，腹满，甚则溏泄，食不消化也。"则是描述了虚劳肺脾气虚之见症。咎其源由，多因脾肾不足，而致心肺气虚。肾火不能蒸运，心阳鼓动无能；脾虚运化不及，肺气生化乏源。故病初虽不涉及心肺，日久自因脾肾阳气衰微，而心阳不振、肺气萎弱，进一步加重临床阳气虚衰之见症。

4.肝用失职

甲减与甲亢,其主症瘿瘤位于颈侧。《素问·金匮真言论》曰:"东风生于春,病在肝,俞在颈项。"故当归属肝经。而甲减一病,亦常因甲亢转化而来者,而甲亢又每多肝郁化火者。是故甲减发病,与肝用失职亦密切相关。肝失疏泄,升发无力,气机失宣,则可见乏力、嗜睡、少汗、表情呆滞、精神抑郁、反应迟钝、记忆力减退、肌肉僵挛等。宋代严用和《济生方·诸虚门·五劳六极论治》曰:"尽力谋虑成肝劳,应乎筋极。"而《诸病源候论·虚劳候》则曰:"大怒气逆伤肝,肝伤,少血目暗。""筋极,令人数转筋,十指爪甲皆痛,苦倦不能久立。"所述肝劳筋极的临床表现,与甲减非常相近。

5.痰瘀留滞

甲减病属虚劳,临床表现以阳虚为主。然正虚之处,即为容邪之所。是故甲减患者在一定情况下,也可见邪实之征,而尤以痰浊瘀血等内生之邪为主。其主症瘿瘤乃痰瘀互结,自不待言。其病情严重时出现的黏液性水肿,类于《黄帝内经》所言肾风与肤胀,《素问·奇病论》曰:"有病庞然如有水状,切其脉大紧,身无痛者,形不瘦,不能食,食少,名为何病? 岐伯曰:病生在肾,名为肾风。"而《灵枢·水胀》曰:"肤胀者,寒气客于皮肤之间,空空然不坚,腹大,身尽肿,皮厚。"其因由,源于脾肾阳虚不能运化水湿,聚而成痰,留于肌腠。然痰水与血,互为影响,水不利则血郁,血不行则病水,故而痰之与瘀,每多兼见。又心主血,肝藏血,甲减患者心阳不振,肝用失职,血行自然失畅,而有瘀血之变,此因虚致实之理,无需赘言。故《金匮要略·血痹虚劳病脉证并治》曰:"五劳虚极羸瘦,腹满不能饮食,食伤、忧伤、饮伤、房室伤、饥伤、劳伤、经络营卫气伤,内有干血,肌肤甲错,两目黯黑。"

(二)治法方药

从上述可知,甲减之病,病因病机繁杂,而以气血阴阳虚损为其根本,以脾肾阳虚为关键,而兼及他脏。《景岳全书·杂证谟·虚损》:"病之虚损,变态不同,因有五劳七伤,证有营卫脏腑。然总之,则人赖以生者,惟此精气,而病为虚损者,亦惟此精气。气虚者,即阳虚也;精虚者,即阴虚也。"此论虚劳病机,可谓要言不烦。然在正虚基础上,亦可见痰瘀阻滞之实,故可在特定情况下以本虚标实视之。

是以本病之治,可从《内经》之旨,虚则补之,一言尽矣。《素问·阴阳应象大论》曰:"形不足者,温之以气;精不足者,补之以味。"而临床具体运用,又当审时度势,清代洪缉庵《虚损启微·论五劳七伤六极》曰:"五脏不可分,轻重不可不辨,气血阴阳水火,不可不知,虚症之治,无余蕴矣。"

1.补益肾元

《金匮要略·血痹虚劳病脉证并治》曰:"虚劳腰痛,少腹拘急,小便不利者,八味肾气丸主之",是从肾论治虚劳的典范。而张景岳则深刻阐论了这一治法的阴阳互根互济原理,其《景岳全书·新方八略引·补略》曰:"善补阳者,必于阴中求阳,则阳得阴助而生化无穷;善补阴者,必于阳中求阴,则阴得阳升而泉源不竭。"并据此论而制右归丸以补阳,左归丸以益阴,深得阴阳化生之道。要知,甲减虽以阳虚为主,但每有阳损及阴而致阴阳两虚者,其治皆应从此而悟。故清代陈念祖《医学从众录·虚劳》曰:"如形伤骨痿、面色黯黑、骨蒸炊热、腰痛、气喘,或畏寒、多梦、腹痛、遗精等症,治肾为急。肾阴虚者,以六味丸补坎中真水;肾阳虚者,以八味丸补坎中真火,以通离火。"

2.培补脾土

明代汪绮石《理虚元鉴·治虚二统》理虚有二统之说,阳虚之证统于脾,其曰:"凡阳虚为本者,其治之有统,统于脾也。"追溯其源,殆与仲景之论相关矣。《金匮要略·血痹虚劳病脉证并治》曰:"虚劳里急诸不足,黄芪建中汤主之。"又曰:"虚劳里急,悸,衄,腹中痛,梦失精,四肢酸疼,手足烦热,咽干口燥,小建中汤主之。"其治皆从脾土入手,温建中气,以培化源。故清代陈念祖《医学从众录·虚劳续论》释曰:"详考虚劳治法,自《内经》而外,扁鹊最精,上损从阳,下损从阴。其于针砭所莫治者,调以甘药。《金匮要略》因之,而立建中诸方,意以营卫之道,纳谷为宝。"

3.温补心肺

秦越人"上损从阳"说,为后世补益肺气、温振心阳治疗虚劳提供了依据。明代汪绮石《理虚元鉴》曰理虚本于肺脾肾,虽曰清金保肺而以阴虚立言,但强调了保肺金在虚劳论治过程中的重要性。《金匮要略·肺痿肺痈咳嗽上气病脉证治》曰:"肺痿吐涎沫而不咳者,其人不渴,必遗尿,小便数,所以然者,以上虚不能制下故也。此为肺中冷,必眩,多涎唾,甘草干姜汤以温之。"其言虽为肺痿立论,然未尝不可以为虚劳之鉴,而为温肺益气之典范。心肺同居上焦,而心肾同属少阴。甲减患者后期胸闷心悸脉迟等症,实乃心阳不足,鼓动无力所致,其治自宜振奋心阳。《伤寒论》有桂枝甘草汤之选,而《金匮要略·血痹虚劳病脉证并治》曰:"夫失精家少腹弦急,阴头寒,目眩,发落,脉极虚芤迟,为清谷,亡血,失精。脉得诸芤动微紧,男子失精,女子梦交,桂枝龙骨牡蛎汤主之。"则是心肾同调之例。战国扁鹊《难经·十四难》"损其肺者,益其气;损其心者,调其营卫",此之谓也。

4.调养肝木

战国扁鹊《难经·十四难》曰:"损其肝者,缓其中",指出养肝之要在于辛散酸敛甘缓。故《金匮要略·血痹虚劳病脉证并治》曰:"虚劳诸不足,风气百疾,薯蓣丸主之。"方以甘缓为本,顾护中州,而益气血生化之源。同时辅以辛散疏泄之品,调畅肝用,疏木培土。又曰:"虚劳虚烦不得眠,酸枣仁汤主之。""人寐则魂寓于目,寐则魂藏于肝。虚劳之人,肝气不荣,则魂不得藏,魂不得藏故不得眠。"故取酸枣仁补肝敛气为主,略加川芎调血养肝,茯苓、甘草培土以荣木,知母降火除烦,此平调土木之剂也。

5.化痰和血

甲减之瘿瘤及肢肿,充分反映了本病正虚与邪实之间的辩证关系。而《金匮要略·血痹虚劳病脉证并治》以大黄䗪虫丸"缓中补虚",则可谓祛邪以扶正之典范。对于水肿,《素问·汤液醪醴论》曰:"平治于权衡,去菀陈莝,微动四极,温衣,缪刺其处,以复其形,开鬼门,洁净府,精以时服,五阳已布,疏涤五脏,故精自生,形自盛,骨肉相保,巨气乃平",提出了治疗大法。《景岳全书·杂证谟·水肿论治》言:"水肿证以精血皆化为水,多属虚败,治宜温脾补肾,此正法也。"清代喻昌《医门法律·水肿》:"经谓二阳结谓之消,三阴结谓之水……三阴者,手足太阴脾肺二脏也……然则水病,以脾肺肾为三纲矣。"故此可知,治水之关键,不离调理肺脾肾三脏。故清代李用粹《证治汇补·水肿》强调治水之大法:"宜调中健脾,脾气实,自能升降运行,则水湿自除,此治其本也。"执中而运四旁,同时总结其分治六法:治分阴阳、治分汗渗、湿热宜清、寒湿宜温、阴虚宜补、邪实当攻。其言简,其理明,可为现代临床之借鉴。

三、现代临床运用研究

甲状腺功能减退症,现代临床多以虚劳论治,间以水肿之法。是以目前临床应用研究,仍然是对传统理论的遵循,而以温养补益为准则。但在具体认识方面,则有所发挥。

(一)温肾益气

温肾助阳益气是现代临床治疗甲减的主要治法,临床多以肾气丸、右归丸、斑龙丸等为主化裁治疗。助温药方:黄芪30 g,党参30 g,熟附子12 g,肉桂12 g,仙茅9 g,淫羊藿12 g,生薏苡仁30 g,枸杞子12 g。主治阳虚型原发性甲减,包括脾肾阳虚型、肾阳虚型、肾阳虚兼脾气虚型,患者治疗后,阳虚症状及试验室指标均明显改善。

基于甲减的病理基础实质是"阴病及阳",因而在温补肾气同时,滋养肾阴往往亦得到相应的重视。故阴阳两顾之菟丝子、黄精、肉苁蓉之类,每多常选;熟地黄、何首乌、麦门冬、玉竹、五味子等滋阴之品,亦常入方。这种组理理念,实源于张景岳"阴中求阳"之学说。用真武汤合当归补血汤加减:制附子、淫羊藿、肉桂、茯苓、白术、干姜、生黄芪、当归、生地黄、熟地黄、山茱萸、白芍等,主治脾肾阳虚(水肿)之甲减。其中制附子、淫羊藿、肉桂,温补肾阳以治阳虚之本;茯苓、白术、干姜,温脾化湿,佐补肾之品以行水;生黄芪、当归,健脾益气养血,协补脾肾之味以补虚;生地黄、熟地黄、山茱萸、白芍滋阴,以阴中求阳,并可防药物过燥。诸药共奏温补脾肾,益气养血,行水消肿之功,而达治愈甲减之效。

(二)健脾益气

健脾益气助运也是常用的主要治法之一,人参、黄芪为公认的主药。采用补中益气汤加减,强调温补命门之时,须与香砂六君或保和丸合用,以"寓消于补,以消促补"。此皆说明,健脾益气在甲减治疗过程中的重要性。

而脾之与肾,火土相生,故而甲减之治疗,常脾肾双补者居多。或偏重于肾,或侧重于脾,每视病情需要而定。扶脾温肾方组成:甲方侧重扶脾,药用:黄芪30 g,党参18 g,白术24 g,当归12 g,炙甘草、柴胡、升麻各6 g,巴戟天、枸杞子各9 g,陈皮3 g。乙方侧重补肾,药用:黄芪18 g,茯苓30 g,白术、何首乌各24 g,泽泻、桂枝、怀山药、淫羊藿各9 g,菟丝子12 g。二方交替服用,甲方服3天,乙方服1天。主治冲任耗损、营血亏乏、脾肾阳气衰微所致之甲减。其中甲方着重补气健脾,照顾到肾;乙方温补肾阳,化气行水,佐益气健脾。两方交替使用,脾肾兼治而获效。

以补中益气汤合二仙汤加减:黄芪、党参、升麻、白术、淫羊藿、仙茅、熟地黄、鹿角胶等。主治虚劳(脾肾阳虚型甲减),症见畏寒,纳呆,浮肿,神情萎靡,头昏嗜睡,气短乏力,甚则皮肤干燥,毛发脱落,腹胀便秘等。加减:甲状腺肿大者加白芥子、炮山甲;浮肿严重者加猪苓、茯苓、车前子;心率慢者加麻黄、熟附子。参芪附桂汤:黄芪40～60 g,党参20～40 g,肉桂末3～6 g,熟附子6～9 g,熟地黄20～30 g,炙甘草5～10 g。主治甲状腺功能减退症,证属肾阳虚兼脾气虚者。方以肉桂、熟附子生下焦之火;熟地黄益生火之源,阴中求阳;党参、黄芪补脾益气,以助后天生化;炙甘草调和诸药兼通心阳。诸药合用,共奏温肾暖脾,益气消阴之功。以上拟方之依据,皆与补火生土、培土制水理论相关。

(三)温补心肺

温补心肺的治疗方法主要用于甲减合并心脏病变者,尤其是合并心力衰竭等患者。其病理改变为心肌间质黏液性水肿致使心脏增大,心肌收缩力减弱,心排出量下降,加上脂肪代谢紊乱,造成动脉硬化,从而加重心脏病变,心电图多呈缺血性改变,常易被误诊为冠心病、心肌病和心包炎。临床很多学者认为其病机主要是心肺阳虚而致阴寒内盛,血行运行不畅形成瘀血内停,津液代谢失常而水湿停留。如甲减性心脏病需在补肾的基础上补益心阳。温补心肾,利水消肿,方主真武汤合苓桂术甘汤加减。随着病程的进展,患者以心阳虚的证候特点为主,方用苓桂术甘汤合肾气丸加减。将甲减合并冠心病者中医辨证为心肾阳衰,气虚血瘀型。药用人参、桂枝、淫羊藿、黄芪益气温阳;川芎、赤芍活血化瘀;车前子、茯苓强心利尿;白术、泽泻健脾利水;炙甘草温阳复脉,诸药配伍温阳益气、利水强心,可增强心脏功能,纠正心肌缺血缺氧。

（四）调养肝木

有学者认为甲减可分早中晚三期治疗。认为甲减早期多见女性就诊患者,常表现为情志抑郁,善太息,胸胁或少腹胀满,或见瘿瘤,或有月经量少、痛经,或见面色不华或虚浮、眼睑浮肿,肢体倦怠,常常伴有轻度体重增加,大便秘结,舌淡苔白,脉弦细或缓等肝气郁滞兼见脾虚湿困之证。追问病史,其病因多为情志不遂,郁怒伤肝,或生活工作压力过大,思虑过度,或脑力劳动太过,劳倦所伤,与隋代巢元方《诸病源候论·气病诸候》"结气病者,忧思所生也。心有所存,神有所止,气留而不行,故结于内"的说法不谋而合。此期患者临床表现除以上症状外极少见到肾、脾、心阳不足的证候。高教授认为此期辨证要点为:情志抑郁,善太息,或见瘿瘤;兼见面色不华或虚浮,眼睑浮肿,肢体倦怠。舌淡苔白,脉弦或缓。治疗当以疏肝理气为主,此期临床症状较轻,可以单纯应用中药治疗,而且尚无记忆力、智力等的改变,临床用药越早越好。方药可选逍遥散加减。脾虚明显者,可合用参苓白术散加减;兼见胸胁胀痛者,可加用合欢、郁金;兼有颈前肿大者,可加陈皮、夏枯草、牡蛎等。肝气郁结是情志病,除用药物治疗外,还应注重精神上的调适。

（五）化痰和血

甲减虽以气血亏虚为其基本病机,然在特定阶段,则常兼痰水瘀血之留伏,故而在治疗过程中,在合适时机选用化痰和血、消胀软坚之法,往往可以收到很好效果。如有学者以郁金10 g,三棱10 g,莪术10 g,丹参30 g,大黄10 g,肉苁蓉10 g,淫羊藿10 g,巴戟天10 g,名曰开瘀消胀汤,主治瘀胀症,其症状特点虽似水肿,但肿胀较坚实,指压略带弹性,与水肿不同,其症尚可有胸闷气短,心中懊恼,善怒善悲,善太息,五心烦热,面部烘热,烦躁汗出,头晕耳鸣,月经失调,性欲减退等。其舌质多淡胖,苔薄白,或腻或微黄,其脉多沉细涩,亦可有弦、滑之脉象。类似现代医学的特发性水肿、围绝经期综合征、高脂血症、甲状腺功能减退症、冠心病、消化不良等。方中君以郁金,既破有形之血瘀,又散无形之气郁;伍以三棱、莪术之意,在于理气和血,化痰消积;佐以丹参,功同四物,既可助三棱、莪术活血祛瘀,又可养血安神;佐以大黄既可配合消积导滞,又可化瘀散结;为防攻伐太过、损伤正气,方中配伍肉苁蓉、淫羊藿、巴戟天,意在补益命门之火,以壮元阳温煦五脏。诸药合用,寓破于补,使之破而不伤正气,补而不滞经脉,补破结合,针对瘀胀为主要表现之病症可收到调补阴阳、开郁散结、消肿除胀之功效。

对于痰瘀留滞型甲减者,有学者主张桃红四物汤合温胆汤化裁。有学者则在方中加鳖甲、龙骨、浙贝、牡蛎以消其瘿;加山慈菇、浙贝以消甲状腺肿大;用夏枯草、生牡蛎、昆布、海藻软坚散结。

（六）针灸疗法

有学者主张本病的治疗宜以温补脾肾,补益气血为原则。针刺疗法采用:①体针主穴取内关、合谷、关元、气海、足三里、三阴交均取双侧穴。配穴取肾俞、脾俞、胃俞、阳陵泉、曲池、命门。留针时间20分钟,其间行针2次。②耳穴取神门、交感、肾上腺、皮质下、内分泌、肾,均取双侧。而有学者认为,甲减患者发生黏液性水肿昏迷时,可刺人中、中冲、合谷、足三里以及耳穴(取心脑、下屏尖、神门)。人中为督、任脉交界处,督脉入脑上巅,针刺人中穴有开窍醒神、益气活血之功效。连续弱刺激可引起持续性吸气兴奋。中冲为手厥阴经井穴,点刺出血可调整阴阳之气,为治昏迷要穴。合谷、足三里分属手足阳明经原合穴,阳明经系多气多血之经,针施补法,推动气血,上注清窍而醒脑。

甲减属于中医脾肾阳虚,气血不足之候,治宜温补脾肾,调养气血。有学者在对 84 例各种甲减患者的药物治疗过程中,随机对 40 例加用了艾条温灸(艾灸)大椎穴治疗,2 个月后,艾灸组的甲减治愈率为82.5%,明显高于单纯药物治疗组的 61.4%,提示艾灸大椎穴能够明显改善甲状腺功能减退症的状态。认为临床用艾灸大椎穴配合药物能起到协同治疗作用。而有学者常选肾俞、脾俞、命门三穴,用二味温补肾阳的中药研粉,铺在穴位上,厚约 1 cm,将直径约 5 cm 的空心胶木圈放在药粉上,以大艾炷施灸,每周 3 次,每次 3 穴,每穴 3～5 壮,4 个月为 1 个疗程,疗效显著。

（于向慧）

第七章

肾内科常见病的护理

第一节 尿 路 感 染

尿路感染可分为上尿路感染(主要是肾盂肾炎)和下尿路感染(主要是膀胱炎)。本病主要是细菌(肠道革兰氏阴性杆菌)引起,以女性居多,尤其是生育年龄的已婚女性,其发病率未婚女性为 2%,已婚女性增加至 5%。老年男女尿路感染的发病率高达 10%,但多为无症状细菌尿。

一、急性肾盂肾炎

(一)临床表现

(1)全身表现:如寒战、发热、恶心、呕吐等,一般无高血压及氮质血症。

(2)泌尿系统症状:尿频、尿急、尿痛、腰痛、肋脊角压痛或(和)叩痛。

(3)发病一般较迅速。

(二)实验室及其他检查

(1)血常规有白细胞计数升高,中性升高。

(2)尿常规可有白细胞数增加,如见白细胞管型有助于诊断,尿蛋白常为阴性或微量。

(3)尿涂片染色镜下平均每个视野≥1 个细菌,即为有意义的细菌尿。

(4)尿细菌定量培养常≥10^5/mL。有典型的临床表现及真性细菌尿者诊断不难。

(三)尿感的定位诊断

患者感染症状明显,发热>38 ℃,有明显肋脊角疼痛和压痛,血白细胞增加可诊断肾盂肾炎,如致病菌为变形杆菌、绿脓杆菌等可见致病菌和复杂性尿感应多考虑为肾盂肾炎。外表健康的妇女,以下尿路症状为主诉,可先给 3 天抗生素,如能治愈常为膀胱炎,如复发多为肾盂肾炎。

(四)鉴别诊断

1.急性膀胱炎

(1)临床表现:尿频、尿急、尿痛,耻骨上不适感,一般无明显的全身感染症状。

(2)实验室及其他检查:①血白细胞计数多不升高。②尿检常有白细胞,约 30% 有血尿,甚至肉眼血尿。③细菌培养多为大肠埃希菌,占 75% 以上,已婚妇女则可为凝固酶阴性葡萄球菌,约占 15%。当难以与肾盂肾炎相鉴别时,可结合临床进行诊断:先给 3 天抗菌疗法,1 周后如症状消除,清洁中段尿培养阴性,常为膀胱炎,否则多为肾盂肾炎。

2.无症状性菌尿

无症状性菌尿指有真性细菌尿而无任何尿路感染症状,其发病率随年龄增长而增加,超过60岁妇女可达10%菌尿来自膀胱或肾,其致病菌多为大肠埃希菌,细菌尿本身不会影响老人寿命。孕妇患者7%,如不治疗,有20%以后会发生急性肾盂肾炎,故产前检查应包括尿细菌定量培养。

3.急性肾盂肾炎

急性肾盂肾炎一般是指急性细菌性肾盂肾炎,可描述为急性感染性肾小管间质性肾炎。急性肾盂肾炎是肾实质的一种化脓性局灶性炎症。

(五)治疗

症状轻者可门诊观察治疗,症状较重者常需住院治疗。

1.急性膀胱炎

(1)初诊用药。①单剂疗法:服用一次较大剂量的抗菌药物,如复方磺胺甲噁唑6片顿服;甲氧氨嘧啶0.4 g或氧氟沙星0.6 g顿服。本法易复发,故目前多用3天疗法。②3天疗法:为用药3天,给予复方磺胺甲噁唑2片,每日2次,或氧氟沙星0.2 g,每日2次,疗程完毕后1周复查尿细菌定量培养,以明确细菌尿是否已被肃清。但应指出,男性患者、孕妇、复杂性尿感或拟为肾盂肾炎者均不宜用上述两种疗法。

(2)复诊处理:停服抗菌药物3天后复诊时患者可能表现为下述几种情况。①症状消除,清洁中段尿培养阴性,表示原先患的是细菌性膀胱炎,且已治愈。②症状消除,但清洁中段尿培养阳性,且为同一种致病菌,可诊为隐匿性肾盂肾炎。③仍有症状,且仍有细菌尿和白细胞尿,可诊为症状性肾盂肾炎。④仍有症状,而无细菌尿,但仍有白细胞尿,可拟诊为感染性尿道综合征。⑤有尿频和排尿不适,无细菌尿和白细胞尿,可拟诊为非感染性尿道综合征。

2.无症状性菌尿

(1)非妊娠妇女一般不治疗,妊娠妇女必须治疗。

(2)学龄前儿童要治疗。

(3)老人不需治疗。

(4)尿路有复杂情况,一般不宜治疗。

3.轻型急性肾盂肾炎

经单剂或3天疗法治疗失败的尿路感染或有轻度发热和(或)肋脊角叩痛的肾盂肾炎,宜口服有效抗菌药物,14天疗程,常用的抗菌药物如3天疗法所述(见急性膀胱炎)。

4.较严重的肾盂肾炎

发热超过38.5 ℃,血白细胞升高等全身感染中毒症状较明显者,常为耐药革兰氏阴性杆菌感染,宜静脉或肌内注射抗菌药。可先用庆大霉素或妥布霉素1.5 mg/kg,每8小时1次。头孢唑啉钠0.5 g,每8小时1次。获药敏结果后可酌情选用肾毒性较小的抗菌药。至患者退热72小时后改用有效抗菌药口服,完成2周疗程。

5.重症肾盂肾炎

有寒战、高热、血白细胞显著增高、核左移等严重的全身感染中毒症状,甚或出现低血压、呼吸性碱中毒,疑为革兰氏阴性细菌败血症者,可先选用下述抗菌药联合治疗。

(1)半合成广谱青霉素:如哌拉西林3 g静脉滴注,每6小时1次。

(2)氨基糖苷类抗生素:如妥布霉素或庆大霉素,剂量均为 1.7 mg/kg 静脉滴注,每 8 小时 1 次。

(3)第三代头孢菌素类:如头孢曲松钠 1 g 静脉滴注,每 12 小时 1 次,或头孢哌酮钠 2 g 静脉滴注,每 8 小时 1 次。通常用一种氨基糖苷类再加一种半合成广谱青霉素或第三代头孢菌素类。获药敏结果且再酌情改用肾毒性小的药物。在病情允许时,应尽快排除尿路梗阻因素。

6.再发尿路感染的处理

如对于每年发作超过 2 次即常复发,予短程抗菌药物疗法,疗程完毕后 7 天复查。

(1)如症状消失,细菌转阴无白细胞尿则认为治疗成功,则此次尿感为重新感染。也表明尿路防御能力差,应予长疗程低剂量抑菌疗法作预防性治疗,即每晚睡前排尿后服一次,如复方磺胺甲噁唑半片或 1 片TMP50 mg、呋喃妥因 50 mg 或氧氟沙星 100 mg,疗程半年。如停药后仍频发,则此疗程应 1～2 年或更长。

(2)短疗程失败后,应查一查所使用抗生素是否敏感,如不敏感应予新做药敏试验,如换药成功,按重新感染处理同上;换药失败,则为复发且为肾盂肾炎,按药敏试验先用药,在允许范围内,用最大量 6 周,仍不成功延长疗程或改用注射用药。

7.妊娠时尿感

积极治疗,应选用毒性小的药,如呋喃妥因、阿莫西林和头孢菌素类。

8.男性尿感

50 岁以后因前列腺增生易发生尿路感染,治疗方法与复杂性尿感相同。50 岁以前则尿感少见,常伴有慢性细菌性前列腺炎,可用复方磺胺甲噁唑 12～18 周治疗,或环丙沙星 0.25 g,2 次/天。如再发则每次再予上述同样治疗或选用长疗程低剂量抑菌方法。

9.留置导管的尿感

如已用应尽快拔除,插导尿管要严格无菌操作,必要时使用无菌密封引流系统,发生尿感则使用强有力抗生素,并及时更换导尿管,如无症状仅为无症状菌尿可暂不治疗,直至导管拔除后再治疗。

二、慢性肾盂肾炎

(一)病因

慢性肾盂肾炎是一种慢性感染性肾小管间质性肾炎,肾盂肾盏慢性炎症,纤维化及变形,肾实质瘢痕形成,且在病史或细菌学上有尿路感染的证据。可分为 3 个类型。

(1)伴有反流的慢性肾盂肾炎(反流性肾病)。

(2)伴有尿管梗阻的慢性肾盂肾炎。

(3)特发性(少数)。

(二)临床表现

1.尿路感染

(1)间歇发生症状性肾盂肾炎:为经常反复发作膀胱刺激症状,伴有菌尿。常有低热和中等热度,腰酸腰痛,肾区钝痛,诊断多无困难。

(2)间歇性无症状细菌尿:无全身症状及尿路刺激症状,而尿中常有多量细菌,少量白细胞,偶见管型。此型多见于妊娠妇女及小孩。

(3)间歇性低热:无膀胱刺激症状,仅有低热、头晕、乏力、体重减轻及食欲减退等一般症状,易误诊为神经性低热、结核病或其他感染性疾病。

（4）间歇性尿急尿频等下尿感症状：慢性肾盂肾炎也是肾性高血压的重要原因。

2.慢性间质性肾炎

慢性间质性肾炎表现为多尿、夜尿，低钠、低钾或高钾，肾小管酸中毒等。

（三）实验室及其他检查

（1）尿沉渣计数：清洁中段尿沉渣中白细胞数＞5 个/HP，尿路感染可能性大。非清洁中段尿沉渣中白细胞＞10 个/HP，可认为白细胞尿（亦称脓尿），有诊断意义。

（2）尿涂片细菌检查：中段尿培养菌落计数常＞10^5/mL，其阳性率可达 92.1％，可作为筛选之用。

（3）抗体包裹细菌试验：阳性率 85％～96％，但该试验有一定的假阳性，现已少用。

（4）尿酶检查：β_2 微球蛋白升高，溶菌酶、乳酸脱氢酶亦升高。

（5）Tamm-Horsfall 蛋白抗体测定：在肾盂肾炎时可升高，膀胱炎不升高。

（6）X 线静脉肾盂造影：可见局灶的粗糙的皮质瘢痕，肾乳头萎缩，肾盏扩张、变钝。

（7）本病病程经过隐蔽，必须指出，以往认为病程超过半年或 1 年称慢性肾盂肾炎，是不对的；现认为肾盂肾炎有瘢痕形成、变形、积水、肾外形不光滑或两肾大小不等才称为慢性肾盂肾炎。

（四）治疗

（1）寻找并去除诱发因素：如尿路梗阻、结石，肾和尿路畸形，膀胱、输尿管反流等，必要时应行手术治疗。另外，应提高机体免疫功能，多饮水，勤排尿。这些是治疗本病的关键。

（2）抗菌药物治疗：反复发作应通过尿细菌培养确定菌型，明确是复发还是重新感染。复发是指治疗后尿菌转阴，但停药后 6 周内再发病菌与先前相同，如梗阻因素难以解除，予敏感抗生素使用 6 周。如抗生素选用不当，剂量不足或疗程不够，应按药敏重新选用抗生素，疗程 4 周，一年内尿感发作 3 次或 3 次以上，可采用低剂量长期抑菌治疗。用复方磺胺甲噁唑、呋喃妥因、头孢立新、诺氟沙星等任何一种药剂量每晚一粒，排尿入眠前服用，疗程 12 个月或更长。男性宜同时治疗慢性前列腺炎，如选用脂溶性抗生素如环丙沙星 0.5 g，2 次/天，利福平 0.45～0.6 g 顿服，疗程达 3 个月，必要时手术。如两个疗程仍尿菌阳性，可用长程低剂量疗法，重新感染按首次发作处理。

（3）如疗效不佳或频频再发，必须寻找并去除易感因素。

（4）急性发作期用药同急性肾盂肾炎。

三、尿道炎

（一）病因

尿道炎是指尿道黏膜的炎症，可分为急性和慢性。

（二）鉴别诊断

1.急性尿道炎

（1）临床表现：常有淋病双球菌感染的病史，有尿频、尿急、尿道疼痛，有脓尿及血尿，压迫尿道有脓性分泌物流出；体检可见尿道压痛，尿道硬结，黏膜水肿、充血、萎缩，尿道分泌物，尿道息肉，三角区颗粒状增生，尿道处女膜融合等。

（2）实验室及其他检查：尿三杯试验，第一杯内有脓细胞及红细胞，第二、第三杯基本正常；致病生物因子 DNA-PCR 检测可辅助诊断;尿道分泌物涂片革兰氏染色及细菌培养可发现病原体。

2.慢性尿道炎

(1)临床表现:有急性尿道炎的病史,持续性或反复发作性尿频、尿急及排尿困难,尿道分泌物可多可少,平时难于发现。体征同急性尿道炎。

(2)特殊检查:尿道镜检查可见尿道黏膜充血、水肿或有肉芽增生及纤维性病变。

(三)治疗

1.药物治疗

(1)尽早应用敏感的抗生素。

(2)用解痉药,如山莨菪碱(654-2)10 mg,3 次/天,减轻疼痛。

(3)雌激素用于雌激素低下者,主张全身用药或阴道用药。

(4)氟羟氢化泼尼松局部注射,可阻止胶原纤维形成瘢痕。

2.外科治疗

尿道扩张术在尿道扩张前,应行热水坐浴及短期内口服 GMZ+TMP。还可用尿道松解术、尿道冰冻术等。

3.心理治疗及生物反馈治疗

医师要花大量时间对患者进行耐心解释,使他们正确认识本病并积极配合治疗。行为治疗中,让患者主动参与治疗,控制排尿,逐渐延长排尿间隔时间,重建正常排尿功能。

4.其他

多饮水,增加尿量,以达到冲洗及引流的作用。

四、尿路感染的护理

(一)护理措施

(1)鼓励多饮水及排尿,饮水量每天至少 2 000 mL 以上,充分的液体摄入是解除排尿烧灼感的最快途径。保持每天尿量至少 1 500 mL,白天排尿 1 次/1~2 小时,夜晚则 1~2 次,可将细菌、废物冲洗出泌尿道。

(2)急性期应卧床休息,体温在 38.5 ℃ 以上者可用物理或药物降温。给予膀胱区热敷及服用碳酸氢钠碱化尿液,以减轻尿路刺激症状。

(3)体温高热持续不退,且腰痛加剧,血尿,有坏死组织从尿中排出,可考虑是否出现肾周脓肿、肾乳头坏死等并发症。

(4)做尿细菌定量培养时,向患者解释检查的意义和方法。留取尿液前先充分清洁外阴、包皮、消毒尿道口,最好用清晨第 1 次的清洁、新鲜中段尿液,在 1 小时内送检。

(二)应急措施

全身感染中毒症状明显者,给予静脉输入抗生素。高热患者采用冰敷、乙醇擦浴等物理降温的措施。

(三)健康教育

(1)对有感染而无症状者,指导患者做尿液追踪检查 1~2 年。

(2)保持尿液酸化,进食肉类、蛋类、乳酸、梅子及谷类。禁食碳酸饮料或苏打类食品。

(3)预防复发:①多饮水、勤排尿是最简便而有效的预防方法,每日摄入水量至少 3 000 mL,2~3 小时排尿 1 次,夜晚排尿 1~2 次。②保持会阴及肛门部位清洁,特别是女性患者月经期、妊娠期、产褥期,排便后及时清洁会阴部,使用卫生纸时由前向后擦拭,最好采用淋浴。③性交前多喝水,性交后立即排尿,并按常用量服一次抗生素。④女性患者晚上最后一次排尿和清晨第一次排尿后,在尿道口周围涂以消炎软膏,以减少复发的概率。

(4)指导患者遵医嘱服药,夜晚服药前先排空膀胱,可增加药物浓度。

(王 菁)

第二节 肾盂肾炎

肾盂肾炎是由各种病原微生物感染所引起的肾盂、肾盏及肾实质的感染性炎症,是泌尿系感染中最常见的临床类型。肾盂肾炎为上尿路感染,尿道炎和膀胱炎为下尿路感染,而肾盂肾炎常伴有下尿路感染,临床上在感染难以定位时可统称为尿路感染。本病好发于女性,尤多见于育龄期妇女、女婴、老年女性和免疫功能低下者。

一、护理评估

(一)致病因素

1.病因

尿路感染最常见的致病菌是肠道革兰氏阴性杆菌,其中以大肠埃希菌最常见,占70%以上,其次为副大肠埃希菌、变形杆菌、克雷白杆菌、产气杆菌、沙雷杆菌、产碱杆菌和葡萄球菌等。致病菌常为一种,极少数为两种以上细菌混合感染。偶可由真菌、病毒和原虫感染引起。

2.易感因素

由于机体具有多种防御尿路病原微生物感染发生的机制,所以,正常情况下细菌进入膀胱不会引起肾盂肾炎的发生。主要易感因素如下。

(1)尿路梗阻和尿流不畅:是最主要的易感因素,以尿路结石最常见。尿路不畅时,尿路的细菌不能被及时冲刷清除出尿道,在局部生长和繁殖,易引起肾盂肾炎。

(2)解剖因素:女性尿道短、直而宽,尿道口距肛门、阴道较近,易被细菌污染,故易发生上行感染。

(3)尿路器械操作:应用尿道插入性器械时,如留置导尿管和膀胱镜检查、尿道扩张等可损伤尿道黏膜,或使细菌进入膀胱和上尿路而致感染。

(4)机体抵抗力低下:糖尿病、重症肝病、癌症晚期、艾滋病、长期应用激素和免疫抑制药等均易发生尿路感染。

3.感染途径

(1)上行感染:为最常见的感染途径,病原菌多为大肠埃希菌,以女性多见。细菌由尿道外口经膀胱、输尿管逆流上行到肾盂,引起肾盂炎症,再经肾盏、肾乳头至肾实质。

(2)血行感染:致病菌多为金黄色葡萄球菌。病原菌从体内感染灶如扁桃体炎、鼻窦炎、龋齿或皮肤化脓性感染等侵入血流,到达肾皮质引起多发性小脓肿,再沿肾小管向下扩散至肾乳头、肾盂及肾盏,引起肾盂肾炎。

(3)淋巴道感染:病原菌从邻近器官的病灶经淋巴管感染。

(4)直接感染:外伤或肾、尿路附近的器官与组织感染,细菌直接蔓延至肾引起肾盂肾炎。

(二)身体状况

按病程和病理变化可将肾盂肾炎分为急性和慢性两型。

1.急性肾盂肾炎

(1)起病急剧:病程不超过半年。

(2)全身表现:常有寒战、高热,体温升高达 38.5～40 ℃,常伴有全身不适、头痛、乏力、食欲缺乏、恶心呕吐等全身毒血症症状。

(3)泌尿系统表现:可有腰痛、肾区不适和尿路刺激征,上输尿管点或肋腰点压痛,肾区叩击痛。重者尿外观浑浊,呈脓尿、血尿。

2.慢性肾盂肾炎

急性肾盂肾炎反复发作,迁延不愈,病程超过半年即转为慢性肾盂肾炎。慢性肾盂肾炎症状一般较轻,或仅有低热、倦怠,无尿路感染症状,但多次尿细菌培养均呈阳性,称"无症状菌尿"。急性发作时与急性肾盂肾炎症状相似,如不及时治疗可导致肾功能减退,最终可发展为肾衰竭。

3.并发症

并发症常见有慢性肾衰竭、肾盂积水、肾盂积脓、肾周围脓肿等。

(三)心理-社会状况

由于起病急,症状明显,女性患者羞于检查,或反复发作迁延不愈,患者易产生焦虑、紧张和悲观情绪。

(四)实验室及其他检查

1.尿常规

尿液外观浑浊;急性期尿沉渣镜检可见大量白细胞和脓细胞,如出现白细胞管型,对肾盂肾炎有诊断价值;少数患者有肉眼血尿。

2.血常规

急性期白细胞总数及中性粒细胞增高。

3.尿细菌学检查

尿细菌学检查是诊断肾盂肾炎的主要依据。新鲜清洁中段尿细菌培养,菌落计数不低于 $10^5/mL$ 为阳性,菌落计数低于 $10^4/mL$ 为污染,如介于两者之间为可疑阳性,需复查或结合病情判断。

4.肾功能检查

急性肾盂肾炎肾功能多无改变,慢性肾盂肾炎可有夜尿增多、尿比重低而固定,晚期可出现氮质血症。

5.X 线检查

X 线腹部平片及肾盂造影可了解肾的大小、形态、肾盂肾盏变化以及尿路有无结石、梗阻、畸形等情况。

6.超声检查

超声检查可准确判断肾大小、形态以及有无结石、囊肿、肾盂积水等。

二、护理诊断及医护合作性问题

(1)体温过高:与细菌感染有关。

(2)排尿异常:与尿路感染所致的尿路刺激征有关。

(3)焦虑:与症状明显或病情反复发作有关。

(4)潜在并发症:有慢性肾衰竭、肾盂积水、肾盂积脓和肾周围脓肿。

三、治疗及护理措施

(一)治疗要点

1.一般治疗

急性期全身症状明显者应卧床休息,饮食应富有热量和维生素并易于消化,高热脱水时应静脉补液,鼓励患者多饮水、勤排尿,促使细菌及炎性渗出物迅速排出。

2.抗菌药物治疗

原则上应根据致病菌和药敏试验结果选用抗菌药,但由于大多数病例为革兰氏阴性杆菌感染,急性型患者常不等尿培养结果,即首选对此类细菌有效,而且在尿中浓度高的药物治疗。

(1)常用药物。①喹诺酮类:如环丙沙星、氧氟沙星,为目前治疗尿路感染的常用药物,病情轻者,可口服用药;较严重者宜静脉滴注,环丙沙星 0.25 g,或氧氟沙星 0.2 g,每 12 小时 1 次。②氨基糖苷类:庆大霉素肌内注射或静脉滴注。③头孢类:头孢唑啉肌内或静脉注射。④磺胺类:复方磺胺甲基异噁唑(复方新诺明)口服。

(2)疗效与疗程:若药物选择得当,用药 24 小时后症状即可好转,如经 48 小时仍无效,应考虑更换药物。抗菌药用至症状消失,尿常规转阴和尿培养连续 3 次阴性后 3~5 天为止。急性肾盂肾炎一般疗程为10~14 天,疗程结束后每周复查尿常规和尿细菌培养 1 次,共 2~3 周,若均为阴性,可视为临床治愈。慢性肾盂肾炎疗程应适当延长,选用敏感药物联合治疗,疗程 2~4 周;或轮换用药,每组使用 5~7 天查尿细菌,如连续 2 周(每周 2 次)尿细菌检查阴性,6 周后再复查1 次仍为阴性,则为临床治愈。

(二)护理措施

1.病情观察

观察生命体征,尤其是体温变化;观察尿路刺激征及伴随症状的变化,有无并发症等。

2.生活护理

(1)休息:为患者提供安静、舒适的环境,增加休息和睡眠时间。高热患者应卧床休息,体温超过 39 ℃时需行冰敷、乙醇擦浴等措施进行物理降温。

(2)饮食护理:给予高蛋白、丰富维生素和易消化的清淡饮食,鼓励患者多饮水,每日饮水量不少于2 000 mL。

3.药物治疗的护理

(1)遵医嘱用药,轻症者尽可能单一用药,口服有效抗生素 2 周;严重感染宜联合用药,采用肌内注射或静脉给药;已有肾功能不全者,则避免应用肾毒性抗生素。

(2)观察药物疗效,协助医师判断停药指征。

(3)注意药物的不良反应,诺氟沙星、环丙沙星可引起轻微消化道反应、皮肤瘙痒等;氨基糖苷类药物对肾脏和听神经有毒性作用,可引起耳鸣、听力下降,甚至耳聋;磺胺类药物服药期间要多饮水和服用碳酸氢钠以碱化尿液,增强疗效和减少磺胺结晶的形成。

4.尿细菌学检查的标本采集

(1)宜在使用抗生素前或停药 5 天后留取尿标本。

（2）留取清洁中段尿标本前用肥皂水清洗外阴部,不宜用消毒剂,指导患者留取尿标本于无菌容器内,于 1 小时内送检。

（3）最好取清晨第 1 次(尿液在膀胱内停留 6～8 小时或以上)的清洁、新鲜中段尿送检,以提高阳性率。

（4）尿标本中注意勿混入消毒液;女性患者留取尿标本时应避开月经期,防止阴道分泌物及经血混入。

5.心理护理

向患者说明紧张情绪不利于尿路刺激征的缓解,指导患者放松身心,消除紧张情绪及恐惧心理,树立战胜疾病的信心,共同制订护理计划,积极配合治疗。

6.健康教育

（1）向患者及家属讲解肾盂肾炎发病和加重的相关因素,积极治疗和消除易感因素。尽量避免导尿及尿道器械检查,如果必须进行,应严格无菌操作,术后应用抗菌药以防泌尿系感染。

（2）指导患者保持良好的生活习惯,合理饮食,多饮水,勤排尿,尽量不留残尿;保持外阴清洁,女性患者忌盆浴,注意月经期、妊娠期、产褥期卫生。

（3）加强身体锻炼,提高机体抵抗力。

（4）育龄妇女患者,急性期治愈后 1 年内应避免妊娠。与性生活有关的反复发作患者,应于性生活后立即排尿和行高锰酸钾坐浴。

（5）告知患者遵医嘱坚持按疗程应用抗菌药物是最重要的治疗措施,嘱患者不可随意增减药量或停药,以达到彻底治愈的目的,避免因治疗不彻底而演变为慢性肾盂肾炎。慢性肾盂肾炎应按医嘱用药,定期检查尿液,出现症状立即就医。

（王　菁）

第三节　间质性肾炎

间质性肾炎又称肾小管间质性肾炎,是由各种原因引起的肾小管间质性急慢性损害的临床病理综合征。临床常分为急性间质性肾炎、慢性间质性肾炎。急性间质性肾炎以多种原因导致短时间内发生肾间质炎性细胞浸润、间质水肿、肾小管不同程度受损伴肾功能不全为特点,临床表现可轻可重,大多数病例均有明确的病因,去除病因、及时治疗,疾病可痊愈或使病情得到不同程度的逆转。慢性间质性肾炎病理表现以肾间质纤维化、间质单个核细胞浸润和肾小管萎缩为主要特征。

一、病因

（一）感染

致病感染可有细菌、真菌及病毒等致病微生物感染,包括金黄色葡萄球菌败血症、重症链球菌感染、白喉、猩红热、支原体肺炎、梅毒、布氏杆菌病、军团菌病、乙肝病毒抗原血症、巨细胞病毒感染、伤寒、麻疹、肾盂肾炎等。

（二）系统性疾病

如系统性红斑狼疮、干燥综合征、结节病、原发性冷球蛋白血症。血液系统疾病，如多发性骨髓瘤、阵发性血红蛋白尿、淋巴增生性疾病、镰状细胞病等。

（三）药物致病

可能与环孢素、氨基糖苷类抗生素、两性霉素 B、止痛剂、非甾体消炎药，顺铂等长期应用相关。

（四）重金属盐

可能与如镉、锂、铝、金、铍等长期接触有关。

（五）化学毒物或生物毒素

如四氯化碳、四氯乙烯、甲醇、乙二醇、煤酚、亚硝基脲或蛇毒、鱼胆毒、蜂毒、蕈毒等中毒史。

（六）代谢疾病

如胱氨酸病、低钾肾病、尿酸性肾病、糖尿病肾病及淀粉样肾病史。

二、临床表现

一般有多尿、烦渴、恶心、夜尿、肉眼血尿、肌无力、软瘫、关节痛等表现。

（一）急性间质性肾炎

急性间质性肾炎因其病因不同，临床表现各异，无特异性。主要突出表现为少尿性或非少尿性急性肾功能不全，可伴有疲乏无力、发热及关节痛等非特异性表现。肾小管功能损失可出现低比重及低渗透压尿、肾小管性蛋白尿及水、电解质和酸碱平衡紊乱，部分患者表现为 Fanconi 综合征。

（二）慢性间质性肾炎

慢性间质性肾炎常为隐匿、慢性或急性起病，因肾间质慢性炎症改变，主要为纤维化组织增生，肾小管萎缩，故常有其共同临床表现。

三、辅助检查

（一）尿液检查

一般为少量小分子蛋白尿，尿蛋白定量多在 0.5～1.5 g/24 h，极少＞2.0 g/24 h；尿沉渣检查可有镜下血尿、白细胞及管型尿，偶可见嗜酸细胞。肾小管功能异常根据累及小管的部位及程度不同而表现不同，可有肾性糖尿、肾小管酸中毒、低渗尿、范可尼综合征等。

（二）血液检查

部分患者可有低钾血症、低钠血症、低磷血症和高氯性代谢性酸中毒等表现。血尿酸常正常或轻度升高。慢性间质性肾炎贫血发生率高且程度较重，常为正细胞正色素性贫血。急性间质性肾炎患者外周血嗜酸细胞比例升高，可伴 IgE 升高，特发性间质性肾炎可有贫血、嗜酸细胞增多、血沉快、CRP 及球蛋白升高。

（三）影像学检查

急性间质性肾炎 B 超可显示肾脏呈正常大小或体积增大，皮质回声增强。慢性间质性肾炎 B 超、放射性核素、CT 等影像学检查通常显示双肾缩小、肾脏轮廓不光整。影像学检查还有助于判断某些特殊病因，如尿路梗阻、膀胱输尿管反流、肾脏囊性疾病等。静脉尿路造影（IVU）可显示止痛剂肾病特征性的肾乳头坏死征象。由于造影剂具有肾小管毒性，因此，在肾小管损伤时应慎用。

（四）肾活检病理

病理检查对确诊有重要意义。除感染相关性急性间质性肾炎外，其他类型均应积极行肾穿刺，以区别肾间质浸润细胞的类型及纤维化程度，从而有助于治疗方案的制定后预后的判断。

四、诊断

感染或药物应用史、临床表现、一些实验室及影像学检查有助于诊断，但肾脏病理仍然是诊断间质性肾炎的金标准。

临床出现不明原因的急性肾功能不全时要考虑急性间质性肾炎可能。具有下列临床特征者应考虑慢性间质性肾炎：①存在导致慢性间质性肾炎的诱因，如长期服用止痛剂、慢性尿路梗阻等，或有慢性间质性肾炎家族史；②临床表现有小管功能障碍，如烦渴、多尿、夜尿增多、肾小管性酸中毒等，或肾功能不全但无高血压、无高尿酸血症等；③尿液检查表现为严重小管功能受损。少量小分子蛋白尿（<2.0 g/24 h）、尿 RBP、溶菌酶、尿 β_2-微球蛋白、NAG 升高，可有糖尿、氨基酸尿。慢性间质性肾炎还须根据病史和临床病理特征进一步明确病因。

五、治疗

（一）一般治疗

去除病因，控制感染、及时停用致敏药物、处理原发病是间质性肾炎治疗的第一步。

（二）对症支持治疗

纠正肾性贫血、电解质、酸碱及容量失衡，血肌酐明显升高或合并高血钾、心力衰竭、肺水肿等有血液净化指征者，临床应及时行血液净化治疗，急性间质性肾炎可选用连续性血液净化治疗。进入尿毒症期者，如条件允许，可行肾移植治疗。

（1）促进肾小管再生冬虫夏草有促进肾小管上皮细胞的生长、提高细胞膜的稳定性、增强肾小管上皮细胞耐受缺氧等作用，对小管间质性肾炎有一定治疗。

（2）免疫抑制剂自身免疫性疾病、药物变态反应等免疫因素介导的间质性肾炎，可给予激素及免疫抑制剂治疗。

六、护理措施

（一）一般护理措施

（1）卧床休息，限制活动量。

（2）鼓励患者多饮水或饮料。

（3）给予清淡易化的高热量、高蛋白流质或半流质。

（4）出汗后要及时更换衣被，注意保暖。

（5）协助口腔护理，鼓励多漱口。口唇干燥者可涂护唇油。

（6）体温超过 38.5 ℃时给予物理降温，慎用药物降理，因为退热制剂易致敏而加重病情，物理降温后 0.5 小时测量体温，并记录于体温单上。

（7）指导患者识别并及时报告体温异常的早期表现和体征。

（二）自理方面的护理

患者自理方面的缺陷一般与发热和水、电解质紊乱有关。要使患者生活自理能力提高，需要做的护理措施如下。

(1)落实晨、晚间护理,协助患者洗脸、梳头、洗脚、就餐、大小便及个人卫生。

(2)鼓励患者生活自理,将传呼器置于患者伸手可及的位置。

(3)呼吸困难者,取半坐卧位,给氧。

(4)吞咽能力下降者应防呛咳。

(5)患者外出时有专人护送防止发生意外。

(6)监测血电解质变化,做好间质性肾炎护理工作,可提高患者生活质量。

(三)饮食调理

饮食有禁有补,对于间质性肾炎患者而言,是非常重要的,尤其是对间质性肾炎治疗的辅助使其成为患者必须引起重视的一个方面。

(1)间质性肾炎应该多漱口,口唇干燥者可涂护唇油。

(2)指导间质性肾炎患者识别并及时报告体温异常的早期体征和表现。

(3)中老年人如果患有间质性肾炎常常会感到双腿酸软、小便频繁腰酸背胀、精神不振等,一般是因为肾脏发生了病变。应选用红豆、玉米食用,对肾病有好处,但胡椒、花椒、浓茶、浓咖啡等刺激性食物应该禁用。

(4)肾病患者必须要忌盐。尿量少或水肿时,除服药外,可选用一些具有利水适用的食物。如冬瓜止渴、利小便、主治小腹水涨。冬瓜皮煎汤代茶利水消肿作用。丝瓜有利尿消肿、凉血解毒的作用。

(5)间质性肾炎患者应该多喝水,并且在饮食方面要给予易消化的高热量、高蛋白、清淡的半流质食物。出汗后要更注意保暖,及时的更换衣被。口唇干燥者可涂护唇油。体温超过 38.5 ℃时应该给予物理降温,慎用药物降温,因为退热制剂易致敏而加重病情物理降温后半个小时后应该测量体温,并记录。

(王　菁)

第四节　IgA　肾　病

IgA 肾病是最为常见的一种原发性肾小球疾病,是指肾小球系膜区以 IgA 或 IgA 沉积为主,伴或不伴有其他免疫球蛋白在肾小球系膜区沉积的原发性肾小球病。病变类型包括局灶节段性病变、毛细血管内增生性病变、系膜增生性病变、新月体病变及硬化性病变等。其临床表现为反复发作性肉眼血尿或镜下血尿,可伴有不同程度蛋白尿,部分患者可以出现严重高血压或者肾功能不全。

一、病因

病因不明,原发性 IgA 肾病,由肾脏本身疾病引起。继发性 IgA 肾病由肾脏以外的疾病引起,如紫癜性肾炎、HIV 感染、血清阴性脊柱关节炎、肿瘤、麻风病、肝脏疾病、家族性 IgA 肾病等。

二、临床表现

多在上呼吸道感染 1～3 天后出现易反复发作的肉眼血尿,持续数小时至数天后可转为镜下血尿,可伴有腹痛、腰痛、肌肉痛或低热,部分患者在体检时发现尿异常,为无症状性蛋白尿和(或)镜下血尿,少数患者有持续性肉眼血尿和不同程度蛋白尿,可伴有水肿和高血压。

三、检查

(一)免疫学检查

50%的患者血清 IgA 水平升高。37%～75%患者测到含有 IgA 的特异性循环免疫复合物。

(二)尿液检查

蛋白尿定量和分型对 IgA 肾病病情判断、估计预后很重要。蛋白尿<1 g/24 h 者常为轻微及病灶性系膜增生为主。中～重度蛋白尿多为弥漫性系膜增生,常伴新月体及肾小球硬化。血尿:尿 RBC 形态呈多形性,提示血尿来源是肾小球源性。

(三)肾功能检查

血肌酐上升到 1.5 mg/dL(132.6 μmol/L)多为病情进展。GFR<20 mL/min 时,病理改变属Ⅲ级以上。

四、诊断

IgA 肾病的诊断必须要有肾活检病理,必须要有免疫荧光或免疫组化的结果支持。其诊断特点是:光镜下常见弥漫性系膜增生或局灶节段增生性肾小球肾炎;免疫荧光可见系膜区 IgA 或以 IgA 为主的免疫复合物沉积,这是 IgA 肾病的诊断标志。

五、治疗

本病无特殊治疗方法,临床根据患者不同表现及病程,采用不同措施,目的是保护肾功能,减慢病情进展。按照临床分型治疗 IgA 肾病如下。

(一)孤立性镜下血尿型

无需特殊治疗,定期随访。

(二)反复发作肉眼血尿型

病灶清除如扁桃体切除,可根据蛋白尿的多少使用三联疗法(雷公藤多苷,大黄素,ACEI/ARB)。

(三)尿检异常型

三联疗法(雷公藤多苷,大黄素,ACEI/ARB)。

(四)血管炎型

1.MMF 治疗方案

甲泼尼龙静脉滴注冲击治疗 3 天,继以泼尼松 0.6 mg/(kg·d),每 2 周减少 5 mg/d 至 10 mg/d,以后维持此剂量。MMF 以 0.5 g,每天 2 次开始给药,依据血药浓度增加至 1.5～2.0 g/d,连续使用 6 个月,以每天 0.75～1 g 剂量维持,总疗程 2 年。

2.环磷酰胺(CTX)治疗方案

甲泼尼龙同 MMF 治疗方案。CTX 冲击疗法,每月 1 次,共 6 个月,以后每 3 个月 1 次。总剂量<8 g。CTX 治疗结束后用硫唑嘌呤维持,总疗程 2 年。

5.大量蛋白尿型(合并微小病变)

泼尼松正规治疗。

6.大量蛋白尿型

低蛋白饮食,使用雷公藤多苷,大黄素,ACEI/ARB 药物治疗。

7.高血压型

选择使用 ACEI/ARB,CCB,利尿剂种类的降压药,蛋白尿＞1.5 g/24 h 的病例可合用雷公藤多苷片。

六、护理

（一）护理评估

（1）水肿:患者眼睑及双下肢水肿。

（2）血尿:肉眼血尿或镜下血尿。

（3）蛋白尿:泡沫尿,尿蛋白。

（4）上呼吸道感染:扁桃体炎、咽炎等。

（5）高血压。

（二）护理措施

1.病情观察

（1）意识状态、呼吸频率、心率、血压、体温。

（2）肾穿刺术后观察患者的尿色、尿量,腰痛,腹痛,有无出血。

（3）自理能力和需要,有无担忧、焦虑、自卑异常心理。

（4）观察患者水肿变化:详细记录 24 小时出入量,每天记录腹围、体重,每周送检尿常规 2～3 次。

（5）严重水肿和高血压时需卧床休息,一般无须严格限制活动,根据病情适当安排文娱活动,使患者精神愉快。

2.症状护理

（1）监测生命体征、血压及用药反应。注意观察有无出血及感染现象。

（2）观察疼痛的性质,部位、强度、持续时间等,解释疼痛的原因。协助患者变换体位以减轻疼痛。让患者听音乐,与人交谈来分散注意力以减轻疼痛。遵医嘱给予镇痛药并观察疗效及不良反应。

（3）长时间卧床休息时注意皮肤的护理,预防压疮的出现,肾穿刺后 4～6 小时,在医师允许的情况下可翻身侧卧。

（4）观察尿色,如有血尿,立即告知医师,遵医嘱给予止血药物。

（5）观察患者排尿情况,对床上:排尿困难的患者先给予诱导排尿,如仍排不出,可给予导尿。

3.一般护理

（1）患者要注意休息:卧床休息可以松弛肌肉有利于疾病的康复。剧烈活动可见血尿,因刚烈活动时,肾脏血管收缩,导致肾血流量减少,氧供应暂时不足,导致肾小球毛细血管的通透性增加,从而引起血尿,使原有血尿加重。

（2）每天监测血压:密切观察血压,水肿、尿量变化;一旦血压上升,尿量减少时,应警惕慢性肾衰竭。

（3）观察疼痛的性质、部位、强度、持续时间等。疼痛严重时可局部热敷或理疗。

（4）加强锻炼：锻炼身体，增强体质，预防感冒。积极预防感染和疮疖等皮肤疾病。

（5）注意扁桃体的变化：急性扁桃体炎能诱发血尿的发作，扁桃体摘除后血尿明显减少、蛋白尿降低，血清中的 IgA 水平也降低。

（6）注意病情的变化：一要观察水肿的程度、部位、皮肤情况；二要观察水肿的伴随症状，如倦怠、乏力、高血压、食欲减退、恶心呕吐；三要观察尿量、颜色、饮水量的变化，经常监测尿镜检或尿沉渣分析的指标。

（7）注意避免使用对肾脏有损害的药物：有很多中成药和中草药对肾脏有一定的毒性，可以损害肾功能，应注意。

（王　菁）

第五节　糖尿病肾病

糖尿病肾病是糖尿病患者最重要的并发症之一。我国的发病率亦呈上升趋势，目前已成为终末期肾脏病的第二位原因，仅次于各种肾小球肾炎。

一、病因及发病机制

糖尿病肾病病因和发病机制不清。目前认为系多因素参与，在一定的遗传背景以及部分危险因素的共同作用下致病。

（一）遗传因素

男性发生糖尿病肾病的比例较女性为高；来自美国的研究发现在相同的生活环境下，非洲及墨西哥裔较白人易发生糖尿病肾病；同一种族中，某些家族易患糖尿病肾病，凡此种种均提示遗传因素存在。1 型糖尿病中 40%～50% 发生微量清蛋白尿，2 型糖尿病在观察期间也仅有 20%～30% 发生糖尿病肾病，均提示遗传因素可能起重要作用。

（二）肾脏血流动力学异常

糖尿病肾病早期就可观察到肾脏血流动力学异常，表现为肾小球高灌注和高滤过，肾血流量和肾小球滤过率（GFR）升高，且增加蛋白摄入后升高的程度更显著。

（三）高血糖造成的代谢异常

血糖过高主要通过肾脏血流动力学改变以及代谢异常引致肾脏损害，其中代谢异常导致肾脏损害的机制如下。

（1）肾组织局部糖代谢紊乱，可通过非酶糖基化形成糖基化终末代谢产物。

（2）多元醇通路的激活。

（3）二酰基甘油-蛋白激酶 c 途径的激活。

（4）己糖胺通路代谢异常。

上述代谢异常除参与早期高滤过，更为重要的是促进肾小球基底膜（GBM）增厚和细胞外基质蓄积。

（四）高血压

几乎任何糖尿病肾病均伴有高血压，在 1 型糖尿病肾病高血压与微量清蛋白尿平行发生，而在 2 型中则常在糖尿病肾病发生前出现。血压控制情况与糖尿病肾病发展密切相关。

（五）血管活性物质代谢异常

糖尿病肾病的发生发展过程中可有多种血管活性物质的代谢异常。其中包括 RAS，内皮素、前列腺素族和生长因子等代谢异常。

二、临床表现和疾病分期

糖尿病肾病是糖尿病全身微血管病性并发症之一，因此发生糖尿病肾病时也往往同时合并其他器官或系统的微血管病如糖尿病视网膜病变和外周神经病变。1 型糖尿病患者发生糖尿病肾病多在起病 10～15 年，而 2 型糖尿病患者发生糖尿病肾病的时间则短，与年龄大同时合并较多其他基础疾病有关。根据糖尿病肾病的病程和病理生理演变过程，Mogensen 曾建议把糖尿病肾病分为以下五期。

（一）肾小球高滤过和肾脏肥大期

这种初期改变与高血糖水平一致，血糖控制后可以得到部分缓解。本期没有病理组织学损伤。

（二）正常清蛋白尿期

GFR 高出正常水平。肾脏病理表现为 GBM 增厚，系膜区基质增多，运动后尿清蛋白排出率（UAE）升高（$>20\ \mu g/min$），休息后恢复正常。如果在这一期能良好地控制血糖，患者可以长期稳定处于该期。

（三）早期糖尿病肾病期

早期糖尿病肾病期又称"持续微量清蛋白尿期"，GFR 开始下降到正常。肾脏病理出现肾小球结节样病变和小动脉玻璃样变。UAE 持续升高至 $20～200\ \mu g/min$ 从而出现微量清蛋白尿。本期患者血压升高。经 ACEI 或 ARB 类药物治疗，可减少尿清蛋白排出，延缓肾脏病进展。

（四）临床糖尿病肾病期

病理上出现典型的 K-W 结节。持续性大量清蛋白尿（UAE$>200\ \mu g/min$）或蛋白尿大于 500 mg/d，约 30% 患者可出现肾病综合征，GFR 持续下降。该期的特点是尿蛋白不随 GFR 下降而减少。患者一旦进入 IV 期，病情往往进行性发展，如不积极加以控制，GFR 将平均每月下降 1 mL/min。

（五）终末期肾衰竭

GFR<10 mL/min。尿蛋白量因肾小球硬化而减少。尿毒症症状明显，需要透析治疗。

以上分期主要基于 1 型糖尿病肾病，2 型糖尿病肾病则不明显。

蛋白尿与糖尿病肾病进展关系密切。微量清蛋白尿不仅表示肾小球滤过屏障障碍，同时还表示全身血管内皮功能障碍并发现其与心血管并发症密切相关。

糖尿病肾病的肾病综合征与一般原发性肾小球疾病相比，其水肿程度常更明显，同时常伴有严重高血压。由于本病肾小球内毛细血管跨膜压高，加之肾小球滤过膜蛋白屏障功能严重损害，因此部分终末期肾衰竭患者亦可有大量蛋白尿。

三、辅助检查

（一）尿糖定性

尿糖定性是筛选糖尿病的一种简易方法但在糖尿病肾病可出现假阴性或假阳性故测定血糖是诊断的主要依据。

（二）尿清蛋白排泄率（UAE）

$20\sim200\mu g/min$ 是诊断早期糖尿病肾病的重要指标；当 UAE 持续 $>200\ \mu g/min$ 或常规检查尿蛋白阳性（尿蛋白定量大于 $0.5\ g/24\ h$）即诊断为糖尿病肾病。

（三）尿沉渣

一般改变不明显较多白细胞时提示尿路感染；有大量红细胞提示可能有其他原因所致的血尿。

（四）尿素氮、肌酐

糖尿病肾病晚期内生肌酐清除率下降和血尿素氮、肌酐增高。

（五）核素肾动态肾小球滤过率（GFR）

GFR 增加；B 超测量肾体积增大符合早期糖尿病肾病。在尿毒症时 GFR 明显下降，但肾脏体积往往无明显缩小。

四、诊断和鉴别诊断

糖尿病患者临床上出现肾脏损害应考虑糖尿病肾病，家族中有肾脏病者、明显高血压、胰岛素抵抗，GFR 明显过高或伴严重高血压者为发生糖尿病肾病的高危因素。微量清蛋白尿是诊断糖尿病肾病的标志。微量清蛋白尿指 UAE 持续升高 $20\sim200\ \mu g/min$，或尿清蛋白 $30\sim300\ mg/24\ h$，尿肌酐为 $30\sim300\ \mu g/mg$。

由于微量清蛋白尿是临床诊断早期糖尿病肾病的主要线索，目前美国糖尿病协会建议，对于 1 型糖尿病患者，起病 5 年后就要进行尿微量清蛋白的筛查；而对于 2 型糖尿病则在确诊糖尿病时应同时检查。但一次检查阳性，还不能确诊为持续微量清蛋白尿，需要在 3～6 月内复查，如果 3 次检查中 2 次阳性，则可确诊；如为阴性，则应每年检查 1 次。

微量清蛋白尿还与糖尿病的其他多种并发症有关，包括高血压、高脂血症、动脉粥样硬化和心血管疾病等。因此出现微量清蛋白尿不一定就代表发生了糖尿病肾病，其出现以后是否必然进展到明显蛋白尿进而慢性肾衰竭尚存在争议。在几个较大系列的长期观察中发现有微量清蛋白尿的糖尿病患者，10 年中仅有 30%～45% 转为临床显性蛋白尿，另有 30% 微量清蛋白尿消失，这在 2 型糖尿病中更明显。因此应多次检查、连续随访才可判定。

明显蛋白尿（$>500\ mg/d$）或肾病综合征等均提示肾脏病变明显，在 1 型糖尿病中，凡有蛋白尿同时合并糖尿病视网膜病变，特别是青春期后的患者，几乎可以确定为糖尿病肾病。2 型糖尿病伴有蛋白尿的糖尿病患者，在诊断糖尿病肾病之前必须仔细排除其他可能引起蛋白尿的原因，尤其对于不能明确发病时间的 2 型糖尿病患者。临床上出现下列情况应考虑糖尿病合并了其他肾脏病：①有明显蛋白尿但无明显糖尿病视网膜病变；②急性肾损伤；③肾炎性血尿，尿沉渣以畸形红细胞为主或有红细胞管型；④不伴高血压的肾病综合征；⑤短期内蛋白尿明显增加等。出现上述情况应考虑肾活检以除外其他原因的肾小球病。

五、治疗

糖尿病肾病治疗依不同病期而异。临床上主要针对以下几方面。

(一)控制血糖

糖基化血红蛋白应尽量控制在 7.0％以下。严格控制血糖可部分改善异常的肾血流动力学；至少在 1 型糖尿病可以延缓微量清蛋白尿的出现；减少已有微量清蛋白尿者转变为明显临床蛋白尿。

(二)控制血压

糖尿病肾病中高血压不仅常见，同时是导致糖尿病肾病发生和发展重要因素。降压药物首选血管紧张素转化酶抑制剂（ACEI）或血管紧张素受体拮抗剂（ARB）。该类药物具有改善肾内血流动力学、减少尿蛋白排出，抑制系膜细胞、成纤维细胞和巨噬细胞活性，改善滤过膜通透性等药理作用。即使全身血压正常的情况下也可产生肾脏保护功能，且不依赖于降压后血流动力学的改善。ACEI 的不良反应主要有高钾血症、肾功能减退和干咳等。降压的靶目标在伴有蛋白尿者血压为 17.33/10.67 kPa(130/80 mmHg)。β受体阻滞剂和利尿剂因其潜在的糖脂代谢紊乱作用不主张纳入一线用药，除非合并心动过速或明显水肿。钙通道阻滞剂（CCB）在糖尿病肾病患者中的肾脏保护功能尚不明确，但地尔硫䓬类的作用似乎优于二氢吡啶类，后者不推荐单独用于糖尿病肾病患者。

(三)饮食疗法

高蛋白饮食加重肾小球高灌注、高滤过，因此主张以优质蛋白为原则。蛋白质摄入应以高生物效价的动物蛋白为主，早期即应限制蛋白质摄入量至 0.8 g/(kg·d)，对已有大量蛋白尿和肾衰竭的患者可降低至 0.6 g/(kg·d)。中晚期肾功能损伤患者，宜补充 α-酮酸。另外，有人建议以鱼、鸡肉等部分代替红肉类（如牛肉、羊肉、猪肉），并加用多不饱和脂肪酸。此外也不必过分限制植物蛋白如大豆蛋白的摄入。

(四)终末期肾脏病的替代治疗

进入终末期肾衰竭者可行肾脏替代治疗，但其预后较非糖尿病者为差。

糖尿病肾病患者本身的糖尿病并发症多见，尿毒症症状出现较早，应适当放宽肾脏替代治疗的指征。一般内生肌酐清除率降至 10～15 mL/min 或伴有明显胃肠道症状、高血压和心力衰竭不易控制者即可进入维持性透析。血液透析与腹膜透析的长期生存率相近，前者利于血糖控制、透析充分性较好，但动静脉内瘘难建立，透析过程中易发生心脑血管意外；后者常选用持续不卧床腹膜透析（CAPD），其优点在于短期内利于保护残存肾功能，因不必应用抗凝剂故在已有心脑血管意外的患者也可施行，但以葡萄糖作为渗透溶质使患者的血糖水平难以控制。

(五)器官移植

对终末期糖尿病肾病的患者，肾移植是目前最有效的治疗方法，在美国约占肾移植患者的 20％。近年来尸体肾移植的 5 年存活率为 79％，活体肾移植为 91％，而接受透析者其 5 年存活率仅 43％。活体肾特别是亲属供肾者的存活率明显高于尸体肾移植。但糖尿病肾病患者移植肾存活率仍比非糖尿病患者低 10％。单纯肾移植并不能防止糖尿病肾病再发生，也不能改善其他的糖尿病并发症。胰肾双器官联合移植有可能使患者糖化血红蛋白和血肌酐水平恢复正常，并改善其他糖尿病并发症，因此患者的生活质量优于单纯肾移植者。

六、主要护理问题

（一）营养失调：低于机体需要量

与糖代谢紊乱、蛋白丢失、低蛋白血症有关。

（二）活动无耐力

与贫血、水肿、血压高等因素有关。

（三）有感染的危险

与皮肤水肿，蛋白丢失致机体营养不良、透析等因素有关。

七、护理目标

（1）维持正常糖代谢，科学进食，营养状况逐步改善。

（2）活动耐力增加，能自理日常生活。

（3）无感染发生或发生感染时被及时发现和处理。

八、护理措施

（一）营养失调：低于机体需要量

1.饮食护理

合适的饮食有利于减轻肾脏负担，控制高血糖和减轻低血糖。护士应向患者及家属介绍饮食治疗的目的和必要性，并制订详细的饮食方案，取得积极配合和落实。

（1）蛋白质的摄入：限制蛋白饮食可减少尿蛋白，对于蛋白尿基线水平较高者尤其明显。

目前主张在糖尿病肾脏病变早期即应限制蛋白质摄入量，蛋白质摄入选用高生物效价的优质动物蛋白，尽量以鱼、鸡等白色肉代替猪、牛等红色肉。适量蛋白饮食 0.8 g/(kg·d)对临床期糖尿病也可使其 GFR 下降速度减慢。对 GFR 已下降的患者，蛋白质摄入应给予 0.6 g/(kg·d)，并适当配合必需氨基酸治疗。若患者合并蛋白尿，应根据尿蛋白丢失量适当增加蛋白质的摄入量；若患者开始透析治疗，应进食透析饮食，按要求增加蛋白量。

（2）脂肪的摄入：应以富含多聚不饱和脂肪酸的食物为主，如植物油及鱼油，脂肪的摄入约占总热量的 30%。

（3）热量的摄入：患者每天的饮食中总热量基本与非糖尿病肾病患者相似，除非是肥胖患者，一般患者应保证每天 125.5～146.4 kJ/kg 的热量，防止营养不良。其中蛋白质占总热量的 15%～20%，脂肪占总热量的 20%～30%，糖类及其他物质占 55%～60%。低蛋白饮食的患者需注意提供足够的糖类，以免引起负氮平衡，部分主食可以粗粮代替（如荞麦、小米、玉米等），少食含糖较高的食物，禁食单糖，患者可按规定进食，感觉饥饿难忍，可用煮过多次的菜泥以充饥，但同时又应控制热量的摄入，以维持血糖正常或接近正常水平。在胰岛素配合应用下，可适当增加糖类的摄入以保证有足够的热量，避免蛋白质和脂肪分解增加。

（4）限制盐摄入：高盐饮食与蛋白尿加重相关，控制饮食中盐摄入量，可改善蛋白尿。低盐饮食降低蛋白尿与血压降低及肾脏血流动力学改善有关。对于服用 ACEI、ARB 等药物的患者，低盐饮食可增加这些药物的降尿蛋白作用，还具有独立于降压作用以外的降蛋白作用。盐应少于 6 g/d，出现肾功能不全时应降至 2 g/d。同时注意补充维生素 B、维生素 C、维生素 A 等，选用含维生素 B 高的食品，如豌豆、生花生仁、干酵母等。高钾血症的患者还需要避免摄入含钾高的食物,限制含磷丰富的食物,禁烟戒酒,保持大便通畅。

2.活动指导

适当的有氧运动可有利于控制体重,改善血糖和血脂代谢紊乱,减轻患者的心理压力,提高患者的自信心和舒适感。运动时可以根据患者的身体素质制订,一般以持续性的慢运动为主,如进行散步,慢跑、打太极拳等力所能及的运动,以运动后微出汗为宜,注意避免活动量过大、过劳,加重心、肾等器官负担,通过适当的运动可以增强患者的体质,增强抵抗力,可以减少感冒等病的发生。并且运动时嘱咐患者要随身自备一些糖果,当出现心慌、出冷汗、头晕、四肢无力等低血糖症状时要及时食用,并及时停止运动。

3.用药护理

指导患者或家属掌握所服用降糖、降压药物的作用、不良反应及注意事项等,注射胰岛素的患者必须按时进食,以免发生低血糖。注意监测血糖、血压动态变化及有无身体不适等状况。出院后按要求定期门诊复诊。

(二)活动无耐力

(1)评价患者日常活动耐受状况:患者有无心悸、头晕,活动后有无乏力、心累、胸痛、血压升高等状况。

(2)制订规律健康的生活方式,保证休息,避免劳累。对病情较重、有心力衰竭等情况时,应绝对卧床休息,保证环境安静,并做好患者的生活护理,特别是水肿患者的皮肤护理。

(3)详细记录24小时液体出入量,指导患者限制液体摄入量,控制水的入量$<1\ 500\ mL/d$。记录白天与夜间尿量,定期测量体重及腹围,为治疗提供信息和依据。

(4)用药护理:遵医嘱用药,做好用药前知识宣教,注射胰岛素的患者必须按时进食,以免发生低血糖。加强用药后的观察,出现不良反应时及时请示医师并及时处理。

(三)有感染的危险

应积极采取各项措施预防感染的发生。

(1)加强患者的营养监测,保证科学合理的饮食供给。

(2)加强皮肤护理,指导患者穿着棉质宽松的衣物和宽松的鞋子,积极防范糖尿病足的发生,特别做好水肿部位皮肤保护,以及口腔和会阴部位皮肤、黏膜的清洁卫生。

(3)尽量不用热水袋取暖,气温低需要用时,嘱患者特别小心,避免烫伤。

(4)避免去人多的公共场所,住院期间要保证病房空气清新,定时开窗通风,避免有外感的亲友探视,指导有效的呼吸和咳嗽。

(王　菁)

第六节　肾小管酸中毒

肾小管性酸中毒(RTA)是由于各种病因导致肾脏酸化功能障碍而产生的一种临床综合征,主要表现是血浆阴离子间隙正常的高氯性代谢性酸中毒,而与此同时肾小球滤过率则相对正常。以往观点认为肾小球滤过功能损害时$H_2PO_4^-$等酸根在体内潴留、代替了HCO_3^-而导致代谢性酸中毒。实际上,肾脏原因引起的酸中毒的本质是肾小管泌氢障碍或肾小管碳酸氢根重吸收障碍。

本病按病变部位、病理生理变化和临床表现的综合分类：Ⅰ型,远端 RTA;Ⅱ型,近端 RTA;Ⅲ型,兼有Ⅰ型和Ⅱ型 RTA 的特点;Ⅳ型,高血钾型 RTA。

一、病因

（一）Ⅰ型（远端）肾小管性酸中毒

（1）原发性肾小管功能多有先天性缺陷,可为散发,但大多为常染色体显性遗传,亦有隐性遗传及散发病例。

（2）继发性主要因自身免疫性疾病、遗传系统性疾病、与肾钙化相关的疾病、药物及毒物导致的小管损伤、小管间质病、慢性肾盂肾炎、梗阻性肾病、高草酸尿、肾移植等疾病导致。

（二）Ⅱ型（近端）肾小管性酸中毒

近端肾小管酸中毒的病因比较复杂。凡是累及到肾小管功能的各种原发病均能导致近端 RTA。如多发性骨髓瘤、Wilson 病、甲状旁腺功能亢进症等。此外某些药物毒物也可以通过损伤小管间质而诱发本病。

（三）混合性肾小管酸中毒（Ⅲ型 RTA）

其特点是Ⅰ型和Ⅱ型肾小管酸中毒的临床表现均存在。高血氯性代谢性酸中毒明显,尿中大量丢失碳酸氢根,尿可滴定酸及铵离子排出减少,治疗与Ⅰ型Ⅱ型相同。

（四）Ⅳ型肾小管性酸中毒

高血钾型肾小管酸中毒的主要原因:醛固酮缺乏伴有糖皮质激素缺乏;单纯醛固酮缺乏;醛固酮耐受三者。此型 RTA 在成年人中多为获得性。醛固酮绝对不足可以是由于原发的肾上腺功能异常,也可继发于各种轻、中度肾功能不全导致的低肾素血症;醛固酮相对不足多与梗阻性肾病、移植肾排异和药物损害所引起的慢性间质性肾病有关。

二、临床表现

因肾小管受损的部位及严重程度而异,但共同的表现均有不同程度的代谢性酸中毒。

（一）Ⅰ型

除酸中毒外,明显的临床征象有生长发育迟缓、多尿,在隐性遗传的远端肾小管酸中毒中还并发有神经性耳聋,耳聋的发病时间,从出生带年长儿时间不等。

（二）Ⅱ型

除阴离子间隙正常的高氯性代谢性酸中毒外,骨病发生率在 20% 左右,主要为骨软化症或骨质疏松,儿童可有佝偻病。尿路结石及肾脏钙化较少见。由于 RTA 本身疾病的隐匿性,此类患者常因其他合并的症状就诊,如幼儿期发育迟缓、眼部疾病、智力低下等。

（三）Ⅲ型（混合型）

混合性肾小管酸中毒高血氯性代谢性酸中毒明显,尿中大量丢失碳酸氢根,尿可滴定酸及铵离子排出减少,治疗与Ⅰ型Ⅱ型相同。

（四）Ⅳ型

患者除有高氯性代谢性酸中毒外,主要临床特点为高钾血症,血钠降低。患者因血容量减少,有些患者可出现直立性低血压。

各型肾小管性酸中毒除上述临床表现外,在继发性患者中还有原发性疾病的临床表现。

三、检查

(一)血液生化

所有各型患者都有血 pH 降低。只有不完全性Ⅰ型患者血 pH 可在正常范围内。Ⅰ、Ⅱ型血钾降低，Ⅲ型正常，Ⅳ型增高。在严重远端肾小管酸中毒时可有继发性血氨增高。

(二)负荷试验

对不完全性Ⅰ型肾小管性酸中毒可做氯化铵负荷试验帮助确诊。试验方法为在禁食酸性或碱性药物后，口服氯化铵 0.1 g/kg，3 次/天，连服 5 天，在血 pH 下降时，尿 pH 仍不能降到 5.5 以下则可诊断为不完全Ⅰ型肾小管性酸中毒。口服氯化钙 0.2 g/kg，5 小时后，尿 pH 不能降到 5.5 以下即表明尿酸化有障碍，可诊断为不完全性Ⅰ型肾小管性酸中毒。对于Ⅱ型 RTA 疑似病例，可行碳酸氢盐重吸收试验，嘱患者口服或者静脉滴注碳酸氢钠，如碳酸氢根的排泄分数＞15％即可确诊。

(三)心电图检查

低钾血症者有 ST 段下移，T 波倒置，出现 U 波。

(四)X 线和骨密度

有佝偻病或骨软化者可做 X 线照片和骨密度测量。

四、诊断

遗传性Ⅰ肾小管性酸中毒可用分子生物学技术明确诊断。但肾小管使尿酸化功能是复杂的，前面已提到 H-ATP 酶有些患者在肾远曲小管细胞中用免疫组化方法未检出这种酶。但表达这种酶的基因尚未确定，因此，与尿酸化功能有关的基因还需进一步寻找。继发性肾小管性酸中毒的病因很多，应根据所怀疑的疾病做有关检查以确诊。

五、治疗

对于其他疾病引起的继发性肾小管性酸中毒首先应治疗原发性疾病。如果原发性疾病可得到治愈，肾小管性酸中毒也可随之治愈。对原发性疾病不能根治者，则只能和遗传性肾小管性酸中毒一样采取下列对症治疗。

(一)Ⅰ型肾小管性酸中毒治疗

首先，补充碱剂以纠正酸中毒。与近端 RTA 不同，补碱量较少，但仍然需要补充足够的碱以平衡酸的产生，常用枸橼酸钾，也可以用碳酸氢钠，但是钠盐有可能加剧低钾血症。补充钾盐以纠正低钾血症。如氯化钾片剂、氯化钾缓释胶囊、枸橼酸钾等。再次，防治肾结石、肾钙化和骨病。

(二)Ⅱ型肾小管性酸中毒的治疗

能进行病因治疗者，首先对因治疗。患者丢失较多的碳酸氢根，因此需要补充的碱量也比较大。目前推荐使用枸橼酸钠、枸橼酸钾混合物，因为枸橼酸代谢可以产生碳酸氢根，需要注意每日剂量应分多次服用，尽可能保持日夜复合平衡。但是补碱治疗的药物剂量大且口感差，因此患者长期依从性差。合用噻嗪类利尿剂可以减少碱的用量，但缺点是可能使低钾血症加剧。

由于在近端小管中碳酸氢根的重吸收是通过 NBC 与钠离子的重吸收相耦联，因此患者尚需限盐饮食，以减少细胞外容积，促进肾小管对碳酸氢根的重吸收。

为控制骨病,部分患者尤其是儿童患者,可予活性维生素制剂。

（三）Ⅳ型肾小管性酸中毒治疗

治疗方法和预后取决于潜在的病因,应了解患者的病史,特别是药物史。除此之外,控制血钾至关重要,避免任何潴钾的药物和高钾饮食。补充盐皮质激素,不仅可纠正高氯性代谢性酸中毒,而且可以纠正高钾血症。常用药物为氟氢可的松。呋塞米可增加尿钠 Na^+、Cl^-、K^+ 和 H^+ 排泄,故也可用以治疗Ⅳ型肾小管性酸中毒患者。与氟氢可的松联合应用可增强疗效。

（四）混合性肾小管酸中毒Ⅲ型的治疗

同近端及远端肾小管酸中毒的治疗。

六、护理

（一）护理评估

1.健康史

(1)既往史:重点询问药物使用史(如非甾体消炎药、庆大霉素、四环素等),接触重金属、苯、砷等化工材料工作环境,自身免疫性疾病如干燥综合征等。

(2)家族史:儿童病例尤其要注意询问家族史。

(3)生活习惯:居住地环境卫生、个人卫生习惯等。有无烟酒嗜好,平时的饮食习惯,如喜欢的食物,进食量和钠盐的摄入量。

2.身体状况

(1)一般状况:精神萎靡、乏力,如伴有尿路感染可有不同程度的发热;生长发育迟缓。

(2)皮肤黏膜:可有不同程度的面色、口唇、睑结膜、甲床等苍白;伴肾小球滤过功能障碍者可有眼睑、双下肢水肿。

(3)肺和心脏:无异常;严重酸中毒者可有深大呼吸。

(4)腹部:一般未扪及肝脾;肾区可有叩击痛,伴有尿路感染可有输尿管行程压痛。

(5)肌肉神经系统:肌力下降、肌张力下降、腱反射减弱或消失,但缺乏神经系统损害的定位体征,病理反射未引出。

(6)骨骼系统:近端肾小管酸中毒患者骨病较轻,部分患者可出现软骨病或维生素 D 缺乏症。

3.心理-社会状况

了解患者的情绪和精神状态,有无紧张、焦虑、抑郁、绝望等负性情绪及其程度。

（二）护理措施

1.一般护理

(1)肾小管酸中毒严重者需卧床休息,必要时予以吸氧、镇静等护理。如发生低血钙引起手抽搐,在遵医嘱用药的同时应严格卧床以免摔伤。

(2)对于尿量改变的患者,要准确记录出入量,保证液体的平衡。

2.饮食护理

保持电解质、酸碱度的平衡,维持营养物质的摄入,对于恶心、呕吐的患者要及时服用止吐药物,同时可给予清淡易消化饮食。

3.病情观察

(1)观察低血钾表现,如有无恶心、呕吐、肌无力和软瘫、腹胀等表现,应给予相应的护理。

(2)观察低钙的表现,如骨痛、抽搐、骨发育不良等表现。

(3)观察尿量及尿酸碱度的变化。

(4)观察患者神志、体温、脉搏、呼吸、血压、大小便及用药后的反应,这些情况既可提示疾病进展,又利于发现病情异常变化。

4.用药护理

(1)由于 RTA 患者需要用碱剂治疗且必须坚持长期治疗数年,甚至终身治疗,故在服用碱剂的过程中,要密切注意临床表现和血气分析、24 小时尿钙的检测结果,及时调整药物的剂量。

(2)枸橼酸钾剂量大时会出现尿的异常,应预防肾结石的形成,应嘱患者多饮水,2 000～3 000 mL/d,以达到冲洗尿路、防止尿路结石的目的。

(3)在遵医嘱给予利尿剂(如呋塞米、氢氯噻嗪,以增加钾排出、纠正高钾血症)的同时,要及时检查血电解质,以了解血钾情况,避免出现低钾血症的发生。在服用激素类药物时,应遵医嘱按剂量服用。

5.心理护理

由于本病的并发症较多,应主动与患者进行沟通,详细讲解疾病的发病机制及预后情况,消除患者恐惧等不良情绪,以便能积极配合诊断、治疗和护理。还要及时与患者家属沟通,有利于患者得到更多关心和支持。

(王　菁)

第七节　急性肾衰竭

急性肾衰竭(ARF)是由各种原因导致的双肾排泄功能在短期内(数小时至数日)突然急剧进行性下降,从而引起氮质潴留,水、电解质紊乱及酸碱平衡失调的临床综合征。常伴有少尿或无尿。

一、病因分类

根据引起急性肾衰竭原因常可分为肾前性、肾后性和肾实质性 3 种。

(一)肾前性

由于有效血容量或细胞外液减少导致肾灌注不足,初期为功能性肾功能不全,若不及时处理,可使有效肾灌流量进一步减少,易引起急性肾小管坏死。

(二)肾后性

肾后性是指尿路梗阻引起的肾功能损害,常见原因包括结石、肿瘤、前列腺肥大、血块等机械因素造成的尿路梗阻。

(三)肾实质性

(1)肾小管坏死是最常见的急性肾衰竭,主要病因为肾缺血及肾中毒。肾缺血病因如上述;肾中毒主要由药物毒物及重金属引起。

(2)急性或急进性肾小球肾炎。

(3)急性间质性肾炎。

(4)急性肾脏小血管或大血管疾患。

二、诊断要点

(一)临床表现

典型的急性肾小管坏死(少尿型)临床上分少尿期、多尿期、恢复期3个阶段。

1.少尿期

尿量突然减少,少尿期从数日到3周以上。大多数为7～14日。少尿是指24小时尿量不足400 mL;24小时的尿量<100 mL,则称为无尿。①水中毒:常可有面部和软组织水肿、体重增加、心力衰竭、肺水肿和脑水肿等。②高钾血症:在少尿的第2～3日,血清钾增高;4～5日后可达危险高值。患者表现为烦躁、嗜睡、肌张力低下或肌肉颤动、恶心呕吐、心律失常,并有高钾心电图改变,血钾>5.5 mmol/L为高钾血症。③低钠血症:血钠低于135 mmol/L时,临床表现为淡漠、头晕、肌痉挛、眼睑下垂。④低钙血症:偶有抽搐。⑤高镁血症(3 mmol/L):反射消失。心动过速,传导阻滞,血压下降,肌肉瘫软等。⑥代谢性酸中毒:临床特点有嗜睡、疲乏、深大呼吸(Kussmaul呼吸)。严重者甚至昏迷。⑦氮质血症:在少尿期中常有厌食、恶心、呕吐、烦躁、反射亢进、癫痫样发作、抽搐和昏迷等。BUN和Scr逐日升高,需及时进行透析治疗。⑧高血压和心力衰竭:主要原因是水、钠过多。血压可达18.67～24.00/12.00～14.67 kPa(140～180/90～110 mmHg)。严重者可并发左心衰竭。

2.多尿期

在不用利尿剂的情况下,每日尿量>2 500 mL,此期可维持1～3周。①进行性尿量增多是肾功能恢复的标志,多尿者每日尿量可达3 000～5 000 mL。②早期仍然可有BUN及Scr的升高。③有出现高血钾的可能。④后期应注意低血钾的发生。

3.恢复期

尿量逐渐恢复至正常,肾功能逐渐恢复。3～12个月肾功能可恢复正常,少数遗留永久性损害。非少尿型急性肾衰竭每日尿量超过800 mL,发生率为30%～60%,其临床表现较少尿型轻,但病死率仍达26%。

(二)辅助检查

1.尿液检查

尿色深,混浊,尿蛋白(＋～＋＋);镜下可见数量不等的红、白细胞,上皮细胞和管型。尿密度低(1.015～1.012):1.010。

2.血液检查

BUN及Scr增高,Scr>884 μmol/L,Ccr 1～2 mL/min。血钾多>5.5 mmol/L,部分可正常或偏低。血钠降低,但也可正常。血钙低,血磷高。血pH下降,HCO_3^-下降。

3.特殊检查:B超、CT及KUB检查双肾体积增大。

(三)诊断标准

(1)有引起肾小管坏死的病因。

(2)每日尿量少于400 mL,尿蛋白(＋～＋＋)或以上。

(3)进行性氮质血症,Scr每日上升44.2～88.4 mmol/L,BUN每日上升3.6～10.7 mmol/L,Ccr较正常下降50%以上。

(4)B超检查显示双肾体积增大。

(5)肾脏活组织穿刺检查对急性肾衰竭有确诊意义。

三、鉴别要点

(一)慢性肾衰竭

可根据病史、症状、实验室检查及 B 超检查进行鉴别。但要注意在慢性肾衰竭基础上合并急性肾衰竭。

(二)肾前性少尿

(1)化验检查,其中尿密度和尿沉渣镜检是最简单、最基本的检查。肾前性少尿尿沉渣为透明管型,尿密度>1.020,而肾性少尿则尿沉渣为棕色颗粒管型,尿密度小于 1.010。

(2)快速补液和利尿药物诊断性试验早期可试用,如尿量不增,则肾性少尿可能性大,急性肾小管坏死的诊断一旦确定,快速补液应属禁忌。

(三)肾后性急性肾衰竭

常由于急性尿路梗阻引起,比较少见。

(四)急进性肾炎

急进性肾炎起病类似急性肾炎,在短期内发展至尿毒症,肾活检有大量新月体形成,预后较差。

(五)急性间质性肾炎

急性间质性肾炎有药物过敏史及临床表现,尿中嗜酸性粒细胞增多,肾活检间质病变较重,预后尚可。

四、规范化治疗

(一)少尿期治疗

急性肾衰竭的治疗,主要是少尿期的治疗。

1.病因治疗

对肾前性和肾后性肾衰竭的因素,尽可能予以纠正。凡是影响肾脏灌注或直接对肾脏毒性作用的药物应停用。同时,纠正低血压、低血容量和维持电解质平衡。肌肉挤压伤,早期广泛切开。要尽可能避免使用肾毒性药物。

2.营养管理

急性肾衰竭患者必须摄取足够热量,主要有高渗葡萄糖、脂类乳剂及必需氨基酸、水溶性维生素。应严格限制蛋白质摄入。

3.维持水钠平衡

少尿期严格限制液体摄入量,24 小时补液量=显性失水+不显性失水-内生水量,明显水肿可应用利尿剂。上述治疗不成功的患者,透析或超滤对于缓解容量超负荷是有效的。

4.电解质的处理

血钾超过 5.5 mmol/L 即为高钾血症,若超过 6.5 mmol/L 则需紧急处理,可给:①5%碳酸氢钠溶液 100～200 mL 静脉滴注;②10%葡萄糖酸钙 10～20 mL 稀释后静脉注射;③50%葡萄糖液 50～100 mL+普通胰岛素 6～12 U 缓慢静脉注射;④紧急血液透析。少尿期低钠是由于稀释而引起,故限制液体摄入量、排出过多水分是防治低钠的有效措施。一般认为血清钠在 130～140 mmol/L 无须补充钠盐。

5.代谢性酸中毒治疗

当血清 HCO_3^- 下降 15 mmol/L 以下时,代谢性酸中毒需要治疗,口服或静脉给予碳酸氢钠。不能纠正者,需透析治疗。

6.感染治疗

急性肾衰竭患者感染发生率为 30%～75%。抗菌药物使用必须慎重,如无明显感染,一般避免应用预防性抗菌药物。

7.透析疗法

(1)指征:少尿 2 日或无尿 1 日;血尿素氮高于 28.6 mmol/L,血肌酐高于530 μmol/L,二氧化碳结合力低于 11 mmol/L;尿毒症引起精神症状及消化道症状明显;药物和生物毒素中毒等。

(2)预防透析:也可称为早期透析,在高代谢型等重症急性肾衰竭如挤压综合征,在没有并发症前及早进行透析,可明显提高治愈率。

(二)多尿期治疗

多尿早期仍应按少尿期的原则处理。如尿素氮继续升高和病情明显恶化,应继续进行透析。补液量应以保持体重每日下降 0.5 kg 为宜。根据血钠、血钾的数据,酌情添补电解质,以口服补充电解质为宜。供给足够热量和维生素,蛋白质要逐日加量,以保证组织修复的需要。

(三)恢复期的治疗

此期约 3 个月,应增加营养,要避免使用对肾脏有损害的药物,定期复查肾功能。由于少数患者的肾脏不可逆性损害可转为慢性肾功能不全,应按慢性肾功能不全给予处理。

五、护理措施

(一)观察病情

(1)监测患者的神志、生命体征、尿量、血钾、血钠的情况。

(2)观察有无心悸、胸闷、气促、头晕等高血压及急性左心衰竭的征象。

(3)注意有无头痛、意识障碍、抽搐等水中毒或稀释性低钠血症的症状。

(二)维持水平衡

(1)少尿期应严格记录 24 小时出入量。

(2)每天测体重 1 次,以了解水分潴留情况。

(3)严格限制水的摄入,每日的液体入量为前一日尿量加上 500～800 mL。

(4)观察呼吸状况,及时发现肺水肿或心力衰竭的发生。

(5)多尿期要防止脱水、低钠和低钾血症。

(三)饮食与休息

(1)急性期应卧床休息,保持环境安静,以降低新陈代谢率,使废物产生减少、肾脏负担减轻。

(2)尿量增加、病情好转时,可逐渐增加活动量。

(3)对能进食的患者,给予高生物效价的优质蛋白及含钠、钾较低的食物,蛋白质的摄入量:早期限制为 0.5 g/(kg·d),血液透析患者为 1.0～1.2 g/(kg·d)。同时给予高糖类、高脂肪,供给的热量一般为 126～188 kJ/(kg·d),以保持机体的正氮平衡。

(四)预防感染

感染是急性肾衰竭少尿期的主要死亡原因。尽量安置患者在单人房间,保持病室清洁,定期消毒。协助做好口腔、皮肤护理。

（五）做好心理疏导

将急性肾衰竭的疾病发展过程告诉患者,给予精神支持和安慰,减轻其焦虑不安的情绪,告诉患者及家属早期透析的重要性,以取得支持与配合。

六、应急措施

当血钾超过 6.5 mmol/L,心电图表现异常变化时,最有效的方法为血液透析,准备透析治疗前应给予急诊处理,措施如下。

(1)10％葡萄糖酸钙 10～20 mL 稀释后缓慢静脉注射。

(2)静脉注射 11.2％乳酸钠 40～200 mL,伴有代谢性酸中毒时给予 5％碳酸氢钠 100～200 mL静脉滴注。

(3)10％葡萄糖液 250 mL 加普通胰岛素 8 U 静脉滴注,使钾从细胞外回到细胞内。

(4)呋塞米 20～200 mg 肌内注射或用葡萄糖稀释后静脉注入,使钾从尿中排除。

七、健康教育

(1)应教育急性肾衰竭患者积极治疗原发病,增强抵抗力,减少感染的发生。

(2)指导合理休息,劳逸结合,防止劳累;严格遵守饮食计划,恢复期患者应加强营养,增强体质,适当锻炼;注意个人清洁卫生及保暖。

(3)学会自测体重、尿量;了解高血压脑病、左心衰竭、高钾血症及代谢性酸中毒的表现;定期门诊随访,监测肾功能、电解质等。

(4)控制、调节自己的情绪,保持愉快的心境,遇到病情变化时不恐慌,能及时采取积极的应对措施。

(5)避免伤肾的食物、药物进入体内。

（王　菁）

第八节　慢性肾衰竭

慢性肾衰竭(CRF)是指各种慢性肾脏病(CKD)进行性进展,引起肾单位和肾功能不可逆的丧失,导致氮质潴留,水、电解质紊乱和酸碱平衡失调及内分泌失调为特征的临床综合征,常常进展为终末期肾衰竭(ESRD)。慢性肾衰竭晚期称为尿毒症。

一、病因

（一）各型原发性肾小球肾炎

膜增生性肾炎、急进性肾炎、膜性肾炎、局灶性肾小球硬化症等。

（二）继发于全身性疾病

如高血压及动脉硬化、系统性红斑狼疮、过敏性紫癜肾炎、糖尿病、痛风等。

（三）慢性肾脏感染性疾患

如慢性肾盂肾炎。

（四）慢性尿路梗阻

如肾结石、双侧输尿管结石、尿路狭窄、前列腺肥大、肿瘤等。

（五）先天性肾脏疾患

如多囊肾、遗传性肾炎及各种先天性肾小管功能障碍等。

二、诊断要点

尿毒症患者的毒性症状是由于体内氮及其他代谢产物的潴留及平衡机制出现失调而出现的一系列症状。

（一）水、电解质紊乱和酸碱平衡失调

（1）水钠平衡失调。

（2）高钾血症。

（3）酸中毒。

（4）低钙血症和高磷血症。

（5）高镁血症。

（二）心血管和肺脏症状

（1）高血压。

（2）心力衰竭。

（3）心包炎。

（4）动脉粥样硬化。

（5）尿毒症肺炎及肺水肿。

（三）血液系统表现

（1）贫血。

（2）出血倾向。

（3）白细胞可减少。

（四）神经肌肉系统症状

早期注意力不集中，失眠，性格渐改变，记忆力下降。肌肉颤动、痉挛、呃逆，尿毒症时常有精神异常，如反应淡漠，谵忘，惊厥，昏迷，肌无力，肢体麻木、烧灼或疼痛。

（五）胃肠道症状

食欲缺乏是慢性肾衰竭常见的最早表现，尿毒症时多有恶心、呕吐、消化道出血。此外可有皮肤瘙痒及尿毒症面容（肤色深并萎黄，轻度水肿）、肾性骨病及内分泌失调等。

（六）辅助检查

1.尿常规

尿密度降低，可见蛋白尿、管型尿等。

2.肾功能检查及血电解质

血尿素氮、血肌酐升高；P^{3+}升高，Na^+、Ca^{2+}、HCO_3^-降低。

3.血常规

红细胞及血红蛋白降低。

4.影像学检查

B超可见双肾同步缩小，皮质变薄，肾皮质回声增强，血流明显减少；核素肾动态显像示肾小球滤过率下降及肾脏排泄功能障碍；核素骨扫描示肾性骨营养不良征；胸部 X 线可见肺淤血或肺水肿、心胸比例增大或心包积液、胸腔积液等。

三、鉴别要点

当无明显肾脏病史、起病急骤者应与急性肾衰竭相鉴别。严重贫血者应与消化道肿瘤、血液系统疾病相鉴别。此外，还应重视对原发病及诱发因素的鉴别，判定肾功能损害的程度。

四、规范化治疗

（一）一般治疗

积极治疗原发病，禁用损害肾脏药物，及时去除诱发因素（如感染、发热、出血、高血压等），常可使病情恢复到原有水平。同时注意纠正水、电解质紊乱。

（二）对症治疗

有高血压者，应限制钠盐摄入，并适当给予降压药物。伴有严重贫血者，应补充铁剂，皮下注射促红细胞生成素。并发肾性骨病者，应适量补充钙剂及维生素 D 或骨化三醇（罗钙全）。

（三）延缓慢性肾衰竭

1.饮食疗法

一般采用高热量低蛋白饮食，应给予优质蛋白，如蛋类、乳类、鱼、瘦肉等，热量每日不少于 125.5 kJ/kg。尿量在每日 1 000 mL 以上，无水肿者不应限水，不必过分限制钠盐，少尿者应严格限制含磷、含钾的食物。

2.必需氨基酸疗法

口服或静脉滴注必需氨基酸液。

3.其他

口服氧化淀粉每日 20～40 g，可使肠道中尿素与氧化淀粉相结合而排出体外。中药大黄 10 g，牡蛎 30 g，蒲公英 20 g，水煎至 300 mL，高位保留灌肠，每日 1～2 次。控制患者大便在每日 2～3 次，促进粪氮排出增加。

（四）透析疗法

可进行血液透析或腹膜透析。

（五）肾移植

必要时可进行肾移植。

五、护理措施

（一）维持足够营养

（1）摄入适当的蛋白质，给予优质低蛋白，以动物蛋白为主。当患者尿少或血中尿素氮高于 28.56 mmol/L，且每周透析 1 次，每日蛋白质摄入应限制在 20～25 g；若每周透析 2 次，限制在 40 g 左右；若每周透析 3 次，则不必限制。

（2）摄取足够的热量，每日宜供给热量≥147 kJ/kg，糖类每日应在 150 g 以上，防止因热量不足发生体内蛋白质过度破坏，致代谢产物增加或发生酮症。

（二）维持体液平衡

（1）定期测量体重，每日应在同一时间、穿同样数量衣服、排空膀胱后、使用同一体重计测量。

(2)准确记录 24 小时出入水量,每日尿量＞2 000 mL 时,如果无明显水肿、高血压、心功能不全者不限制饮水量;如尿量减少或无尿患者,应严格控制入液量(包括服药时的饮水量),入液量一般为 500～800 mL 加前一日的尿量。透析者每天体重变化以不超过 1.0 kg 为原则。

(3)注意液体量过多的症状,如短期内体重迅速增加、出现水肿或水肿加重、血压升高、心率加快、颈静脉怒张、意识改变、肺底湿啰音等。

（三）观察病情变化

生命体征有无心血管系统、血液系统、神经系统等并发症发生。

（四）保证患者安全

(1)保证休息,慢性肾衰竭患者应卧床休息,避免劳累、受凉。贫血严重、心功能不全、血压高等患者,应绝对卧床休息。

(2)评价活动的耐受情况,活动时有无疲劳感、胸痛、呼吸困难、头晕、血压的改变等;活动后心率的改变,如活动停止 3 分钟后心率未恢复到活动前的水平,提示活动量过大。

(3)尿毒症末期,出现视力模糊,防止患者跌倒;对意识不清的患者,使用床档。

（五）预防感染

(1)保持皮肤黏膜的完整性,每天以温水洗澡,以除去皮肤上的尿毒霜,避免用肥皂和乙醇,以免皮肤更干燥。皮肤瘙痒可涂炉甘石洗剂,女性阴部瘙痒应用温水洗涤,保持局部干燥。

(2)保持口腔清洁湿润,以减少口腔唾液中的尿素,预防口臭、口腔溃疡及感染等。

(3)慢性肾衰竭患者抵抗力差,易继发感染。严格执行无菌操作,血液透析患者应预防动静脉内瘘的感染,减少探视,保持床单位清洁。

六、应急措施

急性左心衰竭时,行急诊透析前给予以下应急措施。

(1)嘱患者取坐位,两腿下垂。

(2)给予持续高流量吸氧或 20％～30％乙醇湿化吸氧。

(3)必要时给予吗啡镇静。

(4)静脉注射毛花苷 C 或毒毛花甙 K。

(5)静脉注射呋塞米 20～40 mg。

(6)急诊行血液透析治疗。

七、健康教育

（一）生活指导

应劳逸结合,避免劳累和重体力活动。严格遵从饮食治疗原则,尤其是蛋白质的合理摄入及控制水、钠的摄入量。

（二）准确记录

准确记录每日的尿量、血压、体重。定期复查血常规、肾功能、血清电解质等。

（三）预防感染

皮肤瘙痒时切勿用力搔抓,以防皮肤破损。保持会阴部清洁,观察有无尿路刺激征的出现。注意保暖,避免受凉以防上呼吸道感染。

（四）透析后护理

血液透析患者应注意观察动静脉内瘘局部有无渗血，听诊血管杂音是否清晰。瘘侧肢体不可拎重物、打针、输液、测血压。腹膜透析患者保护好腹膜透析管道。

（五）遵医嘱用药

让患者了解药物不良反应并定期门诊复查。

（六）心理护理

护士应做好患者及家属的思想工作，解除患者的各种心理障碍，增强其战胜疾病的信心。

（王　菁）

参 考 文 献

[1] 费沛.内科常见病诊断与治疗[M].开封:河南大学出版社,2020.

[2] 王建法.实用内科临床诊疗[M].武汉:湖北科学技术出版社,2018.

[3] 赵新华.心内科疾病诊治精要[M].开封:河南大学出版社,2020.

[4] 解春丽,王亚茹,甘玉萍.实用临床内科疾病诊治精要[M].青岛:中国海洋大学出版社,2019.

[5] 玄进,边振,孙权.现代内科临床诊疗实践[M].北京:中国纺织出版社,2020.

[6] 唐华平.呼吸内科疾病诊治[M].北京:科学技术文献出版社,2018.

[7] 刘增玲.神经内科常见疾病诊断指南[M].长春:吉林科学技术出版社,2020.

[8] 杜秀华.实用内科疾病诊疗[M].北京:科学技术文献出版社,2019.

[9] 杨加明,张吉新,王季政.内科临床诊疗技术[M].天津:天津科学技术出版社,2018.

[10] 方千峰.常见内科疾病临床诊治与进展[M].北京:中国纺织出版社,2020.

[11] 马春丽.临床内科诊疗学[M].长春:吉林大学出版社,2020.

[12] 陶蕾,张东洋,孙华.内科临床诊断学[M].南昌:江西科学技术出版社,2018.

[13] 兰秀丽.临床内科诊疗技术[M].武汉:湖北科学技术出版社,2018.

[14] 颜波.心内科临床与实践[M].天津:天津科学技术出版社,2020.

[15] 李雅慧.实用临床内科诊疗[M].北京:科学技术文献出版社,2020.

[16] 苏振州,孟文高,李继龙.中医内科临床诊疗[M].南昌:江西科学技术出版社,2018.

[17] 张晓立,刘慧慧,宫霖.临床内科诊疗学[M].天津:天津科学技术出版社,2020.

[18] 刘文翠.实用内科诊疗[M].北京:科学技术文献出版社,2019.

[19] 王桥霞.临床内科疾病诊疗[M].北京:科学技术文献出版社,2020.

[20] 潘圣学.实用消化内科诊疗[M].北京:科学技术文献出版社,2019.

[21] 王一东.中医内科临床实践[M].武汉:湖北科学技术出版社,2018.

[22] 李阳.心血管内科诊疗精要[M].南昌:江西科学技术出版社,2020.

[23] 苗顺.内科诊疗学[M].长春:吉林大学出版社,2020.

[24] 刘琼.临床内科与心血管疾病[M].北京:科学技术文献出版社,2018.

[25] 王毅.现代内科临床研究[M].长春:吉林科学技术出版社,2020.

[26] 范鹏涛,刘琪,刘亮.临床内科疾病诊断[M].长春:吉林科学技术出版社,2019.

[27] 王季政.呼吸内科临床诊疗[M].天津:天津科学技术出版社,2018.

[28] 扈红蕾.内科疾病临床指南[M].长春:吉林科学技术出版社,2020.

[29] 孙京喜.内科疾病诊断与防治[M].北京:中国纺织出版社,2020.

[30] 于宁,董华伟,罗正武,等.现代内科疾病诊断与治疗[M].北京:科学技术文献出版社,2018.

[31] 何权瀛.呼吸内科诊疗常规[M].北京:中国医药科技出版社,2020.

[32] 陈晓庆.临床内科诊治技术[M].长春:吉林科学技术出版社,2020.

[33] 庞啸虎,包华,李艾帆.神经内科疾病临床诊治[M].南昌:江西科学技术出版社,2018.

[34] 王姗姗.实用内科疾病诊治与护理[M].青岛:中国海洋大学出版社,2019.

[35] 张海霞,刘瑛.现代内科诊疗与护理[M].汕头:汕头大学出版社,2018.

[36] 黄橙,陈丽星,周应秋,等.儿童青少年原发性高血压影响因素及诊治[J].当代医学,2019,25
(15):190-193.

[37] 邓彬兵,李涛.呼出气一氧化氮测定在支气管哮喘诊治中的应用[J].中华保健医学杂志,
2020,22(2):116-119.

[38] 黄美风,张向东.肌电图震颤分析对帕金森病诊治的运用探讨[J].现代诊断与治疗,2018,29
(17):2731-2733.

[39] 李子龙,孙英慧.肾脏常见疾病的诊治——急性肾小球肾炎[J].中国实用乡村医生杂志,
2018,25(9):5-7.

[40] 高颖,赵东宝.糖皮质激素性骨质疏松症诊治进展[J].临床内科杂志,2020,37(5):328-331.